实用间质性肺疾病

（第2版）

Practical Interstitial Lung Diseases
（2nd Edtion）

主编　蔡后荣　张湘燕　李惠萍

编者（按姓氏汉语拼音排序）

蔡后荣	南京大学医学院附属鼓楼医院呼吸科
曹　敏	南京大学医学院附属鼓楼医院呼吸科
曹孟淑	南京大学医学院附属鼓楼医院呼吸科
陈静瑜	南京医科大学附属无锡人民医院胸外科、肺移植科
程晓明	第三军医大学新桥医院呼吸科
代华平	中日友好医院呼吸与危重症医学科
代静泓	南京大学医学院附属鼓楼医院呼吸科
丁　辉	江苏大学附属宜兴医院呼吸科
丁晶晶	南京大学医学院附属鼓楼医院呼吸科
高占成	北京大学人民医院呼吸与呼吸危重症医学科
谷　月	吉林大学白求恩第一医院呼吸科
桂贤华	南京大学医学院附属鼓楼医院呼吸科
黄　慧	北京协和医院呼吸科
李　慧	南京大学医学院附属鼓楼医院呼吸科
李海潮	北京大学第一医院呼吸科
李惠萍	同济大学附属上海市肺科医院呼吸科
孟凡青	南京大学医学院附属鼓楼医院病理科
苗立云	南京大学医学院附属鼓楼医院呼吸科
聂立功	北京大学第一医院呼吸科
孙永昌	北京大学第三医院呼吸科
王利民	杭州市第一人民医院呼吸科
王仁贵	首都医科大学附属北京世纪坛医院放射影像中心
王永生	南京大学医学院附属鼓楼医院呼吸科
魏路清	武警后勤学院附属医院呼吸内科
肖永龙	南京大学医学院附属鼓楼医院呼吸科
徐凯锋	北京协和医院呼吸科
叶　俏	首都医科大学附属北京朝阳医院北京市呼吸疾病研究所
张　稷	南京医科大学附属无锡人民医院肺移植科
张湘燕	贵州省人民医院呼吸科
张英为	南京大学医学院附属鼓楼医院呼吸科
郑劲平	广州医科大学附属第一医院广州呼吸疾病研究所
周贤梅	江苏省中医院呼吸科

人民卫生出版社

图书在版编目（CIP）数据

实用间质性肺疾病/蔡后荣，张湘燕，李惠萍主编.—2 版 .
—北京：人民卫生出版社，2016
ISBN 978-7-117-22314-0

Ⅰ.①实…　Ⅱ.①蔡…②张…③李…　Ⅲ.①间质浆细胞性
肺炎-诊疗　Ⅳ.①R563.1

中国版本图书馆 CIP 数据核字（2016）第 058429 号

| 人卫智网 | www.ipmph.com | 医学教育、学术、考试、健康，
购书智慧智能综合服务平台 |
| 人卫官网 | www.pmph.com | 人卫官方资讯发布平台 |

实用间质性肺疾病
第 2 版

主　　编：蔡后荣　张湘燕　李惠萍
出版发行：人民卫生出版社（中继线 010-59780011）
地　　址：北京市朝阳区潘家园南里 19 号
邮　　编：100021
E-mail：pmph@pmph.com
购书热线：010-59787592　010-59787584　010-65264830
印　　刷：三河市宏达印刷有限公司
经　　销：新华书店
开　　本：787×1092　1/16　　印张：34
字　　数：827 千字
版　　次：2010 年 6 月第 1 版　2016 年 6 月第 2 版
　　　　　2024 年 5 月第 2 版第 6 次印刷（总第 8 次印刷）
标准书号：ISBN 978-7-117-22314-0/R·22315
定　　价：199.00 元
打击盗版举报电话：010-59787491　E-mail：WQ@pmph.com
（凡属印装质量问题请与本社市场营销中心联系退换）

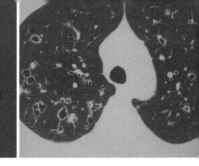

前　言

　　《实用间质性肺疾病》（第1版）出版已经5年，该书的出版受到同道们的认同和欢迎，成为呼吸内科医师从事间质性肺疾病临床诊断和治疗的参考工具，对间质性肺疾病诊断和治疗知识在国内的推广、传播和提高起到促进作用，越来越多的临床医师开始关注和重视间质性肺疾病诊断和治疗。

　　近5年来，间质性肺疾病领域的基础和临床研究取得较大进展，特发性肺纤维化诊断和治疗指南发布，特发性间质性肺炎分类更新，新药物、新观念和新技术开始用于间质性肺疾病诊断和治疗，因此，该书的部分内容需要补充和更新，以满足广大临床医师的要求。新版《实用间质性肺疾病》保留本书既往的图文并茂、临床实用特点，对文字部分进行必要修改，对部分胸部CT图片进行了更新，选用铜版纸全彩印刷，为读者提供清晰的病理、影像图片，兼顾典型性和多样性，希望对临床医师在临床实际工作中起到图鉴作用。

　　我真诚希望广大年轻的临床医师和同道们把《实用间质性肺疾病》（第2版）作为您的好朋友！我深信，您阅读它和理解它，它会成为您从事间质性肺疾病诊断和治疗的得力助手。如果您有机会运用本书提供的知识，快捷、成功地解决了您在临床实践中遇到的间质性肺疾病诊断和治疗问题，我将会感到万分欣慰和鼓舞。

　　由于各专题之间存在着一定的联系和交叉，内容不免重复，限于编者学术水平和经验，书中疏漏甚至错误之处在所难免，恳求同道们不吝赐教。也非常希望有兴趣的同道在今后的临床工作中留意收集、保留并与我们一起于再版时加以补充、完善。

　　最后，衷心感谢为本书撰稿的各位编者的大力支持！

蔡后荣

2016年6月

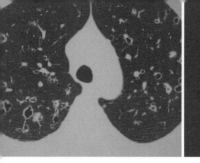

目 录

━━━━━ ■ 第一部分　间质性肺疾病总论 ■ ━━━━━

━━━━━ ■ 第二部分　间质性肺疾病各论 ■ ━━━━━

第一部分

1

间质性肺疾病总论

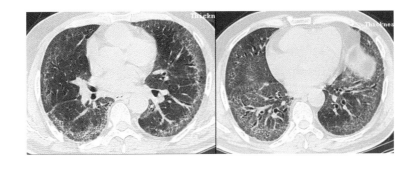

第一章

间质性肺疾病的概念和分类

第一节　间质性肺疾病的概念

间质性肺疾病（interstitial lung disease，ILD）是一组以肺泡单位的炎症和间质纤维化为基本病变的异质性非肿瘤和非感染性肺部疾病的总称，现又称为弥漫性实质性肺病（diffuse parenchymal lung disease，DPLD）。ILD 最初是在 1975 年美国第 18 届 Aspen 肺科讨论会以间质性肺疾病（ILD）作为征集临床研究课题时开始使用这一术语。此后，ILD 被广泛用于相关的文献和书籍之中。1985 年《希氏内科学》和 1987 年《哈氏内科学》都在使用这一术语介绍相关疾病。1999 年英国胸科学会《弥漫性实质性肺病诊断和治疗指南》中，选用弥漫性实质性肺疾病的术语替代 ILD，2002 年美国胸科学会/欧洲呼吸学会选用弥漫性实质性肺疾病，视其为 ILD 的同义词。在 2008 年英国胸科学会的最新相关指南中又重新选择了 ILD 的术语。在国内，更多医师知晓的术语为 ILD，本书仍然选择 ILD。笔者认为，在理解其准确含义的前提下，可将 ILD 和弥漫性实质性肺疾病视为同义词。

在解剖上，肺间质是指肺泡上皮细胞与毛细血管内皮细胞基底膜之间的间隙（图 1-1-1），含肺泡隔内血管和淋巴周围组织，并包括细支气管和支气管周围组织。以往认为，ILD 是指肺泡上皮基底膜与毛细血管内皮基底膜间隙发生的病变，认为病变的靶位及起始部位位于肺间质，最初为了与肺泡腔内实质性病变如病原体引起的肺炎相区别，提出了间质性肺疾病的命名。现在认为，ILD 病变起始部位与肺泡上皮细胞和肺泡炎有关，其病变不仅累及位于肺泡-毛细血管基膜之间的肺间质，同时也累及细支气管、肺泡实质、血管、淋巴管和胸膜等。因此，先后有学者建议用"弥漫性肺炎症疾病"、"弥漫性浸润型肺疾病"和"弥漫性实质性肺疾病"等多个术语来替代 ILD。目前弥漫性实质性肺疾病（DPLD）逐渐地成为描述这类疾病更流行的术语，但也有不少专家和学者仍然喜欢使用 ILD 或弥漫性肺疾病（diffuse lung disease）。

肺间质病变时往往影响到肺实质，即肺泡壁、毛细血管及终末细支气管等。但表现为弥漫性肺疾病如弥漫性肺泡出血、肺水肿、肺泡微结石症及肺泡蛋白沉着症等。其病变主要在肺泡腔，累及肺间质成分很少，使用"间质性肺疾病"这一术语会在概念上产生误导。

笔者认为，间质性肺疾病是由各种病因所导致的弥漫性肺"间质-实质"病变总称。间质性肺疾病的概念应包括两个方面的内涵：①不包括肿瘤性和感染性病因所致的"类"

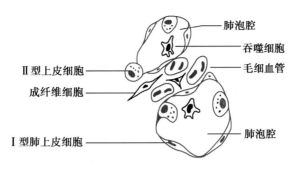

图 1-1-1 "肺泡-毛细血管-肺间质"结构示意图

间质性肺疾病的临床-放射表现，在临床上应充分予以排除；②病变累及肺组织全部，包括肺间质和肺实质。由此可见，目前普遍将间质性肺疾病定义为弥漫性实质性肺疾病（diffuse parenchymal lung disease，DPLD）的认识并不全面。2002 年《美国胸科学会/欧洲呼吸学会共识》中将特发性间质性肺炎（idiopathic interstitial pneumonia，IIP）定义为弥漫性实质性肺疾病（DPLD）中的一组疾病也并非完全正确，容易造成临床的误解，易于使临床医师对间质性肺疾病的认识从一个极端（间质性肺病变）走向另一个极端（实质性肺病变）。就"特发性间质性肺炎（IIP）"这一名称本身而言，"特发"意味着原因不明，"间质性肺炎"表明病变可累及的部位既包括肺间质，又有肺实质，所以，如果能将"弥漫性实质性肺疾病（DPLD）"更名为"弥漫性间-实质性肺疾病（diffuse interstitial parenchymal lung disease，DIPLD）"，则会更能准确反映出这类疾病"临床-影像-病理"的本来面目。

能够引起 ILD 的病因十分广泛，按其病因类型大致包括免疫性、药物性、理化因素、特发性等。但有些特殊类型的肿瘤（肺淋巴管癌病、肺淋巴瘤和肺泡细胞癌等）甚或特殊病原体所致的肺内感染也表现"类"ILD 的临床-放射学表现（如结核杆菌、肺孢子菌及巨细胞病毒等），这些由特殊类型肿瘤或感染所致的间质性"样"肺疾病，并不建议纳入 ILD 的范畴，但在诊断及鉴别诊断中要充分重视，应该首先考虑排除。与肺气肿、慢性阻塞性肺疾病等弥漫性肺疾病相比，由于 ILD 在病因和发病机制方面尚有更多未解之谜，在诊断和治疗方面仍十分棘手，因此，在呼吸系统疾病中，ILD 仍是诊断和治疗"疑点"最多、"难度"最大的一类疾病。随着对弥漫性间质性肺疾病"临床-放射-病理"实体的不断深入理解，我国相关领域的临床医师和研究者对之也渐入佳境，现阶段依据我们自己所掌握的临床、放射和病理资料，可以与欧美等发达国家相关的专家共同进行深入探讨和研究。就其概念及内在的含义而言，不同国家地区的专家学者对之仍有着不同的理解和认识，存在着不同程度的争议，相信随着研究的深入和发展，对 ILD 的命名会日臻完善，逐步接近准确的疾病实体定义。

第二节　间质性肺疾病分类

自 1935 年 Hamman 和 Rich 首次描述弥漫性肺间质纤维化以来，已有 200 种以上的相关疾病囊括在 ILD 之下，其中不少疾病并不常见，甚至罕见。对 ILD 如此之多的病种如何进行合理的分类，也一直是临床医师和研究者多年来面临的挑战。一个好的疾病分类系统应该反映疾病的病因、病理、生理、临床和预后的相关信息，但 ILD 涉及的疾病多达 200 余种，许多疾病病因不明；某些疾病可以慢性也可以急性，即使在同一亚类的疾病，疾病的进展速度和病理生理变化也不一样；对 ILD 而言，ILD 的合理分类也是相当困难。

将 ILD 按已知病因与未知病因的分类，系经典教科书分类，在 1985 年《希氏内科学》和 1987 年《哈氏内科学》都使用"间质性肺疾病"术语，将 ILD 按已知病因与未知病因进行分类。引起 ILD 的病因十分广泛，按其病因类型大致包括免疫性、药物性、理化因素、原发性和特发性等（表 1-2-1）。

表 1-2-1　间质性肺疾病病因分类

病因分类	临床疾病
风湿免疫性疾病	系统性硬化症、多发性肌炎-皮肌炎、系统性红斑狼疮、类风湿关节炎、混合性结缔组织病、干燥综合征、强直性脊柱炎等
药物或治疗相关性疾病	抗心律失常药（胺碘酮、妥卡胺、普萘洛尔、利多卡因）、抗炎药物（金制剂、青霉胺）、抗惊厥药物（苯妥英钠）、化疗药物（丝裂霉素、博莱霉素、环磷酰胺、苯丁酸氮芥、甲氨蝶呤、硫唑嘌呤、卡莫司汀、丙卡巴肼）、维生素（L-色氨酸）、放疗、氧中毒、百草枯、毒麻药品、柳氮磺胺吡啶、呋喃妥因等
职业和环境相关性疾病	
吸入无机粉尘	矽肺、石棉肺、硬金属肺病、煤尘肺、铍尘肺、氧化铝肺、滑石粉肺、铁尘肺、锡尘肺等
吸入有机物颗粒	饲鸟者肺、农民肺等
原发性（未分类型）疾病	
肿瘤性疾病	肺淋巴管癌病、支气管肺泡癌、肺淋巴瘤、卡波西肉瘤等
先天性缺陷	戈谢病、神经纤维瘤病、结节硬化症、家族性肺纤维化等
其他	结节病、肺朗格汉斯细胞组织细胞增多症、淀粉样变、肺血管炎、脂质性肺炎、淋巴管肌瘤病、骨髓移植、呼吸性细支气管炎、嗜酸性粒细胞性肺炎、肺泡蛋白沉着症、弥漫性肺泡出血综合征、肺泡微结石症、转移性钙化等
特发性纤维化性疾病	特发性肺纤维化、家族性肺纤维化、急性间质性肺炎、脱屑性间质性肺炎、非特异性间质性肺炎、淋巴细胞性间质性肺炎、自身免疫性肺纤维化（炎性肠病、原发性胆管硬化、特发性血小板减少性紫癜、自身免疫性溶血性贫血）等

根据病因对疾病进行分类无疑是最理想的方法，可提示建立特异性的病因诊断，给予针对性病因治疗。但遗憾的是，大部分的 ILD 病因迄今不明，未知病因的 ILD 具体疾病病种繁多，罕见病种也不在少数，临床医师难于逐一掌握，诊断中易遗漏。

对理化、职业性、药物性和风湿免疫病所致的间质性肺疾病诊断相对容易，而对原发性和特发性间质性肺疾病仅基于临床表现往往难以作出诊断，需依据组织病理结合"临床-放射"表现确诊。ILD 病理类型的确定在临床上不仅对临床诊断重要，还可有助于临床评估疾病的进展、对糖皮质激素的反应和预后。可根据肺组织损伤和修复的组织病理表现的特点进行 ILD 分类（表 1-2-2）。也可根据病理表现的类型与糖皮质激素的反应对 ILD 进行分类。有些病理类型对激素的反应较好，有些 ILD 的病理类型仅有时对激素反应有效，而有些病理类型则较差或无反应。因此，临床医师应尽可能对经临床-放射难以确诊的 ILD 患者行肺组织活检，尤其是有些急性非感染性间质性肺疾病，如能明确其病理类型（表 1-2-2），则将十分有助于判定患者的临床预后，并及时给予正确的临床干预治疗。

表 1-2-2　间质性肺疾病的组织病理类型和相关疾病

病理类型	临床相关疾病
弥漫性肺泡损伤	急性呼吸窘迫综合征、药物性肺损伤（细胞毒性药物、海洛因、可卡因、百草枯、阿司匹林等）、毒性气体吸入、放射治疗、氧中毒、结缔组织病、急性间质性肺炎
机化性肺炎	隐原性机化性肺炎、弥漫性肺泡损伤、弥漫性肺泡出血、药物性（胺碘酮、可卡因等）、结缔组织病、过敏性肺泡炎、嗜酸性粒细胞性肺炎、韦格纳肉芽肿病等
脱屑性间质肺炎	特发性、结缔组织病、呼吸性细支气管炎、肺朗格汉斯细胞组织细胞增多症、石棉肺、硬金属性尘肺（如钴尘肺）、戈谢病、药物性（呋喃妥因、胺碘酮）等
非特异性间质性肺炎	特发性、结缔组织病、药物性、过敏性肺泡炎、弥漫性肺泡损伤等
普通型间质性肺炎	特发性肺纤维化、结缔组织病、石棉肺、慢性过敏性肺泡炎、淋巴细胞性间质性肺炎、慢性吸入性肺炎、慢性放射性肺炎、慢性嗜酸性粒细胞性肺炎、含铁血黄素沉着症、神经纤维瘤病、肺泡蛋白沉着症等
蜂窝肺	普通型间质性肺炎相关性疾病、结节病、肺朗格汉斯细胞组织细胞增多症
淋巴细胞性间质性肺炎	特发性、低球蛋白血症、自身免疫性疾病（包括桥本氏甲状腺炎、红斑狼疮、原发性胆管性肝硬化、干燥综合征、重症肌无力和慢性活动性肝炎）、异体骨髓移植
嗜酸性粒细胞性肺炎	特发性、急慢性嗜酸性粒细胞性肺炎、热带丝虫病嗜酸性粒细胞增多症、寄生虫感染、过敏性支气管肺曲菌病、过敏性肉芽肿性血管炎、高嗜酸性粒细胞综合征、L-色氨酸
肺泡蛋白沉着	肺泡蛋白沉着症、急性矽肺、铝尘肺、获得性免疫缺陷综合征、骨髓异常增生
弥漫性肺泡出血 　伴毛细血管炎	肉芽肿性多血管炎、显微镜下多血管炎、系统性红斑狼疮、多发性肌炎、硬化症、风湿性关节炎、混合结缔组织病、肺移植、异体骨髓移植、药物性（视黄酸、丙硫脲嘧啶、苯妥英钠）、白塞病、冷球蛋白血症、血小板减少性紫癜、非免疫介导的肾小球肾炎、免疫复合物性肾小球肾炎
无毛细血管炎	特发性肺含铁血黄素沉着症、系统性红斑狼疮、肺肾出血综合征、弥漫性肺泡损伤、肺静脉闭塞病、二尖瓣狭窄、淋巴管肌瘤病
淀粉样沉着	原发性淀粉样变、多发性骨髓瘤、淋巴细胞性间质性肺炎
肉芽肿	结节病、过敏性肺泡炎、肺朗格汉斯细胞组织细胞增多症、矽肺、静脉性滑石肺、铍肺、淋巴细胞性间质性肺炎等

在 ILD 中，一种疾病可表现为几种组织病理类型的改变，同一组织病理类型由不同的病因所致，这种病理与疾病既有相关，又交叉重叠的现象也很普遍。临床实际工作中，有组织病理诊断的间质性肺疾病不到 20%，并非每个间质性肺疾病患者需要或有条件接受肺组织活检。以组织病理学特点为基础的分类方法在临床实际的应用和对临床治疗的指导方面受到限制。

1999 年英国胸科学会《弥漫性实质性肺疾病的诊断和治疗指南》中，根据临床起病方式、药物使用及肺外器官系统累及，将间质性肺疾病分为：①急性间质性肺疾病（排除感染）；②发作性间质性肺疾病（与急性有交叉）；③慢性间质性肺疾病（与职业性、环境因素和药物等有关）；④慢性间质性肺疾病（伴有系统性疾病）；⑤慢性间质性肺疾病（特发性，局限于肺或无明显识别的暴露）。

该分类基于临床角度，临床医师比较容易理解和把握，但有明显不足，如仅依据起病方式和特定器官累及，将多种病因各异，临床、病理、影像学及预后完全不同的疾病归在一类。如特发性肺纤维化（IPF）与其他疾病如淋巴管肌瘤病（LAM）、肺泡蛋白沉着症（PAP）等合并在一类，而 LAM 和 PAP 的病理生理与 IPF/UIP 或脱屑性间质性肺炎（DIP）没有任何相同之处，同归在同一类疾病之中。这一方法的分类并不能提供这些疾病实体有关临床、病理、影像学的信息。

2002 年美国胸科学会（ATS）和欧洲呼吸学会（ERS）组织世界各地呼吸、放射和病理专家进行广泛文献复习和多次讨论，提出了简单明了的框架分类（图 1-2-1），该分类用弥漫性实质性肺疾病（DPLD）术语将间质性肺疾病分为四大类：①已明病因：职业、环境因素、放射性、药物及结缔组织病等；②肉芽肿病：如结节病及过敏性肺炎等；③未明病因：LAM、PLCH 及 PAP 等；④特发性间质性肺炎（IIP）。

2002 年 ATS/ERS 提出的 ILD 框架分类，如今被文献和书籍广泛引用，基于该分类提出的临床诊断路径得到临床医师认同。

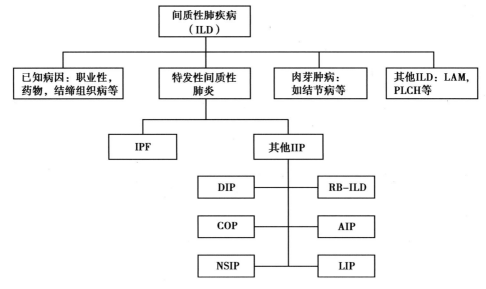

图 1-2-1 2002 年 ATS/ERS 的 ILD 分类

第三节 特发性间质性肺炎分类

在 ILD 框架分类中，2002 年 ATS/ERS 将特发性间质性肺炎（IIPs）单独列出，明确了 IIPs 在 ILD 中的地位，用特发性间质性肺炎术语替代特发性肺纤维化。IIPs 包含了 7 种独立的疾病实体：①特发性肺纤维化（IPF/UIP）；②非特异性间质性肺炎（NSIP）；③隐原性机化性肺炎（COP）；④急性间质性肺炎（AIP）；⑤呼吸性细支气管炎伴间质性肺病（RB-ILD）；⑥脱屑性间质性肺炎（DIP）；⑦淋巴细胞性间质性肺炎（LIP）。其相应的组织学类型分别是 UIP 型、NSIP 型、机化性肺炎（OP）型、弥漫性肺泡损伤（diffuse alveolar damage，DAD）型、呼吸性细支气管炎（respiratory bronchiolitis，RB）型、DIP 型和 LIP 型。

该分类框架中的 IIP，与以往学者提出的相关间质性肺炎的病理分类（表 1-3-1）有相互联系，也有所区别。如 1969 年 Liebow 等间质性肺炎分类中，巨细胞间质性肺炎（giant cell interstitial pneumonia，GIP）被排除在该分类之外，因目前明确了 GIP 是与暴露于硬金属有关的职业性尘肺，不符合 IIP 原因不明、特发性的定义。而 BIP 及 BOOP，则建议称为隐原性机化性肺炎（COP）。在该分类中，IIP 的各个型不再是单纯病理诊断的名称，而是有独特临床-影像-病理特征的独立疾病实体。虽然各个疾病实体有许多共同的特点，但相互间的临床-影像-病理又有区别。

表 1-3-1 特发性间质性肺炎分类的演变

Liebow （1969 年）	Katzenstein （1997 年）	Müller （1997 年）	ATS/ERS	
			组织学类型 （2002 年）	临床-影像-病理 诊断（2002 年）
普通型间质性肺炎	普通型间质性肺炎	普通型间质性肺炎	普通型间质性肺炎	特发性肺纤维化
	非特异性间质性肺炎	非特异性间质性肺炎	非特异性间质性肺炎	非特异性间质性肺炎（暂定）
脱屑性间质性肺炎	脱屑性间质性肺炎/呼吸性细支气管炎伴间质性肺病	脱屑性间质性肺炎	脱屑性间质性肺炎 呼吸性细支气管炎	脱屑性间质性肺炎 呼吸性细支气管炎伴间质性肺病
闭塞性细支气管炎伴间质性肺炎		闭塞性细支气管炎伴机化性肺炎	机化性肺炎	隐原性机化性肺炎
	急性间质性肺炎	急性间质性肺炎	弥漫性肺泡损伤	急性间质性肺炎
淋巴细胞性间质性肺炎			淋巴细胞性间质性肺炎	淋巴细胞性间质性肺炎
巨细胞间质性肺炎				

2002 年 ATS/ERS 建议病理诊断用类型（pattern），某种程度上降低了病理在 IIPs 的诊断中绝对价值，强调最终 IIP 的诊断需要由临床、放射和病理三方面医师共同会诊讨论后做出，单纯由临床医师、放射科医师和病理科医师作出诊断都有可能是片面的，IIPs 诊断需要临床、影像学和病理检查相结合。

2002 年 ATS/ERS 的 IIP 分类提出后 10 多年间，一系列新的研究成果丰富了对 IIP 的认识。近年来陆续有专家学者指出，该分类依据使用的文献为 2001 年前发表，应根据现有的相关进展对该框架分类进行修订。2013 年，ATS/ERS 发布了特发性间质性肺炎（IIP）国际多学科分类更新（表 1-3-2）。

2013 年 IIP 分类虽然基本上沿用了 2002 年 IIP 分类标准中的大部分类型（表 1-3-2），但还是有一些比较重大的更新。

（1）对于特发性肺纤维化，特发性肺纤维化（IPF）是这类疾病的唯一临床诊断术语，不再应用隐源性致纤维化肺泡炎的名称。

（2）确定特发性非特异性间质性肺炎（NSIP）是一个独立的疾病实体，不再是"临时性"诊断。

（3）将 IIP 分为 3 类：主要的 IIP、罕见的 IIP 和不能分类的 IIP。

（4）主要 IIP 分为慢性致纤维化性间质性肺炎（包括 IPF 和 NSIP）、吸烟相关性间质性肺炎（呼吸性细支气管炎并间质性肺病和脱屑性间质性肺炎）和急性/亚急性 IIP（隐原性机化性肺炎和急性间质性肺炎）。

（5）在罕见 IIP 中，除 LIP 外，新增加了特发性胸膜肺实质弹力增生症（IPPFE）。

（6）提出了两种罕见的病理类型：急性纤维素性机化性肺炎（AFOP）和气道中心型间质性肺炎（bronchiolocentric patterns of interstitial pneumonia）。

（7）新增加了 IIP 疾病行为（disease behavior classification）分类及临床监测和处理策略（表 1-3-3）。

（8）总结了 IIP 的分子生物学和基因学研究成果。

表 1-3-2 2013 年与 2002 年 IIP 分类比较

2013 年 IIP 分类	2002 年 IIP 分类
主要的特发性间质性肺炎（major IIP）	
特发性肺纤维化	特发性肺纤维化
特发性非特异性间质性肺炎	非特异性间质性肺炎（暂定）
隐原性机化性肺炎	隐原性机化性肺炎
脱屑性间质性肺炎	脱屑性间质性肺炎
呼吸性细支气管炎伴间质性肺病	呼吸性细支气管炎伴间质性肺病
急性间质性肺炎	急性间质性肺炎
罕见特发性间质性肺炎（rare IIP）	
淋巴细胞性间质性肺炎	淋巴细胞性间质性肺炎
特发性胸膜肺实质弹力增生症	
不能分类的特发性间质性肺炎（unclassifiable IIP）	

表 1-3-3　IIP 的疾病行为分类及处理策略

分类	临床疾病行为	治疗目的	监测和处理策略
1	可逆性或自限性（如大多 RB-ILD）	去除可能的原因	短期（3~6 个月）观察判断疾病进展
2	伴有进展危险因素的可逆性疾病（某些 NSIP、DIP 和 COP）	积极治疗取得初始效果，然后合理的长期治疗	短期观察证实治疗有效，长期观察保证治疗效果稳定
3	伴有部分残留的稳定病变（某些 NSIP）	维持目前状态	长期观察评估疾病病程
4	具有潜在稳定可能的进展性、不可逆病变（某些纤维化性非特异性间质性肺炎）	预防进展	长期观察评估疾病病程
5	即使积极治疗，仍呈不可逆、进展性病变（IPF，部分纤维化型非特异性间质性肺炎）	延缓疾病进展	长期观察评估疾病病程，判定肺移植或有效辅助治疗方法

　　2013 年 IIP 分类中提出，IIP 的诊断过程中，需要呼吸科医师和放射科医师，必要时还需要有病理学家等多学科参与及相互讨论。多学科讨论时必须结合包括临床表现、职业暴露史、吸烟史、合并症、肺功能以及实验室检查结果等在内的临床资料和患者的影像学资料。IIP 修订版指出，诊断 IIP 除多学科讨论外，需要综合研究者的经验和患者所有的病例资料，强调了需要在一定地域内建立高水平的多学科讨论中心来接诊这类患者。

　　ILD 占呼吸系统疾病就诊患者总数的 15%，ILD 中的疾病并不常见，不少疾病罕见，对该类疾病诊断经验丰富的医师也不多。2002 年 ATS/ERS 的 ILD 框架分类，简洁明了，并依据分类提出了相应的临床诊断途径，有其独特和新颖之处，故提出后很快被多数临床医师和研究者接受。虽然合理的归纳分类可以确保临床所遇到的疾病状态不至于遗漏，并能将鉴别诊断的范围缩小到最小，但更关键的是临床医师对这些疾病中的每一种不同疾病实体的不同临床表现都应具备一定基本的知识和了解，以缩小鉴别诊断范围。通过病史询问包括全面的系统回顾、仔细的体格检查、适当的实验室检查以及对胸部影像学进行认真仔细地阅读分析等，都可以缩小鉴别诊断的范围，为确切的诊断建立提供合理诊断途径。

　　综上所述，从病因、病理、临床、放射学等不同的角度提出过多种 ILD 的分类，但目前还没有普遍接受的分类方法，如何合理分类仍然存在诸多的争论，而流行病学、临床、放射、生物化学、基因和病理等方面的研究进展也在促进具体疾病在分类中的不断演变。ILD 的分类经历了一个不断变化和修订的过程，迄今为止还未完善。有关特发性间质性肺炎分类（见表 1-3-1，表 1-3-2）的变迁，也充分反映了对 ILD 的认识还处于不断地发展之中。

（高占成）

参 考 文 献

1. American Thoracic Society/European Respiratory Society. International Multidisciplinary Consensus Classification of the Idiopathic Interstitial Pneumonias. Am J Respir Crit Care Med, 2002, 165: 277-304.

2. Cushley MJ, Davison AG, du Bois RM, et al. The diagnosis, assessment and treatment of diffuse parenchymal lung disease in adults. Thorax, 1999, 54: S1-S30.

3. Reynolds HY. Diagnostic and management strategies for diffuse interstitial lung disease. Chest, 1998, 113: 192-202.

4. Ryu JH, Olson EJ, Midthun DE, et al. Diagnostic approach to the patient with diffuse lung disease. Mayo Clin Proc, 2002, 77: 1221-1227.

5. Müller NL, Colby TV. Idiopathic interstitial pneumonias: high-resolution CT and histologic findings. Radiographics, 1997, 17: 1016-1022.

6. 侯显明, 于润江. 间质性肺疾病学. 北京: 人民卫生出版社, 2003: 110-123.

7. Ryu JH, Daniels CE, Hartman TE, et al. Diagnosis of interstitial lung disease. Mayo Clinic Proceedings, 2007, 82: 976-986.

8. Bradley B, Branley HM, Egan JJ, et al. Interstitial lung disease guideline: the British Thoracic Society in collaboration with the Thoracic Society of Australia and New Zealand and the Irish Thoracic Society. Thorax, 2008, 63 Suppl 5: v1-v58.

9. Travis WD, Costabel U, Hansell D, et al. An official American Thoracic Society/European Respiratory Society statement: update of the international multidisciplinary classification of the idiopathic interstitial pneumonias. Am J Respir Crit Care Med, 2013, 188: 733-748.

10. Raghu G, Collard HR, Egan JJ, et al. An official ATS/ERS/JRS/ALAT statement: idiopathic pulmonary fibrosis: evidence-based guidelines for diagnosis and management. Am J Respir Crit Care Med, 2011, 183: 788-824.

11. Flaherty KR, King TE Jr, Raghu G, et al. Idiopathic interstitial pneumonia: what is the effect of a multidisciplinary approach to diagnosis? Am J Respir Crit Care Med, 2004, 170: 904-910.

第二章

间质性肺疾病的病理诊断

弥漫性肺疾病是个影像学概念，指一组具有临床症状和（或）肺功能受损，影像学显示双肺多灶或弥漫异常改变的疾病，可以是非肿瘤性弥漫性肺病变，也可以是肿瘤引起的双肺弥漫性病变。非肿瘤性弥漫性肺疾病的组织学改变是以间质细胞增生、间质基质增多、慢性炎性细胞浸润为主要病理变化，因此又称间质性肺疾病（interstitial lung disease，ILD），本文以下简称间质性肺疾病。间质性肺疾病虽然主要是间质受累，但也有发生于肺实质，并且伴有不同程度的肺泡上皮和终末气道上皮增生性病变的疾病也涵括其中，因此也可称为非肿瘤性弥漫性肺实质病变（diffuse parenchymal lung disease，DPLD），这一名称被越来越广泛地使用，除此之外，弥漫性肺疾病（diffuse lung diseases，DLD）仍然为不少临床和病理医师所喜用。

【基本概念】

大多数脏器器官的实质是上皮成分，间质只是起支持连接功能的结缔组织。与多数器官不同，肺的主要功能是进行气体交换，能够行使这种功能的部分称为肺实质，即终末细支气管以下部分，包括呼吸性细支气管、肺泡管、肺泡囊和肺泡中的真性肺间质及肺泡上皮和毛细血管内皮细胞。真性肺间质（pulmonary interstitium）是指上皮和血管内皮之间的细胞和基质成分（有学者认为血管内皮也是间质成分）。细胞成分包括内皮细胞、血管周细胞、纤维细胞、纤维母细胞（成纤维细胞）、肌纤维母细胞（肌样成纤维细胞）及少量平滑肌细胞和幼稚的间叶细胞，单核巨噬细胞、少量淋巴细胞及肥大细胞。细胞外基质（extracellular matrix，ECM）包括胶原纤维、弹力纤维、网状纤维及基底膜样物质，主要组成物质有纤维连接蛋白、糖蛋白、层粘连蛋白及硫酸肝素等物质。

【间质性肺疾病组织学分类】

广义上，只要是有临床症状、肺功能异常，影像学显示两肺弥漫性或多灶性病变都可称之为 ILD，结合组织学表现可分类如下：

1. 各种感染及感染后肺改变　如结核引起双肺弥漫性小结节影，病毒性肺炎可以是弥漫性、多灶性毛玻璃影，少数病毒性肺炎可以进展为肺纤维化。

2. 结缔组织病引起的肺损伤　肺损害是结缔组织病的常见临床表现，部分病例以肺病变为首发症状，有部分患者最终死于呼吸系统病变，最常累及肺的结缔组织病有类风湿关节炎、系统性硬化症、系统性红斑狼疮、多发性肌炎或皮肌炎、干燥综合征（Sjögren综合征）等，结缔组织病引起的肺损害病理表现多种多样，从轻微的小气道炎症到肺纤维化和蜂窝肺。

3. 药物性肺炎 常见药物有胺碘酮（amiodarone）、β-受体阻断剂、博莱霉素（bleo-mycin）、白消安（busulfan）、卡莫斯汀（carmustine）、可卡因（cocaine）等，药物性肺炎病理表现可以为急性肺损伤，也可是慢性肺纤维化。

4. 肉芽肿性肺病变 特殊病原体感染、吸入及不明原因以肉芽肿形成为病理特征的肺弥漫性病变，如结节病、食管反流引起的吸入性肺炎、过敏性肺炎及细菌、真菌和寄生虫感染等。

5. 职业相关肺病变 主要是职业粉尘暴露导致间质性病变，如煤肺、石棉肺、硅肺等。

6. 血管病变 分为原发性和继发性，肺高压病、血管炎症性病变。

7. 嗜酸性粒细胞性肺炎 多继发于寄生虫、真菌、药物等肺损害，少数为特发性，临床根据病程分为急、慢性嗜酸性粒细胞性肺炎，组织学表现则以嗜酸性粒细胞肺间质和肺泡腔浸润为特征的肺损害。

8. 具有特殊组织学形态的弥漫性病变 如淋巴管（平滑）肌瘤病、肺朗格汉斯细胞组织细胞增生症、肺泡蛋白沉着症、肺泡微石症、肺淀粉样变性、Erdheim-Chester病等。

9. 特发性间质性肺炎（idiopathic interstitial pneumonias，IIPs） 如特发性肺纤维化、非特异性间质性肺炎、急性间质性肺炎等。

10. 弥漫性肿瘤病变 弥漫性淋巴管内癌栓、细支气管肺泡癌、弥漫性神经内分泌细胞增生、部分低度恶性淋巴瘤，影像学表现为弥漫性肺病变。

从严格意义上来看，以上分类中的肿瘤性肺弥漫性病变和感染及感染后的肺弥漫性病变并不属于间质性肺疾病的范畴，但在病理诊断及鉴别诊断中要充分重视。

对于 IIPs，近十年来人们给予了特别关注，主要是因为发病原因和机制不清、诊断困难，治疗和预后迥异。为了统一诊断标准，美国胸科协会和欧洲呼吸协会（American Thoracic Society/European Respiratory Society，ATS/ERS）组织世界各地呼吸、放射和病理专家进行大量的文献复习和多次讨论，在 Liebow（1969 年）和 Katzenstein（1997 年）等分类的基础上（见表 1-3-1）于 2002 年形成了 IIPs 的国际多学科共识分类（International Multidisciplinary Consensus Classification of the Idiopathic Interstitial Pneumonias）（表 2-1），也称欧美联合分类。

表 2-1 2002 年 ATS/ERS 特发性间质性肺炎的分类

组织学类型	临床-影像-病理诊断
普通型间质性肺炎（UIP）	特发性肺纤维化/隐原性纤维化性肺泡炎（IPF/CFA）
非特异性间质性肺炎（NSIP）	非特异性间质性肺炎（NSIP）
机化性肺炎（OP）	隐原性机化性肺炎（COP）
弥漫性肺泡损伤（DAD）	急性间质性肺炎（AIP）
脱屑性间质性肺炎（DIP）	脱屑性间质性肺炎（DIP）
呼吸性细支气管炎（RB）	呼吸性细支气管炎伴间质性肺病（RB-ILD）
淋巴细胞性间质性肺炎（LIP）	淋巴细胞性间质性肺炎（LIP）

在 2002 年 ATS/ERS 的 IIPs 分类中，有以下几点值得注意。

（1）与过去 IIPs 的分类不同，提出组织学类型并和临床疾病分离。如特发性肺纤维化/隐源性纤维化性肺泡炎（idiopathic pulmonary fibrosis/cryptogenic fibrosing alveolitis，IPF/CFA），病理名称为普通型间质性肺炎（UIP）；急性间质性肺炎，病理名称为弥漫性肺泡损伤。

（2）明确了 IIPs 的概念和内容，除 GIP 外，过去提出的其他病变都被列入新分类中。

（3）强调临床资料的重要性，很多疾病如结缔组织病、毒物吸入、环境或职业暴露，可以继发肺间质改变，在诊断 IIPs 时必须结合临床病史和实验室检查排除可能的其他致病原因。

（4）强调了影像学改变的重要性，特别是高分辨率 CT（HRCT），不仅具有诊断价值（典型 IPF 的诊断不需要肺活检），还可以指导外科医师活检。

（5）提出治疗应该在临床、影像和病理医师充分讨论、达成一致诊断意见之后进行。

（6）允许一部分病变不能诊断，包括由于缺乏足够的临床、影像和病理资料。不同部位组织学改变不同，治疗后发生非典型的组织学改变，很难形成一个明确诊断。

（7）明确支气管镜肺活检和支气管肺泡灌洗液的诊断价值，支气管镜肺活检不适于 IIPs 的诊断，多用于排除结节病、肿瘤及部分感染等，肺泡灌洗液多用于排除感染和肿瘤，对少数病变诊断有意义，如肺泡蛋白沉着症、肺泡出血引起组织细胞沉积、反流性食管炎引起的吸入性肺炎等。

2002 年 ATS/ERS 特发性间质性肺炎的分类发布后，2013 年 9 月 ATS 和 ERS 在《美国呼吸与危重症医学杂志》上发表了 IIP 分类的更新，补充完善了 2002 年的 IIP 分类。2013 年 ATS/ERS 有关 IIP 的分类更新（表2-2）的几个重要变化包括：①只保留特发性肺纤维化作为唯一的临床诊断名称；②特发性非特异性间质性肺炎作为一个独立的疾病实体已经被认同，"临时"修饰语已经去掉；③IIP 被分为主要 IIP、罕见 IIP 和不能分类的 IIP；④认识了一些罕见的组织学类型如急性纤维素性机化性肺炎（acute fibrinous organizing pneumonitis，AFOP）和支气管中心型间质性肺炎；⑤主要 IIP 分为慢性纤维化性间质性肺炎（IPF，NSIP）、吸烟相关性间质性肺炎（吸烟相关性间质性肺疾病（RB-ILD）、脱屑性间质性肺炎（DIP）、急性和亚急性间质性肺炎（隐原性机化性肺炎（COP）和急性间质性肺炎（AIP）；⑥提出了 IIP 临床行为分类；⑦评述了疾病的分子和遗传学特征。

表 2-2　2013 年特发性间质性肺炎分类更新

1. 主要的特发性间质性肺炎	
慢性纤维化性间质性肺炎	特发性肺纤维化
	特发性非特异性间质性肺炎
吸烟相关性间质性肺炎	呼吸性细支气管炎伴间质性肺病
	脱屑性间质性肺炎
急性/亚急性间质性肺炎	隐原性机化性肺炎
	急性间质性肺炎
2. 罕见的特发性间质性肺炎	特发性淋巴细胞性间质性肺炎
	特发性胸膜肺实质弹力纤维增生症
3. 无法分类的特发性间质性肺炎	

近年来有学者提出广义的小气道/细支气管病变分类（表2-3），小气道病变虽不是间质性肺疾病的范畴，影像学常显示弥漫性肺病变，很多间质性肺疾病伴有小气道的病变，日常病理诊断的工作中需要进行鉴别。

表2-3　细支气管病变的病理分类

原发性细支气管病变
非特异性改变
细胞性：急性、急性/慢性、慢性炎症浸润
纤维化性：细支气管周、细支气管内、闭塞性
特征性细支气管病变
滤泡性细支气管炎
嗜酸性粒细胞性细支气管炎
肉芽肿性细支气管炎
矿尘气道病变
特异性细支气管病变
弥漫性泛细支气管炎
特发性弥漫性内分泌细胞增生
婴儿内分泌细胞增生
其他
继发性细支气管病变
大气道病变
哮喘
支气管扩张
慢性阻塞性肺疾病
间质性肺疾病
呼吸性细支气管炎
过敏性肺炎
机化性肺炎
结节病
朗格汉斯细胞组织细胞增生症
肉芽肿性多血管炎
气道中心性纤维化
其他

【间质性肺疾病常见病理改变】

间质性肺疾病是以间质增生、炎症细胞浸润为主要病理改变的一组异质性疾病，其种类繁多，组织学改变没有特异性，诊断和鉴别诊断非常困难，需要和临床、影像医师不断交流，才能做出较为客观正确的病理诊断。尽管如此，间质性肺疾病的病理诊断也不是一团乱麻，无章可循，掌握间质性肺疾病的主要病理改变和分布特点，并与临床、影像结合，还是能够对相当多的间质性肺疾病做出病理诊断。本章主要对间质性肺疾病的主要病理改变以及这些改变所常对应的临床疾病总结和归纳如下。

（一）纤维组织增生为主的病变

各种原因的慢性肺损害都有可能导致肺间质纤维组织增生、间质胶原化，直至肺结构破坏和蜂窝肺的形成（表2-4），常伴有不同程度的慢性炎症细胞浸润。肺实质内纤维组织增生早期可以位于肺泡隔（图2-1）、小气道周围、胸膜下（图2-2）、小叶间隔周围或随机分布，增生的纤维组织可以较弥漫，也可以呈片块状（图2-3），晚期主要是蜂窝状改变（图2-4），即正常肺结构破坏，形成大小不等的囊腔，囊壁为纤维结缔组织，囊内常有黏液物质潴留，囊壁衬覆化生的支气管黏膜上皮，没有明显的分布规律。表2-4所示疾病的晚期均可出现广泛肺纤维组织增生、肺结构破坏，此时没有临床的帮助，对这些疾病的病理鉴别诊断是不可能的。

表2-4　肺纤维化和蜂窝肺的相关疾病

特发性肺纤维化（IPF/UIP）

结缔组织病

纤维化性非特异性间质性肺炎

慢性药物性肺损伤

尘肺（石棉肺、铍肺、硅肺、硬金属肺病等）

结节病

朗格汉斯细胞组织细胞增生症

慢性过敏性肺炎

放射性肺炎

其他

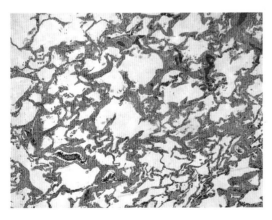

图2-1　纤维化型 NSIP
病变时相一致，弥漫性肺泡隔纤维性增厚，无明显炎症细胞浸润

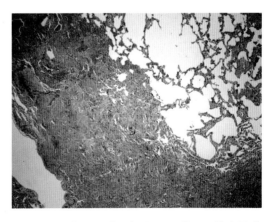

图2-2　胸膜及胸膜下纤维组织增生，伴少量炎症细胞浸润

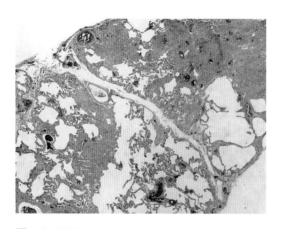

图 2-3 UIP

小叶内片块状纤维组织增生，伴有肺结构的破坏，无明显的炎症细胞浸润

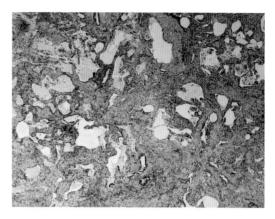

图 2-4 终末期肺

正常肺结构被多个大小不等的黏液囊腔及增生的纤维组织所替代，囊壁衬覆支气管黏膜上皮，囊内多量黏液填充，即镜下蜂窝改变，伴有较多的慢性炎症细胞浸润

（二）弥漫性炎症细胞浸润为主的病变

不同原因引起的肺损害（表 2-5），导致肺泡隔（图 2-5）、小气道周围（图 2-6）大量炎症细胞浸润，一般没有肺泡结构的破坏和重建，没有明显的纤维化，炎症细胞多为淋巴细胞、浆细胞，少数情况下可以是中性粒细胞及嗜酸性粒细胞，常伴有肺泡上皮的增生，因此该组织学改变也称富于细胞的间质性浸润（cellular interstitial infiltration）。很多疾病早期都会伴有大量的炎症细胞浸润，在肺活检标本中有多量炎症细胞浸润时需进行鉴别。

表 2-5　细胞性间质性浸润的相关疾病

感染及感染后改变
嗜酸性粒细胞性肺炎
急性肺损伤的机化期
细胞型非特异性间质性肺炎
结缔组织病
淋巴细胞性间质性肺炎
滤泡性细支气管炎
亚急性过敏性肺炎
药物毒性及吸入性肺炎

（三）肺泡腔和小气道填充为主的病变

肺泡腔及小气道填充可以是各种物质、细胞成分，也可以是组织成分（表 2-6）。最具特征的肺泡腔内物质沉积是肺泡蛋白沉着症（图 2-7），肺泡腔内大量颗粒状嗜伊红物质沉积，常有不同程度的组织细胞反应，有时可有细胞碎片，一般无肺泡隔的炎症浸润和纤维性增宽。急性肺损伤早期可见肺泡腔内淡伊红染色的水肿液，并伴有透明膜形成，有时可见多量纤维素样物质在肺泡腔内沉积，称为急性纤维素性机化性肺炎（AFOP）。硬金属粉尘吸入可发生巨细胞性间质性肺炎，即肺泡腔内大量具有活跃吞噬功能的多核巨细胞沉积，肺间质内慢性炎症细胞浸润（图 2-8）。脱屑性间质性肺炎及其他病变（如呼吸性细支气管炎、药物吸入性肺损伤）引起的肺泡腔内大量肺泡巨噬细胞沉积。肺泡微石症患者肺泡腔内大量层状钙化小体沉积，而肺间质没有明显的炎症（图 2-9）。

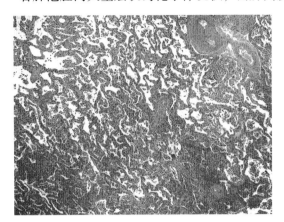

图 2-5 细胞型 NSIP
弥漫性肺实质内炎症细胞浸润

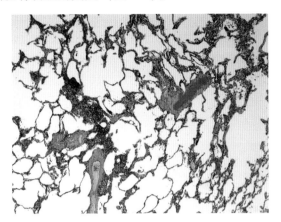

图 2-6 过敏性肺炎
弥漫性炎症细胞浸润，有小气道集中趋势

表 2-6 肺泡腔及小气道内填充为主的相关性疾病

肺泡蛋白沉着症
急性间质性肺炎渗出期
脱屑性间质性肺炎
含铁血黄素沉积症
巨细胞性间质性肺炎
嗜酸性粒细胞性肺炎
机化性肺炎
急性纤维素性机化性肺炎（AFOP）
肺泡微石症
脂质沉积症

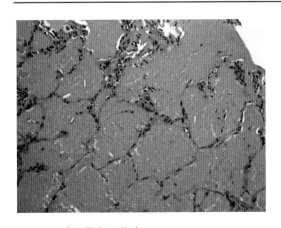

图 2-7 肺泡蛋白沉着症
肺泡腔内大量嗜伊红的蛋白样物质沉积，无明显间质纤维组织增生

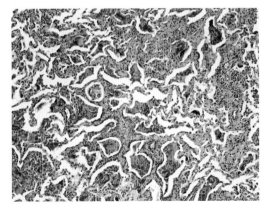

图 2-8 巨细胞间质性肺炎
肺泡腔内见大量单核、多核巨噬细胞沉积，伴有间质炎症细胞浸润

（四）小气道病变为主要病理改变的疾病

气道病变特别是小气道病变，虽然不是间质性肺疾病的范畴，但小气道病变常累及肺间质，导致弥漫性影像学改变，某些间质性肺疾病也会不同程度地累及小气道。小气道病变分为炎症（图 2-10）、纤维化（图 2-11）及肉芽肿（图 2-12）为主的病理改变。炎症为主的小气道病变包括急、慢性细支气管炎，结缔组织病有关滤泡性细支气管炎，弥漫性泛细支气管炎（diffuse panbronchiolitis，DPB），吸烟相关性呼吸性细支气管炎等。以纤维化为主要病理改变的小气道病变有：各种原因引起的闭塞性细支气管炎，原因不明的气道中心性间质性肺炎（airway centered interstitial pneumonitis，ACIP）。肉芽肿性小气道病变包括感染、结节病及吸入性肉芽肿性细支气管炎等。

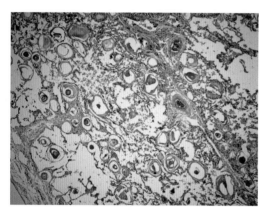

图 2-9　肺泡微石症
肺泡腔内大量层状钙化物沉积，无明显间质炎症

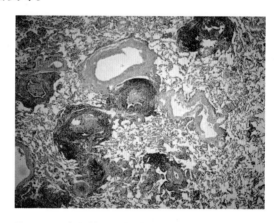

图 2-10　滤泡性细支气管炎
细支气管周围多量明显炎症细胞浸润，肺实质未见明显异常

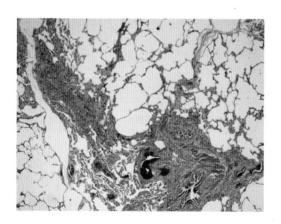

图 2-11　细支气管周围纤维平滑肌增生

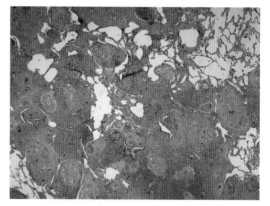

图 2-12　结节病
细支气管周围见多个界限清楚的上皮样肉芽肿，多核巨细胞

（五）肺血管改变为主的疾病

肺血管病变分为血管炎症、肺动脉高压肺血管病变。肺血管炎作为弥漫性肺疾病的伴发病理改变很常见，如细菌性、病毒性肺炎可伴发小血管炎症，慢性嗜酸性粒细胞性肺炎、药物性肺炎、移植后肺病常伴发肺血管炎。以血管炎为主要病理改变的弥漫性肺疾病

并不多见，多为系统性血管病变累及肺，常累及肺的血管病变有肉芽肿性多血管炎（既往称韦格纳肉芽肿）、嗜酸性肉芽肿性多血管炎（既往称 Churg-Strauss 综合征）及显微镜下多血管炎，其他可累及肺的血管病变有巨细胞动脉炎、结节性多动脉炎、Takayasu 动脉炎、Behcet 综合征及肺毛细血管炎。血管炎组织学改变为小动静脉的血管壁弹力纤维破坏、纤维素性坏死、慢性炎症细胞浸润、组织细胞及多核巨细胞反应，毛细血管炎显示肺泡隔中性粒细胞及嗜酸性粒细胞浸润，血管炎可伴有肺实质的坏死、出血及坏死性肉芽肿形成，如肉芽肿性多血管炎，血管炎可伴发肺内出血及含铁血黄素沉积。

　　肺动脉高压改变作为伴发病理改变在间质性肺疾病中很常见（图 2-13），与间质性肺炎的程度有关，如 UIP 中常见肺动脉高压的形态学改变，肺动脉高压导致血管损害，会加剧肺缺氧，因此需要对肺高压的血管变化进行描述。WHO 按肺动脉高压的成因进行分类（表 2-7），也可根据肺动脉高压的组织学改变进行分级（表 2-8）。

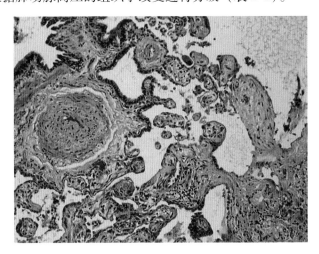

图 2-13　小动脉内膜肥厚，管腔狭窄示肺动脉高压改变

表 2-7　肺动脉高压的分类

肺动脉高压
原发性（散发/遗传）
继发先天性左右分流、胶原结缔组织病、门脉高压、药物等
肺静脉动脉高压
肺静脉闭塞病变（pulmonary veno-occlusive disease，PVOD）
毛细血管瘤病（capillary hemangiomatosis）
左心异常或压迫回流受阻
肺病变引起肺动脉高压
慢性阻塞性肺疾病（COPD）
间质性肺疾病
缺氧等
血栓或栓子导致肺动脉高压

表 2-8 肺动脉高压分级

1 级：中膜肌层肥厚伴有细动脉的肌肉化
2 级：中膜肥厚伴内膜增生
3 级：内膜增生伴层状纤维化
4 级：血管壁弹力纤维破坏伴坏死性血管炎
5 级：坏死性血管炎机化再通形成丛状改变
6 级：远端动脉扩张和血管瘤样改变

（六）肉芽肿性病变

肉芽肿是间质性肺疾病常见的一种组织学改变，伴发于各种间质性病变中（表 2-9）。肉芽肿组织学表现为炎症细胞、上皮样组织细胞、纤维（母）细胞，伴/不伴多核巨细胞形成的结节；根据组织学改变可进一步将肉芽肿分为坏死性和非坏死性、血管炎性肉芽肿、形成不良的肉芽肿等。感染可形成坏死性肉芽肿，如结核（图 2-14）、真菌感染，血管炎、结缔组织病（图 2-15）也可发生坏死性肉芽肿，如肉芽肿性多血管炎、类风湿关节炎。非坏死性肉芽肿有结节病（图 2-16）、铍病性肉芽肿、吸入性肉芽肿性炎症。过敏性肺炎可见形成不良的肉芽肿结节（图 2-17）。

表 2-9 伴有肉芽肿的肺疾病

感染性
结核和非结核分枝杆菌、真菌、细菌、寄生虫
非感染性
结节病
铍病结节
肉芽肿性多血管炎
嗜酸性肉芽肿性多血管炎
支气管中心性肉芽肿病
类风湿结节
吸入性肉芽肿等

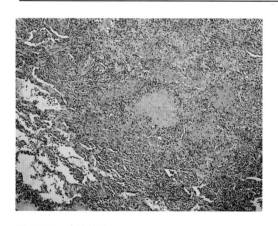

图 2-14 肺结核病
肺组织中央见干酪样坏死性肉芽肿，周围见多量的慢性炎症细胞浸润

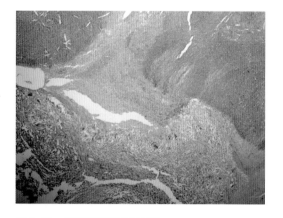

图 2-15 肺类风湿坏死结节
中央为凝固性坏死，周围为组织细胞、炎症细胞、多核巨细胞反应

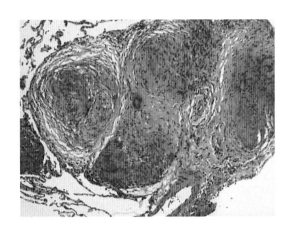

图 2-16　肺结节病

边界清楚的非坏死性肉芽肿性结节

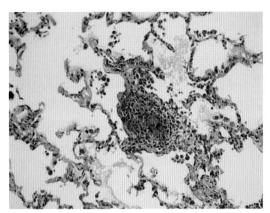

图 2-17　过敏性肺炎

形成不好的肉芽肿，主要由炎症细胞、单核及多核巨细胞形成松散结节

（七）病变分布特征

肺病变的分布特征不仅在间质性肺疾病影像学诊断中非常重要，对病理诊断也同样有很大帮助，有些分布特点甚至是病理诊断的必备条件之一，如亚急性过敏性肺炎的炎症细胞常位于小气道周围，形成影像学小结节影。机化性肺炎呈结节状、多灶性分布（图 2-18）。特发性肺纤维化的纤维化区域呈片块状分布，间隔相对正常肺泡。有些病变是沿着气道或淋巴管分布的，如结节病。小叶中心性纤维化、滤泡性细支气管炎，顾名思义病变应主要位于小气道周围。

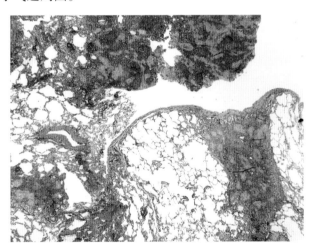

图 2-18　隐源性机化性肺炎

病变呈片块状分布，肺泡腔内见机化物

（八）特殊的弥漫性肺疾病

这组病变和一般间质性肺疾病不同，虽然影像学呈弥漫分布，早期常没有明显的间质细胞增生和间质基质增多的改变，具有明显的特征性组织学结构，有足够的组织即可做出诊断。该组病变包括肺朗格汉斯细胞组织细胞增生症、淋巴管肌瘤病、肺泡微石症、肺泡蛋白沉着症、Erdheim-Chester 病等，这些疾病的组织病理学特点将在以后的章节中详细

介绍。

【间质性肺疾病病理诊断常用特殊染色】

由于间质性肺疾病的特异性较差，诊断困难，病理医师应该运用可能的方法来帮助病理诊断，除与临床、影像医师紧密联系外，还应尽可能应用特殊的病理技术来帮助诊断。对活检材料除作常规的 HE 染色光镜检查外，如活检材料足够，实验条件具备，还可考虑特殊染色（细菌、真菌、胶原纤维、弹力纤维、糖蛋白以及免疫复合物等）、免疫组织化学（各型胶原纤维的检测以及细胞外一些基质成分的检测）、免疫荧光（一些免疫球蛋白的分类、补体、纤维蛋白以及感染性病原体的检测）、电子显微镜（细胞分类、病原体确定及基质的亚显微损伤状况等）以及分子生物学方法对病原体的检测等。

（一）特殊染色

1. Masson 三色染色法 该方法利用酸性复红、苯胺蓝及苦味酸对结缔组织和非结缔组织进行着色，胶原纤维呈蓝色、弹力纤维呈棕色、肌纤维和纤维素为红色。正常肺组织胶原纤维很少，当发生纤维组织增生和胶原化时，活检组织中蓝染成分增多（图 2-19）。

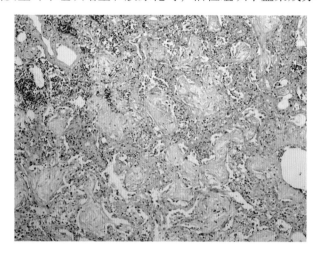

图 2-19 机化性肺炎
Masson 三色染色见小气道及肺泡腔内蓝色 Masson 小体

2. 网状纤维染色 网织纤维是由网状细胞产生，网状细胞是星状多突的细胞，胞突彼此连接形成细胞网架，网架纤维有分支，相互交叉形成网状支架。网状纤维在银氨溶液中浸染变成黑色，故称其为嗜银纤维。通过网状纤维染色，观察网状纤维的分布及走行，网状纤维的多少、粗细、疏密或有无断裂等形态变化可判断组织支架是否存在、增生和塌陷、完整和破坏，从而帮助诊断，如正常肺组织，网状纤维沿着肺泡基底膜及毛细血管网排列，形成完整的肺泡网架，在肺纤维化时，肺泡网架破坏。在肺结节病的组织中，网状纤维可围绕肉芽肿呈葱皮样改变等。

3. 弹力纤维染色 弹力纤维是由糖蛋白构成，弹力纤维染色是通过染料的分散度和组织的结构密度的不同，达到分辨不同组织的目的，苏木素粒子在具有窄孔的弹力纤维中分布密集，而在有宽孔的胶原纤维中较稀疏，从而突出弹力纤维的着色强度。在 Verhoeff 铁苏木素染色中，弹力纤维呈黑色或蓝黑色（图 2-20），胶原纤维呈红色。弹力纤维广泛分布于身体各处，呼吸器官是弹力纤维最丰富的器官之一，正常情况下弹力纤维沿支气管树分布，当发生间质性病变时，弹力纤维的分布、结构发生改变，如支气管炎、间质纤维化及肺内血管炎时可导致弹力纤维纵行、散乱、断裂、破坏和增生。

4. PAS 染色　PAS 染色是利用碱性品红，在二氧化硫的作用下成为无色品红，再经醛氧化而恢复呈紫红色这一原理，为组织中含有醛基物质着色。PAS 染色以其简单、经济、快速且容易辨认等优点，成为组织化学领域中应用最广泛的染色之一。PAS 着色物质广泛，可以是糖原，也可是黏蛋白、糖蛋白或磷脂等物质；在组织中，黏液（如腺癌细胞、肠上皮及化生后的分泌物）、病原体（多种真菌）、基底膜（样）物质、免疫复合物（如膜性肾小球肾炎）均可着色；弥漫性肺疾病中，对肺泡蛋白沉着症、真菌感染（图 2-21）及部分异物肉芽肿等有诊断作用。

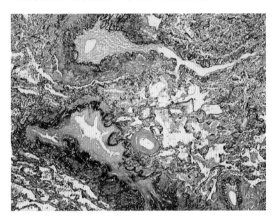

图 2-20　弹力染色显示肺组织中的血管弹力膜

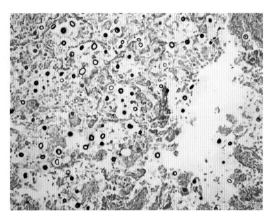

图 2-21　真菌性坏死性肉芽肿，PAS 染色见坏死组织中隐球菌孢子

5. 色素染色　呼吸系统是和外界直接接触的开放系统，常有外源性色素及沉着物。如炭末和尘埃吸入肺以后，被巨噬细胞吞噬，沉积于肺泡内及肺间质内，并经淋巴管沉积于局部淋巴结。致肺纤维化的矽、石棉、铁矿等物质在 HE 染色、偏光显微镜下能够发现，但要准确区分这些有色物质及其性质，还需要特殊染色。

普鲁士蓝反应，是用盐酸将蛋白中的三价铁离子分离出来，与亚铁氰化钾反应生成稳定的蓝色化合物亚铁氰化铁，组织切片上呈蓝色。铁血黄素是血红蛋白源性色素，HE 染色呈金黄色或棕黄色的大小不等形状不一的颗粒，与黑色素、胆色素、脂褐素及外来色素物质不易区别。普鲁士蓝染色可以显示和证明组织内各种出血性病变，特别是陈旧性出血，如慢性心衰引起的肺淤血和肺出血，特发性肺含铁血黄素沉积症。

6. 抗酸染色　分枝杆菌的细胞壁有大量含有分枝菌酸的脂质，不易着色，但通过加热及延长染色时间着色后，不易被酸性脱色剂褪色，故称为抗酸染色。抗酸杆菌和苯酚复红结合后，盐酸酒精不能褪色，碱性亚甲蓝不能着色，组织切片上背景为蓝色，抗酸杆菌为红色（图 2-22）。只要临床怀疑感染或组织学上存在肉芽肿性病变都应该进行抗酸染色，应在 200 倍镜下仔细观察染色切片，有时仅少量结核杆菌发现，对病理诊断和临床诊断即有重要帮助。

7. 嗜银染色　六胺银法（GMS）用铬酸氧化真菌壁的多糖而暴露出醛基，醛基还原六胺银内的银离子为黑色的金属银而显色，是显示真菌的最好方法之一，也是最常用的染色方法（图 2-23）。

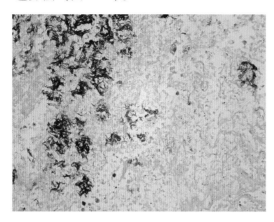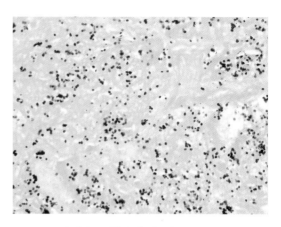

图 2-22　干酪性坏死性肉芽肿，抗酸染色坏死组织中见抗酸杆菌　　图 2-23　真菌坏死性肉芽肿，坏死组织中见组织胞浆菌孢子

（二）免疫组织化学染色

免疫组织化学（immunohistiochemistry，IHC）方法是根据免疫学的基本原理，即抗原抗体结合反应，用体外标记的抗体对组织或细胞内抗原或抗体物质进行定位、定性的一门技术。因其特异、敏感，易操作、易开展等优点被广泛应用，因该方法能够判断组织起源、细胞生长状况，目前已作为临床病理鉴别诊断的常规染色。在间质性肺疾病中，IHC可以区分浸润细胞的种类、炎症细胞组群帮助诊断或判断预后，如结节病可活化 T 淋巴细胞，CD4（辅助/诱导 T 细胞）增加，CD4/CD8 > 3.5，而外源性过敏性肺泡炎则活化 CD8（抑制/细胞毒 T 细胞）阳性细胞，CD4/CD8 < 1.0。

IHC 在某些间质性肺疾病病理诊断中具有重要作用，如 S100、CD1α 可以标记出朗格汉斯细胞，对朗格汉斯细胞组织细胞增生症有确诊价值。HMB45 对于淋巴管肌瘤病的诊断有很大帮助。κ、λ 限制性表达可以帮助鉴别良、恶性肺淋巴组织增生性病变。

IHC 染色可以区分肺间质的细胞成分，如肌动蛋白（actin）可以标记出血管及增生的平滑肌组织，组织中纤维（母）及肌纤维母细胞波形蛋白（vimentin）标记阳性，CD68 和 MAC_{387} 是组织细胞的特异标志物，CD_{34} 可以清楚地显示肺泡隔及间质血管。IHC 可以显示间质中的细胞外基质成分，如层粘连蛋白（laminin）、纤维连接蛋白（fibronectin）、各型胶原蛋白（collagen Ⅰ、Ⅱ、Ⅲ）等。IHC 不仅可以显示肺间质的细胞和基质成分，还可以通过标记组织内的各种因子及其受体，进行肺间质纤维化的机制研究，如各种生长因子和其受体（EGF、VEGF、TGF 及 PDGF）、白介素系列、热休克蛋白（HSP）及肿瘤坏死因子（TNF）。

（三）电镜在间质性肺疾病中的作用

大多数间质性肺疾病的诊断并不需要超微结构的观察，但在需要排除肺病原体感染时特别是病毒感染时，电镜检查是有帮助的。电镜可以观察到免疫复合物在肺内毛细血管沉积，对免疫性病变的诊断有价值。

【肺活检在间质性肺疾病诊断中的作用】

经气管支气管的肺活检、肺泡灌洗液及影像学引导下的肺穿刺等均可作为间质性肺疾病病理诊断的有用材料，但有其局限性，开胸肺活检（OLB）及电视引导下经胸腔镜的肺活检（VATS）是目前比较理想的肺活检方法。

经支气管镜肺活检，因其操作简单、费用低、并发症少等优点被广泛使用，但它对弥漫性肺疾病的诊断价值非常有限，这种方法获取的标本体积小，有一定的局限性，不能反映肺部病变的全貌；钳夹时造成的组织损伤较大，有人为的肺泡受压现象；经支气管肺活检主要用于排除肺实质性病变（如原发或继发性肺肿瘤）及部分肉芽肿性病变，对于特发性间质性病变的诊断符合率为 10%～30%。肺穿刺更适合肺肿瘤、孤立病变和少数弥漫性肺疾病。肺泡灌洗液只在少数病例有诊断意义，如肺泡蛋白沉着症、脱屑性间质性肺炎等，肺泡灌洗液炎症细胞计数及分类有助于判断预后。

随着影像技术的进展，影像学也越来越准确地反映器官和组织的病理改变，如高分辨率 CT（HRCT）能清晰地显示肺小叶、甚至是次小叶地微小病理变化，磁共振显像能准确反映病变范围、血供、甚至是病变的成分，对于发现早期病变、跟踪病情进展有很大帮助，但确诊仍需组织病理学和临床影像相结合。开胸肺活检（OLB）目前仍然是最有效的肺活检方法之一，OLB 可以获得足够诊断的肺组织标本，这些材料除用作常规检查外，还可用作特殊染色、免疫组织化学染色、免疫荧光及电镜观察，大大提高诊断效率，确诊率可达 90%，不能否认 OLB 是有创过程，有产生并发症的可能，因此对有条件的患者（年龄较轻、无严重的呼吸器官以外的病变及体质较好的患者）应提倡 OLB。电视辅助胸腔镜手术（VATS）和 OLB 相比，有窥视范围广、损伤小、痛苦小，可多部位取材等优点，但价格较贵，在经济条件允许的情况下，可以考虑。

【间质性肺疾病的病理诊断过程】

对于开胸肺活检标本，病理科医师能够从组织学上获得较多的信息以帮助诊断，但在诊断间质性肺疾病时，国内多数医院病理科得到的是一份经支气管镜肺活检或肺穿刺标本，它所提供的信息有限，有些甚至是错误的，怎样最大程度地利用这些微小的标本是提高诊断效率的关键。

1. 判断标本质量　并不是所有的肺活检都有价值，特别是在诊断间质性肺疾病时。我们认为至少要有两块无严重机械性损伤的肺组织，总面积不得少于 1～2mm^2，有学者认为至少有 50 个肺泡，仅取得支气管黏膜或支气管壁组织或血块，对特发性间质性肺炎无诊断意义。在肺活检钳夹过程中，常伴有机械性的组织损伤，如肺泡受压，人为造成肺泡间质和肺泡腔的比例增加，导致肺不张的假象，阅片时应仔细区分肺泡隔、肺泡腔。肺活检时常有损伤出血，必须和出血性病变鉴别。肺活检时的涂片及肺泡灌洗液的计数分析，对少数病变有诊断价值，如肺泡蛋白沉着症等，其他病变的诊断价值还有待商榷和积累经验。

2. 诊断原则　小标本活检在排除恶性肿瘤、肉芽肿性病变，及特殊的间质性肺疾病如肺泡微石症、肺泡蛋白沉着症等疾病的诊断中有重要价值。在特发性间质性肺炎中诊断价值有限，尽管如此，不能只停留在简单描述上，尽可能提示可能的病变，以拓宽临床诊断思路，如仅见少数肺泡腔内机化物的沉积，结合其他组织学改变，提示有无感染、过敏性肺炎、NSIP 及 COP 的可能。

大标本活检，结合临床、影像学表现，多数能够得到明确病理诊断，有时不能形成明确诊断时也要进行组织学描述和说明不能诊断的原因，如不同部位的标本具有完全不同的组织改变。有时虽然不能明确诊断，但可以帮助临床排除某些疾病，有时帮助临床治疗和预后判断，如富于细胞的间质性肺炎，抗生素治疗无效，可能对激素敏感。

3. 避免先入为主 一味附和临床诊断，造成不应该的病理诊断偏差，避免只重视主要病理改变，例如当看到肺泡内多量组织细胞沉积，首先考虑的不是脱屑性间质性肺炎，而是要排除患者近期异物吸入、过敏、药物等因素引起的肺损害，并寻找这些因素致肺损害的其他组织学改变，排除能够导致肺泡大量组织细胞沉积的其他病变，方能做出符合脱屑性间质性肺炎的病理诊断。

4. 病理诊断报告的书写 间质性肺疾病的诊断分为明确诊断、符合或支持临床诊断、没有诊断依据和没有诊断。不管哪种诊断都需要必要的描述。明确诊断指即使没有临床的支持也能做出的诊断，如肺泡壁上见异型的肺泡上皮，没有明显间质炎症或其他导致肺泡上皮增生的组织学改变，可诊断细支气管肺泡癌；活检标本中看到干酪性坏死性肉芽肿（见图 2-14），抗酸染色可见结核杆菌（见图 2-22），可诊断结核。符合临床诊断是指没有直接诊断依据，但具有临床诊断的部分组织学改变，如临床诊断过敏性支气管肺曲霉菌病，即使没有查见真菌，如果有气道的慢性炎症、嗜酸性粒细胞浸润等特征，可符合临床诊断。没有诊断依据是指没有临床诊断的组织学改变，此时应详细描述，并提示可能的疾病，必要时和临床联系，拓宽临床医师思考范围，必要时再次活检。最后，有些标本没有任何诊断价值，如标本太小、挤压严重等，一般需要重新活检。

【间质性肺疾病病理诊断注意要点】

病理医师对间质性肺疾病的认识还非常有限，主要有以下原因。

1. 绝大多数国内的病理科医师是"全科医师"，常规签发全身器官的活检或切除标本报告，最关注的是肿瘤的诊断，因为肿瘤误诊会造成严重的后果，病理医师应将主要精力放在肿瘤的诊断和鉴别诊断中。

2. 由于国内非肿瘤肺疾病的开胸肺活检病例很少，没有足够的标本供病理医师学习和研究，不便于病理医师的进步和提高。

3. 病理医师的临床及影像学知识缺乏，造成诊断的局限性。

4. 间质性肺疾病是一组以间质细胞增生和间质基质增多为主要改变且种类繁多的疾病，组织学特异性较差，一种组织学改变可能是多种疾病的表现，一种疾病在不同个体和不同阶段具有不同的组织学改变，病变的复杂性造成诊断困难。

5. 临床、病理医师缺乏交流也是病理医师不能快速提高认识的原因之一。病理医师没有迫切的主动向临床医师学习和交流的愿望，可能是由于病理医师不参与临床治疗，不能体会临床医师无能为力的心情。临床医师也缺乏和病理医师交流的热情，从病理申请单的填写中可见一斑，在没有完全信息化的医院，病理申请单是临床、病理联系的重要渠道，即使病理医师能够调用患者的所有资料，也需要临床医师帮助提炼重要的信息、告知重要的临床诊断依据。

解决以上问题只能是病理医师认真学习书本和向具有专业病理知识的医师学习；加强和临床医师交流，临床病理讨论是必需的；争取较大组织的活检。病理医师对两种疾病没有兴趣，一种是过于简单的病理诊断，另一种是过于复杂的病理诊断，例如特发性间质性肺炎的诊断属于后种，由于标本小，特异性组织学及临床改变少，明确诊断困难。实际上病理医师有特殊的学习的便利条件，就是能够将临床表现和组织病理对照起来观察学习，这样很容易理解患者的临床及影像学改变，通过学习和临床的交流，提高自己的诊断水平。

（孟凡青）

参 考 文 献

1. American Thoracic Society（ATS）/European Respiratory Society（ERS）. International Multidisciplinary Consensus Classification of the Idiopathic Interstitial Pneumonias. Am J Respir Crit Care Med，2002，165：277-304.

2. Nicholson AG. Classification of idiopathic interstitial pneumonias：making sense of the alphabet soup. Histopathology，2002，41：381-391.

3. Ryu JH，Olson EJ，Midthum DE，et al. Diagnostic approach to the patient with diffuse lung disease. Mayo Clin Proc，2002，77：1221-1227.

4. Nicholson AG，Colby TV，Wells AU. Histopathological approach to patterns of interstitial pneumonia in patient with connective tissue disorders. Sarcoidosis Vasc Diffuse Lung Dis，2002，19：10-17.

5. Gross TJ，Hunninghake GW. Idiopathic pulmonary fibrosis. N Engl J Med，2001，345：517-525.

6. Razzaque MS，Taguch，T. Pulmonary fibrosis：cellular and molecular events. Pathol Inter，2003，53：133-145.

7. Leslie KO. Pathology of interstitial lung disease. Clin Chest Med，2004，25：657-670.

8. Leslie KO. My approach to interstitial lung disease using clinical，radiological and histopathological patterns. J Clin Pathol，2009，62：387-401.

9. 孟凡青. 肺弥漫性疾病常见的病理改变//蔡后荣，张湘燕，周贤梅. 肺弥漫性疾病. 贵阳：贵州科技出版社，2003：9-20.

10. Rice A，Nicholson AG. The pathologist's approach to small airways disease. Histopathology，2009，54：117-133.

11. Travis WD，Costabel U，Hansell D，et al. An official American Thoracic Society/European Respiratory Society statement：update of the international multidisciplinary classification of the idiopathic interstitial pneumonias. Am J Respir Crit Care Med，2013，188：733-748.

12. Tabaj GC，Fernandez CF，Sabbagh E，et al. Histopathology of the idiopathic interstitial pneumonias（IIP）：A review. Respirology，2015，20：873-883.

第三章

间质性肺疾病胸部 CT 的分析和判断

胸部 CT 成像技术具有极高的密度和空间分辨率，已成为诊断和鉴别诊断间质性肺疾病的首选且最佳的检查方法。随着 CT 成像技术的不断提高和影像与病理影像对照研究的进展，近年来对于不同类型间质性肺疾病的 CT 表现，尤其是高分辨率 CT（high resolution computed tomography，HRCT）有了更深入的认识。常规的教学方法是在已知某种疾病的前提下，通过其不同时期的病理改变讲述其相应的 X 线和 CT 表现特征。而在实际工作中的情况却恰恰相反，临床或放射科医师面对需要诊治的患者，首先是依据其临床表现初步判断疾病的部位和类别，然后选择合理的影像学和实验室检查方法等进一步行定位和定量诊断，最后通过分析其影像学特征结合临床资料推断其相应病理和诊断，所以如何正确地选择胸部影像学检查方法（尤其 CT）和分析不同类型间质性肺疾病的 CT 表现对明确诊断和避免误诊或漏诊极为重要。

一、胸部 CT 成像技术

胸部影像学检查方法主要包括常规 X 线胸片、CT 扫描、MR 成像、核素扫描和 PET-CT 等。其中 X 线胸片为筛查胸部疾病的常规方法，而胸部 CT 是对胸部疾病特别是间质性肺疾病能做出定位、定量或定性诊断最佳的影像学检查方法。本文重点讨论胸部 CT 的成像技术。

（一）胸部 CT 检查方法

随着多排（2、4、8、16、32、40、64、128、256、320 排等）螺旋 CT（multiple-detector CT，MDCT）的临床应用，胸部 CT 检查方法根据扫描层厚和层距、重建矩阵、扫描方式（螺旋或非螺旋）和是否静脉注射对比剂等有多种扫描和成像方法（表3-1），而选择哪种扫描方法取决于胸部疾病的类型和临床医师提供 CT 申请单的具体要求。这就要求临床医师应该熟悉胸部 CT 检查方法的种类和相应的适应证。

表 3-1　胸部 CT 扫描方法及其相关技术参数

检查方法	层厚（mm）	层距（mm）	重建矩阵	扫描方式	对比剂
常规 CT 检查	8 ~ 10	10 ~ 12	256 × 256	螺旋或非螺旋	无
增强 CT 检查	8 ~ 10	10 ~ 12	256 × 256	螺旋或非螺旋	有
高分辨率薄层 CT	0.625 ~ 2	1 ~ 12	512 × 512	非螺旋或螺旋	无

续表

检查方法	层厚（mm）	层距（mm）	重建矩阵	扫描方式	对比剂
增强 CT 加三维重建	0.625 ~ 2	1 ~ 2	256 × 256	螺旋	有
吸气和呼气双相 CT	0.625 ~ 2	1 ~ 12	512 × 512	非螺旋或螺旋	无
超高分辨率薄层 CT	0.625 ~ 2	1 ~ 12	1024 × 1024	非螺旋或螺旋	无
容积 CT 和量化分析	0.625 ~ 2	1 ~ 2	256 × 256	螺旋	有或无

适应证：胸部常规 CT 检查主要用于常规检查；增强 CT 主要用于肺内肿瘤样病变、血管性病变和纵隔内疾病；高分辨率薄层 CT 主要用于弥漫性疾病、病变体积较小和密度较淡者或检测局部肺组织吸气或呼气功能者。

（二）胸部 CT 成像特点

因胸部脏器多为充满空气的肺，其 CT 成像技术不同于其他部位实质性脏器（如肝、脾、肾脏或颅脑等）的检查，具有以下几个特点。

1. 双窗图像　包括肺窗和纵隔窗两种模式，取决于图像窗宽和窗位。肺窗的窗宽为 800 ~ 1000HU，窗位为 - 600 ~ - 700HU；纵隔窗的窗宽为 300 ~ 600HU，窗位为 30 ~ 60HU。肺窗图像主要显示肺内细微结构（如肺实质、肺间质和支气管血管束等）、微小结节（<1cm）或低密度病变（肺气肿、含气囊腔或磨玻璃影等）以及判断含气量的多少；纵隔窗图像用于显示纵隔和胸壁等软组织结构（如血管、脂肪、淋巴结、肌肉、骨骼等）。

2. 常规扫描和薄层扫描　常规扫描参数包括层厚为 10mm、标准或软组织重建算法、矩阵为 256 × 256。薄层扫描又称为高分辨率 CT（high resolution CT，HRCT），成像参数包括层厚为 1 ~ 2mm、高空间分辨率骨算法、矩阵为 512 × 512、FOV < 25mm。针对间质性肺疾病的肺窗窗宽为 1500 ~ 1600HU，窗位为 - 500 ~ - 600HU。HRCT 具有良好的空间分辨率，清晰地显示肺组织的细微结构（图 3-1，图 3-2），几乎能显示次级肺小叶与大体标本相似的形态学改变，已成为间质性肺疾病诊断最重要的无创性诊断手段。

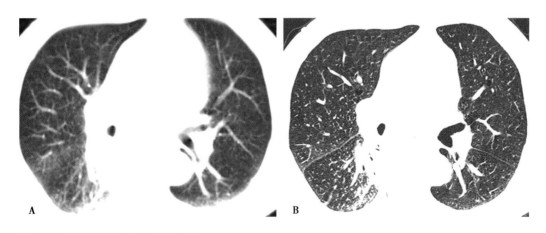

图 3-1　常规胸部 CT 与 HRCT 比较

A. 常规胸部 CT（肺窗），层厚 10mm，示肺血管呈树枝状，细微结构显示不清；B. 高分辨率薄层 CT（HRCT）（肺窗），层厚 1mm，显血管影呈圆形或条状断面，叶间裂等细微结构清晰可见

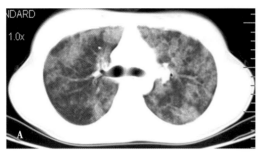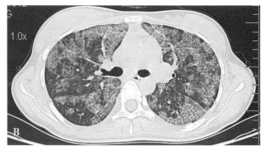

图 3-2 常规胸部 CT 与 HRCT 比较

A. 常规胸部 CT（肺窗），层厚 10mm，示两上肺弥漫性磨玻璃影；B. 同一患者 HRCT（肺窗），层厚 1mm，示两上肺弥漫性磨玻璃影，并清晰显示小叶间隔增厚等细微结构，HRCT 表现为典型铺路石征，提示诊断为肺泡蛋白沉着症（经病理证实）

3. 平扫和增强扫描　增强扫描可显示病变的血供（图 3-3）以及明确有无淋巴结肿大等。平扫可为常规或薄层扫描；而增强扫描为常规层厚 10mm 成像，静脉注射造影剂（浓度为 300mg/ml 优维显或碘海醇或安射力等 100ml，速度为 2.5~5.0ml/s）。

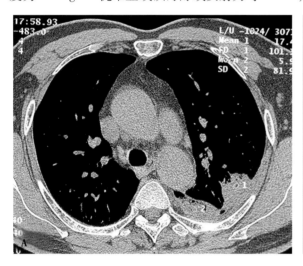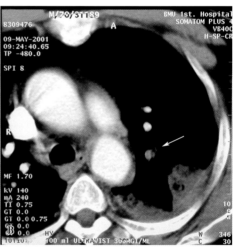

图 3-3 常规 CT 平扫（纵隔窗）

A. 纵隔内血管影和胸壁结构显示良好，肺内血管和左上肺实变影清晰显示；B. CT 增强示纵隔内血管和左肺上前动脉分支充盈高密度对比剂而强化，而尖后段动脉未见对比剂充盈（白箭），提示肺动脉栓塞，相应的实变为肺梗死改变

4. 吸气相和呼气相扫描　常规 CT 检查均为吸气相；当呼气时肺内的含气量明显减少，正常肺野的透光度应呈均匀或梯度性降低（图 3-4）；合并小气道管腔狭窄或闭塞时，其相应肺泡内的气体不能呼出而呈片状低密度，称之为空气潴留征，所以呼气相 CT 主要判断有无小气道的病变，一定程度上反映了肺的局部通气功能。

5. 二维和三维重建相　二维、三维重建肺血管图像能充分显示肺动、静脉的空间关系与解剖细节，能准确、直观地观察肺血管与肿瘤的空间解剖关系（图 3-5），可以对肺动脉栓塞（见图 3-3）与肺动静脉畸形患者提出明确诊断。

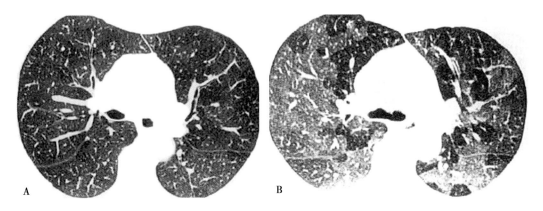

图 3-4　不同呼吸相 HRCT

A. 常规吸气末 HRCT（肺窗）肺内结构和透光度基本正常；B. 呼气末 HRCT（肺窗）高密度区域为含气较少的正常肺组织，较低密度区域为空气潴留，提示小气道狭窄性病变的存在

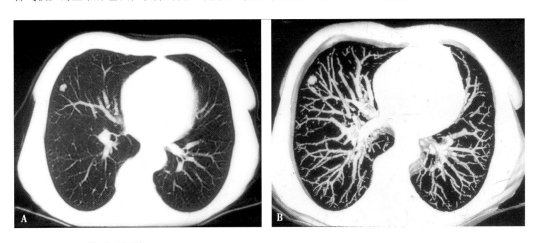

图 3-5　CT 三维重建图像

A. 二维的常规 CT 肺窗，层厚 10mm，显示右肺中叶小结节及其周围的血管影；B. 三维重建像（SSD），清晰显示肺内小结节与周围血管的关系以及供血动脉影

》》 二、间质性肺疾病的基本概念和 HRCT 类型

（一）基本概念

间质性肺疾病（interstitial lung disease，ILD）泛指在影像学上呈两肺弥漫性或多灶性分布的各种形态的病变，病理学以肺实质和（或）肺间质广泛浸润为特征的一大组异质性疾病群。根据累及部位，从影像学 ILD 分为弥漫性肺间质性病变和弥漫性肺实质性病变，前者主要累及肺泡壁间质、小叶内间隔、小叶间隔、支气管血管束周围的结缔组织和胸膜及叶间裂等结构；后者以广泛毗邻的肺泡腔受累为主。两者可见于多种性质的疾病，诸如感染性、肿瘤性、血管性、结缔组织病、代谢性、尘肺、特发性等。从影像学结合组织病理学特点可将 ILD 分为 5 类：①以肺泡炎和间质纤维化为主的间质性疾病；②以肺泡充填为主的实质性疾病；③以肺血管受累为主的肺血管炎和肉芽肿性病变；④以淋巴细胞增殖为特征的类淋巴组织增生性疾病；⑤以肺结构破坏和气道扩张为主的肺囊性疾病。

（二）次级肺小叶解剖与 ILD 的 HRCT 表现

认识和理解肺小叶（pulmonary lobule）结构是解释 HRCT 影像的基础。肺小叶解剖学定义为被结缔组织间隔包围的最小的肺单位，又称为次级肺小叶（secondary pulmonary lobule）。它含有不同数目腺泡，呈不规则多面形，大小不一，直径为 1.0～2.5cm。分为小叶中心、小叶间隔和小叶实质三个部分。小叶中心或核心结构包括细支气管和伴行的肺小动脉和淋巴管。小叶间隔为环绕肺小叶的结缔组织，内含肺静脉和淋巴管。小叶实质即小叶间隔内围绕小叶核心的肺组织结构，由肺泡和肺毛细血管，及小叶内的肺动脉、肺静脉及细支气管的细小分支构成（图 3-6A）。

ILD 的影像学表现因病变累及部位及病理特征的不同呈多样化改变，其起始病变定位与次级肺小叶有关（图 3-6）。由于许多 ILD 可产生次级肺小叶结构上的特征性改变，因此，理解 ILD 病变与次级肺小叶的关系（图 3-6B），对 ILD 的诊断和鉴别诊断有重要意义。由于小叶间隔在肺的前部、外侧部和上中叶的近纵隔处发育最好，因此次级肺小叶在上述区域显示清楚。胸膜下的小叶间隔厚 0.1～0.15mm，而在肺中央部分，小叶间隔远比外围的小叶间隔薄而且不完全，因此这一区域的肺小叶难于显示。

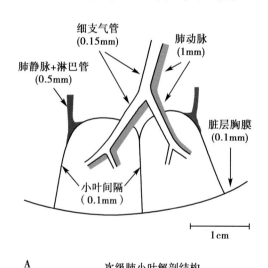

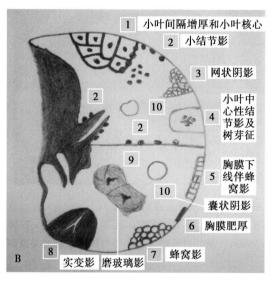

图 3-6 次级肺小叶结构与 ILD 的 HRCT 表现示意图

1. 小叶间隔增厚和小叶核心；2. 小结节影；3. 网状阴影；4. 小叶中心性结节影及树芽征；5. 胸膜下线伴蜂窝影；6. 胸膜肥厚；7. 蜂窝影；8. 实变影；9. 磨玻璃影；10. 囊状阴影

（图 3-6A 引自：Raoof S，Amchentsev A，Vlahos I，et al. Multinodular disease：a high-resolution CT scan diagnostic algorithm. Chest，2006，129：805-815.）

三、间质性肺疾病不同类型的 HRCT 特征分析

ILD 的影像学表现因病变累及部位和病理特征的不同而呈多样化改变。为了便于 ILD 分析和诊断，根据其 CT 形态学特征分为 4 种基本类型：①网格状阴影；②结节状阴影；③高密度阴影；④低密度阴影。

（一）网格状阴影

1. 基本概念　网格状阴影（网状阴影）由线状、条状或带状阴影交织而成（图 3-7）。线状阴影宽 1～2mm，条状阴影宽 2～5mm，带状阴影宽 5～10mm；网眼的直径大于 10mm 者为大网格影，5～10mm 者为小网格影，5mm 以下者为细网格影。

2. 病理基础　网状阴影为肺间质病变最常见的表现类型，肺间质是一种细胞和细胞外结构的混合物，其中最重要的成分是呈网格状、维持肺正常形态不萎缩的结缔组织。当肺间质受到损伤发生水肿、细胞浸润、肿瘤或纤维组织增生而异常增厚时，在 HRCT 上则表现为网状阴影。

3. 常见疾病　特发性间质性肺炎、结缔组织病肺累及、癌性淋巴管炎及间质性肺水肿等。

4. HRCT 表现　网状阴影的病变部位包括肺泡间隔、小叶内间隔、小叶间隔、小叶核心、中轴支气管血管束周围间质、胸膜下间质等。

（1）小叶间隔增厚：病理上小叶间隔内由液体、细胞或纤维成分聚集所致，或小叶旁的肺泡病变引起。HRCT 表现为边缘光滑规整的细线或不规则、结节状、串珠样的线影，厚 1～2mm，在肺中央区呈多边形，在外周胸膜下呈拱门状或栅栏状，相邻两边的距离为 1～2cm，相当于肺小叶的宽度，广泛的小叶间隔受累则呈大网格状改变（图 3-7）。其中小叶间隔规整增厚常见于间质性肺水肿（图 3-7）、肺移植后的急性排异反应、中央肺静脉梗阻、癌性淋巴管炎或淋巴瘤；小叶间隔呈结节状或不规则增厚常见于特发性肺纤维化、血管炎或结缔组织病所致的间质性肺炎、癌性淋巴管炎、卡波西肉瘤、淋巴瘤、结节病、粟粒结核等；增厚的小叶间隔可以合并钙化，提示肺泡微石症或普通型间质性肺炎（UIP）等。

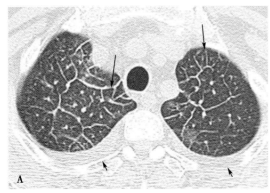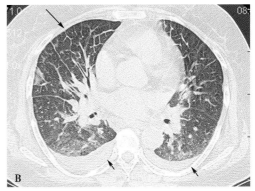

图 3-7　间质性肺水肿

胸部 HRCT（肺窗）示，增厚的小叶间隔影（长黑箭）构成的多边形大、小方格影，两肺散在磨玻璃影（A、B），两侧胸腔积液（短黑箭）

（2）小叶核心增厚：表现为小叶内核的数量增多和直径的增粗（图 3-8），且外缘不规则或有细长毛刺样阴影。常见于癌性淋巴管炎、结节病、淋巴瘤等。

（3）小叶内间隔增厚：表现为细小的线状阴影与小叶核心区域交叉，呈细小网格状改变（图 3-9）。分布于两肺基底部的周边部位，常见于特发性间质性肺炎、石棉肺或结缔组织病肺部浸润（如系统性硬化症、类风湿关节炎）等。

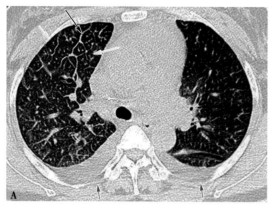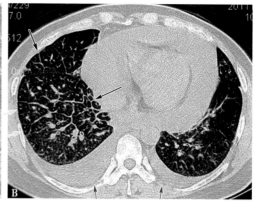

图 3-8 癌性淋巴管炎

胸部 HRCT 肺窗（A、B）右肺显示增厚的小叶间隔围成网格状（黑箭），其内的小叶核心增厚和数量增多（黄箭），两侧胸腔积液（红箭），诊断为癌性淋巴管炎，后胃镜活检为胃印戒细胞癌

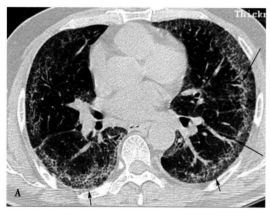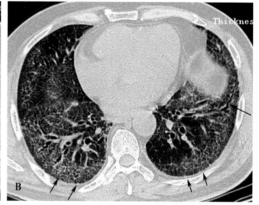

图 3-9 间质性肺炎

胸部 HRCT 肺窗（A、B），清晰显示两肺外周分布的小叶内间隔增厚形成细小网格影（短黑箭），磨玻璃样背景，牵拉性支气管扩张（长黑箭），两下肺明显，诊断为纤维化型 NSIP

（4）蜂窝：是肺间质纤维化的终末期表现，系肺泡上皮被化生的细支气管上皮取代并伴有肺泡结构破坏所形成的薄壁囊腔。HRCT 上表现为在网状纤维化基础上的薄壁小囊状阴影（图 3-10）。最常见于 UIP，结缔组织病相关间质性肺疾病等。

（5）胸膜下线：胸膜下的小叶间隔增厚和邻近的肺泡塌陷所致常见于石棉肺，结缔组织病相关间质性肺疾病等（图 3-11）。

（6）中轴支气管血管周围间质增厚：即肺门附近的支气管血管束旁间质增厚，可一侧或双侧对称性，多呈不规则性增厚。常见于结节病、癌性淋巴管炎、卡波西肉瘤、肺间质纤维化等。

（7）细支气管扩张、管壁增厚、管腔黏液栓形成：支气管或细支气管扩张分为原发性支气管扩张和牵拉性支气管扩张，前者源于气道本身的疾病，如支气管扩张症或 Kartagener 综合征以及各类细支气管炎等；后者为肺间质纤维化对支气管壁的牵拉所致。

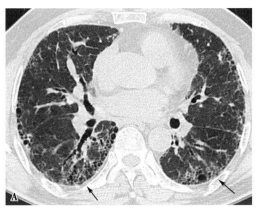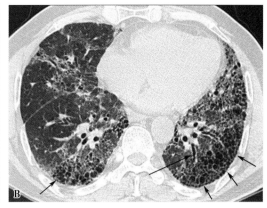

图 3-10 普通型间质性肺炎

胸部 HRCT（肺窗），清晰显示两肺下叶外周分布的细网格影，蜂窝（短黑箭），牵拉性支气管扩张（长黑箭），符合普通型间质性肺炎（UIP）

（8）胸膜下间质增厚：延伸覆盖于肺表面的胸膜下间质的异常增厚。于叶间裂处最易显示，表现为裂隙增厚。

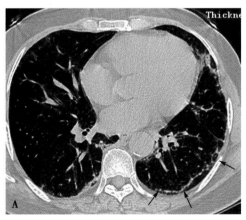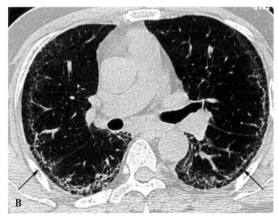

图 3-11 结缔组织病相关性间质性肺炎

A. 皮肌炎患者胸部 HRCT 肺窗示左肺下叶胸膜下线影（黑箭），下肺斑片状及线状实变影；B. 硬皮病患者胸部 HRCT 肺窗示胸膜下线影（黑箭）及细小网格影

（二）结节状阴影

1. **基本概念** 结节状阴影通常指直径≤3cm 的类圆形病灶，根据数量分为孤立肺结节和多发肺结节；临床上孤立肺结节的 CT 检查主要目的是鉴别良性和恶性的问题，本文重点讲述多发性肺结节影的 HRCT 分型和特征。

根据结节影的大小分为粟粒性结节（1~3mm）、微结节（≤5mm）、小结节（≤1cm）、中等结节（≤2cm）、大结节（≤3cm）；根据结节的形态分为圆形或类圆形、不规则形、树芽状、分支状等；根据结节的密度分为实性、囊性、钙化性、混合性结节等；根据结节的背景分为网状结节、磨玻璃结节、肺气肿结节、正常背景结节等；根据结节的来源分为气腔性、淋巴道性、血道性、气道壁性和原发性结节等；根据结节的分布（主要与肺小叶的解剖关系）分为实质性结节、小气道结节、间质性结节、随机性结节和原发多中心性结节等。但更多医师习惯根据多发性结节影的 HRCT 分布与次级肺小叶的位置关系，分为小叶中心性结节、淋巴管周围性结节和随机性结节（图 3-12）三类，借以指导结节影鉴别诊断。

2. 病理基础　肺内结节性病变的病理表现多种多样，不同途径来源（如气道、血管、淋巴管和肺内原发等）的病灶可分布于肺间质、肺实质、小气道壁等或随机分布；病变性质可为肿瘤性、感染性、出血性、肉芽肿性、过敏性、尘肺、结缔组织病、特发性等。

3. 常见疾病　气腔来源的疾病包括尘肺、外源性过敏性肺泡炎（图 3-12A）、弥漫性肺泡出血等；淋巴道来源的疾病包括结节病（图 3-12B）、癌性淋巴管炎等；气道本身的疾病包括各种细支气管炎、支气管播散性肺结核、真菌感染、囊性肺纤维化等；血道来源的疾病包括血行性转移瘤（图 3-12C）、粟粒性血行播散型肺结核、真菌感染等；原发性多种病变主要为粟粒性肺泡癌等。其他疾病包括肺朗格汉斯细胞组织细胞增生症、淀粉样变性等少见疾病。

4. HRCT 表现　肺内孤立性结节的 CT 诊断主要通过其形态学、内部密度和强化程度、结节边缘和周边情况等判断其良恶性，而肺内多发小结节的 CT 诊断主要分析小结节与次级肺小叶结构的位置关系（分布特征）、结节的背景和结节自身的形态学，判断小结节性病变的分布规律，由此明确其来源和性质。

（1）间质性结节：又称网状结节。

1）来源：系淋巴道来源的病变所致。

2）分布：肺门旁支气管血管束周围、小叶内"中轴"间质周围、外周的小叶间隔、胸膜下/叶间裂旁等淋巴管及其周围（图 3-12B）。

3）病理：反映了中轴和周围肺间质结缔组织受累改变。

4）HRCT：表现为大小不等、边缘清楚、密度不均、分布不均的软组织结节影；结节影常累及中轴支气管血管束和周围的肺间质，使其模糊或不规则。背景呈网状改变。

5）常见病：结节病（图 3-12B）、癌性淋巴管炎（淋巴道转移瘤）、尘肺、肺朗格汉斯细胞组织细胞增生症、肺结核、淀粉样变性等。

（2）实质性结节：又称气腔性结节、磨玻璃结节或小叶中心性结节（图 3-12A）。

1）来源：见于气道吸入性疾病和肺泡出血性疾病。

2）分布：位于终末和呼吸性细支气管周围（即小叶中心部位或小叶核周围），与小叶间隔、胸膜和中轴支气管血管束等不发生关系（图 3-12A）。相邻结节的间距相当于肺小叶的宽度。

3）病理：反映了细支气管周围气腔的实变或部分实变，常见于炎症、出血及水肿。

4）HRCT：为直径几毫米至 10mm 大小、边缘模糊、密度均匀、分布较均匀的软组织结节影；结节影常掩盖邻近的血管，使其模糊。背景呈磨玻璃样增高，周围和中央肺间质基本正常。

5）常见病：外源性过敏性肺泡炎、尘肺、支气管播散性肺结核、闭塞性细支气管炎等。

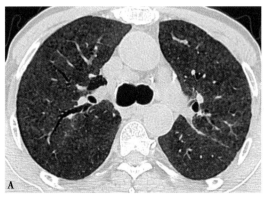
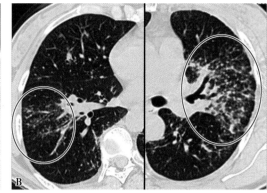

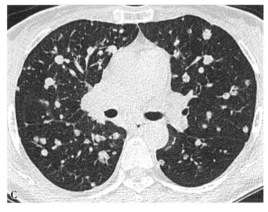

图 3-12　小结节影与次级肺小叶

A. 胸部 HRCT 肺窗示，过敏性肺泡炎小叶中央性分布的小结节影；B. 肺结节病小结节影沿淋巴管分布（红圈内）；C. 转移性肺腺癌大小不一的结节影，随机分布

（3）小气道结节：为小叶中心性结节的特殊类型，因常导致小气道变窄合并空气潴留而又称肺气肿结节。

1）来源：系发生于小气道本身或经气道播散性疾病。

2）分布：小叶中心部位，与小叶间隔、胸膜和支气管血管束等不发生关系。

3）病理：小支气管、细支气管及肺泡导管因黏液、炎性分泌物、肉芽组织充填而引起的异常扩张、管壁的异常增厚或细支气管周围肺泡炎等改变。

4）HRCT：典型者为"树枝发芽"样表现（图 3-13），即树芽征（tree-in-bud），表现为与支气管血管束或小叶核心相连的、直径 3～5mm 大小的结节影、短线状影或分叉状结构，边缘清楚、密度较均匀；结节影常掩盖邻近的血管，使其模糊。结节内可见空腔改变（系细支气管扩张所致）。因受累远端的肺泡内空气潴留使背景呈透亮度增加。

5）常见病：包括经支气管播散的感染（肺结核、早期支气管肺炎、吸入性肺炎等）、小气道疾病合并感染（如弥漫性泛细支气管炎、感染性细支气管炎、支气管扩张合并感染、囊性纤维化合并感染等），以及气道疾病合并小分支的黏液栓塞（真菌感染、过敏性支气管肺曲霉菌病、支气管哮喘等）。

（4）随机性结节：又称血源性结节。

1）来源：系肺内或肺外疾病血行播散到肺内所致。

2）分布：呈两肺弥漫均匀或散在不均匀分布，结节与肺小叶的各个结构没有明确的关系（见图 3-12C），既不是呈肺小叶的中心分布，也不是淋巴管周围性分布，结节可以位于小叶中心部位以及小叶中心与小叶间隔之间的区域，表现为明显的随机性。

3）病理：肺内小动脉及毛细血管周围的炎症、肉芽肿、肿瘤等。

4）HRCT：随机分布的结节，可大小一致、密度一致；也可大小不一、密度不等，边缘一般清楚（见图 3-12C）。结节与肺间质（支气管血管束、小叶间隔、胸膜及叶间裂）呈重叠或叠加关系。肺间质结构清晰可见，肺野背景基本正常。

5）常见病：包括血源性肺转移瘤（见图 3-12C）、急性粟粒型肺结核（图 3-14）和血源性真菌感染等。

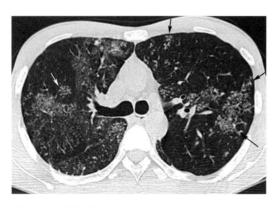

图 3-13 肺结核
胸部 HRCT 肺窗示，两肺聚集的小结节影呈现散在斑片状分布（地图状分布），部分树芽状改变（黑、白箭）

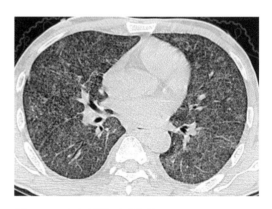

图 3-14 血行播散型肺结核
胸部 HRCT 肺窗显示两肺弥漫较均匀性分布的粟粒性小结节影

（5）原发多中心性结节

1）来源：原发于肺泡内或细支气管上皮。

2）分布：无法判断结节与肺小叶的各个结构的关系，呈弥漫散在性分布，结节可以融合成较大病灶，既可以累及肺间质又可以累及肺实质。

3）病理：原发于肺泡和细支气管上皮的肿瘤性病变等。

4）HRCT：结节分布呈非特征性，无法判断与肺小叶或肺间质的关系，结节大小不等、密度不一、边缘不规则或模糊、周围可见长短不一的毛刺或足突样结构，背景可以正常或呈磨玻璃影或网状阴影。

5）常见病：多发结节型或粟粒型细支气管肺泡癌、肉芽肿样或感染性病变。

（三）高密度阴影

1. **基本概念** 高密度阴影为肺内不同程度和不同范围的密度增高阴影或肺实变影，根据形态分为灶性、肺段或肺叶性（斑片状）或弥漫性（大片状）肺实变。根据密度分为高密度实变、磨玻璃影和碎石路样实变及混合型实变等 4 种类型。

2. **病理基础** 高密度阴影系肺泡腔内的气体被异常的液体、病理细胞和软组织等取代所致，常伴有肺泡壁和（或）肺间质的增厚。

3. **常见疾病** 灶性阴影的常见疾病包括结核、细菌性或病毒性肺炎、过敏性肺炎、支原体肺炎和肺吸虫等；肺段或肺叶阴影常见于细菌性肺炎、结核性干酪肺炎、慢性肺炎、肺不张等；弥漫性实变阴影常见于各种感染性肺炎、肺炎型肺泡癌、机化性肺炎（图 3-15）、肺淋巴瘤、肺孢子菌肺炎、非典型性肺炎、肺水肿、急性呼吸窘迫综合征等。

　　磨玻璃影的常见疾病有肺泡出血、肺炎早期、特发性间质性肺炎、肺孢子菌肺炎（图 3-15D）、肺水肿、急性呼吸窘迫综合征等；"碎石路样"影（铺路石征）的常见疾病包括肺泡蛋白沉着症（图 3-16）、肺炎型肺泡癌、肺孢子菌肺炎、外源性类脂性肺炎、阻塞性肺炎、急性放射性肺炎和药物性肺炎等）、播散型肺结核、弥漫性癌性淋巴管炎、特发性间质性肺炎、肺出血、肺小血管炎、急性呼吸窘迫综合征等。混合性高密度影多见于肺炎性肺泡癌（图 3-17）、淋巴瘤、肺结核和其他特殊感染等。

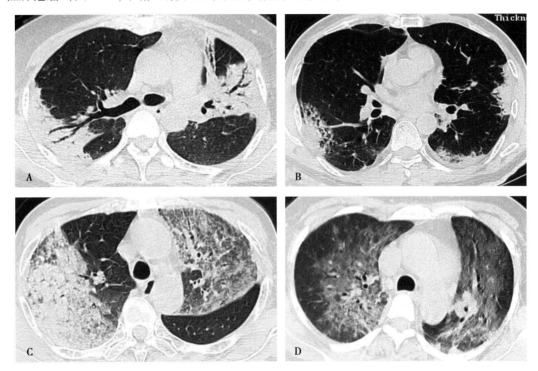

图 3-15　实变影和磨玻璃影

A. 机化性肺炎 HRCT 肺窗示大叶性实变影，见空气支气管征；B. 机化性肺炎 HRCT 肺窗示斑片状实变影，胸膜下分布；C. 机化性肺炎 HRCT 肺窗示右上肺大叶性实变影，左上肺大片磨玻璃影；D. 肺孢子菌肺炎患者 HRCT 肺窗见两上肺大片磨玻璃影

　　4. HRCT 表现　重点讨论高密度阴影的形态和密度特征。

　　（1）形态特征：灶性阴影大小约几毫米至 2cm 或更大的阴影，边缘较模糊，其解剖范围为腺泡、肺小叶和次肺段。肺段或肺叶阴影占据一个或几个肺段或一个肺叶的范围（图 3-15），边缘相对较清楚。弥漫性实变阴影累及多个肺叶或整个肺，边缘可清楚或不清。

　　（2）密度特征：高密度实变，指病变密度高于肺内血管束的密度，根据病因分为肺炎型、肺不张型、肺肿瘤型。

　　肺炎型实变的 CT 特征包括：①分布：灶性或肺段肺叶性分布；②体积：肺段或肺叶

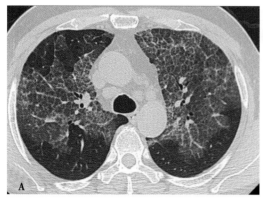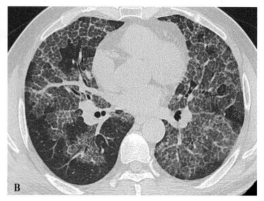

图 3-16　铺路石征

男性，42 岁，活动后气喘 1 年。胸部 HRCT（肺窗）示两肺弥漫性分布的磨玻璃影和小叶间隔增厚（铺路石征），部分边缘清晰呈直线状，地图样分布；临床诊断为肺泡蛋白沉着症，气管镜肺活检证实

体积正常或稍增大；③边缘：清楚或部分模糊；④密度：均匀或不均匀，可伴有空洞或空腔形成；⑤特殊征象：支气管充气征阳性。

肺不张型实变的特征：①分布：肺段肺叶性和大片性分布；②体积：肺段或肺叶体积缩小；③边缘：清楚；④密度：均匀，一般不伴有空洞或空腔形成；⑤特殊征象：支气管黏液征和 CT 血管造影征阳性。

肺肿瘤型实变的特征：①分布：不规则或弥漫性分布；②体积：肺段或肺叶体积增大或稍增大；③边缘：不规则或部分模糊；④密度：不均匀，常伴有液化坏死或空洞形成；⑤特殊征象：肺叶坠落征、月晕征等阳性。

磨玻璃影指病变的密度低于肺内血管的密度，呈雾状棉絮样密度增高，透过磨玻璃影可见到血管树影。中央性分布的磨玻璃影常见于肺泡出血等良性病变，预后好，而外周性分布的磨玻璃影常见于 UIP 或急性间质性肺炎等预后不良的疾病。

"碎石路样"表现是指在 HRCT 图像上肺内病变呈地图样分布的斑片状磨玻璃影，同时内部伴有细网格状小叶间隔或小叶内间隔增厚（见图 3-16）。

混合性高密度影为高密度实变、磨玻璃影、碎石路样变和囊性病变同时存在（图 3-17）。

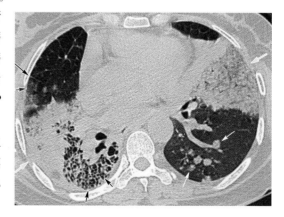

图 3-17　肺炎型细支气管肺泡癌

胸部 HRCT（肺窗）示肺内混合性改变同时出现，实变影（黄箭），磨玻璃影（红箭），结节影（白箭），囊状阴影（黑箭），小叶间隔增厚（长黑箭）等

（四）低密度阴影

1. 基本概念　低密度阴影指低于正常肺组织密度的囊腔性或片状异常含气区，根据性质分为空洞性和空腔性病变两种；空腔性病变又分为无壁和有壁囊腔两种类型。

2. 病理基础　空洞性病变指肺内病理性组织坏死液化后经气道排出所形成的囊腔性

病变，空洞均继发于肺实变性或肿块性病变的内部（表 3-2），可为单发和多发空洞。根据洞壁的厚度分为厚壁空洞（图 3-18）、薄壁空洞（图 3-19）和无壁空洞；根据病因分为炎性空洞（肺脓肿或坏死性肉芽肿等）、结核性空洞和癌性空洞（图 3-18）。

表 3-2 囊腔性病变影像学特点

分类	胸部 CT 特点
空洞（cavity）	肺实质内含气空腔；囊壁较厚（>4mm）
囊状气腔-囊腔（lung cyst）	肺实质内，边界清楚，圆形，含气空腔结构；囊壁≤2mm
肺气肿（emphysema）	多边形的低衰减区；常没有明确的壁；小叶中央动脉位于透亮区中心
囊状支气管扩张	肺实质内含气空腔，其分支与气道相连；伴有其他气道异常，空气潴留，气管壁增厚，细支气管黏液栓
蜂窝肺（honeycombing）	胸膜下成簇分布；壁厚（1～3mm），边界清楚，含气小囊腔影，相邻囊腔有共同的壁；肺下叶多见，多有肺结构扭曲，牵拉性支气管扩张，网状阴影等肺纤维化征象

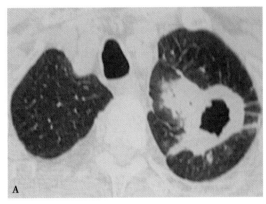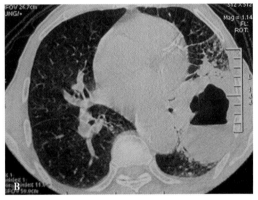

图 3-18 空洞性病变

A. 肺结核患者，常规胸部 CT 见左上肺厚壁空洞，周围斑片状及条索状实变影；B. 肺鳞癌患者，左下肺厚壁空洞，内见液平，空洞上方叶间裂及小叶间隔见小结节影

空腔性病变指肺内潜在性腔隙病理性扩大所形成的囊腔性病变，有壁空腔的囊壁一般较薄且均匀规整，腔内充满空气或有气液平，腔周围多无肺内异常；无壁空腔多为肺内空气潴留征、肺气肿和肺大疱所致。

3. 常见疾病 单发空洞性病变多见于肺结核、肺脓肿、肺癌，多发空洞常见于金葡菌肺炎、韦格纳肉芽肿、转移瘤、结核和肺吸虫病等。

有壁的空腔常见于支气管扩张（图 3-20）、先天性肺囊肿、蜂窝肺、肺大疱、肺囊肿、淋巴管肌瘤病、肺朗格汉斯细胞组织细胞增生症、淋巴细胞性间质性肺炎、肺泡癌等；无壁空腔多见于肺气肿（图 3-21）、空气潴留征、肺大疱（bullae）、脏层胸膜下大疱（bleb）、肺气囊、镶嵌型灌注（空气潴留征和马赛克灌注）等。

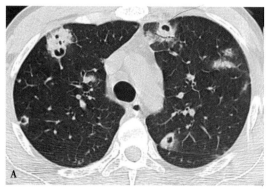
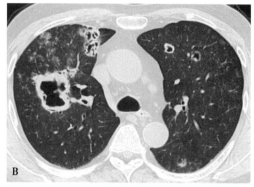

图 3-19　多发肺空洞性病变

A. 静脉药物成瘾败血症患者，胸部 HRCT 见多发性空洞及斑片状实变影；B. 肉芽肿性多血管炎患者，胸部 HRCT 见多发性大小不一空洞，空洞壁厚薄不一，局部见小斑片状磨玻璃影

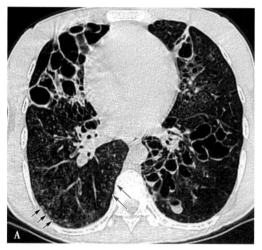
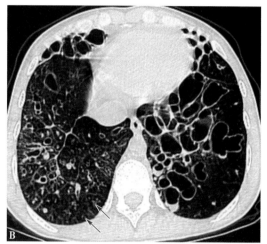

图 3-20　囊状支气管扩张症

胸部 HRCT（肺窗）示两肺弥漫性分布的薄壁囊腔，部分呈较大的囊腔；右下肺见弥漫性小结节影（黑箭），树芽状改变（红箭），可见印戒征（B）

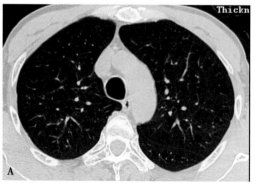
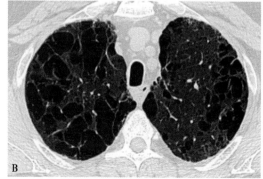

图 3-21　肺气肿（胸部 HRCT）

A. 小叶中央性肺气肿；B. 全小叶肺气肿

4. HRCT 表现

（1）空洞性病变：多见于实变或肿块或结节病变内的囊腔状阴影，炎性病变常表现为均匀厚壁空洞、腔内可有气液平、周围可见月晕征；肿瘤性病变多表现为不均匀的厚壁空洞、腔内少有气液平、外缘清楚而不规则、内缘凹凸不平；结核性病变多为薄壁空洞、腔内少有气液平、外缘不规则或有卫星征、内缘多清晰规整。

（2）空腔性病变：多不伴有实变和肿块，可伴有网状或小结节状阴影。有壁空腔表现为圆形或卵圆形或柱状或串珠样，囊壁较薄（1～2mm）且均匀规整（见图 3-20），边缘清晰或模糊，腔内充满空气，少数含有气液平，囊腔周围多无肺内异常；影像学的囊状气腔（lung cyst）或囊腔，在 HRCT 表现为低于正常肺组织密度的囊腔性含气区，多用于描述淋巴管肌瘤病、肺朗格汉斯细胞组织细胞增生症（图 3-22）、淋巴细胞性间质性肺炎等肺疾病。无壁空腔表现为散在分布的小圆形、栅栏状、大疱状或斑片状低密度影，常伴有支气管血管束稀疏或缺如（见图 3-21）等。

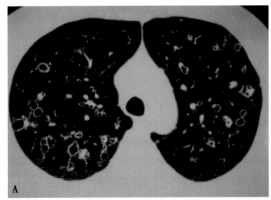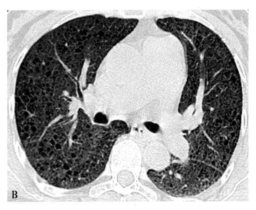

图 3-22　囊状气腔或囊腔

A. 肺朗格汉斯细胞组织细胞增生症患者，HRCT 见厚壁囊腔，散在小结节影；B. 淋巴管肌瘤病患者，胸部 HRCT 见散在薄壁小囊腔影，周围肺实质正常

》 四、如何解析间质性肺疾病的 HRCT 表现

对于临床和放射医师而言，能够掌握间质性肺疾病 CT 诊断的分析步骤和思维模式是做出尽早正确诊断、及时合理治疗和获得良好预后的关键。临床医师和放射医师阅读 HRCT 时需注意分析病变的类型，分布特征、累及部位、有无肺结构牵拉变形，病变本身的特征及伴随征象，动态观察病变的演变过程；作为临床医师，还特别需要注意如何恰当地结合临床背景和实验室检查，帮助分析判断 HRCT，从而作出正确诊断及指导治疗。具体步骤及分析的要点介绍如下。

（一）病变的主要类型

分析 HRCT 病变的主要类型，在间质性肺疾病的诊断和鉴别诊断具有重要意义。也是正确解析间质性肺疾病的 HRCT 表现的起始。HRCT 病变的基本类型及分布与临床特定的疾病有一定的关系（表 3-3）。病变的主要类型不同重点考虑的疾病不同；如 HRCT 表现以网格状影及蜂窝影（见图 3-10），提示可能的临床疾病有 IPF、结缔组织病相关的肺纤维化，石棉肺等；当 HRCT 主要表现为磨玻璃影，慢性起病者提示可能的临床疾病有肺泡蛋白沉着症（见图 3-16）、非特异性间质性肺炎等。如急性起病者，提示可能的临床疾病有弥漫性肺泡出血、急性过敏性肺泡炎、急性间质性肺炎、对药物或吸入气体急性反应、急性感染（图 3-23）及肺水肿等。而如育龄女性 HRCT 主要表现为双肺弥漫性薄壁囊腔，囊腔大小不等，散在均匀分布于全肺（见图 3-22B），对淋巴管肌瘤病（LAM）的诊断就不需要依赖肺活检。

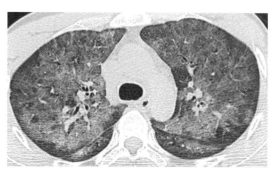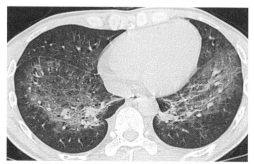

图 3-23　弥漫性磨玻璃影

患者，男性，38 岁，气喘，发热 10 天；胸部 HRCT 示两肺弥漫性磨玻璃影，局部碎石路样改变；气管镜肺活检证实为肺孢子菌肺炎

（二）病变肺野内的分布

胸部 CT 病变的基本类型及与临床特定的疾病有一定的关系，结合特定疾病相应肺的好发部位，可提供有意义的诊断线索，有助于缩小鉴别诊断范围（表 3-3）。如病变上肺野分布为主提示结节病、铍肺、囊性肺纤维化、矽肺和强直性脊柱炎，而石棉肺和与类风湿关节炎，硬皮病相关肺纤维化则以中下肺野异常为主。

表 3-3　HRCT 主要表现与临床相关疾病

HRCT 表现	提示可能的临床疾病
1. 类型	
实变影	
急性	弥漫性肺泡出血，急性间质性肺炎，对药物或吸入气体急性反应，隐原性机化性肺炎（也要考虑急性感染、肺水肿及吸入性肺炎）
慢性	慢性嗜酸性粒细胞性肺炎，隐原性机化性肺炎，淋巴细胞增生性疾病，肺泡蛋白沉着症，结节病（也要考虑慢性感染、慢性误吸、淋巴瘤及支气管肺泡细胞癌）
网状影	
急性	急性感染，肺水肿
慢性	特发性肺纤维化、结缔组织病相关肺纤维化、石棉肺及外源性过敏性肺泡炎
小结节影	
急性	过敏性肺炎，结节病（也要考虑慢性感染、结核及真菌等）
慢性	结节病，慢性和亚急性外源性过敏性肺泡炎，肺尘症，呼吸性细支气管炎，肺泡微石病，（肿瘤）转移性疾病

续表

HRCT 表现	提示可能的临床疾病
1. 类型	
囊状影	
急性	肺孢子菌肺炎，脓毒性栓塞
慢性	朗格汉斯细胞组织细胞增生症，淋巴管肌瘤病，淋巴细胞间质性肺炎，特发性肺纤维化，囊性支气管扩张，肺气肿，转移性肿瘤
磨玻璃影	
急性	弥漫性肺泡出血，外源性过敏性肺泡炎，急性间质性肺炎，对药物或吸入气体急性反应，隐原性机化性肺炎（也要考虑急性感染及肺水肿）
慢性	非特异性间质性肺炎，外源性过敏性肺泡炎，呼吸性细支气管炎伴间质性肺疾病，脱屑性间质性肺炎，药物性肺疾病，肺泡蛋白沉着症
小叶间隔增厚	
急性	充血性心力衰竭，肺水肿
慢性	肺泡蛋白沉着症，结节病
2. 分布	
上叶分布	结节病，朗格汉斯细胞组织细胞增生症，矽肺，煤肺，卡莫司汀肺损伤（要考虑结核）
下肺分布	特发性肺纤维化，结缔组织病相关肺疾病，石棉肺，吸入性肺炎
中央分布	结节病，铍中毒，肺泡蛋白沉着症，矽肺
外周分布	特发性肺纤维化，非特异性间质性肺炎，慢性嗜酸性粒细胞性肺炎，隐原性机化性肺炎，肺梗死
3. 伴随的其他表现	
牵拉性支气管扩张	特发性肺纤维化，石棉肺，其他慢性纤维化肺疾病
淋巴结肿大	结节病，铍中毒，矽肺（需要考虑感染、淋巴管转移癌及淋巴瘤）
空气潴留	外源性过敏性肺泡炎，呼吸性细支气管炎伴间质性肺疾病，脱屑性间质性肺炎，结节病
胸膜肥厚和胸水	结缔组织病相关肺疾病，石棉肺，淋巴管肌瘤病（也要考虑淋巴管转移癌及淋巴瘤）

引自：Hartman TE，Swensen SJ，Hansell DM，et al . Nonspecific interstitial pneumonia：variable appearance at high-resolution chest CT. Radiology, 2000，217：701-705.

（三）病变的次级肺小叶分布

由于间质性肺疾病可产生肺小叶结构上的特征性改变。分析病变与次级肺小叶关系，在 HRCT 鉴别诊断中有重要作用。例如，在肺内多发小结节影的 HRCT 诊断中，小结节影的形态，特别是小结节影在次级肺小叶分布关系及定位特点（见图 3-12），是 HRCT 鉴别诊断的重要依据。如小叶中心分布的小结节影，经气道吸入而发生的病变，如过敏性肺炎（见图 3-12A）等。而结节病的肉芽肿在病理解剖上主要位于支气管血管周围的肺间质的淋巴管，胸膜及胸膜下（见图3-12B）。由淋巴管病变所致，主要分布在淋巴管内及其周围。淋巴管位于支气管血管束、小叶间隔及胸膜下，其HRCT表现为小结节影沿支气管血管束分布，小叶间隔和胸膜下。血源性来源的小结节影与肺小叶的各个结构没有明确的固定的关系，在分布上呈现随机性（见图3-12C），如转移肺肿瘤及粟粒型肺结核。

（四）肺外其他影像学的表现

除肺内病变外，发现纵隔淋巴结病变、胸膜病变及气胸等也可为诊断价值的线索。如气管旁和对称性双肺门淋巴结肿大强烈提示结节病；蛋壳样钙化提示矽肺和铍肺。肺内淋巴管周围性分布的小结节影（见图3-12B），结合气管旁和对称性双肺门淋巴结肿大（图3-24），临床及影像医师应该有信心诊断肺结节病。晚期石棉肺患者胸部HRCT呈UIP表现，以后基底段胸膜下分布为主，而明显的胸膜肥厚和胸膜斑（图3-25）是石棉肺和IPF影像学鉴别诊断关键之一。在间质性肺炎患者的HRCT同时见食管扩张（图3-26），提示其间质性肺炎有可能继发于系统性硬化症或混合性结缔组织病。

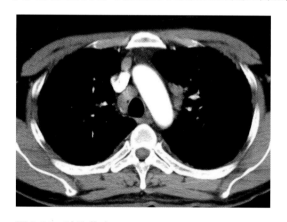

图3-24 肺结节病

胸部CT增强示纵隔内淋巴结肿大，肺窗见图3-12B

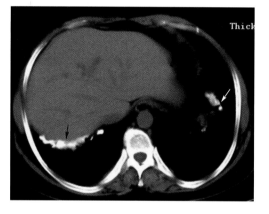

图3-25 石棉肺

胸部HRCT示肝周边胸膜钙化斑（黑箭），近胃部胸膜钙化斑（白箭）

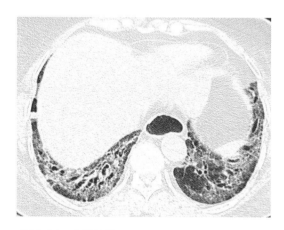

图3-26 食管扩张

系统性硬化症患者胸部HRCT示两下肺网状影，牵拉性支气管扩张，食管明显扩张

（五）结合临床症状和实验室检查分析

注意结合临床症状和实验室检查对提示疾病的诊断和缩小疾病鉴别诊断的范围有重要价值，例如HRCT见双肺弥漫性磨玻璃影或碎石路样影，如果伴有高热和呼吸困难等较重的临床症状，应考虑感染（肺孢子菌肺炎或急性间质性肺炎）；如果无发热和咳痰，仅慢性渐进性呼吸困难，应考虑肺泡蛋白沉着症；如果咳大量泡沫痰，应考虑肺炎型肺泡癌；如合并贫血和化验ANCA阳性应考虑肺小血管炎并发弥漫性肺泡出血。再如双肺弥漫性分布的粟粒性小结节，如果患者有高热、消瘦等症

状，应考虑粟粒型肺结核，如没有明显症状且与影像学极为不符，应考虑血行性转移瘤、外源性过敏性肺泡炎。

虽然不同的 ILD 其临床症状和体征有相似之处，但具有良好影像学经验的临床医师及影像科医师，通过分析 HRCT 主要表现和分布特点，并注意积累自己的经验，如恰当地结合临床背景资料，也能对相当部分 ILD 患者做出接近病理学的临床诊断和选择比较合适的治疗。

（王仁贵）

参考文献

1. Müller NL. Clinical value of high resolution CT in chronic diffuse lung disease. Am J Roentgenol, 1991, 157：1163-1170.

2. Jawad H, Chung JH, Lynch DA, et al. Radiological approach to interstitial lung disease：a guide for the nonradiologist. Clinics in chest medicine, 2012, 33：11-26.

3. Raoof S, Amchentsev A, Vlahos I, et al. Multinodular disease：a high-resolution CT scan diagnostic algorithm. Chest, 2006, 129：805-815.

4. Hansell DM, Bankier AA, MacMahon H, et al. Fleischner society：Glossary of terms for thoracic imaging. Radiology, 2008, 246：697-722.

5. Robert V, Ryu JH. Smoking-related interstitial lung diseases. Clinics in Chest Medicine, 2012, 33：165-178.

6. Hartman TE, Swensen SJ, Hansell DM, et al. Nonspecific interstitial pneumonia：variable appearance at high-resolution chest CT. Radiology, 2000, 217：701-705.

7. Ryu JH, Daniels CE, Hartman TE, et al. Diagnosis of interstitial lung disease. Mayo Clinic Proceedings, 2007, 82：976-986.

8. Johkoh T, Muller NL, Cartier Y, et al. Idiopathic interstitial pneumonias：diagnostic accuracy of thin-section CT in 129 patients. Radiology, 1999, 211：555-560.

9. Leung AN, Miller RR, Muller NL. Parenchymal opacification in chronic infiltrative lung diseases：CT-pathologic correlation. Radiology, 1993, 188：209-214.

10. Bonelli FS, Hartman TE, Swensen SJ, et al. Accuracy of high-resolution CT in diagnosing lung diseases. Am J Roentgenol, 1998, 170：1507-1512.

11. Cushley MJ, Davison AG, du Bois RM, et al. The diagnosis, assessment and treatment of diffuse parenchymal lung disease in adults. Thorax, 1999, 54：S1-S30.

12. Padley SPG, Hansell DM, Flower CDR, et al. Comparative accuracy of high resolution computed tomography and chest radiography in the diagnosis of chronic diffuse infiltrative lung disease. Clin Radiol, 1991, 44：222-226.

13. Padley SPG, Gleeson F, Flower CDR. Current indications for high resolution computed tomography scanning of the lungs. Br J Radiol, 1995, 68：105-109.

14. Schaefer-Prokop C, Prokop M, Fleischmann D, et al. High-resolution CT of diffuse interstitial lung disease：key findings in common disorders. Eur Radiol, 2001, 11：373-392.

15. Criado E, Sánchez M, Ramírez J et al. Pulmonary sarcoidosis：typical and atypical manifestations at high-resolution CT with pathologic correlation. Radiographics, 2010, 30：1567-1586.

16. Lynch DA, Travis WD, Müller NL, et al. Idiopathic interstitial pneumonias：CT features. Radiology,

2005, 236: 10-21.

17. Roberton BJ, Hansell DM. Organizing pneumonia: a kaleidoscope of concepts and morphologies. Eur Radiol, 2011, 21: 2244-2254.

18. Travis WD, Costabel U, Hansell D, et al. An official American Thoracic Society/European Respiratory Society statement: update of the international multidisciplinary classification of the idiopathic interstitial pneumonias. Am J Respir Crit Care Med, 2013, 188: 733-748.

19. Jacob J, Hansell DM. HRCT of fibrosing lung disease. Respirology, 2015, 20: 859-872.

第四章

肺功能检查在间质性肺疾病中的应用

第一节　肺功能检查概述

一、肺功能检查定义

肺功能检查是运用呼吸生理知识和现代检查技术来了解和探索人体呼吸系统器官组织功能状态的检查，主要检查呼吸气体容量和流量、呼吸压力或阻力及呼吸气体成分等呼吸生理指标。肺功能检查是临床上对肺疾病诊断、严重程度评估、治疗效果和预后评估的重要检查内容，广泛应用于呼吸内科、外科、麻醉科、儿科、流行病学、潜水及航天医学等领域。

肺功能检查项目众多，包括肺容量检查、通气功能检查、弥散功能检查、气道反应性检查、呼吸动力学与气道阻力检查、运动心肺功能检查、影像肺功能检查、呼出气体成分分析等。每一检查项目也可有多种方法加以测定，并且测定的指标也非常多，反映的临床意义各不相同。这些检查从不同的角度去分析呼吸生理的改变及疾病对呼吸功能的影响。

二、常用检测项目及意义

（一）肺容积检查

肺容积是指胸腔内肺组织容纳的气体容积。在呼吸运动中，由于呼吸肌肉运动、胸肺的固有弹性回缩及肺泡表明张力等的作用，引起胸廓的扩张和回缩，并进一步导致胸腔内肺组织容纳的气量发生相应的变化。

肺容积检查是最常用的肺功能检查项目之一，主要指标有肺活量（VC）、残气量（RV）、肺总量（TLC）及残气量/肺总量比值（RV/TLC）等。虽然 FVC 因测试简便在临床中最为常用，但是如能进行 TLC 或 RV 检查，则判断肺容积变化的金指标是 TLC。

正常情况下 FVC、RV、TLC 及 RV/TLC 应为正常预计值的 80% ~ 120%。肺容积减少的严重程度依 TLC 或 FVC 而定如下：轻度损害：80% < TLC 或 FVC% 预计值 ≥ 60%；中度损害：60% < TLC 或 FVC% 预计值 ≥ 40%；重度损害：TLC 或 FVC% 预计值 < 40%。

肺容积减少常见于肺实质、肺间质、支气管、胸廓、胸腔及呼吸神经和肌肉病变等疾病。而在慢性阻塞性肺疾病（COPD）、肺气肿、支气管哮喘发作期等有呼出气流受限的患者，则因存在气体闭陷，肺呈过度通气状态，其残气量和肺总量均有所增加，以残气量增加更为显著，残气量与肺总量的比值增高时残气量增加，与此相应的是肺活量减少，且气道阻塞越严重者残气量增加越多，而肺活量减少越明显。

（二）通气功能检查

肺通气功能是指单位时间随呼吸运动进出肺的气体容积的能力，显示时间与肺容积变化的关系，并与呼吸幅度、用力大小有关。凡能影响呼吸频率、呼吸幅度和气体流量的生理、病理因素均可影响肺通气功能。

肺通气功能包括分钟时间肺活量、通气量、肺泡通气量、最大分钟通气量等。用力依赖性肺功能检查是临床肺通气功能检查中最常用的一种，检查中的时间容积曲线和流量容积曲线（图4-1-1）及其相应的生理参数提供了非常丰富的信息，对临床诊断有十分重要的帮助。

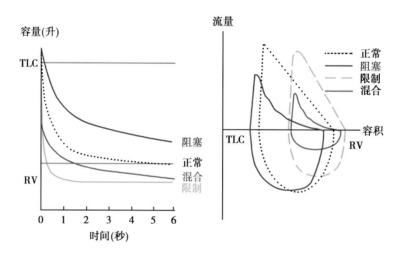

图 4-1-1 各种类型通气功能障碍的时间容量曲线和流量容积曲线特征

1. 通气功能障碍的类型

（1）阻塞性通气功能障碍：是指由于气流受限引起的通气障碍，主要表现为第1秒用力呼气容积（FEV_1）及其与用力肺活量（FVC）的比值 $FEV_1/FVC\%$ 的显著下降。时间容积曲线显示呼气时间延长，流量容积曲线显示呼气中后期流量下降更明显，呼气相流量向容量轴凹陷。常见于气道阻塞性疾病如哮喘、慢性阻塞性肺疾病。

（2）限制性通气障碍：是指肺容量减少，扩张受限引起的通气功能障碍。肺总量（TLC）、残气量（RV）、肺活量（VC）或 FVC 等减少，其中虽然 FVC 较为常用，但其下降可能因气体陷闭所致，故 TLC 更为准确。RV/TLC% 可以正常、增加或减少。流量容量曲线显示肺活量减少（见图4-1-1）。肺间质病变常见此类型。

（3）混合性通气功能障碍：兼有阻塞性及限制性两种表现，主要表现为 TLC、VC 及 $FEV_1/FVC\%$ 下降，而 FEV_1 降低更明显。流量容积曲线显示肺容量减少及呼气相降支向容量轴的凹陷。此时应与假性混合性通气功能障碍区别，后者的 VC 减少是由于肺内残气量增加所致，常见于慢性阻塞性肺疾病及哮喘患者，行肺残气量测定或支气管舒张试验可以鉴别。

（4）非特异性通气功能障碍：其特点是：FEV_1 与 FVC（或 VC）下降，但 FEV_1/FVC（或 VC）正常，且 TLC 正常。部分学者认为这可能是小气道阻塞导致的结果。

2. 通气功能障碍的程度 通气功能障碍程度的划分主要是协助临床医师判断疾病的严重程度，对患者的疾病知识教育，协助用药选择和判断药物疗效的目的。但应强调，肺功能损害程度的判断仍需结合临床资料进行具体分析和综合判断。

我国《肺功能检查指南》、美国胸科协会（ATS）与欧洲呼吸学会（ERS）的《联合指南》等均建议，无论阻塞性、限制性或混合性通气功能障碍，均可依照 FEV_1 占预计值的百分率对肺功能损害的程度作出判断。轻度损害：正常值下限 $< FEV_1$% 预计值 ≥70%，中度损害：70% $< FEV_1$% 预计值 ≥60%；中重度：60% $< FEV_1$% 预计值 ≥50%；重度：50% $< FEV_1$% 预计值 ≥35%；极重度：FEV_1% 预计值 <35%。

3. 小气道功能异常 小气道是指直径在 2mm 或以下的气道。由于其在肺内分布广泛，总横截面积较大，气流较慢，因而气道总阻力消耗较低，个体间差异也较大。其检查方法较多，临床上目前主要采用肺量计检查中的流量容积曲线上的用力呼气 50% 及 75% 肺活量时的瞬间呼气流量（$FEF_{50\%}$、$FEF_{75\%}$）及时间容积曲线上的呼气中期流量（MMEF）这几个指标判断小气道功能。当三者中有两个指标 < 正常预计值的 65% 时可以判断小气道功能异常。

小气道功能异常是介乎于正常或轻度阻塞性通气功能障碍之间的一个状态，当出现通气功能明显障碍时，小气道功能一定发生异常，这时候就没有必要再进行此状态的评估了。

（三）弥散功能检查

弥散功能检查是反映肺气体交换能力的最常用检查项目。凡能影响肺泡毛细血管膜面积与弥散能力、肺泡毛细血管床容积及一氧化碳与血红蛋白反应者，均能影响一氧化碳弥散量，使测定值降低或增高。在疾病过程中，肺泡膜增厚或肺泡弥散面积减少均导致通气与毛细血管血流不均，从而导致肺弥散能力下降。

常见引起有效弥散面积减少的疾病有毁损肺、肺叶切除术后、肺不张、区域性气道阻塞、肺毛细血管阻塞（如肺栓塞）、通气/血流比例失调（如肺气肿）等，引起弥散距离增加的疾病有肺水肿（间质或肺泡）、间质性肺疾病如肺纤维化、肺泡癌、毛细血管内弥散距离增加（如贫血）等。

弥散功能检查临床上应用最为普遍的是一口气法，测试简便快捷，且已标准化，但部分因呼吸短速不能长时间憋气的患者（如肺纤维化患者）无法采用这种方法测试，可采用重复呼吸法检查。

弥散功能改变主要表现为一氧化碳弥散量（D_LCO）的减少，应该指出，单纯的生理异常极少出现弥散功能障碍。一旦出现，几乎都可以认为是由于疾病所致。通过肺容量如肺泡通气量（V_A）来校正，比弥散量（D_LCO/V_A）可有助于判断弥散量的减少是由于有效弥散面积减少或弥散距离增加所导致。前者多只有 D_LCO 的减少，后者则可伴有 D_LCO/V_A 的下降。

正常情况下 D_LCO 占正常预计值的 80% ~120%。弥散功能损害的严重程度的判断如下：轻度损害：$80\% < D_LCO\%$ 预计值 $\geqslant 60\%$ ；中度损害：$60\% < D_LCO\%$ 预计值 $\geqslant 40\%$ ；重度损害：$40\% < D_LCO\%$ 预计值 $\geqslant 20\%$ ；极重度损害：$D_LCO\%$ 预计值 $< 20\%$ 。

肺弥散量仅反映肺总的弥散能力，并不能反映弥散过程中异常的环节。肺膜弥散功能测定是近年研究的一种测定肺弥散能力的新技术，可反映肺膜弥散量及肺毛细血管血量等各成分在弥散过程中的不同层面受累，阐明肺弥散功能障碍发生的病理生理机制。

（四）其他肺功能检查

支气管舒张试验、支气管激发试验、气道阻力检查、运动心肺功能检查、6 分钟步行试验、肺部振动反应图像分析等肺功能检查结果的判断和研读，请参考相关的肺功能检查专著或论文。

必须强调的是，良好的质量控制是肺功能检查的生命线，应严格执行《肺功能检查指南》所规定的质量控制标准。另一方面，所有肺功能检查的评估，都不能脱离临床资料单独评估，这也是肺功能评估中常常遇到的问题，只看肺功能结果就轻易做出判断常会导致误诊或漏诊。密切结合临床病史、体征、其他检查结果及对治疗的反应等，是正确评估肺功能必要的保证。

第二节　间质性肺疾病的呼吸生理与病理改变

间质性肺疾病（interstitial lung disease，ILD）是一组发生于肺间质的弥漫性炎症性疾病。肺间质是指肺泡上皮细胞基底膜和毛细血管膜之间的空隙，其中有弹力纤维、网状纤维和基质，还有成纤维细胞、白细胞和吞噬细胞等细胞成分。此组疾病复杂多样，大多数病因未明，但它们具有相似的临床特点、胸部影像学特征，以及呼吸生理和病理生理学改变。

肺间质炎症是间质性肺疾病重要的病理改变之一。初期或急性期主要表现为种类不同的炎症细胞数目增加。不同种类的炎症细胞特征可作为疾病分类的主要依据之一。如结节病的肺泡炎以淋巴细胞为主，特发性肺纤维化的肺泡炎以中性粒细胞为主等。肺间质炎症的发展和预后常与炎症细胞的数量与类型有关。

炎症细胞的活化状态是另一个决定疾病进展的决定因素。如果炎症细胞没被活化，而只是存在于肺间质中，则仅可导致肺泡壁变形，通常不引起显著的损伤性改变。然而当某些炎症细胞被激活，则可损伤肺泡壁，特别是损伤 I 型上皮细胞和毛细血管内皮细胞。

活化的炎症细胞如中性粒细胞能释放各种细胞因子和高活性的自由基，损伤肺实质细胞。它还能释放的结缔组织特异性蛋白酶可对肺间质、胶原组织和基底膜等产生损伤作用。对上皮细胞基底膜损伤使上皮细胞失去附着的基础，从而无法重建正常的肺泡结构。嗜酸性粒细胞虽然其损伤作用不如中性粒细胞强，但也可损伤肺实质细胞和结缔组织。淋巴细胞介导的炎症反应的特点是形成慢性肉芽肿。肺泡巨噬细胞被激活不但可释放氧代谢产物和蛋白酶，而且还释放使肺泡壁纤维化的细胞因子。肺间质纤维化常常是慢性炎症持续发展的重要结果之一，肺泡间隔中形成胶原的主要细胞成纤维细胞数量增加，导致肺泡间质内胶原组织聚集，结果导致纤维组织增生、肺泡间隔增厚、肺泡腔变小、后期结构重塑可致瘢痕形成。

肺间质炎症导致肺组织结构广泛的受损，炎症细胞既可损伤间质和胶原细胞，又可损伤Ⅰ型上皮细胞和毛细血管内皮细胞，因此间质性肺疾病实际上还可累及肺泡壁、小气道和微血管。若肺间质炎症病情较轻可自行修复，或在其导致严重损伤之前通过积极有效的治疗而被抑制，则肺间质及肺泡等可以重建正常结构，肺功能可以恢复正常，否则炎症严重或持续导致广泛损失，成纤维细胞增生，胶原沉积等导致肺结构的改变，受累的肺泡-毛细血管单位将无法完全恢复正常结构，最终导致肺泡-毛细血管单位功能丧失。

在间质性肺疾病病变早期，由于机体有一定的代偿能力，其呼吸生理功能可仍表现为正常，但随着病情进展，肺泡-毛细血管单位功能丧失，通气血流比失调，肺气体交换能力损害，肺功能可以逐渐出现弥散功能减低，而这常常是间质性肺疾病呼吸功能损害最早期出现的变化，其损害的程度常与患者活动后呼吸困难和进行性呼吸困难的程度相吻合。随着病情进一步的发展，肺泡间隔增厚、肺泡腔容积变小，纤维化组织形成和瘢痕收缩，逐渐出现以肺总量减少为特征的限制性通气障碍。由于肺的顺应性减低，为克服由此产生的呼吸弹性阻力的增加，患者呼吸潮气量减少、呼吸频率增快。如果肺泡受累同时有小气道受累阻塞导致气体滞留，则肺的含气量如残气量等也可表现为增加，但肺总量依然减少。终末小气道受累也可导致小气道功能障碍，表现为以限制性通气障碍为主的混合性通气障碍，而与肺气肿的重叠可能掩盖限制性损害的程度。间质性肺疾病除上述的影响肺间质和气道外，也可累及胸膜及肺循环，如伴有肺动脉高压则预后不佳。

间质性肺疾病的主要病理生理改变如图 4-2-1 所示。

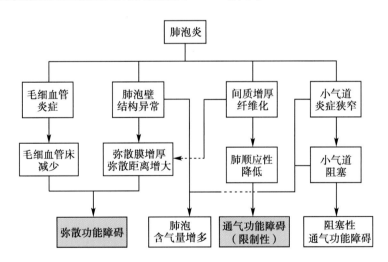

图 4-2-1　间质性肺疾病的病理生理特点

第三节　间质性肺疾病的肺功能特点

典型间质性肺疾病的肺功能特点是弥散功能下降、肺容积减少、限制性通气障碍，但在不同疾病时期其肺功能改变的特点可各有不同。

一、气体交换功能异常

（一）弥散功能下降

弥散功能降低是间质性肺疾病早期改变较为敏感的诊断指标，也是临床治疗中评估疾病进展和治疗效果较为敏感的指标。许多间质性肺疾病患者在无显著临床症状、X 线异常及肺容量减少出现之前，已可见弥散功能的降低。

一氧化碳弥散量（D_LCO）是评价肺弥散功能最重要的指标，一般测定值在正常预计值的 95% 可信区间以下或低于预计值的 80% 为异常。因为间质性肺疾病的气体交换功能既可因肺泡呼吸膜增厚而使弥散距离增加，也可因肺泡腔容积减少而致肺泡通气量减少，两者均促使肺弥散能力的下降，但两者的作用强度可以不同。所以，如以反映静息状态下每分钟吸入气量中能达到肺泡进行气体交换的有效通气量（V_A）进行校准，将 D_LCO 与 D_LCO/V_A 两个指标结合在一起分析，则对弥散功能减退的病理生理改变的理解会更为准确和合理。如仅有 D_LCO 减少但不伴有 D_LCO/V_A 减低，说明主要是肺容积减少所致，而肺泡膜病变尚不算严重；如 D_LCO 减少同时伴有 D_LCO/V_A 减低说明患者已有毛细血管床减少、肺泡瘢痕形成甚至纤维化的改变，这在临床实际应用中应予鉴别。

需要提醒的是，除间质性肺疾病外，其他许多疾病也可导致弥散功能下降，如慢性充血性心力衰竭、慢性肾病、贫血等，故在临床诊断时宜注意排除这些肺外病因。此外，弥散功能下降可见于部分临床呼吸困难症状并不明显或只在活动后才出现呼吸困难的肺外疾病患者。

（二）血气分析

血气分析可以了解呼吸衰竭的发生。但由于呼吸功能的巨大代偿能力，发生呼吸衰竭时肺功能常常受到了严重的损害。失代偿的间质性肺疾病其动脉血气变化主要为低氧血症（PaO_2 降低），即使在病变晚期二氧化碳潴留（$PaCO_2$ 增高）亦少见，反而是更为显著的下降，提示有过度通气，与呼吸浅促的临床症状相吻合。

二、肺容积减少

肺容积减少是间质性肺疾病肺功能改变的另一重要特征。VC、TLC、RV 等肺容积下降。尽管三者的下降有密切的相关关系，但有时候并不完全一致。如主要以肺泡隔增厚、纤维化和肺泡腔容积减少、肺顺应性下降为主，则 RV 下降，如肺间质炎症同时累及小气道，产生纤维化，则可导致小气道狭窄、阻塞，而出现气体的肺内滞留、肺含气量增加而致 RV 增加。因而 RV 可出现增加、不变或减少等不同类型的变化，但 TLC 一般还是减少的。故肺容积的改变通常以 TLC 为主要判断指标。

由于疾病的严重程度和进展状态不一样，因此肺容积的变化也是一个渐进的过程。早期可以没有显著改变，定期追踪随访可了解疾病的进展，治疗前后对照比较对明确治疗效果也大有裨益。

由于间质性肺疾病患者 TLC 的下降与 VC 下降之间密切相关，因此在基层医院或无条件测定肺总量时，可通过测定肺活量加以判断。但必须指出的是，肺活量和肺总量对判断

ILD 的敏感性都不高，原因在于该两项指标的正常变异范围均很大。因此常不能仅凭一次检查结果做出判断。

三、限制性通气障碍

通气功能检查是临床肺功能检查最为常用的方法。除可了解呼吸流量变化外，也可检测出 FVC、VC 等肺容量指标，因而间质性肺疾病也常进行通气功能检查。FVC 的意义与 VC 大致相同。

间质性肺疾病的通气功能特征是限制性通气障碍。表现为 FVC 和 FEV_1 均下降，但 FEV_1 的下降主要是由于 FVC 下降所导致，因此，FEV_1/FVC 可正常或增加。但少部分患者如肺部病变同时累及小气道，也可出现 FEV_1/FVC 下降，而表现为以肺容积变化受限为主的混合性通气障碍。非特异性通气功能障碍虽然发生率较少，但临床中也可发现。我们观察的 4099 份进行了包括肺通气和肺总量检查的报告中，非特异性肺功能异常只有 66 份，其发生率仅为 1.6%，但对这些病例追踪随访，最后诊断为间质性肺疾病的有 32 例（48.5%）。

由于小气道受累，检查小气道功能的指标变化较 FEV_1/FVC 更为敏感。$FEF_{50\%}$、$FEF_{75\%}$、MMEF 等指标判断小气道功能。小气道阻塞可以说间质性肺疾病较早的肺功能损害表现，可与弥散功能障碍同时发生，也可以发生在弥散功能障碍之后。由于弥散功能检查设备较为昂贵，对于基层医院或尚无弥散功能检查设备的医院，可在常规通气功能检查时关注小气道功能指标用流速容积曲线等小气道检查方法来帮助判断 ILD 的肺损害，注意应结合临床情况进行评价。

最大分钟通气量（MVV）主要反映通气功能的代偿能力，气道通畅性、胸肺顺应性、呼吸肌肉力量等均对 MVV 有重要影响。由于间质性肺疾病主要影响胸肺顺应性，故 MVV 也下降明显。

肺通气功能检查对间质性肺疾病诊断及病情变化的敏感性不及肺弥散功能检查，但因测试简便，当 FEV_1 和 FEV_1/FVC 呈进行性增加、MVV 呈进行性减少时，提示病情趋于严重。对肺功能损害程度及疗效和预后判断有一定的价值，定期追踪更有意义。

由于通气功能除与肺的顺应性相关性外，还与呼吸肌的功能及全身状态相关，因此间质性肺疾病的通气功能障碍常常是多方因素综合作用的结果。例如弥散功能障碍导致缺氧导致呼吸肌易于疲劳；肺的顺应性下降导致肺容积扩张受限；肺气肿和小气道狭窄、阻塞可致呼吸气流速度减慢；这些因素都可使通气功能障碍。

四、运动心肺功能试验

运动心肺功能试验是通过增加运动负荷了解心功能和肺功能相应的反应检查，常作为心肺功能代偿能力评估的重要检查方法。间质性肺疾病在运动试验时可见呼吸浅促、最大运动负荷和最大耗氧量减低，分钟通气量/耗氧量高于正常人，但即使在最大运动负荷时也无呼气末肺容量的增加。在基线时气体交换能力可正常（轻度疾病）或下降（中度以上），但在运动状态下均可出现减低，且较静息状态下检查更为敏感。因此是较为敏感的评估早期病变和治疗效果的检查方法，鼓励有条件的医院积极开展。如果没有条件，也可采用简易的 6 分钟步行试验。间质性肺疾病患者常有步行距离缩短，且伴运动中氧饱和度的下降。

》五、其他肺功能检查

间质性肺疾病患者支气管舒张试验多为阴性、支气管激发试验阴性、脉冲振荡法气道阻力检查显示电抗负值加大、响应频率增加、肺部振动反应图像为两肺野面积缩小、上肺野面积有缺失及灰度弥漫性减弱、下肺野面积膨突及下肺灰度异常增加等。

第四节 肺功能检查在间质性肺疾病中的临床意义

肺功能检查在间质性肺疾病的诊断和鉴别诊断、严重程度评估、疾病进展和预后评估，以及指导临床治疗和效果判断方面都是最重要的客观指标之一，在临床诊治中具有重要的临床意义。

》一、诊断

间质性肺疾病患者早期活动性呼吸困难或咳嗽可能是主要临床症状，其他临床症状可不明显，但临床体检常可无特殊体征，影像学检查亦可无异常发现。上述症状并非间质性疾病所特有，也可见于其他呼吸系统或非呼吸系统的疾病，准确的临床诊断常较为困难。肺功能检查从呼吸生理和功能改变的角度进行临床观察，可能为正确诊断和鉴别诊断带来帮助。

对于早期间质性肺疾病的诊断，弥散功能检查和运动心肺功能试验敏感性较高。其异常可先于其他异常表现之前即出现，有助于早期诊断。小气道功能检查对早期间质性肺疾病的诊断价值虽稍逊于弥散功能，但仍不失为一较敏感的指标，对尚无条件开展弥散功能检查的单位，可用流量容积曲线等较易普及的小气道检查方法来早期诊断间质性肺疾病的肺损害。肺容积检查对间质性肺疾病的早期诊断虽然不敏感，但若能在定期随访检查中发现肺总量或肺活量呈逐渐减低，则对疾病的进展判断意义重大。如果合并有肺气肿，其肺功能特点为弥散能力显著下降，但与气道阻塞程度和肺容量不成比例。这是由于肺气肿所致的过度充气与纤维化所致的肺容积下降互相抵消，肺纤维化有助于维持气道开放，同时两者对弥散能力的影响相互叠加所致。值得注意的是，合并肺气肿患者也可以表现为单纯弥散障碍，因此单纯弥散障碍的鉴别诊断应包括合并肺气肿的肺间质纤维化。如弥散功能下降非常明显，或运动心肺功能试验发现有严重的低氧血症，还应注意排除间质性病变合并肺动脉高压。

因此，对于疑似间质性肺疾病或有高危因素接触的患者（如工作环境有可能吸入可致间质性肺疾病的有害粉尘或颗粒、应用过某些具有致肺间质纤维化的药物者、患某些可导致间质性肺疾病的全身性疾病如结缔组织病等患者），应建议定期进行肺功能检查。对于具有活动后呼吸困难症状或胸片见肺间质改变者更应劝喻其作常规肺功能检查，以协助与心脏病或其他肺部疾病相鉴别。

二、严重程度评估

对于已明确诊断的间质性肺疾病，肺功能检查则是判断病情轻重的重要客观指标之一，肺容量指标、通气功能指标及弥散功能指标从不同的呼吸生理角度分析其功能改变。但是，应该强调的是对疾病的严重程度还需结合临床症状。

三、协助确定治疗方案并随访疗效

间质性肺疾病因种类繁多，大多数病因未明，目前临床治疗中尚存在较大的困难，但部分患者对糖皮质激素的反应甚为良好，治疗后病情能得到很大的改善，而这在早期发现和早期治疗疗效更为明显。但是糖皮质激素的使用也带来比较多甚至是长期的副作用，因此对于治疗方案的选择临床上较为谨慎。是否采用糖皮质激素等药物治疗的决定因素中，对是否有明确疗效的判断是重要因素之一。如前所述，肺功能检查特别是弥散功能检查或运动心肺功能检查的敏感性较高，且比胸部 X 线影像等改变更早和变化幅度更大，这有利于对治疗方案的选择和治疗效果的评估。如患者经治疗后肺功能检查结果明显改善或在观察期内比较稳定没有进一步恶化，结合其他临床资料可考虑激素减量或撤停激素治疗；相反，若肺功能逐渐变差，则提示疾病活动进展，提示激素疗效不佳，应考虑其他治疗方案的选择。

由于肺功能检查是判断间质性肺疾病疗效的重要客观指标之一，在对该病应用各种药物治疗前后均应进行肺功能检查，以便根据疗效及时调整治疗方案。

四、疾病进展评估

由于肺功能检查是非侵袭性的，也无放射性损害，因此可以用作多次持续追踪随访，进行疾病进展的评估。肺功能的变化对疾病进展及预后评估的作用远大于病理组织学检查。研究显示，特发性肺纤维化患者在 3 个月的随访中如 FVC 下降超过 5%，提示疾病依然进展，预后较差。而合并肺气肿者其 FEV_1/FVC 比值下降也更为明显。

有条件者最好定期随访肺功能，如每 3 ~ 6 个月随访 1 次，建立完整的档案，既方便治疗观察，也方便科学研究。肺功能检查应列为间质性肺疾病的常规检查和随访项目。

第五节　肺功能检查的局限性

尽管肺功能检查对间质性肺疾病在临床诊断、严重程度评估、治疗效果判断及疾病进展分析等多方面都具有重要价值，但它也有一定的局限性，应用时应予注意。

1. 肺功能检查对明确间质性肺疾病的病因一般无帮助。间质性肺疾病病因复杂，大部分病因未明。肺功能检查主要是明确其功能损害，并分析相应的组织损害特点，但对病因诊断作用不大。详细了解病史如职业史、有无粉尘或有害气体接触史，是否服用某些药物，以及是否合并有如结缔组织病等全身性疾病，对病因诊断或其他疾病的合并症诊断可能有重要作用。应结合其他检查进行病因诊断。

　　2. 肺功能检查对各种病理类型的间质性肺疾病诊断无明显的特异性。间质性肺疾病呼吸生理改变复杂，但各种病因所致的病理生理改变较为一致，都是损害肺弥散功能、肺容积和通气功能。但这些改变对各亚临床类型的判断并无明显的特异性，不能作为区分各型间质性肺疾病的依据。另一方面，各种肺功能改变也可见于其他多种呼吸系统或非呼吸系统疾病。因此肺功能检查须密切结合其他临床资料如高分辨胸部 CT 及病理检查等进行分析，才能对肺功能检查结果作出合理的解释并用于指导临床。

　　3. 由于人体呼吸生理的生物学差异及疾病状态下的代偿作用，肺功能检查的正常变异范围较大，与其他疾病重叠较多，不易简单区分为正常与异常，这特别需要多次重复检查追踪才更有临床诊断价值。

　　尽管肺功能检查具有一定的局限性，但其对于间质性肺疾病的临床诊疗仍具有重要的价值，值得在临床工作中推广应用。

（郑劲平）

参 考 文 献

1. 郑劲平，陈荣昌. 肺功能学-基础与临床. 广东：广东科技出版社，2007：1-552.

2. 郑劲平. 肺功能检查的图文报告解读. 中华结核和呼吸杂志，2012，35：394-396.

3. Hyatt RE，Cowl CT，Bjoraker JA，et al. Conditions associated with an abnormal nonspecific pattern of pulmonary function tests. Chest，2009，135：419-424.

4. 郑劲平. 肺通气功能障碍严重程度的分级. 中华结核和呼吸杂志，2009，32：316-319.

5. 中华医学会呼吸病学分会肺功能专业组. 肺功能检查指南（第二部分）——肺量计检查. 中华结核和呼吸杂志，2014，37：481-486.

6. Pellegrino R，Viegi G，Brusasco V，et al. Interpretative strategies for lung function tests. Eur Respir J，2005，26：948-968.

7. 朱政，郑劲平. 小气道功能障碍及其评价//王辰. 呼吸病学新进展. 北京：中华医学电子音像出版社，2012：47-52.

8. Macintyre N，Crapo RO，Viegi G，et al. Standardisation of the single-breath determination of carbon monoxide uptake in the lung. Eur Respir J，2005，26：720-735.

9. 中华医学会呼吸病学分会肺功能专业组. 肺功能检查指南——肺弥散功能检查. 中华结核和呼吸杂志，2015，38：481-486.

10. 刘清霞，郑劲平，谢燕清，等. 一口气法与重复呼吸法测定肺弥散功能的比较. 中华结核和呼吸杂志，2013，36：510-515.

11. Berend N. Respiratory disease and respiratory physiology：Putting lung function into perspective interstitial lung disease. Respirology，2014，19：952-959.

12. Assayag D，Vittinghoff E，Ryerson CJ，et al. The effect of bronchodilators on forced vital capacity measurement in patients with idiopathic pulmonary fibrosis. Respir Med，2015，109：1058-1062.

13. Liu QX，Guan WJ，Zheng JP，et al. Vibration response imaging in idiopathic pulmonary fibrosis：a pilot study. Respir Care，2014，59：1071-1077.

14. 彭敏，施举红，蔡柏蔷. 肺纤维化合并肺气肿综合征：呼吸内科临床的"新问题". 中国实用内科杂志，2014，34：744-747.

15. Taniguchi H，Kondoh Y，Ebina M，et al. The clinical significance of 5% change in vital capacity in pa-

tients with idiopathic pulmonary fibrosis：extended analysis of the pirfenidone trial. Respir Research，2011，12：143-153.

16. Kim YJ, Shin SH, Park JW. et al. Annual Change in Pulmonary Function and Clinical Characteristics of Combined Pulmonary Fibrosis and Emphysema and Idiopathic Pulmonary Fibrosis：Over a 3-Year Follow-up. Tuberc Respir Dis，2014，77：18-23.

第五章

间质性肺疾病的支气管
肺泡灌洗检查

支气管肺泡灌洗（bronchoalveolar lavage，BAL）是经纤维支气管镜获取下呼吸道，主要是肺泡来源的细胞与生化成分，分析探讨肺疾病病理学过程的一种比较安全而实用的技术。自从 20 世纪 70 年代开始应用 BAL 研究肺疾病局部的免疫反应和炎症机制以来，无论是 BAL 操作技术，还是支气管肺泡灌洗液（bronchoalveolar lavage fluid，BALF）的检测手段、检测项目及其应用范围都有了长足的进步。许多国家的医学团体包括我国还先后制定并发表了指南性意见，规范了 BAL 的技术操作及 BALF 实验室处理过程，使其结果更加标准可靠，从而进一步促进了 BAL 的发展和应用，使其作为研究肺部疾病的一种检查手段得到了广泛认可。但世界各地医学中心有关 BAL 操作和 BALF 处理流程仍然不尽相同，2012 年美国胸科协会颁布了《支气管肺泡灌洗液的细胞学分析在间质性肺疾病（ILD）中的临床应用官方指南》，希望进一步规范化 BAL 的操作过程、BALF 的处理以及 BALF 细胞学结果的解读，进一步明确 BALF 细胞学分析在 ILD 诊断评价中的作用。

》 一、支气管肺泡灌洗的应用指征

因为 BAL 相对无创，没有明显的并发症，患者容易耐受，所以 BAL 目前已经成为肺活检的替代或补充手段，用于各种原因引起 ILD 的临床诊断、疗效判断与预后评价及病理和发病机制的研究。

对疑诊的 ILD 患者的 BALF 进行细胞学检查的意义在于明确其主要的炎症细胞类型［淋巴细胞、嗜酸性粒细胞和（或）中性粒细胞升高型］，结合临床和影像学表现，可用以支持某种 ILD 的诊断，或缩小 ILD 的鉴别诊断范围。

2012 年美国胸科协会颁布官方指南建议对疑诊 ILD 患者进行诊断和鉴别诊断，使用图 5-1 所示的流程；对急性起病的 ILD 患者，建议使用图 5-2 所示的流程，根据 BALF 细胞学分析结果进行对应的诊断和鉴别诊断。

临床上，BAL 检查主要用于感染性原因、非感染性原因（包括免疫性原因和肿瘤性原因）引起的弥漫性实质性肺疾病（diffuse parenchyma lung disease，DPLD）或间质性肺疾病（interstitial lung disease，ILD）的诊断和鉴别诊断（表 5-1）。在 ILD 的诊断过程中，BAL 结果对于提示或除外某些疾病，缩小鉴别诊断范围确实具有非常重要的意义。这些疾病主要包括结节病、外源性过敏性肺泡炎（extrinsic allergic alveolitis，EAA）、闭塞性细支气管炎伴机化性肺炎（bronchiolitis obliterans organizing pneumonia，BOOP）、慢性嗜酸性粒细胞性肺炎（chronic eosinophilic pneumonia，CEP）、特发性肺纤维化，药物性肺损伤、结缔组织疾病（connective tissue disease，CTD）等。许多研究结果证实，BALF 中某种炎症细胞的升高与某些 ILD 之间存在关联，如 BALF 中嗜酸粒细胞明显增高见于嗜酸性肺炎或药物反应，淋巴细胞增高见于结节病、过敏性肺炎、药物反应或富细胞型非特异性间质性肺炎（NSIP）。

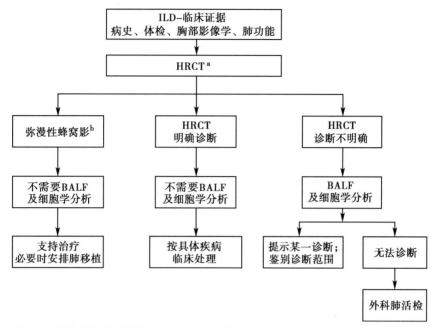

图 5-1　疑诊 ILD 患者进行 BALF 检查流程

a：如果常规胸部影像学检查和临床表现足以诊断某种 ILD（如结节病），则高分辨率CT（HRCT）并非必要，若临床表现符合，则 HRCT 足以诊断结节病、普通型间质性肺炎、肺朗格汉斯细胞组织细胞增生症；b：根据临床表现须除外感染和恶性疾病

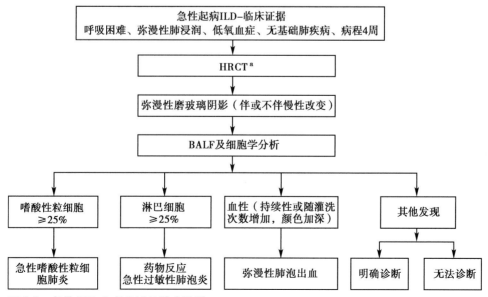

图 5-2　急性 ILD 患者 BALF 检查流程

a：HRCT 并非必需，必须除外感染

表 5-1 BAL 对不同 ILD 的诊断价值

A. BAL（不需要活检）足以建立诊断的疾病（高敏感性，高特异性）

   a 肺泡蛋白沉着症

   b 肺孢子菌肺炎

   c 支气管肺癌

   d 嗜酸性粒细胞性肺炎

B. BAL 结合临床与 HRCT 特征足以建立诊断的疾病（高敏感性，高特异性）

   a IPF（中性粒细胞 ± 嗜酸性粒细胞）

   b EAA（淋巴细胞、浆细胞和泡沫样巨噬细胞）

   c RBILD（含棕褐色颗粒的巨噬细胞）

   d BOOP（混合性细胞改变，CD4/CD8↓）

   e 淋巴管肌瘤病（肺泡出血）

C. BAL ± 肺活检（BALF 典型者 50%，活检通常需要）（中度敏感，高度特异）

   a 结节病（淋巴细胞增加和 CD4/CD8 比值增加）

   b 朗格汉斯细胞组织细胞增生症（CD1a 增加）

D. BAL 多数时候不具有诊断价值，需要活检（低敏感性 ± 低特异性）

   a Hodgkin 病

   b 侵入性曲霉病

通过 BAL 有时候也可发现疾病的特征性异常，做出特异性的疾病诊断。这些疾病包括肺孢子菌肺炎（pneumocystis pneumonia，PCP）、巨细胞病毒（cytomegalovirus，CMV）性肺炎、肺结核、石棉沉着病、肺出血、肺部肿瘤或癌性淋巴管炎、肺泡蛋白沉着症（pulmonary alveolar proteinosis，PAP）、肺朗格汉斯细胞组织细胞增生症（pulmonary Langerhans cell histocytosis，PLCH）等。

》》 二、支气管肺泡灌洗技术

虽然关于 BAL 操作及 BALF 实验室处理过程和检测方法各国的指南存在一定的差异，但是原则基本上一致。

1. 操作前准备与注意事项　操作前的准备与麻醉同常规的纤维支气管镜检查。BAL 通常是通过纤维支气管镜，在观察气管支气管后，但在其他操作（如活检或支气管毛刷）之前进行，以免因为出血造成灌洗回收液被污染。当 BAL 是为了评价非感染性 ILD 时，如果支气管镜检查发现支气管炎症并伴脓性分泌物时，则需要进行抗生素治疗控制感染后，再进行 BAL 检查，以免影响 BALF 的实际结果。还需要强调的是进行 BAL 时，对所选灌洗肺段的支气管应该常规使用 2% 利多卡因进行局部麻醉，以防止咳嗽，但是在进行 BAL 前又必须吸引清除局部的利多卡因，以防止利多卡因影响细胞回收、活性及功能。此外，适当使用镇静剂也有利于患者合作，适当使用胆碱能受体抑制剂可以降低迷走反射和支气管分泌，这些都有利于增加 BAL 的回吸收。

2. 灌洗部位　纤维支气管镜嵌顿于段或亚段是保证灌洗液回吸收的重要条件。在患者仰卧位时，右中叶或左舌叶易于操作及嵌顿，有利于回吸收，与灌洗下叶比较，回吸收增加20%以上。关于ILD的BAL研究还显示一个部位的灌洗通常能够代表全肺并能提供足够的临床资料。因此，对于ILD患者，常规采用右中叶或左舌叶作为灌洗部位。然而，对于局灶性病变如肿瘤、肺部感染等，则需要在影像学证实局部病变的部位进行灌洗。

3. 灌洗液 通常使用预热至37℃或室温的无菌生理盐水进行灌洗。预热至37℃可以减轻咳嗽，增加细胞的回吸收。

4. 灌注和回收 在纤维支气管镜嵌顿于所选择的段或亚段支气管后，通常使用塑料注射器经活检孔（或经活检孔插入的细硅胶管）快速注射等份的无菌生理盐水，每次20~60ml，重复4~5次，灌洗总量100~300ml。临床上较实用而安全的灌洗量是5×20ml。少于100ml的灌洗量可能增加灌洗回收液体中的支气管管腔分泌物混杂。每次灌注后立刻通过手动回抽轻轻吸引至塑料注射器内或采用25~100mmHg的负压轻轻吸引至无菌塑料或硅化的玻璃回收容器内。通常第一次回吸收的量相对较小，总的回吸收率为40%~70%。回收液体过程中需要注意的是吸引负压过大可能导致远端气管塌陷或气管黏膜损伤，降低回吸收率或改变BALF的组分。咳嗽、气管镜嵌顿不良可能导致灌洗液体从气管镜周围漏出，影响回吸收。患者的疾病状况、吸烟和年龄也影响回吸收量，当存在阻塞性气道疾病或肺气肿时，回吸收明显降低，甚至低于30%。当BAL的回收率小于25%时，BALF结果通常不可靠。

》 三、支气管肺泡灌洗的并发症

BAL在局麻下通过纤维支气管镜进行，相对无创，患者容易耐受，并发症的发生率低，为0~2.3%，也没有明显严重的副作用和死亡报道。与之相比，经支气管肺活检（TBLB）导致的并发症为7%，死亡率为0.2%；外科肺活检导致的并发症为13%，死亡率为1.8%。

关于BAL的副作用见表5-2。发热是BAL最常见的副作用，常于BAL几小时后出现，发生率为0~30%。灌洗后是否出现发热与灌洗总量有关，如果灌洗总量小于150ml，发热的发生率将小于3%。大量灌洗则增加发热的发生率至30%或更高。其他副作用包括一过性肺泡渗出和肺功能降低，以及偶尔出现于气道高反应患者的喘鸣和支气管痉挛。24小时后这些副作用大多消失，严重而持续的并发症极其罕见。

表 5-2 **BAL的副作用发生形式与时间**

副作用	发生形式与时间
发热	BAL几小时后出现，发生率为3%~30%，与灌洗总量有关
肺泡渗出	表现为段或亚段渗出，多于48小时内吸收消散
肺功能损害	FEV_1、VC、PEF及PaO_2暂时性降低
爆裂音	24小时内于灌洗相关肺野出现
喘息，支气管痉挛	<1%，多见于高敏患者，采用预热的生理盐水灌洗可以减少其发生
肺水肿	罕见，有心脏衰竭患者
出血	偶有报道，见于凝血功能异常或血小板低下患者
局部炎症反应	BALF的中性粒细胞计数增加，72小时内恢复

导致副作用发生的危险因素包括严重的肺渗出性病变，明显的低氧血症（$PaO_2 <$ 60mmHg 或 $SaO_2 < 90\%$），第 1 秒用力呼气容积（FEV_1）$< 1L$ 或 $FEV_1 < 60\%$ 预计值，支气管高反应性，凝血酶原活动度 $< 50\%$，血小板计数 $< 20 \times 10^9/L$，明显异常的心电图及其他严重的并发症。

副作用随着灌注量及灌注肺段的增加而增加，限制灌洗量到最小需要量，通常限制灌洗总量至 $100 \sim 200ml$，可以减低副作用的发生。同时，注意仔细操作，严密监测，尤其对于存在危险因素的患者更应该注意监测，使并发症减少到最小程度。

四、支气管肺泡灌洗液的实验室处理

为了防止因为巨噬细胞的附壁及细胞活性丧失或死亡，回收的液体必须收集在塑料或硅化的容器内。为提高 BALF 细胞学分析结果的可靠性（室温保持最好不要超过 1 小时），需要尽早处理 BALF 标本并检测。

将所有回收的液体充分混匀（当每次使用 20ml 进行灌洗时，第一管回收的液体及细胞占总量比例很小，计入总量内，对结果影响不明显），观测性状（如 BALF 呈混浊奶白色，提示肺泡蛋白沉着症，需进行 PAS 染色。如 BAL 液呈橘黄色，提示出血，需进行铁染色），测定液体量。然后，经两层纱布过滤，移去黏液，以 1500 转/分，离心 10 分钟。上清液保存于 $-80^\circ\text{C} \sim -20^\circ\text{C}$，待做生化成分分析，但是 BALF 可溶性成分分析的临床意义仍然不清楚。因此，到目前为止也没被推荐常规应用于临床。细胞沉淀用 2ml MBE（含 BSA 和 EDTA 的 MEM）或 Hank 液（不含 Ca^{2+}、Me^{2+}）充分混匀后，等分装在两个 Eppendorf 管内，分别用作细胞分类计数和细胞免疫分析。

1. 细胞总数与活性测定　BALF 经过离心沉淀制成细胞悬液，从中取样，通过血细胞计数器（Neubauer 细胞计数板）计数 BALF 细胞数，BALF 的细胞总数通常按所有灌洗回收液中的总细胞数 1×10^6 表示，或按每毫升灌洗回收液中的细胞数 $1 \times 10^6/ml$ 表示。细胞活性通过台盼蓝（trypan blue）染色进行评估，新鲜的 BALF 细胞活性通常在 $80\% \sim 95\%$。如果细胞活性小于 50%，细胞形态及功能将明显地受影响。洗涤过程可能导致细胞总数减低，而细胞活性增加。

2. 细胞学分类　BALF 细胞悬液经过再次离心洗涤后，运用常规细胞涂片技术或细胞离心涂片技术〔每张片（$5 \sim 20$）$\times 10^4$ 细胞〕准备 BALF 细胞涂片至少 3 张，以备做特殊染色需要。细胞涂片空气干燥后，常规进行 Wright 或 May-Grünwald-Giemsa（MGG）染色后，于光学显微镜下观察，计数至少 600 个白细胞，求分类百分比，以保证良好的重复性。

进行细胞分类计数的同时，半定量估计上皮细胞、红细胞等，如果上皮细胞比例大于 5%，提示 BALF 中有支气管成分的混入。除此之外，还要观察细胞形态、巨噬细胞内吞噬体、尘埃颗粒、石棉小体、红细胞片段、细菌、真菌包括肺孢子菌、CMV 包涵体、异形上皮及肿瘤细胞。

如果临床或 Wright/MGG 染色涂片提示有结核、肺孢子菌感染或肺泡蛋白沉着症、肺出血等，则需要进行抗酸染色、甲苯胺蓝染色、PAS 染色或铁染色等特殊染色，以进一步明确诊断。

3. 细胞免疫学分析 BALF 细胞先后采用 MBE 和 MEM 洗涤各 3 次，最后稀释至适当的细胞浓度，以作细胞免疫分析。如果是血性 BALF，需先进行梯度离心分离淋巴细胞，再进行洗涤离心。通常使用的免疫细胞分析方法包括免疫细胞化学（如过氧化酶抗过氧化酶反应）、免疫荧光或流式细胞仪分析技术，采用这些技术结合单克隆抗体技术对 BALF 淋巴细胞进行亚类分析。

淋巴细胞亚群分析是否需要作为常规检测与 BALF 细胞学分析同时进行，还是需要在获得细胞分类计数结果后再决定是否进行此项检查，2012 年美国胸科协会颁布《指南》中，专家们认为淋巴细胞亚群分析（流式细胞分析或免疫组织化学方法）不需要作为常规检查，建议仅在临床怀疑是淋巴细胞相关性疾病或 BALF 细胞分类的初步结果提示为淋巴细胞增多型时进行。

》 五、健康成人的 BALF 细胞分类与淋巴细胞亚群

由于受样本量的限制及吸烟的影响，文献中报道的正常 BALF 细胞分类存在一定的差异。多个单中心临床队列研究显示，健康非吸烟者的 BALF 细胞构成的参考值范围为：巨噬细胞 >85%，淋巴细胞 10%~15%，中性粒细胞 ≤3%，嗜酸性粒细胞 ≤1%，鳞状上皮细胞或纤毛柱状上皮细胞均 ≤5%。临床使用的非吸烟与吸烟正常成人的 BALF 细胞分类列于表 5-3。吸烟对 BALF 产生明显的影响，回收的灌洗液由于含有较多吞噬焦油的巨噬细胞使得外观呈现轻度褐色和混浊，巨噬细胞和细胞总数较非吸烟者呈现 3~5 倍的增加，肺泡巨噬细胞增大，胞浆内有煤焦油产物、脂质、脂质融合体和其他物质组成的包涵体（烟粒包涵体）（图 5-3）。

表 5-3 健康成人的 BALF 细胞计数与分类

细胞分类	健康非吸烟者	健康吸烟者
细胞总数（×10^6）	4~10	11~35
巨噬细胞（%）	>80	93~99
淋巴细胞（%）	≤15	≤7
中性粒细胞（%）	≤3	<2
嗜酸性粒细胞（%）	≤0.5	
嗜碱性粒细胞（%）	≤0.5	

引自：Costabel U. Atlas of bronchoalveolar lavage. London：Chapman and Hall，1998.

》 六、支气管肺泡灌洗的临床诊断意义

（一）支气管肺泡灌洗的特异性诊断

一些以肺泡充盈为特征的疾病，因为积聚在肺泡的异常物质容易被灌洗出来，所以使得 BALF 表现具有疾病特异性。依据特征性的 BALF 结果通常可以做出特定的疾病诊断，从而可以免除对肺活检的需要。

1. 机会性感染 HIV 感染或接受免疫抑制治疗所致的免疫缺陷患者容易发生各种机会性肺部感染。BALF 可以直接或通过培养显示特征性病原体，因此 BALF 对诊断这类机会

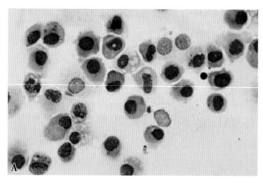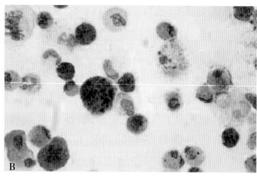

图 5-3　支气管肺泡灌洗液细胞学特征，MGG ×400

A. 正常非吸烟者的 BALF 中以巨噬细胞为主，伴少量淋巴细胞；B. 正常吸烟者的 BALF 中见到许多大小不一和含有烟粒的巨噬细胞

图片由德国 Costabel 教授（Ruhrlandklinik，Essen，Germany）提供，特致谢！

性感染具有非常重要的意义。BALF 诊断细菌性感染的敏感性为 60% ~ 90%；诊断结核分枝杆菌、真菌和多数病毒感染的敏感性为 70% ~ 95%；诊断 PCP 的敏感性为 90% ~ 95% 或更高。

对于 PCP，BALF 细胞涂片经 Wright 或 MGG 染色可以显示特征性的囊状结构，这些囊呈空泡样颗粒，位于轻度嗜碱性无形物质之间。有时，这些囊内含数个（可以高达 8 个）深蓝色小点，它们是含 DNA 的滋养体。嗜银染色或改良的甲苯胺蓝染色可以显示囊壁，囊呈球形，并有特征性的黑线横过其表面，大小为 4 ~ 6μm，近似于红细胞大小（图 5-4）。聚合酶链反应（PCR）技术对于 PCP 检测具有快速、敏感的特点，也在临床中应用，但是其诊断特异性尚需要进一步研究证实。一个前瞻性研究通过对 80 例 ILD 患者的 BALF 进行 PCR 检测，发现 ILD 患者中肺孢子菌寄植的阳性率是 33.8%。

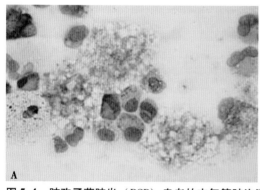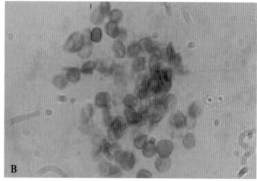

图 5-4　肺孢子菌肺炎（PCP）患者的支气管肺泡灌洗液检查发现肺孢子菌

A. 成团聚集的空泡样颗粒位于轻度嗜碱性无形物质之间，MGG×1000；B. 改良的甲苯胺蓝染色显示清楚囊壁的球形囊状结构，×1000

图片由德国 Costabel 教授（Ruhrlandklinik，Essen，Germany）提供，特致谢！

30% ~ 50% 的 CMV 肺炎病例的 BALF 细胞内有 CMV 转染的特征性细胞（鹰眼细胞）伴典型的核和胞质包涵体（图 5-5）。后者诊断 CMV 肺炎的特异性高，但是敏感性较低。

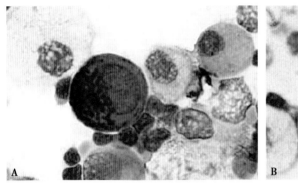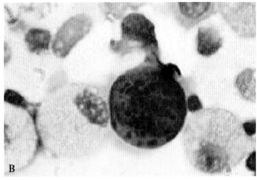

图 5-5　巨细胞病毒（CMV）肺炎患者的支气管肺泡灌洗液检查发现 CMV

CMV 转染细胞（"鹰眼"细胞）可见核周"halo"征和胞质包涵体（A），包涵体覆盖整个核（B），MGG×1000

图片由德国 Costabel 教授（Ruhrlandklinik，Essen，Germany）提供，特致谢！

2. 肺泡蛋白沉着症　BALF 呈混浊牛奶样外观是肺泡蛋白沉着症的特征性表现，以至于在支气管镜检查当时就被考虑之。BALF 细胞涂片在光学显微镜下表现为脏乱的背景下有大量的无形细胞碎片（代表多层结构的髓磷脂样物质和板层体）；特征性的非细胞性卵圆体（由表面活性物质形成的脂蛋白组成）MGG 染色呈现为蓝色，PAS 染色阳性；少数泡沫样巨噬细胞（图 5-6）。具有这些特点及与之相应的临床及影像学表现符合，肺泡蛋白沉着症的诊断可以确定，没有必要进行电镜检查证实之。虽然肺泡蛋白沉着症也可有淋巴细胞增加及 CD4/CD8 比值增加，但是无特异性。

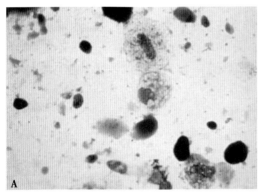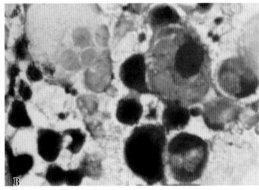

图 5-6　肺泡蛋白沉着症

支气管肺泡灌洗液细胞涂片显示脏乱的背景下可见许多代表脂质样多层结构和板层小体的无形碎片，散在泡沫状巨噬细胞以及由表面活性脂蛋白构成的非细胞性卵圆形小体，MGG 染成蓝色（A）×1000，PAS 染成红色（B）×1000

图片由德国 Costabel 教授（Ruhrlandklinik，Essen，Germany）提供，特致谢！

3. 弥漫性肺泡出血　弥漫性肺泡出血导致 BALF 中有大量游离红细胞、含有红细胞片段的巨噬细胞以及含铁血黄素沉着的巨噬细胞，使得 BALF 呈现血性或粉红色到橘红色样外观（图 5-7）。特征性表现是随着灌洗的继续，回收的液体颜色逐渐加深。如果出血来自中心大气道，则是随着灌洗的进行，颜色逐渐变淡。依据 BALF 的这些特点足以诊断弥漫性肺泡出血，甚至隐性肺泡出血。

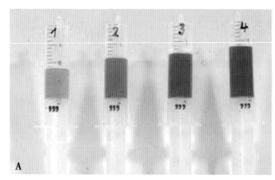
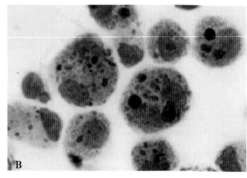
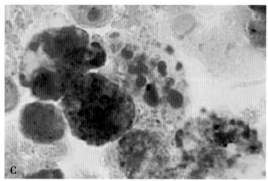

图 5-7 弥漫性肺出血

BALF 呈现血性或粉红到橘红色样外观，特征性表现是随着灌洗的继续，回收的液体颜色逐渐加深（A），BALF 中有大量游离红细胞、含有红细胞片段的巨噬细胞以及含铁血黄素沉着的巨噬细胞；B. MGG × 1000；C. 铁染色 × 1000

图片由德国 Costabel 教授（Ruhrlandklinik, Essen, Germany）提供，特致谢！

　　急性肺泡出血发生后的 BALF 细胞演变过程如下：开始几小时内，BALF 中有大量红细胞，巨噬细胞正常；48 小时内，巨噬细胞内出现黄棕色的圆形红细胞片段；48～72 小时内，巨噬细胞出现含铁血黄素，铁染色形成蓝色。含铁血黄素沉着的巨噬细胞在出血 48 小时后才可能出现。严重肺出血时 90% 以上的细胞铁染色阳性。根据 Golde 评分可以对出血进行严重度分级（表 5-4）。最高分是 400 分，正常低于 20 分，20～100 分提示轻度出血，100～300 分提示中度出血，300～400 分提示严重出血。

表 5-4 肺泡出血的 Golde 评分

含铁血黄素评分*	巨噬细胞胞质蓝染程度
0	正常，无蓝色
1	浅蓝
2	胞质呈中度蓝色，或少部分胞质呈厚重的蓝色
3	大部分胞质深蓝色
4	胞质均一的蓝黑

　　注：* 计数 200～300 个肺泡巨噬细胞，并按照上述方法进行含铁血黄素评分，计算 100 个细胞的平均分数；如果所有细胞的含铁血黄素评分都是 4 分，这样最高分就是 400 分

内源性出血形成的铁染色阳性必须与外源性铁尘吸入所致的铁沉着病相鉴别，后者的巨噬细胞内不会有圆形的红细胞片段，而是含有不规则形态的尘埃。

4. 嗜酸性粒细胞肺炎 在嗜酸性粒细胞渗出性肺疾病，BALF 细胞分类通常显示嗜酸性粒细胞大于 25%。无论急性或慢性嗜酸性粒细胞肺炎，嗜酸性粒细胞的比例为 20% ~ 90%，淋巴细胞呈现轻到中度增加，可见少数浆细胞。Churg-Strass 综合征的 BALF 也表现类似的嗜酸性粒细胞增加。因此，正常的 BALF 细胞分类通常可排除嗜酸性粒细胞肺炎和 Churg-Strass 综合征。高比例的嗜酸性粒细胞偶见于支气管肺曲霉菌病、特发性肺纤维化、闭塞性细支气管炎伴机化性肺炎、肺朗格汉斯细胞组织细胞增生症、韦格纳肉芽肿和支气管哮喘。嗜酸性粒细胞肺疾病是一组疾病，BALF 发现与相应的临床征象结合起来可以提供足够的诊断线索，免除很多病例对外科肺活检的需要。

5. 朗格汉斯细胞组织细胞增生症 因为朗格汉斯细胞组织细胞增生症与吸烟关系明显，所以 BALF 显示典型的吸烟者的 BALF 组成，如细胞总数增加，巨噬细胞内烟粒包涵体，轻度中性粒细胞和嗜酸性粒细胞增加。特征性异常发现是朗格汉斯组织细胞（CD1$^+$）增多，占 BALF 细胞总数的 4% 以上。CD1$^+$ 细胞增多诊断朗格汉斯细胞组织细胞增生症的特异性很高，但是敏感性较低，只有 50%。

6. 慢性吸入性肺炎 在反复发作的肺炎或非典型肺渗出性疾病的鉴别诊断中经常需要考虑胃食管反流性吸入的可能。胃食管反流性吸入的 BALF 细胞分类显示淋巴细胞、中性粒细胞和嗜酸性粒细胞增加的混合性改变。特征性异常是存在大量含脂质体的巨噬细胞。Wright 或 MGG 染色显示巨噬细胞的胞质呈空泡样改变。苏丹Ⅲ染色阳性证实这些空泡是脂肪滴。这样 BALF 中大量的含脂质体的巨噬细胞高度提示慢性吸入引起的脂质性肺炎。

7. 肺尘埃沉着病 BALF 巨噬细胞含尘埃吞噬颗粒证实有矿物质粉尘的暴露史（图 5-8）。BAL 检查对于粉尘吸入导致的弥漫性肺疾病的诊断具有重要的提示作用，但是只有 1/3 的石棉暴露者的 BALF 中可以检测到石棉小体，因此 BAL 单独不能做出肺尘埃沉着病的诊断，需要与相应的影像学和（或）肺功能改变结合起来诊断肺尘

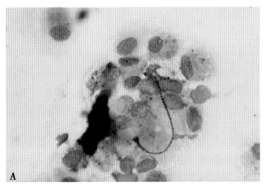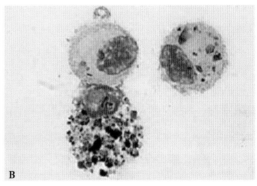

图 5-8 肺尘埃沉着病

A. BALF 石棉小体，MGG ×400；B. BALF 中含大量尘埃吞噬颗粒的巨噬细胞，MGG ×1000

图片由德国 Costabel 教授（Ruhrlandklinik，Essen，Germany）提供，特致谢！

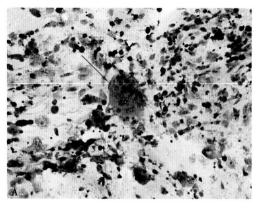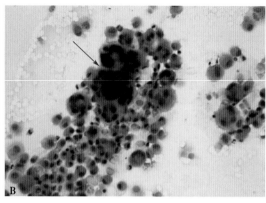

图 5-9 硬金属肺病

A. 硬金属肺病，BALF 多核巨细胞（红箭），MGG×400；B. 硬金属肺病，BALF 多核巨细胞（红箭），MGG×400

埃沉着病。硬金属肺病患者 BALF 中，见多核巨细胞聚集（图 5-9），Kinoshita 等认为在肺泡灌洗液细胞涂片见多核巨细胞聚集，结合患者特定的硬金属粉尘职业史，也足以正确诊断巨细胞间质性肺炎（GIP）。

（二）支气管肺泡灌洗的辅助性诊断

BALF 检查发现大多数 ILD 都表现为不同比例组成的淋巴细胞增加、中性粒细胞增加、嗜酸性粒细胞增加或混合细胞性改变。结合临床和影像学表现，可用以支持某种 ILD 的诊断，或缩小 ILD 的鉴别诊断范围（表 5-5）。已有许多研究结果证实，BALF 中某种炎症细胞的升高与某些 ILD 之间存在关联，纤维化性肺疾病以中性粒细胞和（或）嗜酸性粒细胞增加为特征，肉芽肿性疾病或药物诱发肺疾病以淋巴细胞增加为特征。淋巴细胞增加伴CD4/CD8 比值降低可能提示急性外源性过敏性肺泡炎；伴 CD4/CD8 比值增加并大于 3.5则支持结节病的诊断。因此，BALF 正常可以除外下列疾病，如活动性结节病、过敏性肺泡炎、铍肺、嗜酸性粒细胞肺炎、肺泡蛋白沉着症及肺泡出血综合征。BALF 淋巴细胞分类正常可以除外活动性结节病和过敏性肺泡炎。BALF 嗜酸性粒细胞正常可以除外嗜酸性粒细胞肺炎。

尽管 BAL 检查对于绝大多数 ILD 都不具有特异性，但是 BAL 作为一种相对无创的诊断工具，有助于缩小鉴别诊断范围，当与临床征象、HRCT 特征和肺生理功能结合起来时，即使没有肺活检，做出诊断也是可能的。表 5-5 列举了 ILD，BALF 细胞分类异常，对疾病诊断的提示意义，与疾病的临床表现，和 HRCT 关系可供临床医师参考。

表 5-5 ILD 的临床表现、HRCT 和 BALF 细胞学分析的鉴别诊断要点

ILD 疾病	临床表现	HRCT 通常表现	BALF 通常表现	支持诊断的 BALF 发现
特发性肺纤维化（IPF）	逐渐加重的呼吸困难 老年人	弥漫性外周网格影 蜂窝样改变 牵张性支气管扩张	↑AM，↑Neut ±↑Eos	没有明显的淋巴细胞和嗜酸性粒细胞增多

续表

ILD 疾病	临床表现	HRCT 通常表现	BALF 通常表现	支持诊断的 BALF 发现
急性间质性肺炎（AIP）	急性起病的呼吸困难 胸片示弥漫实变影	弥漫、双侧磨玻璃影，伴散在实变影	↑↑Neut	中性粒细胞为主 除外感染和出血
非特异性间质性肺炎（NSIP）	亚急性起病的呼吸困难	磨玻璃影或实变影主要累及双下肺	↑AM,↑Lym,↑Neut	典型 BALF 表现 除外感染、出血、肿瘤
脱屑性间质性肺炎（DIP）	吸烟史	双侧下肺磨玻璃样改变	↑↑AM（富含色素）	典型 BALF 表现 除外感染、出血、肿瘤
呼吸性细支气管炎伴间质性肺病（RBILD）	吸烟史	模糊不清的小叶中心性结节影 磨玻璃影 支气管壁增厚	↑↑AM（富含色素）	除外感染、出血、肿瘤
隐原性机化性肺炎（COP）	亚急性起病的咳嗽 低热、气短、疲劳	不均匀、非叶段分布实变影，常单侧、外周分布（类似 EP）	↑AM,Lym,Neut ±↑Eos	典型 BALF 表现 除外感染、出血、肿瘤
嗜酸性粒细胞性肺炎（EP）	胸片弥漫性浸润影 对激素反应敏感	双侧外周、胸膜下实变影	↑↑Eos	Eos%≥25%
淋巴细胞性间质性肺炎（LIP）	网状或网状结节影主要累及下肺；常与免疫异常相关	双侧磨玻璃样改变散在囊性变	↑↑Lym	淋巴细胞增高 除外感染、出血、肿瘤
结节病	双肺门淋巴结肿大 查体正常 常有葡萄膜炎或结节红斑	肺门纵隔淋巴结肿大 上/中肺沿支气管血管束分布的结节	↑↑Lym ±↑Eos	淋巴细胞明显增多； CD4/CD8 比率≥3.5则提高特异性
过敏性肺炎（HP）	急慢性病程，有暴露史	急性：双侧磨玻璃影和模糊小结节影 亚急性：小叶中心性结节影 慢性：网格状纤维化±蜂窝样改变和牵拉性支扩±磨玻璃影	↑↑Lym,↑Neut 泡沫状 AM 细胞 ±肥大细胞 ±浆细胞	显著淋巴细胞增多 可解释疾病的暴露史 除外感染、出血、肿瘤

ILD 疾病	临床表现	HRCT 通常表现	BALF 通常表现	支持诊断的 BALF 发现
弥漫性肺泡出血(DAH)	结缔组织病(特别是狼疮) 急性呼吸困难 低氧血症,咯血	散在或弥漫分布的磨玻璃影 常分布在受累血管支配的肺区	↑含铁血黄素细胞 游离红细胞	随 BALF 批次增加,RBC 含量增高 除外感染、肿瘤
药物性肺炎	用药史	可表现为各种 ILD 模式(UIP、NSIP、DAD、COP、HP、EP)	多种多样的 ↑Lym、Neut、Eos ±肥大细胞	除外感染、出血、肿瘤
硬皮病	亚急性活动后气短 吞咽困难和胃食管反流 皮肤纤维化和毛细血管扩张	网格状索条影±磨玻璃影 食管扩张	↑Lym,↑AM ±↑Neut,±↑Eos	除外感染、出血、肿瘤
朗格汉斯细胞组织细胞增多症(PLCH)	吸烟史 亚急性起病的呼吸困难 ±气胸史	囊和可形成空腔的小叶中心性结节影 主要分布于上、中肺	↑AM ±↑Neut,±↑Eos,和(或)↑Lym	CD1a 阳性细胞≥5% 除外感染、出血、肿瘤
肺泡蛋白沉着症(PAP)	慢性起病的呼吸困难	肺泡填充表现	混浊 BALF,外观牛奶到浅褐色 无需离心即有颗粒沉积	PAS 阳性无定形物 除外感染、出血、肿瘤
慢性铍肺病(CBD)	暴露史	肺门淋巴结肿大 沿支气管血管束分布的小结节	↑/↑↑Lym	典型 BALF 表现 淋巴细胞增殖试验阳性
石棉肺	暴露史 逐渐加重的呼吸困难	肺门、胸膜下为主的不规则线样征和小叶间隔增厚 胸膜钙化斑块	↑/↑↑巨噬细胞 ↑Neut,Lym,Eos 疾病后期↑巨噬细胞和 Eos	石棉小体 除外感染、出血、肿瘤
矽肺	暴露史 逐渐加重的呼吸困难	上中肺致密、边界清楚的结节	↑巨噬细胞 ±↑Neut,Lym	含硅巨噬细胞 除外感染、出血、肿瘤
脂质性肺炎	食用矿物、植物、动物油史(可能为治疗便秘)	大片磨玻璃影或实变影,密度介于脂肪和水之间	BALF 表面油层 巨噬细胞内的液泡脂肪染色阳性	含脂肪的巨噬细胞 除外感染、出血、肿瘤

续表

ILD 疾病	临床表现	HRCT 通常表现	BALF 通常表现	支持诊断的 BALF 发现
癌性淋巴管炎	肿瘤病史	支气管血管束和小叶间隔的均匀或结节样增厚，伴或不伴肺实质结节	细胞学检查见恶性细胞	发现恶性细胞
淋巴管平滑肌瘤病（LAM）	女性；生育期亚急性呼吸困难 ± 气胸史	随机分布的薄壁囊肿；周围是正常肺实质	无特异表现	除外感染、出血、肿瘤
细支气管炎	急性、亚急性或慢性病程 ± 结缔组织病	模糊的小叶中心性结节 透亮度降低、气体陷闭 树芽征	↑各种模式的炎性细胞	除外感染、出血、肿瘤
肺部感染	呼吸困难和咳嗽 发热及其他全身症状 急性或亚急性起病	各种表现，包括肺泡填充、实变、粟粒样浸润影、树芽征、弥漫磨玻璃影	↑↑↑Neut（化脓性、细菌性） ↑↑Lym（病毒性） ↑/↑↑Eos（寄生虫）	病原体的 BALF 涂片或培养阳性

注：ILD：间质性肺病；HRCT：高分辨 CT；AM：肺泡巨噬细胞；BALF：支气管肺泡灌洗液；Eos：嗜酸性粒细胞；Lym：淋巴细胞；Neut：中性粒细胞；RBC：红细胞

（表 5-5 及文字由北京协和医院呼吸内科黄慧医师提供翻译，特致谢。）

（三） BAL 对疾病活动性与预后评价的意义

关于 BAL 能否评价疾病活动性一直存在争论。没有依据证明 BAL 能够监测疾病过程并指导治疗。一般认为 BALF 中淋巴细胞增加预示对糖皮质激素有较好的反应，预后较好，如 NSIP、COP 等；中性粒细胞和（或）嗜酸性粒细胞增加预示对糖皮质激素的治疗反应差，如 IPF/UIP。在结节病，虽然活动性与非活动性结节病患者的 BALF 有些不同，但是也存在相互重叠的现象，目前还没有研究显示 BAL 检查能够足够可靠地提示预后。

总之，目前对于系列的 BAL 检查是否能更好地评价疾病的活动性与自然病程还不清楚，需要大规模的前瞻性研究来证实。

（代华平）

参 考 文 献

1. Meyer KC，Raghu G，Baughman RP，et al. American Thoracic Society Committee on BAL in Interstitial Lung Disease. An official American Thoracic Society clinical practice guideline：the clinical utility of bronchoalveolar lavage cellular analysis in interstitial lung disease. Am J Respir Crit Care Med，2012，185：1004-1014.

2. Reynolds HY. Use of bronchoalveolar lavage in humans—past necessity and future imperative. Lung，2000，178：271-293.

3. Klech H, Pohl W. Technical recommendations and guidelines for bronchoalveolar lavage (BAL). Report of the ERS Task Group. Eur Respir J, 1989, 2: 561-585.

4. Klech H, Hutter C. Clinical guidelines and indications for bronchoalveolar lavage (BAL): report of the European Society of Pneumology Task Force on BAL. Eur Respir J, 1990, 3: 937-974.

5. American Thoracic Society. Clinical role of bronchoalveolar lavage in adults with pulmonary disease. Am Rev Respir Dis, 1990, 142: 481-486.

6. Haslam PL, Baughman RP. Report of ERS Task Force: guidelines for measurement of acellular components and standardization of BAL. Eur Respir J, 1999, 14: 245-248.

7. Hunninghake GW, Costabel U, Ando M, et al. ATS/ERS/ WASOG statement on sarcoidosis. Sarc Vasc Diffuse Lung Dis, 1999, 16: 149-173.

8. ATS/ERS Statement. Idiopathic pulmonary fibrosis: diagnosis and treatment. Am J Respir Crit Care Med, 2000, 161: 646-664.

9. 中华医学会呼吸病学分会. 支气管肺泡灌洗液细胞学检测技术规范（草案). 中华结核和呼吸杂志, 2002, 25: 390-391.

10. Costabel U. Atlas of bronchoalveolar lavage. London: Chapman and Hall, 1998.

11. Costabel U, Guzman J. Bronchoalveolar lavage//Schwarz MI, King TE. Interstitial lung disease. 4th ed. Hamilton · London: BC Decker Inc, 2003: 114-132.

12. Costabel U, Guzman J. Bronchoalveolar lavage in interstitial lung disease. Curr Opin Pulm Med, 2001, 7: 255-261.

13. Takahashi T, Azuma A, Abe S, et al. Significance of lymphocytosis in bronchoalveolar lavage in suspected ocular sarcoidosis. Eur Respir J, 2001, 18: 515-521.

14. Kantrow SP, Meyer KC, Kidd P, et al. The CD4/CD8 ratio in BAL fluid is highly variable in sarciodosis. Eur Respir J, 1997, 10: 2716-2721.

15. Semenzato G, Bjermer L, Costabel U, et al. Clinical guidelines and indications for bronchoalveolar lavage (BAL): extrinsic allergic alveolitis. Eur Respir J, 1990, 3: 945-949.

16. Bjoraker JA, Ryu JH, Edwin MK, et al. Prognostic significance of histopathology subsets in idiopathic pulmonary fibrosis. Am J Respir Crit Care Med, 1998, 157: 199-203.

17. Vidal S, de la Horra C, Martin J, et al. Pneumocystis jiroveci colonisation in patients with interstitial lung disease. Clin Microbiol Infect, 2006, 12: 231-235.

18. Nagai S, Handa T, Ito Y, et al. Bronchoalveolar lavage in idiopathic interstitial lung diseases. Seminars in Respir & Crit Care Med, 2007, 28: 496-503.

19. Kinoshita M, Sueyasu Y, Watanabe H, et al. Giant cell interstitial pneumonia in two hard metal workers: the role of bronchoalveolar lavage in diagnosis. Respirology, 1999, 4: 263-266.

20. Raghu G, Collard HR, Egan JJ, et al. ATS/ERS/JRS/ALAT Committee on Idiopathic Pulmonary Fibrosis. An official ATS/ERS/JRS/ALAT statement: idiopathic pulmonary fibrosis: evidence-based guidelines for diagnosis and management. Am J Respir Crit Care Med, 2011, 183: 788-824.

第六章

间质性肺疾病的肺活体组织检查

间质性肺疾病种类繁多，已知原因者，例如职业暴露、结缔组织病、药物等，依靠病史、体检、X线胸片和胸部CT、实验室检查，就能做出诊断，不一定需要肺活体组织检查（以下简称肺活检）进行病理的诊断。但对于特发性间质性肺炎，除典型的IPF外，确定的临床诊断大多需要组织病理诊断的支持。而对于临床比较常见的结节病等肉芽肿性疾病、一般也需要病理诊断。另外，对于一些影像学表现为肺部弥漫性病变的感染性疾病（结核）、肿瘤等，有时也需要肺活检才能与其他的间质性肺疾病做出可靠的鉴别诊断。

对于弥漫性肺部疾病临床经常应用的肺活体组织检查方法有以下3种：①经支气管肺活检；②经皮肺穿刺活检；③外科肺活检，包括胸腔镜肺活检和开胸肺活检。活检方法应根据诊断需要和病情认真选择，原则上首先选用创伤性小、阳性率和特异性高的方法。

一、经支气管肺活检

经支气管肺活检（transbronchial lung biopsy，TBLB）是指经可屈支气管镜的活检孔送入活检钳，将活检钳送到预定的外周肺病灶进行活检。该技术克服了常规可屈支气管镜只能对3~4级支气管内的组织取材的缺点，可对可屈支气管镜直视范围难以见到的外周肺病变进行取材。TBLB在X线透视监视下施行，有助于确定活检部位，并有可能减少气胸的发生。但临床上也可不在X线监视下"盲目"进行TBLB，主要适用于弥漫性肺部病变；按规范操作，发生气胸并发症的比例不高。

1. 适应证与禁忌证　TBLB的适应证包括：①普通可屈支气管镜难以窥见的肺组织内局限性病变，经其他检查未能定性者；②性质不明的弥漫性肺部病变。临床经验表明，TBLB对于影像表现为弥漫性病变、主要为具有特征性病理改变的结核、结节病、肿瘤、免疫功能受损患者的机会感染等，有较高的诊断价值。

TBLB的禁忌证包括：①一般情况极差，体质虚弱，不能耐受检查；②严重心血管疾病，如心功能不全、频发心绞痛、严重心律失常、高血压未控制；③肺功能严重损害、严重呼吸困难与缺氧、哮喘发作、大咯血；④不能除外血管畸形所致者；⑤怀疑病变为肺包虫囊肿者；⑥进行机械通气；⑦出凝血机制异常，有出血倾向。

2. 术前准备　支气管镜术前常规检查，包括详细询问患者病史，测量血压，进行心肺体检。拍摄X线片（正侧位），必要时拍胸部CT，以确定病变部位。血常规及出凝血时间测定，必要时验血型。心电图检查，对疑有肺功能不全者做肺功能检查。

术前应向患者详细说明检查的目的、意义、大致过程、常规并发症及配合检查的方法等，同时了解患者药物过敏史并征得患者及家属的书面同意；术前禁食、禁水6小时。术前用药可根据经验。

3. 操作步骤　局部麻醉同常规支气管镜检查，因操作时间稍长，麻醉宜充分。首选2%利多卡因，术前15分钟开始喷咽喉部，每5分钟喷1次，共3次，总量2ml。也可采用气管内麻醉，最常用的方法为环状甲状膜穿刺将2%利多卡因滴入气管，术中酌情经支气管镜给予。整个手术过程2%的利多卡因总量不超过15ml。

弥漫性肺部疾病一般在中下肺明显，故纤维支气管镜应先送进右肺的基底支B8、B9、B10，此3支为常规肺活检部位。如病变上叶明显，则应先进入上叶各段，通常不在右肺中叶取肺活检，因中叶各支气管走向斜叶间裂，活检钳易穿透斜叶间裂，而无疼痛感觉，引起外伤性气胸。右下肺活检时应尽量避免在右下肺内基底段开口（B7）进行活检，尤其年龄较大者，因为此处距心脏较近，防止引发心律不齐。当纤维支气管镜进入第4或第5级支气管后，不能再前进时，将活检钳送进，嘱患者深吸气，将活检钳穿过支气管壁送到肺周边，在透视指导下可完全避免外伤性气胸和撕裂肺内带的血管。放到距胸膜2～3cm处或肺外带病变最多的地方，助手张开钳口，再向前推进1～2cm，在患者呼气末轻轻钳取肺活体组织，完毕后慢慢取出活检钳。活检钳穿通支气管壁，钳取肺组织及取钳时患者并无不适感觉。如活检钳到达肺外周时，刺激胸膜产生疼痛，需要提前嘱患者示意。应在不同的肺段，至少两个肺段内取标本。为了提高阳性率，可取5～6块，最多能取到10块肺组织。不同部位的标本应分开放置并标明部位，将取得的肺活体组织放入10%甲醛固定液中，以备组织学检查。术者应操作熟练、轻巧、迅速，尽量缩短操作时间。术后嘱患者休息片刻观察病情。

弥漫性肺部病变TBLB也可以不在透视引导下进行。活检部位应选择下肺的后基底段或外基底段。因易发生气胸，不在右肺中叶或左肺舌叶行活检，也不能同时在两侧肺进行活检。将活检钳轻轻送入选择的支气管，当活检钳到达肺外周时，刺激胸膜产生疼痛，需要提前嘱患者示意。此时将活检钳退后1～2cm，在患者呼气末时进行钳夹。钳取组织标本后，有时可见到相应支气管内有少量血液溢出。另外，在送入活检钳的过程中，有时在未到达肺外周时可能会遇到阻力，提示活检钳顶到小支气管分嵴。此时不可用力，可稍微转动活检钳，微调方向，可顺利送入。一般建议在同侧肺取活检3～4块（亦有学者建议取4～6块）。

4. 并发症及其处理　TBLB检查总的说来是安全的，除了常规支气管镜检查的并发症外，以气胸较为常见。TBLB发生气胸的概率约为4%，发生率与操作技术及是否在X线引导下进行有关。气胸压缩20%以下无需抽气，若患者原有基础肺病、肺功能不全致呼吸困难加重者即需抽气治疗；如为张力性气胸需立即插管闭式引流。

TBLB少量出血亦常见，一般不需特殊处理。量稍大者可用1∶10000肾上腺素稀释液或冰冻生理盐水局部灌注止血，出血量>50ml者需高度重视，要积极采取措施。有TBLB引起大出血致死的报道，需要特别注意。

5. 注意事项

（1）有慢性呼吸系统疾病和呼吸功能不全者，$PaO_2 < 70mmHg$时应术前给氧，操作时

给氧。对老年及病情较严重者应做 SaO_2 和心电监护。

（2）肺活检前应常规进行纤维支气管镜检查，了解气管、支气管 4 级以内有无病变，气管支气管有无狭窄等。

（3）对肺部弥漫性病变应根据影像学表现挑选病变较密集的部位作 TBLB，应尽量避开纤维化严重的区域。

（4）不要在肺大疱内活检，这样不但取不到肺组织，还会增加创伤。

（5）活检的位置不能过于向外，以免损及脏层胸膜造成气胸；也不能太偏向内，这样虽不易造成气胸，但易出血。

（6）缺氧、贫血和高血压患者，即使血小板计数正常，出凝血时间测定正常，也易出血，需加以注意。

6. 诊断意义　TBLB 是间质性肺疾病诊断程序中的重要步骤，对于诊断未明者，在没有禁忌证的情况下，应积极考虑进行。虽然 TBLB 对于特发性间质性肺炎（IIP）的诊断价值有一定局限性，但对于具有特征性病理表现、影像学表现为弥漫性病变的疾病，有重要诊断价值，可避免进一步的创伤性更大的肺活检。这些疾病包括肉芽肿疾病、感染、肿瘤（肺泡癌、癌性淋巴管炎等）、肺泡蛋白沉着症、嗜酸性粒细胞性肺炎等。

对于胸内结节病，支气管内膜活检联合 TBLB 可使诊断阳性率达到 85% 以上。仅就 TBLB 而言，结节病肺内有弥漫性病变时诊断率为 75%~89%；即使在 X 线胸片正常者，TBLB 诊断率亦可达 44%~66%。因此，在间质性肺疾病中，TBLB 对于结节病具有重要诊断价值，在没有禁忌证的情况下，应考虑常规进行。在 TBLB 未能取得病理证据的情况下，方可考虑其他取材方法，例如经支气管淋巴结针吸活检、纵隔镜或胸腔镜肺活检等。在 IIP 中，隐原性机化性肺炎（COP）、急性间质性肺炎（AIP）等有通过 TBLB 获得病理诊断依据可能性。而对于 IIP 中最为常见的 IPF 和非特异性间质性肺炎（NSIP），由于 TBLB 标本太小，取材部位无代表性，难以显示病变性质和分布特征，也不能确定细胞浸润和肺纤维化的相对程度，对 IPF 和 NSIP 病理分类帮助不大。

近年来，开始探索经支气管镜冷冻肺活检（transbronchial cryobiopsy，TBCB）用于间质性肺疾病诊断。经支气管镜冷冻肺活检取材的肺组织标本，明显大于 TBLB 标本，初步结果显示，在 IPF/UIP、非特异性间质性肺炎（NSIP）、慢性过敏性肺炎等间质性肺疾病的病理诊断要优于 TBLB；但冷冻肺活检后的出血，特别是大出血、气胸等安全性问题，还需要更多的研究和观察。

二、经皮肺穿刺活检

经皮穿刺肺活检是获取局灶性肺外周病变病理材料的重要方法。对于间质性肺疾病的诊断，一般不采用这种方法；如果 TBLB 取材不满意，也可进一步采用经皮肺活检，有时可以避免创伤性更大的外科肺活检。对于部分病例，如隐原性机化性肺炎外周实变阴影，经皮穿刺肺活检的标本较 TBLB 满意。

经皮肺穿刺最常用的病灶引导措施有 X 线透视、CT 机和 B 超。透视引导简便经济，可实时引导穿刺，但定位不够精确，也不能清楚显示病灶周围血管等情况，目前逐渐被 CT 引导所代替。B 超引导也可实时监测，操作时短，但它显示的病灶和穿刺针位置常没有 CT 那么直观清晰，且只能显示贴近胸壁的病灶。CT 引导应用范围最广，定位精确，对位置较深的小病灶或纵隔肿块也能引导。CT引导下穿刺的敏感性和特异性高于其他引导方法。下面着重介绍CT引导下肺部穿刺活检。

1. **适应证和禁忌证**　对于诊断不明的肺部局限性病变，如果病灶在活检针可及的范围之内，都有经皮肺穿刺活检的指征。具体包括（但不限于）以下几个方面的适应证：①肺部孤立性结节病灶，经正规抗感染治疗或经一定时间观察后病变无变化或稍有增大，不能除外肿瘤者；②肺内多发结节，未能明确是肿瘤、感染或其他疾病者；③接受免疫抑制治疗的患者，肺内出现单个或多发性结节病灶，需要明确原因；④肺部实变疑为感染，需要病原学诊断者；⑤肺部浸润性病变，特别是局限性浸润性病变，其他检查方法未能确诊者。

禁忌证包括：①重度肺气肿，呼吸功能严重减退；②肺心病、肺动脉高压；③咳嗽不能控制，不能控制呼吸，患者不能合作；④穿刺针道上有肺大疱，肺囊肿性病变，穿刺活检会导致气胸；⑤肺内病变疑为肺包虫病或血管性病变；⑥凝血功能严重障碍不能纠正者；⑦肺内、纵隔内或胸腔内化脓性病变；⑧对侧肺切除者，特别是一侧肺全切除术后。

2. **术前准备**　术前操作者应全面了解病史、临床诊断和相关检查结果，对有无出血史和药物过敏史应特别重视。检测凝血功能，如出、凝血时间，血小板计数，凝血酶原时间等。对高龄患者，应注意心肺功能。术者应与主管医师共同研究患者的胸部平片及胸部CT，观察病灶位置，病灶同周围结构的关系，特别是同肺门大血管和纵隔结构的关系，以便选择穿刺部位和针道。

3. **操作步骤**　根据病变位置，患者取仰卧、俯卧或侧卧位作CT扫描。上叶、肺门病变多用仰卧位，中叶病变采取仰卧位侧方入路，下叶基底段和背段病变采用俯卧位。病灶部位薄层扫描，选择穿刺的最佳层面和皮肤穿刺点，置一金属标志于拟进针点，重复CT扫描核实无误后在皮肤上用色笔标记穿刺点。CT上，用光标分别测出皮肤进针点，允许进针的最大深度和进针角度。皮肤常规消毒，用2%利多卡因5~10ml局部麻醉，令患者屏住呼吸进行穿刺。当针尖接近病灶边缘时再作CT扫描，核实穿刺方向正确后再将针尖刺入病灶内。获取组织标本一般采用切割法，穿刺针进入靶区后，将针芯向前推进0.5~1.0cm回拉，并旋转针头切割部分病变组织后拔针。操作中需注意，穿刺点选择原则是皮肤至病变的最短距离处；穿刺层面以显示病变最大层面为佳。活检时嘱患者保持相同呼吸幅度，穿刺应在平静呼吸状态下屏气进行。活检术后立即作CT扫描，观察有无气胸、出血等并发症。门诊患者应在放射科候诊室观察2~4小时。

4. **并发症及其处理**　气胸是最常见的并发症，发生率平均为37%。在肺弥漫性疾病的患者发生率相对高；与进行次数、操作时间和穿刺针口径相关。少量气胸无需处理，肺压缩30%以上或经观察进行性发展者，须行排气和闭式引流治疗。

咯血是第二位的常见并发症，发生率约为10%，多数为自限性，极少数可在现场大咯血窒息死亡。中度咯血可以内科保守治疗，如肌注血凝酶（立止血）或静脉滴注垂体后叶素等。严重出血要考虑大血管损伤，必要时应紧急外科手术止血。偶尔发生肺部病变内出血，表现为CT扫描穿刺部位小片肺实质浸润灶，应立即停止穿刺。

其他少见并发症有皮下气肿和少量的血胸；而空气栓塞和肿瘤种植转移罕见，仅见个案报道。经皮穿刺肺活检导致的死亡极其罕见，有学者估计为0.01%~0.05%，死亡主要原因大量肺出血，窒息死亡；其次为空气栓塞或张力性气胸。

5. **诊断意义**　经皮肺穿刺活检最初用在肺外周结节性病灶，穿刺活检诊断率为

74%～95%。在肺部弥漫性疾病中78%～87%的患者可获得有诊断价值的标本，诊断率为29%～53%，但气胸发生率可高达50%。因此，对肺部弥漫性疾病应小心选择病例，宜选择肺外周有浸润性病变者。对于表现为弥漫性病变的感染（结核、真菌等）和肿瘤（例如肺泡细胞癌、淋巴瘤），特别是肺外周存在实变病灶者，经皮肺活检因可取得较大组织，同时可做细胞病理学检查，有较大诊断价值，优于TBLB。

在间质性肺疾病的诊断方面，经皮肺穿刺活检的价值与TBLB相似。对于几种特定的疾病，例如累及肺组织的结节病（特别是局限性病灶）、COP，如果TBLB未能明确，经皮肺穿刺可取得具有诊断价值的病理资料。对于IIP中常见的IPF（UIP）和NSIP，一般不建议采用这种方法取材。

》 三、外科肺活检

外科肺活检包括电视辅助胸腔镜手术（video-assisted thoracoscopic surgery，VATS）肺活检和开胸肺活检。在间质性肺疾病的病理诊断中，由于TBLB取材太小，对于大多数病例无法提供全面的病理资料，诊断价值受限。在这种情况下，常常需要外科肺活检取材。VATS肺活检可以直视并在异常部位活检，能取得较大的活组织标本做病理检查。与开胸肺活检相比，VATS有以下优点：①避免剖胸手术，创伤性小；②切口小、美容效果好；③危险性小，并发症少；④住院时间缩短。但是VATS仍有许多不足之处，如费用高、麻醉要求高等。

（一）VATS肺活检

1. 适应证和禁忌证　肺部弥漫性疾病经常规检查和其他活检方法（包括支气管镜检查和TBLB、经皮肺穿刺活检）未能明确诊断者，如无以下禁忌证，均可考虑VATS肺活检。

VATS肺活检的禁忌证包括：①胸膜腔广泛粘连闭合，胸腔镜无法进入者；②严重肺功能不全伴呼吸困难，不能平卧；心肺储备功能极差，不能耐受单侧肺通气和手术者；③凝血功能障碍，有出血倾向且无法纠正者；④严重的器质性心脏病，无法纠正的心律失常和心功能不全；6个月内曾发生心肌梗死者；⑤严重的肺动脉高压，肺动、静脉瘤或其他血管肿瘤；⑥多脏器功能严重损害者；⑦肺包虫囊肿病；⑧剧烈咳嗽或极度衰弱不能承受手术者。

2. 术前准备　除了常规的胸腔镜术前准备外，对于怀疑特发性间质性肺炎病例，术前胸外科手术医师、呼吸科医师和放射科医师，应联合讨论，确定活检部位。活检时应选择病变的边缘部位，以便包括肉眼看上去正常的肺实质；避免在HRCT或手术中看上去"最严重"的病变部位；不从舌叶或右中叶的尖端取材，因为这些部位的标本往往缺乏典型的病理特征。活检要深入到胸膜下的肺实质，最大径为3～5cm。上述要点应在术前与手术医师认真讨论。至于标本的数量，一般推荐多部位取材（≥2个肺叶）。如果只从一个部位取材，有可能反映不出病变全貌。

3. 术后并发症及其处理　VATS由胸科医师完成，术后患者可返回内科病房，术后观察包括以下内容：①密切观察神志、血压、呼吸和心率，必要时动脉血气分析。②观察引流管是否通畅，引流物的颜色和量。术后24～72小时进行常规胸片检查，了解气胸吸收和肺复张情况。在肺复张后，夹住引流管观察24小时，无变化者，及时拔出引流管。

③肺残端出血、漏气，较少发生，如果发现，可保持胸腔引流管通畅，待其自行闭合。因为切除组织都位于肺周边，出血和漏气多不严重。④术后常规用抗菌药物，预防手术引起胸腔内感染。⑤术后呼吸衰竭，多为肺功能极差患者，可给予吸氧，必要时可用呼吸机辅助呼吸。

4. 诊断意义　VATS 肺活检与开胸肺活检对弥漫性肺疾病诊断率基本相当，诊断率为 90%～96%。但是，对于特发性间质性肺炎，病理科医师不可能给出"金标准"式的最后诊断，临床医师还要结合临床表现和影像学特征，综合做出临床-影像-病理学诊断。

（二）开胸肺活检

自从 VATS 得到广泛应用以来，在间质性肺疾病的诊断中，开胸肺活检（open lung biopsy）已较前少用。但开胸肺活检阳性率高，并发症发生率及死亡率均低，而且费用低，在没有 VATS 条件的单位或对于经济条件较差的患者，仍有重要应用价值。

开胸肺活检的适应证和禁忌证同 VATS 肺活检。对诊断不明的弥漫性肺疾病，经前胸小切口直接活检比常规开胸手术创伤性小，值得选用。对于大多数弥漫性肺部疾病，在第 4 肋间做一个小的前胸切口可充分暴露肺组织，可取得理想的活检材料。手术可采用局麻或全麻。术后注意患者的咳嗽、排痰和早期活动，第 2 天在经 X 线胸片检查证实肺已复张后，可拔除水封引流管，并鼓励患者下床活动。其他注意事项同 VATS 肺活检。

开胸肺活检对弥漫性肺疾病诊断率可达 90%～95%，其诊断意义同 VATS 肺活检。

（孙永昌）

参 考 文 献

1. 赵鸣武，孙永昌. 支气管镜诊断图谱. 北京：北京大学医学出版社，2006.
2. 孙永昌. 结节病的活体组织检查和病理诊断问题. 中华结核和呼吸杂志，2009，32：891-892.
3. 王国本，周重范. 肺部疾病的活检术. 北京：北京出版社，1992.
4. 孙永昌，陈亚红，姚婉贞. 不同肺活检方法对弥漫性肺间质性疾病的诊断价值. 中国呼吸与危重监护杂志，2004，3：210-212.
5. 孙永昌. 外科肺活检在特发性间质性肺炎诊断中的应用. 中华结核和呼吸杂志，2007，30：243-245.
6. Fishbein MC. Diagnosis：to biopsy or not to biopsy：Assessing the role of surgical lung biopsy in the diagnosis of idiopathic pulmonary fibrosis. Chest，2005，128：520S-525S.
7. 戴令娟. 肺弥漫性疾病的活体组织检查//蔡后荣，张湘燕，周贤梅. 肺弥漫性疾病. 贵阳：贵州科技出版社，2003：30-39.
8. Pajares V，Puzo C，Castillo D，et al. Diagnostic yield of transbronchial cryobiopsy in interstitial lung disease：a randomized trial. Respirology，2014，19：900-906.
9. Poletti V，Casoni，GL，Gurioli C，et al. Lung cryobiopsies：A paradigm shift in diagnostic bronchoscopy？Respirology，2014，9：645-654.

第七章

间质性肺疾病的临床诊断路径

间质性肺疾病（interstitial lung disease，ILD）是以肺间质、肺泡壁和肺泡腔具有不同形式和程度炎症和纤维化为主要病理改变的一组异质性疾病。自 1935 年 Hamman-Rich 报告 4 例急性弥漫性肺间质纤维化以来，随着对 ILD 认识逐渐提高，越来越多的病种归类于 ILD 之中。目前已有 150～200 种疾病囊括在 ILD 之下，其中不少疾病本身就是罕见病。对临床医师而言，面对 150～200 种疾病的诊断和鉴别诊断往往很困难。虽然不同类型 ILD 的临床症状和体征有相似之处，但在病因、发病机制、病理改变、自然病程、治疗方法和预后等方面并不完全相同，故需要通过综合性评估和分析其在临床、影像学及组织病理学方面的差异，通过合适的临床诊断路径明确 ILD 的具体特异性诊断。

一、评价方法

用于 ILD 的综合性评估方法（表 7-1）包括：①病史的收集；②体格检查；③胸部影像学，特别是高分辨率 CT（HRCT）；④血液学检查和肺功能检查；⑤支气管镜及肺泡灌洗或肺活检（选择性）；⑥外科肺活检（选择性）。分述如下。

表 7-1　ILD 诊断的评估方法和项目

病史
人口统计学数据
肺和肺外表现
症状的起病过程
吸烟史
环境和职业暴露史
用药史
既往疾病和合并疾病
家族疾病史
体格检查
肺部听诊
杵状指
肺外体征
实验室试验
外周血细胞计数
生化检查

尿分析

结缔组织病血清学试验*

抗中性粒细胞胞浆抗体*

过敏性肺炎血清学试验*

脑钠肽*

影像学检查

X 线胸片

胸部高分辨率 CT（HRCT）

以往的 X 线胸片和胸部 CT

超声心动图*

肺功能检查

肺通气功能，肺容量，弥散功能，血氧测定

动脉血气分析*

心肺运动试验*

支气管镜检查*

外科肺活检*

注：* 根据具体患者选择性检查

引自：Ryu JH，Daniels CE，Hartman TE，et al. Diagnosis of interstitial lung disease. Mayo Clinic Proceedings，2007，82：976-986.

（一）病史的系统回顾

翔实的病史收集是诊断的基础，除现病史，还要详细收集患者的环境接触史、职业史、个人史、治疗史、用药史、家族史和基础疾病情况。

1. 现病史　在现病史的收集时，应注意询问症状起始方式、持续时间及进展的速度。不同的起病方式与具体的 ILD 病种有一定的关系，有助于缩小鉴别诊断范围。以急性起病的 ILD 包括急性间质性肺炎（AIP）、隐原性机化性肺炎（COP）、急性嗜酸性粒细胞性肺炎、药物相关性肺损伤和急性过敏性肺泡炎（HP）。这些急性症状导致呼吸衰竭。亚急性（数周至数月）症状的 ILD 包括 COP、亚急性 HP、慢性嗜酸性粒细胞性肺炎（CEP）、药物相关性 ILD 及结缔组织病相关的 ILD。以慢性症状（数月至数年）起病，常出现于特发性肺纤维化（IPF）、纤维化型非特异性间质性肺炎（NSIP）、慢性 HP、慢性职业相关性肺疾病（如石棉肺，矽肺）及结缔组织病（CTD）相关的 ILD 等。

ILD 患者的症状表现差异很大，自无症状、症状轻微到严重的症状。主要的呼吸道症状有呼吸困难、咳嗽及咯血等。

（1）呼吸困难：是 ILD 重要临床的症状。多数患者表现为隐匿起病，渐进性，活动后呼吸困难（气喘）。最具代表性的疾病为 IPF，其特点为渐进性的活动后呼吸困难。早期甚至在胸片及 CT 未出现病变前，部分患者即有呼吸困难。ILD 的呼吸困难程度、发展的速度与具体疾病有关，而与胸片及 CT 阴影分布范围的大小有时不呈平行关系。如类风湿关节炎引起的肺纤维化，有时胸片及 CT 显示典型的蜂窝，并无明显的呼吸困难。少数患者表现为急性发作，短期内严重呼吸困难主要见于 COP、AIP、急性肺水肿和各种病因致弥漫性肺泡出血等疾病。呼吸困难能自然部分缓解与加重，可见于过敏性肺泡炎患者，但应注意与隐性心脏病引起的急、慢性肺水肿（充血性心力衰竭）相鉴别。又如慢性过敏性肺泡炎，也可引起呼吸困难，但并无急性发作史，仅为慢性不能察觉的小量暴露于过敏原，如在空调系统中或家中鸟类饲养等。

（2）咳嗽：82% ~90% 的患者有不同程度的干咳或有少量黏痰。在同一疾病中咳嗽的程度可相差甚远，如有的 IPF 患者早期咳嗽即较重，往往成为患者不易缓解和感觉最痛苦的临床症状之一。ILD 患者多数表现为咳嗽、咳少量白色黏痰，部分患者在出现肺部感染时痰量增多并可为脓性。有的 ILD 患者在晚期咳嗽仍然非常轻微。但也有部分 ILD 的咳嗽、咳痰症状明显，如弥漫性泛细支气管炎主要临床表现为慢性咳嗽、咳大量痰和活动性呼吸困难；少数肺泡细胞癌的患者有较大量的泡沫状痰。

（3）咯血：ILD 中发生率很低，表现为痰中带血丝、小量咯血、大量咯血。反复咯血常见于肺出血-肾炎综合征、特发性肺含铁血黄素沉着症、肉芽肿性多血管炎等。部分淋巴管肌瘤病（LAM）患者有小量咯血。

（4）气胸：反复单侧或双侧自发性气胸本身对特定疾病的诊断价值不定，如与其他因素和临床表现相互联系，则与某些特定疾病有一定的关系。如年轻的女性反复单侧或双侧自发性气胸应考虑淋巴管肌瘤病、结节性硬化症；吸烟的男性患者，反复单侧或双侧自发性气胸应考虑肺朗格汉斯细胞组织细胞增生症（PLCH）。慢性过敏性肺泡炎，少数 IPF 亦可发生气胸。

（5）乳糜胸、乳糜腹水：多见于淋巴管肌瘤病及淋巴管瘤病。

（6）如肺部病变是全身性疾病的局部表现，除呼吸道症状外，有全身症状如发热、关节痛、无力、消瘦、口干、眼干、肌肉痛等。

2. 其他病史　除现病史，还要注意收集患者的环境接触史、职业史、个人史、治疗史、用药史、家族史和基础疾病情况，以上相关的病史可能会提供有意义的诊断线索。

职业工种和环境接触是职业相关性 ILD 发生的高危因素，也可能是某些 ILD 的易患因素，能引起各种不同类型的病理表现（表7-2）。这些职业工种与高危因素和职业相关性ILD 包括矿工与尘肺；喷沙工和花岗岩工与矽肺；电焊工、造船厂工人、管道安装工、电气工、汽车机械师与石棉肺；农民、家禽、鸟类饲养员与过敏性肺泡炎；航空、核能源、计算机和电子工业的从事人员与铍中毒。

表 7-2　职业接触和环境暴露与 ILD 关系

临床疾病	组织学表现	职业和环境的暴露
特发性肺纤维化	普通型间质性肺炎	石棉肺、铀采矿、钚、混合型粉尘等
非特异性间质性肺炎	非特异性间质性肺炎	有机抗原
脱屑性间质性肺炎	脱屑性间质性肺炎	纺织品工、铝焊接、无机粉尘等
机化性肺炎	机化性肺炎	喷漆、纺织品、氧化氮等
肺泡蛋白沉着症	肺泡蛋白沉着	高浓度的二氧化硅粉尘吸入、铝粉尘、喷沙工等
巨细胞间质性肺炎	巨细胞间质性肺炎	接触硬金属（如钴、钨等），钻石磨削，使用硬金属工具

续表

临床疾病	组织学表现	职业和环境的暴露
急性间质性肺炎/ARDS	弥漫性肺泡损伤	刺激性气体吸入损伤：氧化硫、氧化氮、镉、铍、氯气、酸雾
闭塞性细支气管炎	缩窄性细支气管炎	氧化氮、氯气
细支气管炎	细胞性细支气管炎	有机抗原
结节病	肉芽肿性炎症	铍、有机抗原、锆、铝、钛等
脂质性肺炎	脂质性肺炎	接触液体油物

　　但有许多职业和环境因素容易被患者忽视，如在家、工作场所、机车、频繁进出的地方长期接触并暴露于环境"致纤维化"因素；与个人嗜好有关，如暴露于鸟类、霉菌、木料加工，桑拿浴、热缸浴等，这些嗜好与前面的明确高危因素同样重要，都具有提示 ILD 诊断线索的意义。因此，详细的职业和环境接触史对于某些 ILD 诊断相当重要。

　　目前已知部分药物可引发 ILD，包括化疗及细胞毒性药物、非甾体类抗炎药、抗生素、麻醉镇静剂、胺碘酮、三环抗抑郁药、甲氨蝶呤和青霉胺等。非处方类药物和"替代医学"在 ILD 发病中的作用亦不能被忽视。

　　具有遗传疾病的患者也可出现 ILD，包括神经纤维瘤、结节性硬化症、海-普二氏综合征（Hermansky-Pudlak syndrome）及代谢蓄积性疾病（metabolic storage diseases）。近亲（同胞、父母及子女）确诊为 ILD 的患者，具有高度的 ILD 基因遗传性（如家族性肺纤维化）。

　　（二）体征

　　1. 肺部体征　肺部的体征常无特异性，最早期可出现轻微的呼吸频率加快，心率增加，肺部听诊可为阴性。80% 以上的 IPF 患者肺部听诊可闻及捻发音，常被描述为"干性"、"Velcro 啰音"，爆裂音（crackles），位于吸气末，于两肺基底部明显。部分累及间质并引起肺纤维化的疾病可闻及捻发音，但在肺部肉芽肿性疾病很少见，如肺结节病。偶尔可闻及喘鸣和湿啰音，如哮喘样症状和体征的出现多提示 ILD 影响到气道，如过敏性支气管肺曲菌病（ABPA）、嗜酸细胞性肉芽肿性多血管炎（以往称 CSS）、慢性嗜酸性粒细胞性肺炎及寄生虫病等。结节病、肉芽肿性多血管炎及淀粉样变性等病引起气管内病变和狭窄也可出现哮喘音。

　　ILD 晚期可有呼吸困难、心率加快、发绀等表现；进行性肺纤维化和低氧血症可导致继发性肺动脉高压，肺心病，临床体检可发现 P2 亢进，右心室扩大。

　　2. 肺外体征　肺外体征发现对提示特异性诊断和缩小鉴别诊断范围常有帮助。40% ~80% 的 IPF 患者可出现杵状指；石棉肺、慢性过敏性肺泡炎和 DIP 患者亦可出现，其他弥漫性肺疾病患者较少出现。如皮肤结节性红斑、外周淋巴结肿大、肝脾大常出现于结节病；特征性皮疹和皮损变化常出现在某些结缔组织病，如皮肌炎、类风湿关节炎、系统性红斑狼疮、播散性朗格汉斯细胞组织细胞增生症、结节性硬化症、神经纤维瘤。肌肉压痛及近端肌无力提示多发性肌炎。关节炎的体征多见于结缔组织病如类风湿关节炎、系统性红斑狼疮和多发性肌炎等；结节病可伴发关节炎。指、趾硬化、雷诺征、毛细血管扩张是皮肌炎和 CREST 综合征的典型表现。虹膜炎、葡萄膜炎、结膜炎多见于结节病。伴中枢神经系统异常、糖尿病、脑垂体前叶功能异常应考虑结节病、肺朗格汉斯细胞组织细胞增生症。结节性硬化症常有癫痫及智力低下、精神呆滞。肉芽肿性多血管炎常有反复发作的鼻炎。因此，注意发现肺外体征对提示特异性诊断和缩小鉴别诊断的范围有帮助。

（三）实验室检查

用于 ILD 的常规实验室检查包括白细胞及血小板计数、红细胞沉降率（ESR）、血生化（血清电解质、血清尿素氮、肌酐、肝功能和血钙）测定。

大多数实验室检查对 ILD 的特异性诊断价值有限。ESR 升高，轻度 CRP 增高和高丙球蛋白血症等在 ILD 也常见，但无特异性。如红细胞沉降率升高可见于结核病、结缔组织病、系统性血管炎、恶性肿瘤等。血管紧张素转化酶（ACE）在结节病患者可出现升高，但也可出现在其他疾病（如矽肺、外源性过敏性肺泡炎、淋巴细胞间质性肺炎），因此其敏感性和特异性均不高。

少数实验室检查项目对提示特定的诊断有较大价值，如抗中性粒细胞胞浆抗体（ANCA）对系统性血管炎特别是肉芽肿性多血管炎（Wegener 肉芽肿）有诊断意义。怀疑Goodpasture 综合征（肺出血-肾炎综合征）检查抗肾小球基底膜抗体，则有可能替代肾活检做出临床诊断。针对有机抗原测定血清沉淀抗体有助于过敏性肺泡炎（HP）的诊断，但阴性不能排除 HP。

注意实验室检查与临床表现结合有利于缩小疑似诊断的范围，尽快地明确 ILD 具体的特异性诊断。出现近端肌无力或压痛时，为排除多肌炎需要检测血醛缩酶、肌酸激酶、抗JO-1 抗体，甚至肌电图和肌肉活检。临床和病理证实诊断淋巴细胞性间质性肺炎时，需要进一步行血清学检查以排除结缔组织病（特别是 Sjögren 综合征），免疫球蛋白水平（评估免疫缺损的情况）和 HIV 检测。血癌胚抗原检测对以类似 ILD 临床和影像学表现的肺泡细胞癌和肿瘤肺转移的诊断有帮助。

实验室检查很少单独用于 ILD 的诊断，但与临床资料结合则具有支持和提示诊断意义。

（四）肺功能检测

肺功能检测（PFTs）包括肺活量测定（伴或不伴支气管激发试验）、肺容积测定和肺一氧化碳弥散力（D_LCO）测定。肺功能检测不能明确具体 ILD 的病因诊断，但在排除其他疾病，病情严重度分级，观察治疗效果及预后方面可提供客观评价的指标。

ILD 最常见肺功能检测异常为限制性通气障碍和弥散功能障碍（D_LCO 降低）。典型的限制性通气障碍表现为肺容积减少，肺总量（TLC）、功能性残气量（FRC）、残气量（RV）＜80% 预计值；1 秒钟用力呼气量（FEV_1）和用力肺活量（FVC）同时减少、FEV_1/FVC 比值升高。少数 ILD 有时可出现肺容积增加（如 LAM、PLCH），D_LCO 增加（如弥漫性肺泡出血）。同时伴阻塞性通气障碍对某些疾病的诊断有一定的帮助。无肺气肿的患者出现混合性通气障碍（FEV_1/FVC 比值降低、RV 增加、流速-容量曲线气流受限），提示可能存在结节病、过敏性肺泡炎、呼吸性细支气管炎伴间质性肺病、PLCH、LAM 或某些伴气喘的 ILD（慢性嗜酸性粒细胞性肺炎、CSS）。仅有阻塞性通气障碍则提示闭塞性细支气管炎。

ILD 患者疾病的早期肺功能检测和静息时动脉血气分析可完全正常。但在运动时，动脉血气分析可以发现生理异常，如动脉血氧分压降低，肺泡-动脉血氧分压差（A-aPO$_2$）增加等。因此，通过 6 分钟步行试验测定脉搏血氧饱和度的变化情况，有助于指导诊断、干预治疗和吸氧治疗。早期 ILD 患者无或极少症状，在行 6 分钟步行试验时无明显脉搏血氧饱和度的降低，可行标准心肺运动试验，检测峰值耗氧量，运动时气体交换和无效腔通气量。但该检查操作复杂，费用比较昂贵，对 ILD 临床诊断价值有限。

（五）胸部影像学

1. X 线胸片　胸片异常往往是发现 ILD 首要线索。如有以往的胸片作对照，有助于评价确定患者疾病的发生、进展情况及稳定性。绝大多数 ILD 患者胸片可出现肺间质浸润、囊状改变及小结节影等异常改变。

X 线胸片影像学特点和病变分布，动态变化分析，特定的疾病相应肺的好发部位，可提供有意义的诊断线索（表 7-3），有助于缩小鉴别诊断范围。如上肺野分布为主提示结节病、铍肺、囊性肺纤维化、矽肺和强直性脊柱炎，而癌性淋巴管炎、石棉肺和与类风湿关节炎，硬皮病相伴的肺纤维化则以中下肺野异常为主。淋巴结肿大的表现形式也可以提供诊断线索，气管旁和对称性双肺门淋巴结肿大强烈提示结节病，也可见于淋巴瘤和转移癌；蛋壳样钙化提示矽肺和铍肺。心影正常时，X 线胸片出现 K 线提示癌性淋巴管炎；如伴肺动脉高压，应考虑肺静脉闭塞性疾病。上、中肺野为主的浸润影而肺门区或中心区域相对清晰，与肺水肿分布特点正好相反的影像学表现，高度提示慢性嗜酸性粒细胞性肺炎（CEP）；同一部位反复发生双侧浸润影提示隐原性机化性肺炎（COP）、药物性或复发性放射性肺炎；游走性浸润影提示嗜酸性肉芽肿性多血管炎、变应性支气管肺曲菌病或 COP。

表 7-3　X 线胸片表现与临床相关疾病

胸片表现	提示可能诊断
肺容积降低	IPF、CTD 相关性 ILD、慢性过敏性肺泡炎、石棉肺、NSIP、药物引起、COP、CEP、DIP
肺容积增加或正常	呼吸性细支气管炎伴间质性肺病、IPF 伴肺气肿、结节病、急性过敏性肺泡炎、LAM、PLCH、神经纤维瘤病、细支气管炎、吸烟
病变上肺明显	结节病、矽肺、煤工尘肺、过敏性肺泡炎、PLCH、慢性铍中毒、活动性结节病、CEP、卡普兰综合征、结节型类风湿关节炎
病变外周明显	COP、IPF、CEP 等
病变下肺明显	IPF、CTD 相关的 ILD、石棉肺、DIP、慢性过敏性肺泡炎等
微小结节影	感染、结节病、急性和亚急性过敏性肺泡炎等
胸膜病变	CTD 相关的 ILD、石棉肺、恶性肿瘤、放射性诱发、结节病
气胸	LAM、PLCH、结节性硬化症、神经纤维瘤病、月经相关综合征等
纵隔/肺门淋巴结肿大	结节病、恶性肿瘤、矽肺、感染、慢性铍中毒、CTD
正常（罕见）	HP、NSIP（细胞型）、CTD-相关 ILD、细支气管炎、RB-ILD、结节病

2. 胸部高分辨率 CT　在诊断 ILD 疾病时，几乎所有 ILD 患者在初始临床评价中都需要进行胸部高分辨率 CT（HRCT）。HRCT 较常规胸片更敏感（敏感性 >90%），能更好显

示胸膜、肺门和纵隔病变和定位。HRCT 的影像学显示不同的病变，提示不同的疾病诊断范围（表7-4）。HRCT 反映的病变情况与生理学的损伤程度有较高的一致性，对于指导行支气管肺泡灌洗及肺活检具有重要意义。完全正常的胸部 HRCT 基本可以排除 IPF，但不能排除微小炎症和肉芽肿病变的存在。

HRCT 比胸片更能清楚地观察肺间质的细微结构，在诊断或排除疾病中具有不可替代的作用。随着 CT 成像技术不断提高和病理与影像对照研究的进展，对于不同类型 ILD 的 HRCT 表现有了更深入了解，HRCT 在 ILD 的临床诊断路径中发挥了重要引导作用，通过对 HRCT 表现和分布特点分析和判断，可为决定和选择下一步针对性实验室检查、气管镜或外科肺活检提供指导。

HRCT 异常表现的主要类型（如囊样改变、磨玻璃影与实变影等）在不同疾病的诊断中具有重要意义。普通型间质性肺炎（UIP）、PLCH 和 LAM 主要出现囊样改变，而磨玻璃影或实变影少见。与此相对应，COP、CEP 及肺泡蛋白沉着症（PAP）则见多量的磨玻璃影及实变影，囊样改变较为少见。

ILD 的 HRCT 表现主要取决于病变累及部位和其病理改变，了解和掌握病变本身的特征和分布特点，某些 ILD 的 HRCT 特殊征象，对临床诊断具有重要价值。以多发囊状影为例，肺朗格汉斯细胞组织细胞增生症的 HRCT 分布特点：病变以两上肺为主，下肺少。形态特点：多发囊状影形成，以多发囊疱常见，大多数伴小结节影，如见奇形怪状的囊状影对诊断更具特征性。而 LAM 的全肺均匀分布的大小不等不规则线样薄壁囊肿，但无肺小叶和结构扭曲改变，对临床诊断具有特殊意义。磨玻璃影中见小叶间隔增厚，形成铺路石样改变和地图样分布，是肺泡蛋白沉着症的特征性 CT 影像学表现。HRCT 显示纵隔和对称性双肺门淋巴结肿大，肺内小结节影淋巴管分布特点强烈提示结节病。吸气相和呼气相胸部 CT 检查发现空气潴留征对闭塞性细支气管炎的诊断有帮助。

表7-4　HRCT 主要表现与临床相关疾病

HRCT 表现	提示可能的临床疾病
网格状影、蜂窝影	IPF、CTD 相关肺纤维化，石棉肺等
磨玻璃影，实变影	COP、CEP、PAP、肺泡细胞癌、淋巴瘤、结节病等
小结节影	肉芽肿性疾病、尘肺、恶性肿瘤、类风湿关节炎、肺泡微结石症等
小叶间隔增厚	感染、肺水肿、恶性肿瘤、药物的副作用、肺静脉闭塞性疾病等
囊性改变	LAM、PLCH、淋巴细胞间质性肺炎、UIP 等
马赛克样	空气潴留征（缩窄性细支气管炎），过敏性肺泡炎

（六）纤维支气管镜

部分 ILD 病种经纤维支气管镜肺泡灌洗液（BAL）或经纤支镜肺活检（TBLB）检查可以得到明确诊断。支气管肺泡灌洗有助于诊断特异性感染（如结核、肺组织胞浆菌病、球孢子菌病、真菌感染）和部分非肺感染疾病（如 PLCH、LAM）。而且肺泡灌洗液（BALF）中的细胞学检查对于缩小诊断范围有重要作用。淋巴细胞数目增多提示结节病、过敏性肺炎及其他肉芽肿性疾病。BALF 中嗜酸性细胞明显增多（>25%）需高度怀疑急性或慢性嗜酸性粒细胞性肺炎。TBLB 对某些 ILD 诊断具有较大价值，当胸部 HRCT 提示可能为 TBLB 能诊断的 ILD 时，TBLB 应列为首先考虑选择的诊断方法，如肺结节病、PAP、PLCH、LAM、CEP 及 COP 等。TBLB 所获得标本量较少及存在标本变异率，BAL 和 TBLB 难以确诊 IIPs 中的 IPF 和 NSIP 等。

（七）外科肺活检

ILD 患者经 BAL 及 TBLB 无法确诊时，外科肺活检（SLB）可列为最后考虑的诊断方法。SLB 采用电视辅助下胸腔镜肺组织活检和常规开胸肺组织活检。外科肺活检可以为区分 ILD 的具体类型，提供适当的诊断标本。在拟行外科肺活检前，必须先评估其获益/风险比。这对于那些易发生呼吸困难、病情加重、肺动脉高压和其他合并症的患者，更是如此。一项 Meta 分析显示，开胸肺活检或经电视胸腔镜手术肺活检后的 30 天死亡率，分别为 4.3% 和 2.1%。在建议患者接受外科肺活检前，临床医师一定要经过慎重思考。严格掌握指征，排除禁忌证，应特别注意权衡利弊，对极度虚弱或老年患者不主张使用。尽管外科肺活检的死亡率会随着患者年龄的增加而增加，但有些类型的 ILD 只有经过外科肺活检才有可能获得确诊。多数文献报道，外科肺活检对 ILD 病理诊断率在 90% 以上。但值得注意的是，即使是由专业的病理学专家对相关标本进行评估，其得出的诊断结果，在不同专家或同一专家自身之间，也可能存在很大的变异。

》 二、诊断步骤

间质性肺疾病诊断必须依据翔实的收集病史，临床起病和表现分析，合适选择实验室检查，胸部影像学分布和特点分析，缩小疑似诊断的范围，必要时的组织学检查，以明确 ILD 具体的特异性诊断。提倡通过多学科团队和多学科讨论（multidisciplinary discussions, MDD）提高对 ILD 诊断准确性。间质性肺疾病的标准诊疗团队，通常应该是一个由呼吸内科医师、胸部放射学家、病理学家和专科护士等组成多学科小组。其诊断策略是确认间质性肺疾病的存在；在可能的情况下，确立相关的诊断（重点是排除其潜在的病因）、疾病的阶段；最后讨论确定处理目标，监测策略。在具体 ILD 临床诊断中可分为以下 3 个步骤。

（一）明确是否为间质性肺疾病

多数间质性肺疾病患者病史中最重要的症状是进行性呼吸困难、干咳和乏力，症状呈慢性经过。体格检查可在双侧肺底部闻及 Velcro 音。肺功能检查主要表现为限制性通气障碍和弥散功能下降。胸部 X 线表现为病变分布为双肺弥漫性病变，以中、下肺外带为主；病变性质主要为间质性改变，表现为网状影、磨玻璃样、小结节影或两者混合的网状结节状阴影，肺容积缩小等。对符合以上临床表现，肺功能改变，胸部影像学特点的患者可临床考虑诊断为间质性肺疾病患者，但需要注意排除是否有肿瘤、感染和免疫功能缺陷存在。

（二）确定属于哪一类间质性肺疾病患者

对于临床怀疑为间质性肺疾病患者，首先需进行初步临床评估，包括系统的病史询问，体格检查，胸部 X 线片和肺功能检查。根据以上初步临床评估，将患者分为两组。

一组有其相关病情或基础疾病，临床上无特发性间质性肺炎（IIPs）的典型表现，该组患者可通过详细环境接触史、职业史、个人史、治疗史、用药史、家族史和相关实验室检查确定诊断，如职业病中的矽肺、结缔组织病相关性 ILD 等。如确定，则可评估疾病严重程度，制定现实治疗目标和管理策略（图 7-1）。

　　另一组则可能为特发性的间质性肺疾病患者。这组患者应该进行 HRCT 检查，根据 HRCT 表现，此组可再分为 4 类（图 7-1）：①具有典型 UIP 型的 HRCT 表现，结合临床背景能明确诊断特发性肺纤维化；②临床表现及 HRCT 特征可以诊断的间质性肺疾病，如 PLCH、LAM 及肺泡微结石症等；③无典型 UIP 型 HRCT 表现但怀疑 IIPs；④怀疑其他类型的间质性肺疾病。对于③或④的患者需进行经支气管肺活检或支气管肺泡灌洗，如仍不能明确诊断则需做外科肺活检。

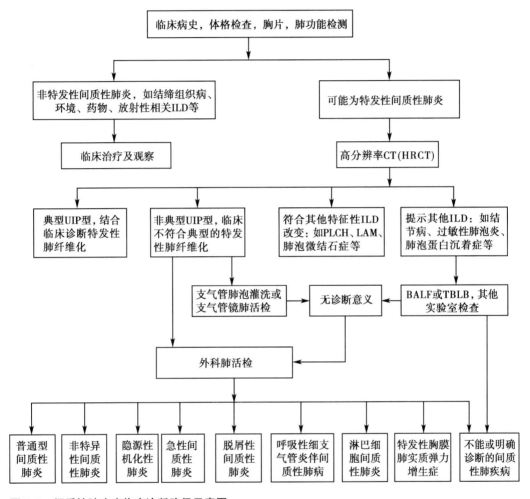

图 7-1　间质性肺疾病临床诊断路径示意图

ILD：间质性肺疾病；PLCH：朗格汉斯组织细胞增生症；UIP：普通型间质性肺炎；LAM：淋巴管肌瘤病；BALF：支气管肺泡灌洗；TBLB：经支气管镜肺活检

引自：American Thoracic Society/European Respiratory Society. International multidisciplinary classification of the idiopathic interstitial pneumonias. Am J Respir Crit Care Med，2002，165：277-304；徐作军. 弥漫性间质性肺疾病的诊断和鉴别诊断. 中华老年医学杂志，2008，27：5-8

（三）对特发性间质性肺炎进行鉴别诊断

　　特发性间质性肺炎（IIP）包括特发性肺纤维化、脱屑性间质性肺炎、呼吸性细支气管炎伴间质性肺病、非特异性间质性肺炎、急性间质性肺炎、淋巴细胞间质性肺炎、隐原性机化性肺炎及特发性胸膜肺实质弹力增生症等，其中特发性肺纤维化最常见，占所有特发性间质性肺炎的60%以上，非特异性间质性肺炎次之，而其余类型的特发性间质性肺炎相对少见。特发性间质性肺炎的最后确诊，除了特发性肺纤维化可以根据病史、体征、典型胸部HRCT表现作出临床诊断外，其余特发性间质性肺炎的确诊均需依靠病理诊断。在IIP中，隐原性机化性肺炎、急性间质性肺炎有时也可通过TBLB获得病理诊断依据。而对于IIP中最为常见的IPF和非特异性间质性肺炎，由于TBLB标本太小，取材部位无代表性，难以显示病变性质和分布特征，也不能确定细胞浸润和纤维化的相对程度，对病理分类帮助不大。

综上所述，间质性肺疾病的病种多而复杂，在具体面对间质性肺疾病患者时，临床医师除注意临床表现和实验室检查外，仔细询问相关的病史包括环境接触史、职业史、用药史、家庭史和遗传史，以及曾有否其他脏器的恶性肿瘤，有无全身性疾病等，详细的病史资料有时可提供诊断重要线索。但依据患者的临床表现和实验室检查能对间质性肺疾病能做出特异性诊断的病种也是相对有限。其次，应注意对胸部HRCT表现和分布特点进行分析。具有良好阅读胸部HRCT功力的临床医师，结合患者临床特点和实验室检查可大大缩小疑似诊断的范围，部分间质性肺疾病通过HRCT检查及结合临床，可基本明确临床诊断。不少间质性肺疾病的患者经过上述相关检查，仍然不能明确间质性肺疾病的特异性诊断时，需要谨慎地选择有创伤性检查包括外科肺活检。但仍有极小部分患者虽经外科肺活检，肺组织病理显示非特异性炎症或晚期纤维化，最终仍未能明确诊断为具体的间质性肺疾病。因此，为了提高ILD诊断率，临床医师、影像医师及病理医师之间的密切合作和通过多学科讨论对间质性肺疾病的诊断非常重要。

（丁 辉 蔡后荣）

参 考 文 献

1. American Thoracic Society/European Respiratory Society. International multidisciplinary consensus classification of the idiopathic interstitial pneumonias. Am J Respir Crit Care Med, 2002, 165：277-304.
2. British Thoracic Society. The diagnosis, assessment and treatment of diffuse parenchymal lung disease in adults. Thorax, 1999, 54：S1-30.
3. Bradley B, Branley HM, Egan JJ, et al. Interstitial lung disease guideline：the British Thoracic Society in collaboration with the Thoracic Society of Australia and New Zealand and the Irish Thoracic Society. Thorax, 2008, 63 Suppl 5：v1-58.
4. Reynolds HY. Diagnostic and management strategies for diffuse interstitial lung disease. Chest, 1998, 113：192-202.
5. ATS International Consensus Statement. Idiopathic pulmonary fibrosis：diagnosis and treatment. Am J Respir Crit Care Med, 2000, 161：646-664.
6. Ryu JH, Olson EJ, Midthun DE, et al. Diagnostic approach to the patient with diffuse lung disease. Mayo Clin Proc, 2002, 77：1221-1227.
7. 徐作军. 弥漫性间质性肺疾病的诊断和鉴别诊断. 中华老年医学杂志, 2008, 27：5-8.
8. 侯显明, 于润江. 间质性肺病学. 北京：人民卫生出版社, 2003：110-123.

9. Koyama M，Johkoh T，Honda O，et al. Chronic cystic lung disease：diagnostic accuracy of high-resolution CT in 92 patients. Am J Roentgenol，2003，180：827-835.

10. Lettieri CJ，Veerappan GR，Helman DL，et al. Outcomes and safety of surgical lung biopsy for interstitial lung disease. Chest，2005，127：1600-1605.

11. Ryu JH，Daniels CE，Hartman TE，et al. Diagnosis of interstitial lung disease. Mayo Clinic Proceedings，2007，82：976-986.

12. Swigris JJ，Kuschner WG，Kelsey JL，et al. Idiopathic pulmonary fibrosis：challenges and opportunities for the clinician and investigator. Chest，2005，127：275-283.

13. Travis WD，Costabel U，Hansell D，et al. An official American Thoracic Society/European Respiratory Society statement：update of the international multidisciplinary classification of the idiopathic interstitial pneumonias. Am J Respir Crit Care Med，2013，188：733-748.

14. Cottin V，Cordier JF. "Velcro crackles：the key for early diagnosis of idiopathic pulmonary fibrosis". Eur Respir J，2012，40：519-521.

15. Flaherty KR，King TE Jr，Raghu G，et al. Idiopathic interstitial pneumonia：what is the effect of a multidisciplinary approach to diagnosis? Am J Respir Crit Care Med，2004，170：904-910.

16. Jawad H，Chung JH，Lynch DA，et al. Radiological approach to interstitial lung disease：a guide for the nonradiologist. Clinics in chest medicine，2012，33：11-26.

间质性肺疾病各论

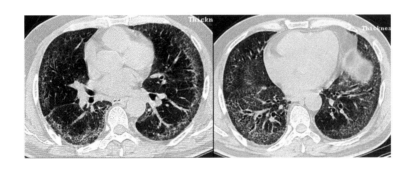

第八章

特发性肺纤维化

随着对特发性间质性肺炎（idiopathic interstitial pneumonia，IIP）的认识深入，特发性肺纤维化（idiopathic pulmonary fibrosis，IPF）的概念及内在含义历经变迁。在 Liebow 的慢性间质性肺炎病理分类中，首次提出了普通型间质性肺炎（usual interstitial pneumonia，UIP）的概念，pneumonia 描述非感染性炎症，"usual" 意指最常观察到的组织病理表现的类型，UIP 仅仅是一个病理学的诊断术语，而非独立的疾病实体。IPF 是一个临床分类的术语，以往将隐匿性致纤维化肺泡炎（cryptogenic fibrosing alveolitis）视为同义语。2000年前，以往文献提及的 IPF，曾包含数种不同病理类型的间质性肺炎，其临床病程和预后各不相同。2000 年美国胸科学会（ATS）和欧洲呼吸学会（ERS）发表了有关 IPF 诊断和治疗的多国专家共识中，对 IPF 做了重新的界定。IPF 被定义为一种原因不明，组织病理学表现为普通型间质性肺炎（UIP），局限于肺部的慢性致纤维化型间质性肺炎。2011 年 3 月 ATS、ERS、日本呼吸学会（Japanese Respiratory Society，JRS）和拉丁美洲胸科学会（Latin American Thoracic Association，ALAT）颁布《特发性肺纤维化诊断和治疗指南》（以下简称《IPF 指南》），将 IPF 的定义为原因不明，成人（多为老年），局限于肺，进行性致纤维化的间质性肺炎，其组织病理学和或放射学表现为 UIP 型。《IPF 指南》首次将放射学 UIP 型表现写入 IPF 的定义中，强调识别高分辨率 CT（HRCT）UIP 型的重要性及诊断作用。

【流行病学】

IPF 确切的患病率和发病率尚不清楚。近年来的研究表明，IPF 的患病率及发病率远比以前估计得高，同时死亡率也呈上升趋势。Raghu 等调查了美国 1996—2000 年 IPF 的发病情况，估计患病率和发病率分别波动于（14.0～42.7）/10 万人和（6.8～16.3）/10 万人，认为 IPF 患病率较前很可能增加。欧洲几个国家的研究报告，IPF 患病率（1～4）/10 万人。在美国 1992-2003 年的 IPF 的死亡率为 50.8/100 万人，与前相比，男性增加 28.4%，女性增加 41.3%。在英格兰和威尔士，由 IPF 导致的死亡较过去 20 年已有 3 倍的增加。该病老年患者常见，诊断时平均年龄 67 岁，60% 的患者年龄超过 60 岁。男性与女性患病率比例 1.4∶1.0，发病率男性与女性比例 1.3∶1.0。既往有吸烟史患者略多。

【病因和发病机制】

IPF 的病因尚不清楚。IPF 可能的高危因素有：①吸烟：吸烟危险性与家族性和散发的 IPF 发病明显相关，特别是每年超过 20 包；②环境暴露：IPF 与多种环境暴露有关，如暴露金属粉尘（铜锌合金、铅及钢）木尘（松树），务农，石工，抛光，护发剂，接触家畜，植物及动物粉尘等；③微生物因素：虽然目前不能确定微生物感染与 IPF 发病的关系，但有研究提示感染，尤其是慢性病毒感染，包括 EB 病毒、肝炎病毒、巨细胞病毒，人类疱疹病毒等可能在 IPF 发病中起了一定的作用；④胃-食管反流：多数 IPF 患者有异常的胃食管反流，异常的胃食管反流导致反复微吸入是 IPF 高危因素之一，但多数 IPF 患者缺乏胃食管反流的临床症状，因此容易被忽略；⑤遗传因素：家族性 IPF 为常染色体显性遗传，占所有 IPF 患者比例<5%。家族性 IPF 可能存在易感基因。

有关 IPF 的发病机制曾经提出多种假说，如炎症假说、生长因子假说及上皮细胞/间质细胞假说等。虽然已经从细胞因子、细胞外基质、细胞信号传导等方面进行了很多基础研究，但以上假说均不能完全解释临床 IPF 的发病过程。比较流行的 IPF 发病机制假说是上皮细胞/间质细胞假说，该假说认为 IPF 的本质是源于肺泡上皮受损及损伤后的异常修复，肺泡炎可能是疾病的早期事件。反复及原因不明外源性或内源性的刺激导致肺泡上皮细胞的持续微损伤，损伤的肺泡上皮细胞不能通过再生正常修复；并释放多种促纤维化细胞因子，导致成纤维细胞的增殖失调，成纤维细胞（纤维母细胞）-肌成纤维细胞灶（肌纤维母细胞）形成，细胞外基质聚集，肺泡气体交换单位重建，最后形成肺纤维化。

总之，环境污染中的粉尘颗粒、环境化学物，自身免疫异常、病毒感染等可能致病因子，与肺内固有免疫细胞相互作用，引起炎症及免疫反应，损伤肺泡上皮细胞，释放多种细胞因子，成纤维细胞的增殖失调，细胞外基质聚集，导致肺组织结构重建，形成肺纤维化。

【病理改变】

肉眼观察：IPF 患者的双肺体积缩小，重量增加，质地较硬，脏层胸膜有局灶性瘢痕形成，可见肺气肿甚至肺大疱形成。切面为双肺弥漫性实变区，轻重不一，较轻的部分见基本正常的肺结构，严重受累处见多囊性结构，即蜂窝肺。

组织学表现：IPF 的组织病理学特点为 UIP。在低倍镜下，UIP 最显著的特点是病变轻重不一，分布不一致（图 8-1），不同时相病变交替分布，同时存在（图 8-2），如间质性炎症、纤维化病变和蜂窝肺改变，与正常肺组织呈局灶状交替分布。这些病理改变主要累及周围胸膜下肺实质或小叶间隔旁，细支气管周围。纤维化病变主要有致密的胶原瘢痕，活动性纤维化病变即成纤维细胞灶（fibroblastic foci，FF）。成纤维细胞灶是有散在的增殖型成纤维细胞和肌成纤维细胞集合灶（图 8-3，图 8-4）。镜下蜂窝肺由囊性纤维气腔所组成，常被覆有支气管上皮细胞，气腔内充满了黏液（图 8-5，图 8-6）。在纤维化和蜂窝病变的区域内，肺间质纤维组织增生，肺泡间隔增厚变宽，肺泡结构重建，可见明显的平滑肌增生（图 8-7），以往曾经有文献称为肌性肺硬化。肺间质炎症通常较轻（图 8-8，图8-9），由淋巴细胞和浆细胞引起的肺泡间隔浸润所组成，斑片状分布，并伴有 II 型肺泡上皮细胞的增生。急性加重期肺组织病理可显示 UIP 和弥漫性肺泡损伤的混合性改变。

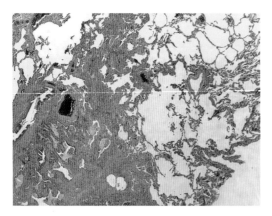

图 8-1 普通型间质性肺炎（UIP）

低倍镜，同一视野见不同时相病变，片状纤维化病灶，伴支气管黏膜上皮化生（左下），接近正常的肺组织，轻度的间质性炎症（右上）

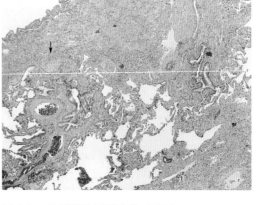

图 8-2 普通型间质性肺炎（UIP）

低倍镜，见不同时相病变，片状瘢痕灶，以胸膜、胸膜下和细支气管周围病变为主（左下），轻度的间质性炎症，见纤维母细胞灶（黑箭）

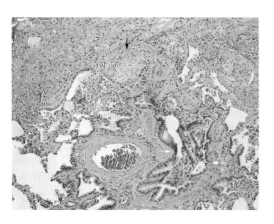

图 8-3 支气管黏膜上皮化生（白箭）及纤维母细胞灶（黑箭），周围见致密的胶原瘢痕

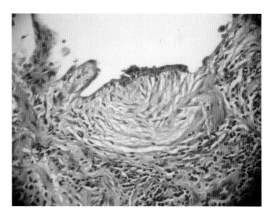

图 8-4 纤维母细胞灶

增生肺泡上皮覆盖在纤维母细胞灶的表面，与纤维母细胞灶的梭形细胞呈平行排列

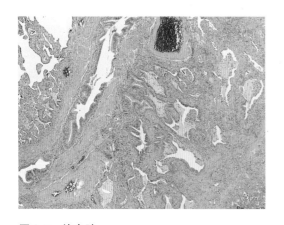

图 8-5 蜂窝肺

多个大小不一的囊性纤维气腔，表面被覆有支气管上皮细胞，周围明显的纤维化和平滑肌增生

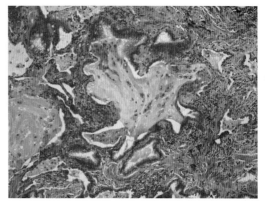

图 8-6 蜂窝肺

囊性纤维气腔表面被覆支气管上皮细胞，腔内见黏液

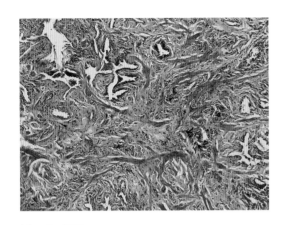

图 8-7　UIP

纤维化区域内可见明显的平滑肌增生

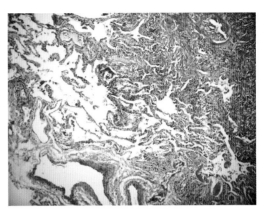

图 8-8　UIP

在纤维化区域周围的肺泡，见轻度的间质炎症

在 UIP 的病理诊断中一个潜在的难题是成纤维细胞灶的存在或缺乏。成纤维细胞灶是一种小灶状的在具有黏液基质的背景中成纤维细胞和肌成纤维细胞聚集灶（见图 8-4），位于肺间质，增生肺泡上皮覆盖在成纤维细胞灶的表面，与成纤维细胞灶的梭形细胞呈平行排列，它代表机化性急性肺损伤病变，并且是活性胶原的合成地点。在各种肺疾病中，如果仔细寻找都能发现，因此它们是相对非特异性的病变。其分布于炎症区（见图 8-9）、蜂窝变区（图 8-10）和纤维化区，成纤维细胞灶虽不具有特征性病理诊断意义，但是它却是 UIP 诊断所必须的条件；它表明纤维化正在进行，而不代表既往已发生损害的结局。成纤维细胞灶存在于大部分 UIP 中，片状多变，轻度间质性炎症，瘢痕、蜂窝肺与成纤维细胞灶一起构成了 UIP 的组织学诊断要点。然而，由于标本取材的原因，成纤维细胞灶并不是在每一例 UIP 活检标本中可见，如果临床和 HRCT 的表现符合 UIP，成纤维细胞灶缺乏并不能否定 IPF 的诊断。

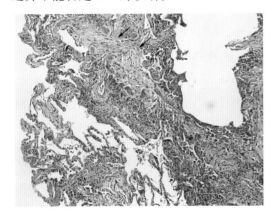

图 8-9　UIP

纤维化区域周围的肺泡，见间质炎症浸润，肺泡间隔增厚变宽，纤维母细胞灶（黑箭）

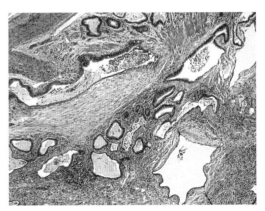

图 8-10　纤维母细胞灶，位于蜂窝样肺组织内

2011 年《IPF 指南》提出依据组织病理学特征，分为典型 UIP、可能 UIP、疑似 UIP 和非 UIP 4 个等级。具体诊断标准见表 8-1。

表 8-1　UIP 型病理组织学诊断标准

UIP 型 （符合以下 4 项标准）	可能 UIP 型 （符合以下 3 项标准）	疑似 UIP （符合以下 3 项标准）	非 UIP 型 （符合以下任何 1 项）
1. 明显的结构破坏和纤维化，伴或不伴胸膜下/间隔旁分布的蜂窝样改变 2. 肺实质有斑片状纤维化 3. 成纤维细胞灶 4. 无不支持 UIP 诊断特征，无提示其他诊断（见第 4 栏）	1. 明显的结构破坏和纤维化，伴或不伴胸膜下/间隔旁分布的蜂窝样改变 2. 肺实质有斑片状纤维化或成纤维细胞灶两项之一 3. 无不支持 UIP 诊断特征，无提示其他诊断（见第 4 栏）或仅有蜂窝样改变×	1. 斑片或弥漫肺实质纤维化，伴或不伴肺间质炎症 2. 缺乏 UIP 其他诊断标准（见第 1 栏） 3. 无不支持 UIP 诊断，提示其他诊断特征（见第 4 栏）	1. 透明膜形成* 2. 机化性肺炎# 3. 肉芽肿# 4. 远离蜂窝区有明显炎性细胞浸润 5. 病变以气道中心性分布为主 6. 支持其他病理诊断的特征

注：* IPF 急性加重可出现；# 其他性质的 UIP 型合并孤立或偶尔肉芽肿和或轻度的机化性肺炎；× 表明活检部位为肺纤维化晚期病变，术前应考虑避免在 HRCT 表现为蜂窝部位活检

　　UIP 需要与其他类型的特发性间质性肺炎进行病理鉴别，其中与纤维化型 NSIP 的鉴别有时困难，但很重要。纤维化型 NSIP 对激素治疗反应较好，预后更好，而 UIP 相反。病理鉴别要点是，纤维化型 NSIP 纤维化病变的时相一致（图 8-11），缺乏明显的肺结构的变形（瘢痕和蜂窝样改变），成纤维细胞灶不明显或缺乏。当成纤维细胞灶明显时，需要与成纤维细胞增殖其他疾病进行鉴别，主要有急性间质性肺炎（AIP）和隐原性机化性肺炎（COP），鉴别要点包括有或无病变时相的异质性，明显的肺结构变形。COP 为肺泡腔内的纤维化而非间质性。AIP 为弥漫性成纤维细胞增殖而 UIP 为局灶性的成纤维细胞增殖。临床背景资料及 HRCT 有助于病理鉴别诊断困难的病例。

　　UIP 有时与肺朗格汉斯细胞组织细胞增生症混淆，特别在晚期肺纤维化表现明显，病灶中找不到特征性的朗格汉斯组织细胞。但患者年轻，在相对正常范围大的肺组织中，细支气管周围的星状瘢痕病变（图 8-12），斑片状分布；其次，同时有呼吸性细支气管炎的特点，均有助于与 UIP 的病理鉴别。

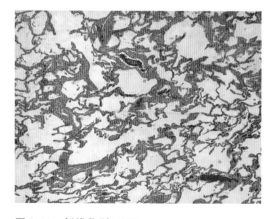

图 8-11　纤维化型 NSIP
病变的时相一致，肺泡间隔增厚，间质纤维组织增生，无明显的肺结构的变形，无纤维母细胞灶

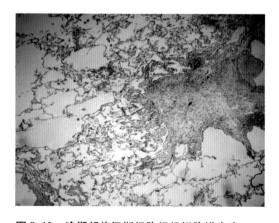

图 8-12　晚期朗格汉斯细胞组织细胞增生症
部分区域肺泡囊性扩张，细支气管周围星状瘢痕形成，仅少量淋巴样细胞浸润，病灶中缺乏特征性的朗格汉斯细胞

总之，成纤维细胞灶、伴胶原沉积的瘢痕化、间质炎症轻和蜂窝等病变组成的不同时相病变共同构成诊断 UIP 的重要特征，也是与 IIP 的其他类型相区别的关键鉴别点。UIP 与 NSIP、DIP/RBILD、COP 和 AIP 的主要组织病理学区别（表 8-2）。

表 8-2　UIP、NSIP、DIP/RBILD、COP 和 AIP 的病理特征

病理特征	UIP	NSIP	DIP/RBILD	AIP	LIP	OP
病理表现	多变	一致	一致	一致	一致	一致
间质炎症	很少	显著	少	少	显著	少
胶原纤维化	有，斑片状	多变，弥漫性	多变，弥漫（DIP）或灶状，轻微（RBILD）	无	部分病例有	无
OP 样改变	无	偶有，局灶性	无	无	无	显著
成纤维细胞灶	明显，普遍	偶见，弥漫或罕见	无	弥漫	无	无
镜下蜂窝肺	有	罕见	无	无	罕见	无
肺泡内巨噬细胞聚集	偶有，局灶性	偶有，斑片状	有，弥漫/细支气管周围	无	偶见，斑片状	有
透明膜形成	无	无	无	偶见，灶状	无	无
肉芽肿	无	无	无	无	局灶，边界不清	无

引自：American Thoracic Society. American Thoracic Society. （ATS）/European Respiratory Society （ERS） International Multidisciplinary Consensus Classification of the Idiopathic Interstitial Pneumonias. Am J Respir Crit Care Med，2002，165：277-304；Leslie KO. Pathology of interstitial lung disease. Clin Chest Med，2004，25：657-703.

【临床表现】

IPF 多发生于老年人群，发病年龄为 40～70 岁，约 2/3 现症患者年龄大于 60 岁，男性多于女性。起病隐匿，临床表现为干咳、渐进性呼吸困难或活动后气喘等。

体检：80% 以上的患者可闻及吸气性爆裂音，以双肺底部最为明显，50%～80% 的患者可见杵状指（图 8-13）。此外，在疾病晚期也可出现发绀、肺心病、右心室肥大和下肢水肿等。

【辅助检查】

1. 肺功能检查　典型肺功能改变为限制性通气障碍，主要表现为肺活量（VC）及用力肺活量（FVC）减少，第 1 秒用力呼出气量（FEV_1）与用力肺活量（FVC）比例正常或增加；弥散功能障碍：单次呼吸法肺一氧化碳弥散量（D_LCO）降低，即使在通气功能和肺容积正常时，D_LCO 也可降低。通气/血流比例失调，PaO_2、$PaCO_2$ 下降，休息或活动时肺泡-动脉血氧分压差（A-aPO_2）增加。

2. 实验室检查　IPF 患者可出现红细胞沉降率加快，丙球蛋白血症，血清乳酸脱氢酶（LDH）和血管紧张素转换酶升高。10%～25% 患者可出现某些血清抗体，如抗核抗体

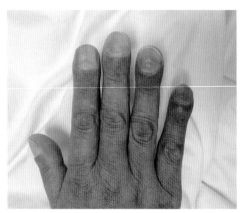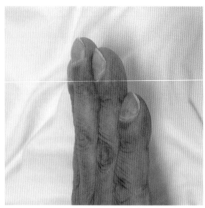

图 8-13 杵状指

（ANA）和类风湿因子（RF）阳性，如滴度大于 1∶160，常提示结缔组织病，以上检查对 IPF 的诊断无意义，但对除外其他原因引起的间质性肺疾病有一定帮助。

【胸部影像学】

（一）X 线胸片

95％的患者出现症状时均有胸片的异常，主要表现是在两肺基底部和周边部的网状阴影（图 8-14 和图 8-15），常为双侧、不对称性，伴有肺容积减少。疾病晚期可见蜂窝肺改变（图 8-15），在胸片上出现 3～5mm 的透光区（蜂窝肺）。蜂窝肺通常提示肺泡结构的破坏，对治疗的反应差。正常 X 线胸片并不能排除肺活检有微小异常的 UIP 患者。X 线胸片在显示 IPF 病变的特点，分布及范围等方面远逊色于 CT，也难以做出确定的影像学诊断。对怀疑 IPF 患者，X 线胸片检查临床意义不大。

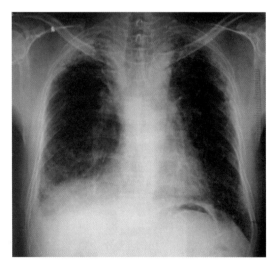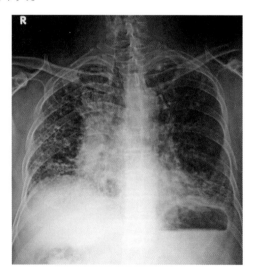

图 8-14 特发性肺纤维化
X 线胸片示两肺基底部和周边部的网状阴影，右肺容积减少，经外科肺活检病理诊断 UIP

图 8-15 特发性肺纤维化
X 线胸片示右肺蜂窝样改变，右肺容积减少，左下肺见网状阴影

(二) 胸部 HRCT

胸部 CT，特别高分辨 CT（HRCT）不仅对 IPF/UIP 有重要的诊断意义，还能对疾病的严重程度，治疗的效果和预后进行评价。2011 年 IPF 指南不仅将 HRCT 的 UIP 型表现列入 IPF 定义，而且将 HRCT 的 UIP 型作为 IPF 独立的诊断标准之一。

以往文献报道 IPF/UIP 的多种 HRCT 表现，包括：①磨玻璃影；②网状阴影（肺小叶间隔增厚和小叶内间质增厚）；③蜂窝影；④肺结构变形及容积减少；⑤交界面不规则；⑥胸膜增厚；⑦支气管血管束增粗；⑧纵隔淋巴结肿大等。但仅仅依靠以上单一的 HRCT 表现，并不能准确诊断 UIP，但通过对以上不同病变和分布特点进行综合分析，可依靠 HRCT 准确诊断 50% 以上 UIP，并可以避免开胸肺活检。HRCT 对 UIP 的诊断有重要的意义。多项大样本病理与 HRCT 对比的研究证实，HRCT 诊断 UIP 阳性预计值 90% ~ 100%；准确率 90% 以上。

2011 年《IPF 指南》将 IPF HRCT 的表现具体分为典型 UIP 型、可能 UIP 型和不符合 UIP 型 3 种（表 8-3）。

表 8-3　UIP 型 HRCT 的诊断标准

典型 UIP 型 （符合以下 4 项特征）	可能 UIP 型 （符合以下 3 项特征）	不符合 UIP 型 （符合以下任何 1 项）
1. 以胸膜下肺基底部分布为主 2. 异常的网状影 3. 蜂窝样改变伴或不伴牵拉性支气管扩张 4. 无不符合 UIP 型中的任何一条（见第 3 栏）	1. 胸膜下肺基底部分布为主 2. 异常的网状影 3. 无不符合 UIP 型中的任何一项（见第 3 栏）	1. 中上肺分布为主 2. 支气管血管周围为主 3. 磨玻璃影多于网状影 4. 大量微结节影（两侧，上肺叶为主） 5. 孤立的囊性病变（多发，两侧分布，远离蜂窝区） 6. 弥漫性马赛克灌注/气体陷闭（两侧分布，累及 3 个肺叶及以上） 7. 支气管肺段、叶实变

依据 HRCT 的表现可分为典型 UIP 表现、可能 UIP 表现和不符合 UIP 表现 3 个等级。其可信性分为确定的、可能 UIP 及提示其他疾病。

UIP 典型 HRCT 表现为双侧和下肺基底部为主，胸膜下分布的网状影，蜂窝影，牵拉性支气管和细支气管扩张，肺结构变形，无或少量的磨玻璃影，据此典型 HRCT 表现可以做出确定的 UIP 诊断（图 8-16 和图 8-17），不需要外科肺活检，结合临床背景，HRCT 诊断 IPF 的敏感性为 87%，特异性为 95%。

当 HRCT 表现为双侧、下肺基底部、胸膜下分布为主的网状影，牵拉性支气管和细支气管扩张，但无蜂窝样改变，HRCT 诊断为可能 UIP（图 8-18），但外科肺活检病理仍然可能为 UIP。

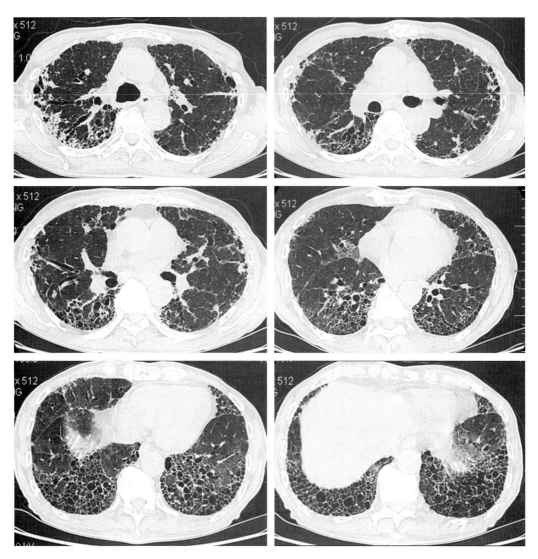

图 8-16　典型 UIP

HRCT 示双侧肺和胸膜下分布的网状影，蜂窝影，牵拉性支气管扩张，局部少量磨玻璃影，无结节影

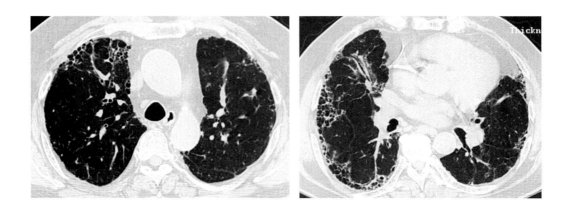

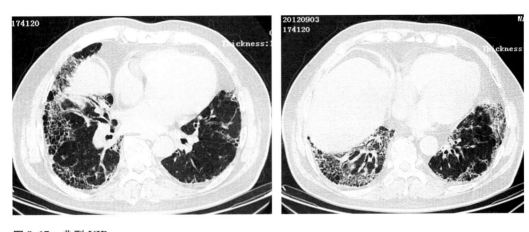

图 8-17　典型 UIP

HRCT 示双肺胸膜下分布的网状影，蜂窝影及牵拉性支气管扩张，无磨玻璃影及结节影，HRCT 符合典型的 UIP

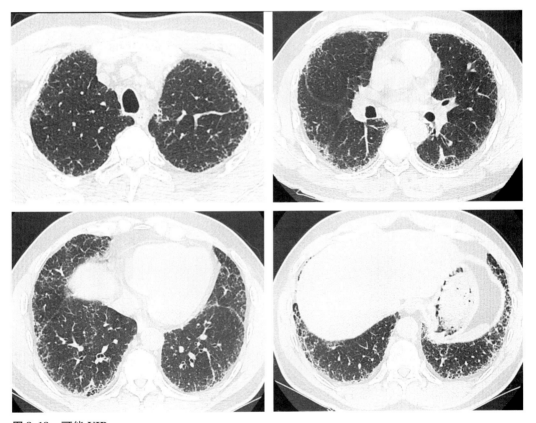

图 8-18　可能 UIP

胸部 HRCT 示两肺胸膜下分布的网状影，无蜂窝影，牵拉性支气管扩张，HRCT 诊断很可能 UIP，外科肺活检病理诊断 UIP

当 HRCT 表现为以下任一条，为不符合 UIP 表现：磨玻璃样改变多于网状影（图8-19）；弥漫性微小结节（图 8-20）；多发远离蜂窝区囊性病变（图 8-21）；气体陷闭（图 8-22）；支气管肺段实变（图 8-23）；中上肺叶为主（图 8-19）；支气管血管周围为主（图 8-24）。

当 HRCT 表现不符合 UIP，更应注意提示其他疾病的可能性如 NSIP 及慢性过敏性肺泡炎等。

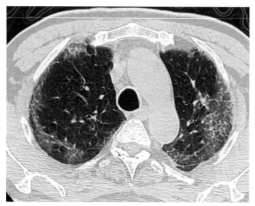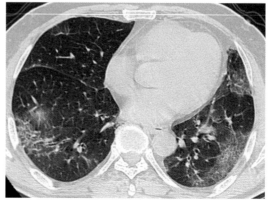

图 8-19　不符合 UIP 表现

胸部 HRCT 示两肺磨玻璃影及网状影，磨玻璃影明显多于网状影

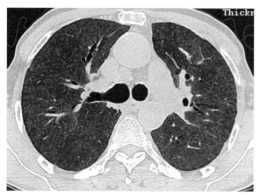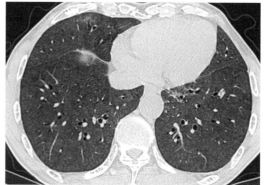

图 8-20　不符合 UIP 表现

HRCT 示两肺弥漫性小叶中央型小结节影

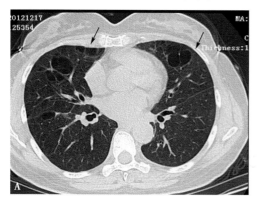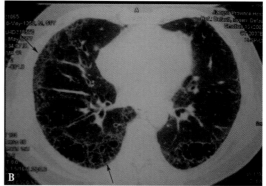

图 8-21　囊状阴影

A. HRCT 示孤立或融合的囊状阴影（黑箭），周围无网状影及牵拉性支气管扩张；B. CT 示胸膜下蜂窝（红箭），牵拉性支气管扩张，其内囊状阴影，与纤维化有关

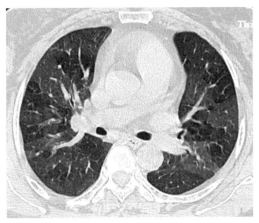
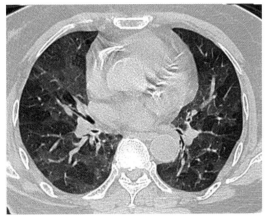

图 8-22 不符合 UIP 表现- HRCT 示两肺空气潴留

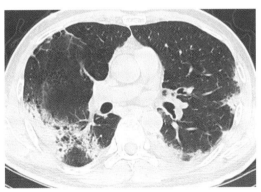
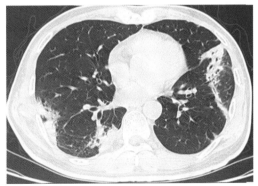

图 8-23 不符合 UIP 表现

两肺胸膜下分布斑片状及条索状实变影

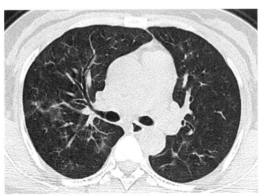
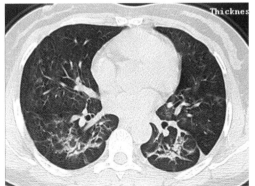

图 8-24 不符合 UIP 表现

两肺沿支气管血管束分布索状实变影及斑片状磨玻璃影

【肺组织活检】

对 HRCT 表现为可能 UIP 型和不符合 UIP 型，可考虑进行病理诊断。支气管镜肺活检和皮肺穿活检所取得的组织量少，并且有不同程度的挤压，不能用于 IPF 的病理诊断，主要用来除外肿瘤、感染、肺泡蛋白沉着症、嗜酸性粒细胞性肺炎及其他类型的 IIP 如 COP、AIP 等。

对不典型的 IPF/UIP（图 8-25），HRCT 表现不符合 UIP，更应注意提示其他疾病的可能性如 NSIP 及慢性过敏性肺泡炎等，应考虑 VATS 或小开胸肺活检进行病理诊断。为了提高对不典型 UIP 的病理诊断，活检时应在不同肺叶或同一肺叶多部位取组织，主要选取具有炎症而纤维化轻的部位，甚至肉眼观察是正常的肺组织，应避免在纤维化终末期病变部位取材。

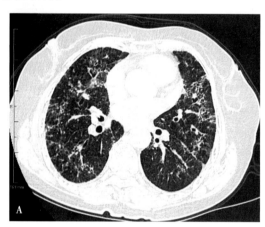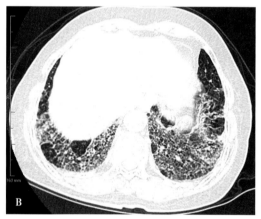

图 8-25　特发性肺纤维化
A. HRCT 示小叶内网状影及小叶间隔增厚，牵拉性支气管扩张，沿支气管血管束分布；B. HRCT 示两下肺磨玻璃影沿支气管血管束分布，内见牵拉性细支气管扩张，HRCT 提示纤维化型 NSIP，开胸肺活检病理诊断 UIP

外科肺活检无论是胸腔镜下肺活检还是小开胸肺活检，都是创伤较大的操作，有一定的手术风险，应充分考虑到。注意有无与外科肺活检死亡有关潜在高危险因素：年龄 >70 岁，肺功能严重障碍（FEV_1 <1L）、凝血功能障碍、肺动脉高压、肥胖、合并心脏病等基础疾病、肺活检前依赖机械通气、急性加重等。文献报道，IPF 的外科肺活检 30 天的死亡率为 7.1%，90 天死亡率为 9.5%，并发症发生率为 10% ~ 20%。因此，在行外科肺活检前，注意权衡利弊，应充分考虑肺活检病理诊断对治疗和疗效影响，即特异的病理诊断能在多大程度上改变患者的治疗和治疗结果。若患者病情过重，高龄，体弱或合并其他疾病，估计难耐受手术风险则不必行该项操作。

【合并症】

IPF 是慢性、持续、发展的病程过程，但疾病进展表现为明显的异质性，个体的自然病程差异相当大。IPF 的合并症如急性加重、肺动脉高压、肺气肿、肺癌等，明显影响 IPF 疾病的发展病程及预后。

（一）急性加重

以往认为 IPF 的自然病程是一个逐步可预见的肺功能缓慢下降过程，现逐步认识到

IPF 病情多变，相当比例的患者可在相对稳定期间突然出现不可预测的急剧加重，导致呼吸衰竭甚至死亡。早在 1993 年日本学者 Kondoh 等首先提出了 IPF 急性加重（acute exacerbations of IPF）的概念，但一直未引起西方学者注意，直到近年来 IPF 急性加重才引起临床医师和研究者的关注。Collard 等众多专家对既往发表的相关文献进行广泛复习，发表了 IPF 急性加重专家工作报告，标志着多数 IPF 临床医师和研究者对 IPF 急性加重的认同。

　　IPF 患者出现急剧、原因不明的临床明显恶化，称为 IPF 急性加重。急性加重的发生率为 4.8%～19%。其病因和发病机制未明。肺组织活检发现其主要组织病理学特点是，在 UIP 的基础上出现弥漫性肺泡损伤。急性加重时主要的临床表现为呼吸困难呈急性或亚急性加重。胸部影像学在原有病变的基础出现新的磨玻璃影和（或）实变影（图 8-26）。急性加重患者的 HRCT 表现分为以下 3 型：周围型、多灶型及弥漫型。如果磨玻璃影沿肺外周分布（周围型），肺损伤程度往往较轻，对激素治疗效果好（图 8-27），预后较好。相反，如果病变呈多灶性或弥漫性分布（图 8-26）提示预后不良。

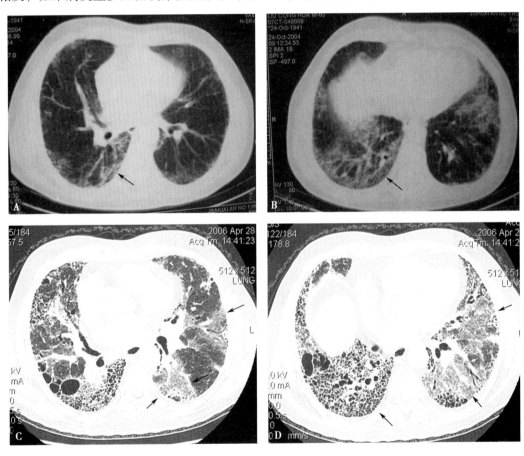

图 8-26　特发性肺纤维化急性加重
患者，男性，66 岁，活动后气喘 2 年，两下肺可闻及爆裂音。
图 A、B. 胸部 CT 示网状阴影，牵拉性支气管扩张，病变主要分布在肺外周，胸膜下，右下肺明显（黑箭）；图 C、D. 同一患者，活动后气喘加重 1 周，血气分析：pH 7.494，PaO_2 93mmHg，$PaCO_2$ 43mmHg，氧合指数 206。胸部 HRCT：网状阴影，双下肺胸膜下弥漫性蜂窝影，牵拉性支气管扩张，见弥漫性分布的磨玻璃影（黑箭）

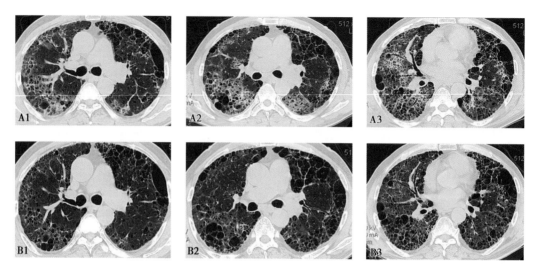

图 8-27 特发性肺纤维化急性加重

患者，男性，62 岁，咳嗽和气喘 5 个月，加重半个月，两下肺可闻及爆裂音，氧合指数（PaO₂/
FiO₂）188。图 A1～A3. 胸部 HRCT 示胸膜下网状阴影和蜂窝影，牵拉性支气管扩张，沿胸膜下蜂窝
分布的磨玻璃影和少量实变影；图 B1～B3. 激素治疗后，胸部 HRCT 示沿胸膜下蜂窝分布的磨玻璃
影基本吸收，胸膜下网状阴影和蜂窝影，肺大疱，牵拉性支气管扩张等病变与图 A1～A3 相似

多数相关研究中，急性加重诊断标准为：①既往或现诊断为 IPF（ATS/ERS 标准）；
②近 30 天内出现无其他原因可解释的呼吸困难恶化或新出现的呼吸困难；③低氧血症，
$PaO_2/FiO_2 < 225mmHg$，或 PaO_2 与基础值比较下降 10mmHg；④胸部影像学为两侧网状影
或蜂窝影等典型的 UIP 型 HRCT 表现基础上，出现新的磨玻璃影和（或）实变影；⑤排除
左心功能不全、肺栓塞和其他原因急性肺损伤。

急性加重可以改变 IPF 患者疾病进程，降低患者的生存时间，增加患者的死亡率。急
性加重的 IPF 患者，即使大剂量糖皮质激素治疗，死亡率仍高达 78%～86%。临床医师和
研究者已经充分认识到急性加重的重要性，减少和预防急性加重的发生也成为 IPF 临床试
验的治疗终点指标之一。

（二）肺动脉高压

以往对结缔组织病相关性肺动脉高压（pulmonary arterial hypertension，PAH）对预后
的影响，有很好的认识。新近的研究发现 PAH 是影响间质性肺疾病患者预后，尤其是影
响 IPF 患者预后及死亡率重要因素之一。两项大样本研究证实，在静息状态下，采用右心
导管技术测定压力，发现 33%～50% 的肺移植术前患者有 PAH。有 55% 的 IPF 患者在静
息状态时就有 PAH（采用右心导管技术测定的 PA 平均压 >20mmHg）；运动时则有 80% 的
IPF 患者出现 PAH（肺动脉平均压 >30mmHg）。在一氧化碳弥散率（$D_LCO\%$）< 30 较
$D_LCO\% \geqslant 30$ 时，PAH 的发生率增高 2 倍。

IPF 合并 PAH 与患者的不良预后相关。早期发现 PAH 并予以及时地干预，对 IPF 患
者的预后改善和生存质量的提高有着重要的影响，因此，应对 IPF 患者的 PAH 进行关注，
PAH 治疗也是今后 IPF 干预治疗研究的一个重要方面。

（三）IPF 和肺气肿

IPF 和肺气肿同时存在现象及其临床意义，近年来引起了临床医师和研究者的重视。

Wiggins 等在 1990 年首先报道 8 例肺纤维化和肺气肿（combined pulmonary fibrosis and emphysema，CPFE）同时存在病例。有限的外科性肺活检和尸体解剖病理证实，CPFE 患者肺上叶病理表现为肺大疱，而肺下叶病理主要表现为普通型间质性肺炎。其后，Grubstein 等和 Cottin 等在 2005 年分别报道了 8 例和 61 例 CPFE 患者，对其临床和影像学生理学特点进行了描述。Cottin 等认为 CPFE 是独立的疾病实体。亦有学者认为或许 CPFE 是 IPF 另一种临床表型或称为 CPFE 综合征。

CPFE 的患者常有吸烟史，严重的呼吸困难；胸部 HRCT 主要特点为肺上叶间隔旁肺气肿或小叶中央型肺气肿（图 8-28A、B），双下肺表现为弥漫性胸膜下分布的网状影，牵拉性支气管和细支气管扩张及蜂窝影（图 8-28C、D）。同时存在的肺气肿对患者肺生理功能表现有一定的影响，CPFE 患者的用力肺活量减少不明显，肺总容量正常或轻度的减少，但有严重的弥散功能障碍，活动后明显的低氧血症等。CPFE 患者的 PAH 发生率明显高于 IPF 不伴肺气肿的患者。CPFE 预后明显差于不伴肺气肿的 IPF 患者，其预后不仅仅受肺气肿的影响，其预后决定因素与 CPFE 严重的 PAH 有关。

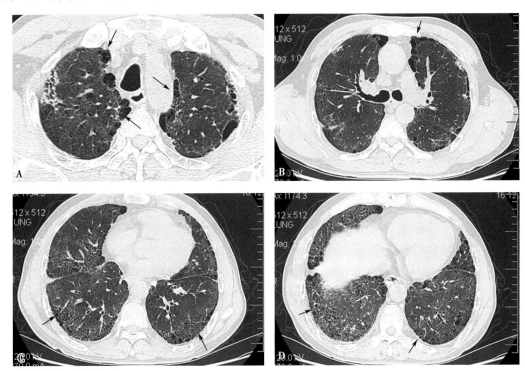

图 8-28 肺纤维化合并肺气肿

A、B. 胸部 HRCT 两肺上叶的间隔旁肺气肿（↑），右上叶胸膜下分布的网状影；C、D. 双肺下叶弥漫性胸膜下分布的网状影，蜂窝影，牵拉性支气管扩张（↑）

（四）IPF 和肺癌

结节影及肿块影是 IPF 少见表现，当 IPF 患者 HRCT 见结节影或肿块影，需要注意排除肺部肿瘤（图 8-29）。

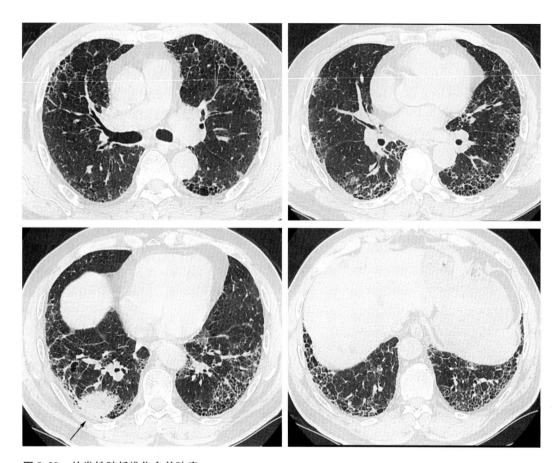

图 8-29　特发性肺纤维化合并肺癌

HRCT 示双肺胸膜下分布的蜂窝影，牵拉性支气管和细支气管扩张；右下肺肿块影，经病理诊断鳞癌

【诊断和鉴别诊断】

在 IPF 的早期，肺功能及 X 线胸片检查可以正常，或仅有轻度异常。有长期吸烟史的 IPF 患者合并 COPD，肺气肿，其肺功能及胸部影像学表现为不典型，影响对 IPF 的诊断。

2011 年《IPF 指南》提出了诊断路径（图 8-30）及诊断标准，对疑诊 IPF 成人患者，《IPF 指南》在诊断路径首先强调通过识别已知原因的 ILD（如家庭环境、职业环境暴露，结缔组织病，药物肺损害）排除 IPF；其次，与 2000 年的《IPF 共识》比较，《IPF 指南》突出了识别 HRCT 表现为 UIP 型在 IPF 诊断中的作用，将 HRCT 的 UIP 型列为独立的诊断标准之一。对疑诊 IPF 患者的 HRCT 表现为可能 UIP 型，不符合 UIP 型，需要外科肺活检进行病理诊断，结合患者的 HRCT 和病理学表现（表 8-4），进行由临床医师、病理医师及影像科医师多学科讨论（multidisciplinary discussions，MDD），最后诊断或排除 IPF。

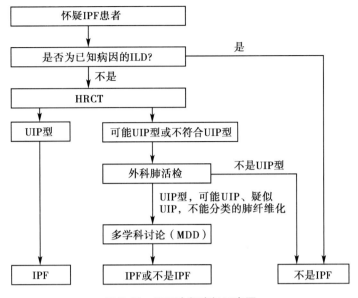

图 8-30 IPF 诊断路径示意图

表 8-4 结合 HRCT 和组织病理学表现的 IPF 诊断标准（需要多学科讨论）

HRCT 表现型	外科肺活检组织病理型	是否诊断 IPF?
UIP 型	UIP	是
	可能 UIP	是
	疑似 UIP	是
	不能分类的肺纤维化	是
	非 UIP	否
可能 UIP 型	UIP	是
	可能 UIP	是
	疑似 UIP	可能是
	不能分类的肺纤维化	可能是
	非 UIP	否
不符合 UIP 型	UIP	疑似
	可能 UIP	否
	疑似 UIP	否
	不能分类的肺纤维化	否

　　2011 年《IPF 指南》提出了新的 IPF 诊断标准：①除外其他已知原因的 ILD（如家庭环境、职业环境暴露，结缔组织病，药物肺损害）；②HRCT 表现为 UIP 型患者不需要外科肺活检；③HRCT 表现和外科肺活检组织病理学表现型符合结合了 HRCT 和组织病理表现的诊断标准（见表 8-4）。

　　《IPF 指南》强调由富有 ILD 诊断经验的肺病学专家、放射学专家、病理学专家之间多学科讨论在 IPF 及 ILD 诊断中的重要性，特别是在 HRCT 和病理组织学类型不一致的病例（如 HRCT 不符合 UIP 型，而组织病理学是 UIP 型；HRCT 符合可能 UIP 型，不符合 UIP 型；而组织病理特点符合可能 UIP 型，疑似 UIP，非 UIP 型的组织病理诊断标准）。

MDD 将进一步增加正确诊断 IPF 的可能性。2011 年《IPF 指南》指出，在不具备多学科讨论的基层医院，特别是 HRCT 和病理组织学仍然不确定诊断为 UIP 型，鼓励医师将患者转诊到富有经验诊断和处理 ILD 的区域治疗中心进行会诊，以保证诊断的准确性。

IPF 应注意与其他 ILD 相鉴别，如 IIP 中的 NSIP、DIP、RB-ILD、COP；已知病因如药物、环境因素和结缔组织病等所致的 ILD，其病理表现为 UIP，其 HRCT 表现与 IPF 类似，需要综合临床、影像学和病理资料对其进行鉴别诊断。

1. 与其他的特发性间质性肺炎鉴别诊断　IPF 通常可依据急性、亚急性起病的临床特点和 HRCT 表现以磨玻璃样和气腔样实变影为主等与 COP、AIP 进行鉴别诊断。与 DIP 的鉴别，虽然两者的分布两肺基底部，外周分布，但病变形态明显不同，几乎 DIP 患者以磨玻璃阴影表现为主，磨玻璃阴影中出现囊状阴影，而网状阴影，牵拉性支气管扩张，蜂窝影即使出现，范围小。

但与 IIP 中的 NSIP 进行鉴别是比较困难的，特别是纤维化型 NSIP 与 IPF 依靠临床和 HRCT 鉴别诊断困难。IPF 和 NSIP 患者的病变以中下肺为主，IPF 更多位于胸膜下，NSIP 患者的病变沿支气管血管束分布，胸膜下相对较少。小部分 IPF 患者的 HRCT 表现以磨玻璃样影和网状影为主，可无蜂窝影，与 NSIP 类似；尤其当部分纤维化型 NSIP 患者出现蜂窝影时，也导致鉴别诊断困难。因此，考虑 NSIP 到预后不同于 IPF，需要外科性肺活检来区别非典型的 IPF（见图 8-25）与 NSIP。

2. 与已知病因所致 UIP 的鉴别诊断　结缔组织病、环境因素和某些药物等所致的 ILD，当病理表现为 UIP 型，其 HRCT 表现与 IPF 类似，在鉴别诊断时，应注意通过临床表现、个人史、职业史、实验室检查及 HRCT 等综合分析进行鉴别诊断。如石棉肺患者的 HRCT 除肺纤维化的表现外，有胸膜钙化斑（图 8-31）及胸膜肥厚，更多肺内带状实变影，胸膜下线等。通过仔细询问患者的职业史及活检标本内见石棉小体可以帮助正确诊断石棉肺。

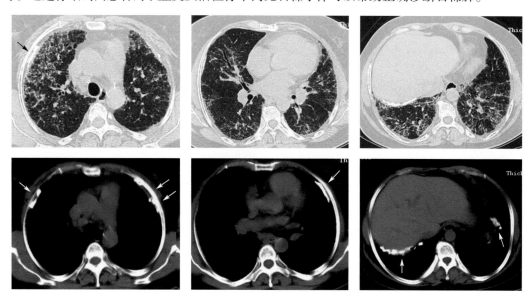

图 8-31　石棉尘肺
HRCT 肺窗示小叶内网状影及小叶间隔增厚，肺内带状影，牵拉性支气管扩张等；HRCT 纵隔窗示胸膜钙化斑（白箭），纵隔见气管前淋巴结肿大，胸膜肥厚，根据 HRCT 提示及询问患者有从事家庭手纺石棉线职业史，可诊断石棉尘肺

结缔组织病中的类风湿关节炎、皮肌炎、干燥综合征及显微镜下多血管炎等，可引起病理表现为 UIP 型的 ILD，其 HRCT 表现与 IPF/UIP 类似，这种 UIP 型纤维化病变如网状影较 IPF/UIP 细小，但其区别也不容易把握。正确的诊断需要临床、血清学和组织病理相结合。注意到食管异常扩张，胸膜、心包的积液及肥厚，肺动脉扩张等 HRCT 影像学表现，可为 IPF 与结缔组织病的诊断及鉴别诊断提供线索。

慢性过敏性肺泡炎，某些药物性肺损伤也偶尔病理表现为 UIP 型。鉴别诊断中，应注意慢性过敏性肺泡炎的 HRCT 病变以上、中肺野分布为主，磨玻璃影范围相对较广，境界不清的微小结节影，空气潴留或马赛克样灌注等。职业史，药物使用史的收集，对正确的诊断有帮助。

【治疗】

IPF 的治疗仍然是临床医师面临的难题。除肺移植能延长严重 IPF 生存期及改善患者的生活质量外，现有的药物能延缓肺功能下降速度，但不能阻止病情进展。需通过氧疗，肺康复等支持和对症处理改善患者生活质量；关注 IPF 急性加重、胃食管反流、肺动脉高压等常见并发症评价和处理。

（一）药物治疗

自 2011 年《IPF 指南》发布以来，有关 IPF 药物治疗相关的临床研究有了重要进展。依据目前临床试验证据，2015 年 ATS/ERS/JRS/ALAT 对 2011 年《IPF 指南》的治疗进行了更新（表 8-5），对轻度至中度肺功能下降 IPF 患者，推荐酌情给予吡非尼酮和尼达尼布药物治疗。

表 8-5 2011 年与 2015 年《IPF 指南》药物治疗比较

药物	2011 年指南	2015 年指南
糖皮质激素	强不推荐	强不推荐
糖皮质激素 + 硫唑嘌呤	强不推荐	强不推荐
抗凝药物（华法林）	弱不推荐	强不推荐
激素 + N- 乙酰半胱氨酸 + 硫唑嘌呤	弱不推荐	强不推荐
选择性 ETA 受体拮抗剂安贝坦生	未提及	强不推荐
单靶点酪氨酸激酶抑制剂伊马替尼	未提及	强不推荐
多靶点酪氨酸激酶抑制剂- 尼达尼布	未提及	弱推荐（酌情推荐）
吡非尼酮	弱不推荐	弱推荐（酌情推荐）
波生坦	强不推荐	弱不推荐
西地那非	未提及	弱不推荐
抑酸治疗	弱推荐	弱推荐
N- 乙酰半胱氨酸	弱不推荐	弱不推荐
对 IPF-PH 进行抗 PH 治疗	弱不推荐	弱不推荐

1. 吡非尼酮 吡非尼酮（pirfenidone，PD）为化学合成物，化学名称 5- 甲基-1- 苯基-H- 吡啶-2 酮 [5-methyl-1-phenyl-2-（1H）-pyridone]。它是一种具有抗纤维化、抗氧化、抗炎等作用的小分子化合物。体外研究表明，吡非尼酮抑制来源于 IPF 患者成纤维细胞的 TGF-β1 引起的胶原合成，减少细胞外基质的产生，减少致纤维化细胞因子促有丝分裂作用。动物实验证实，吡非尼酮改善大鼠博来霉素诱发的肺纤维化。

在 1999—2014 年，已经有多项吡非尼酮临床试验完成，尤其是 2010 年后多项双盲、随机、安慰剂多中心临床试验证明，口服吡非尼酮可以减缓 IPF 患者肺活量下降速度，延长无疾病进展时间。目前日本、欧盟、加拿大、韩国、英国及美国等国先后批准吡非尼酮治疗用于轻至中度 IPF 患者治疗。我国的相关部门也批准了北京康蒂尼药业有限公司生产的吡非尼酮（商品名：艾思瑞）用于轻至中度 IPF 患者的治疗，国内已经在 2014 年初开始在临床使用。

吡非尼酮按剂量递增原则逐渐增加用量，本品的初始用量为每次 200mg，每日 3 次，温水送服剂；希望能在 2 周的时间内，通过每次增加 200mg 剂量，最后将本品用量维持在每次 600mg（每日 1800mg）；使用时应密切观察患者用药耐受情况，若出现明显胃肠道症状、对日光或紫外线灯的皮肤反应、肝功能酶学指标的显著改变和体重减轻等现象时，可根据临床症状减少用量或者停止用药。在症状减轻后，可再逐步增加给药量，最好将维持用量调整在每次 400mg（每日 1200mg）以上。

吡非尼酮餐后服用为宜，空腹服用时，吡非尼酮在血液中浓度会明显升高，可能会出现胃肠道副作用。该药的主要副作用有胃肠道不适（恶心、消化不良、呕吐及食欲缺乏）；光过敏，皮疹等；可能出现肝功能损害：天门冬氨酸基转移酶（AST），丙氨酸氨基转移酶（ALT）等升高。嗜睡，晕眩，行走不稳感等神经系统症状。

服用吡非尼酮期间，应定期（3～6 个月）肺功能检查。《NICE（英国国立健康与临床优化研究所）指南》建议，如果患者肺功能在 1 年的治疗时间内，较基线时降低了 10% 或更多，应停止其吡非尼酮治疗。

2. 尼达尼布 尼达尼布（nintedanib）是小分子三体酪氨酸激酶抑制剂，具有阻断血小板源性生长因子受体（PDGFR），成纤维细胞生长因子受体（FGFR），血管内皮细胞生长因子受体（VEGFR）的作用。临床前动物实验证实，尼达尼布改善大鼠博来霉素诱发的肺纤维化。

在 2 期临床试验中发现，尼达尼布 150mg，2 次/天，有延缓患者 FVC 的下降趋势。其后，在全球平行进行的两项为期 52 周的随机、双盲、安慰剂对照的 3 期临床试验（INPULSIS-1 和 INPULSIS-2），对尼达尼布治疗 IPF 的安全性和有效性进行了评价。该研究共有 1066 例 IPF 患者被随机分配到尼达尼布组（尼达尼布 150mg，2 次/天，口服）和安慰剂组（比例 3∶2）。结果显示，在 1 年时 nintedanib 组用力肺活量（FVC）的下降率（–113.6 毫升/年），较安慰剂组（–223.5 毫升/年）显著减少（$P < 0.001$）。临床试验证明，尼达尼布能够减慢 IPF 患者 FVC 的下降，即可以减慢疾病的进展。常见的不良反应是腹泻。

基于 INPULSIS 研究结果，2014 年 10 月 FDA 批准尼达尼布在美国上市；欧盟 EMA 于 2015 年 1 月 15 日批准了尼达尼布用于 IPF 适应证，在欧盟上市。

应该注意的是，吡非尼酮与尼达尼布的治疗效果与 IPF 患者的期待，相差甚远，两种药物仅是延缓肺功能下降速度，并不能阻止病情进展，更不能逆转病情，而且这些结论是在特定人群中得出，它们是否适合于所有 IPF 患者尚不得而知；其效果 1 年后是否能够维持，需要今后更多临床验证。

3. 急性加重药物治疗　虽然强不推荐单用激素治疗 IPF 患者，但对于急性加重 IPF 患者，《2015 年治疗指南》更新中，弱推荐给予大剂量激素治疗。可静脉甲强龙 500 ~ 1000mg/d，3 天后，改 1mg/（kg·d）泼尼松或等效剂量激素继续治疗 4 ~ 8 周，根据患者病情和效果逐步减至维持量。急性加重初始治疗可先应给予广谱抗生素，直至感染被排除。环磷酰胺、硫唑嘌呤、环孢素 A 等免疫抑制剂治疗 IPF 急性加重效果不肯定。

4. 其他药物　以往临床曾经使用的糖皮质激素、秋水仙碱、环孢素 A、激素联合免疫抑制剂、干扰素（IFN）-γ1b、泼尼松联合硫唑嘌呤和乙酰半胱氨酸，及抗凝药物（华法林）、波生坦和依那西普等药物列入强不推荐。一项随机对照临床试验显示，N-乙酰半胱氨酸（NAC）对于的 IPF 疗效，并不优于安慰剂，但 NAC 和其他黏液溶解剂，仍被用作患者祛痰时的辅助治疗。与 2011 年《IPF 指南》比较，在 2015 年《IPF 治疗指南》更新中，单用 NAC 仍然为弱不推荐，不建议已经开始 NAC 单药治疗的患者终止治疗。近期研究报道，对于部分 *TOLLIP* 基因表型的 IPF 患者，NAC 具有作用，因此 NAC 对具有 *TOLLIP* 基因表型的患者有一定疗效。NAC 联合吡非尼酮治疗中晚期 IPF 患者优于单用吡非尼酮。

（二）支持及对症治疗

虽然吡非尼酮与尼达尼布已经用于 IPF 临床治疗，其效果难以令人满意，药物费用的昂贵也限制了其临床应用，因此，IPF 治疗仍处于困境。针对每一具体 IPF 患者应积极地选择合适的支持及对症治疗，缓解患者临床症状，改善患者生活质量。

1. 氧疗，在静息，睡眠，活动时维持患者脉搏血氧饱和度至少 90% 以上。吸氧可减轻运动所致的低氧血症，提高运动能力。

2. 咳嗽是令部分 IPF 患者倍感痛苦的临床症状之一，口服可待因和其他镇咳药对有些患者可能有用。

3. 肺康复治疗，包括患者评估、运动训练、教育、营养干预和社会心理支持等。稳定患者的心理；根据不同个体的情况制订合适的锻炼计划，有计划地安排日常活动，以维持患者的最佳骨骼肌肉状态，对将来的肺移植有益。

4. 定期接种疫苗，预防肺炎和流感。

5. 获得和维持理想的体重。

6. 对所有的 IPF 患者进行肺移植评价，筛选合格的肺移植候选人，安排的合格候选人肺移植登记和等待。

7. 对患者进行系列的肺生理，气体交换，运动能力和 HRCT 监测，为 IPF 的预后研究提供准确资料，以优化 IPF 今后临床处理的决策。

8. 关注对胃食管反流，睡眠呼吸障碍，肺动脉高压，冠心病等常见合并症的进行评价和处理。

（三）肺移植

肺移植已被证实能延长严重 IPF 的生存期及改善患者的生活质量的治疗方法，5 年生存率约为 40%。到 2009 年，IPF 已经是行肺移植手术的第二位疾病。IPF 的肺移植 1 年、

3 年、5 年生存率分别为 80.4%、64.2% 和 48.5%。与处于等待期的 IPF 患者相比，肺移植可以有效地延长生存时间，活动耐受能力在手术后 3~6 个月得到了迅速提高，患者术后的生存状况得到显著改善。但肺移植仍面临诸多问题：如供体来源困难，登记肺移植时间偏晚，等待期长，组织配型，供肺质量，受体条件，急慢性排斥反应的预防，费用昂贵，患者的长期存活等。

【预后】

IPF 的自然病程及结局个体差异较大。近年来多项临床试验观察到，IPF 患者的自然病程有以下 3 种形式：①大多数患者自然病程表现为缓慢逐步可预见的肺功能下降；②少数患者在自然病程中反复出现急性加重；③极少数患者在诊断后，呈快速进行性发展。目前尚没有能够准确预测 IPF 患者病程的具体指标，某些患者相当长时间保持稳定，而外科肺活检病理诊断的 IPF，诊断后中位生存期为 2.5~3.5 年。导致 IPF 患者死亡的主要原因有急性加重、呼吸衰竭、肺部感染、肺栓塞等。IPF 预后差。

（蔡后荣）

参 考 文 献

1. Katzenstein ALA, Myers JL. Idiopathic pulmonary fibrosis. Clinical relevance of pathologic classification. Am J Respir Crit Care Med, 1998, 157: 1301-1315.

2. American Thoracic Society (ATS). Idiopathic pulmonary fibrosis: diagnosis and treatment. International consensus. Am J Respir Crit Care Med, 2000, 161: 646-664.

3. American Thoracic Society. American Thoracic Society (ATS)/European Respiratory Society (ERS). International Multidisciplinary Consensus Classification of the Idiopathic Interstitial Pneumonias. Am J Respir Crit Care Med, 2002, 165: 277-304.

4. Travis WD, Costabel U, Hansell D, et al. An official American Thoracic Society/European Respiratory Society statement: update of the international multidisciplinary classification of the idiopathic interstitial pneumonias. Am J Respir Crit Care Med, 2013, 188: 733-748.

5. Raghu G, Collard HR, Egan JJ, et al. An official ATS/ERS/JRS/ALAT statement: idiopathic pulmonary fibrosis: evidence-based guidelines for diagnosis and management. Am J Respir Crit Care Med, 2011, 183: 788-824.

6. Raghu G, Rochwerg B, Zhang Y, et al. An Official ATS/ERS/JRS/ALAT Clinical Practice Guideline: Treatment of Idiopathic Pulmonary Fibrosis. An Update of the 2011 Clinical Practice Guideline. Am J Respir Crit Care Med, 2015, 192: e3-19.

7. Martinez FJ, Safrin S, Weycker D, et al. The clinical course of patients with idiopathic pulmonary fibrosis. Ann Intern Med, 2005, 142: 963-967.

8. Parambil JG, Myers JL, Ryu JH. Histopathologic features and outcome of patients with acute exacerbation of idiopathic pulmonary fibrosis undergoing surgical lung biopsy. Chest, 2005, 128: 3310-3315.

9. Akira M, Kozuka T, Yamamoto S, et al. Computed tomography findings in acute exacerbation of idiopathic pulmonary fibrosis. Am J Respir Crit Care Med, 2008, 178: 372-378.

10. Collard HR, Moore BB, Flaherty KR, et al. Acute exacerbation of idiopathic pulmonary fibrosis. Am J Respir Crit Care Med, 2007, 176: 636-643.

11. Leslie KO. Pathology of interstitial lung disease. Clin Chest Med, 2004, 25: 657-703.

12. Raghu G, Mageto YN, Lockhart D, et al. The accuracy of the clinical diagnosis of new-onset idiopathic pulmonary fibrosis and other interstitial lung disease: a prospective study. Chest, 1999, 116: 1168-1174.

13. Hunninghake GW, Zimmerman MB, Schwartz DA, et al. Utility of a lung biopsy for the diagnosis of idiopathic pulmonary fibrosis. Am J Respir Crit Care Med, 2001, 164: 193-196.

14. Silva CI, Muller NL, Lynch DA, et al. Chronic hypersensitivity pneumonia: differentiation from idiopathic pulmonary fibrosis and nonspecific interstitial pneumonia by using thin-section CT. Radiology, 2008, 246: 288-297.

15. Lynch DA, Travis WD, Muller NL, et al. Idiopathic interstitial pneumonias: CT features. Radiology, 2005, 236: 10-21.

16. 蔡后荣, 易祥华. 特发性肺纤维化的 HRCT 特点. 中国医学影像学杂志, 2008, 16: 50-54.

17. 代静泓, 蔡后荣. 特发性肺纤维化急性加重的研究进展. 中国呼吸与危重监护杂志, 2009, 8: 91-94.

18. 代静泓, 苗立云, 曹敏, 等. 特发性肺纤维化急性加重的临床和影像学特点 (二例报道及文献复习). 中国呼吸与危重监护杂志, 2009, 8: 355-359.

19. 易祥华, 何国钧. 普通型间质性肺炎//蔡后荣, 张湘燕, 周贤梅. 肺弥漫性疾病. 贵阳: 贵州科技出版社, 2003: 63-70.

20. Collard HR, King TE Jr, Bartelson BB, et al. Changes in clinical and physiologic variables predict survival in idiopathic pulmonary fibrosis. Am J Respir Crit Care Med, 2003, 168: 538-542.

21. Collard HR, Ryu JH, Douglas WW, et al. Combined corticosteroid and cyclophosphamide therapy does not alter survival in idiopathic pulmonary fibrosis. Chest, 2004, 125: 2169-2174

22. Raghu G, Depaso WJ, Cain K, et al. Azathioprine combined with prednisone in the treatment of idiopathic pulmonary fibrosis: a prospective double-blind, randomized, placebo-controlled clinical trial. Am Rev Respir Dis, 1991, 144: 291-296.

23. Azuma A, Nukiwa T, Tsuboi E, et al. Double-blind, placebo-controlled trial of pirfenidone in patients with idiopathic pulmonary fibrosis. Am J Respir Crit Care Med, 2005, 171: 1040-1047.

24. Akira M, Hamada H, Sakatani M, et al. CT findings during phase of accelerated deterioration in patients with idiopathic pulmonary fibrosis. Am J Roentgenol, 1997, 168: 79-83.

25. Kim DS, Park JH, Park BK, et al. Acute exacerbation of idiopathic pulmonary fibrosis: frequency and clinical features. Eur Respir J, 2006, 27: 143-150.

26. Tiitto L, Heiskanen U, Bloigu R, et al. Thoracoscopic lung biopsy is a safe procedure in diagnosing usual interstitial pneumonia. Chest, 2005, 128: 2375-2380.

27. Cottin V, Nunes H, Brillet PY, et al. Combined pulmonary fibrosis and emphysema: a distinct under recognised entity. Eur Respir J, 2005, 26: 586-593.

28. Akira M, Hamada H, Sakatani M, et al. CT findings during phase of accelerated deterioration in patients with idiopathic pulmonary fibrosis. Am J Roentgenol, 1997, 168: 79-83.

29. Demedts M, Behr J, Buhl R, et al. High-dose acetylcysteine in idiopathic pulmonary fibrosis. N Engl J Med, 2005, 353: 2229-2242.

30. Richeldi L, du Bois RM, Raghu G. Efficacy and safety of nintedanib in idiopathic pulmonary fibrosis. N Engl J Med, 2014, 370: 2071-2082.

31. King TE Jr, Bradford WZ, Castro-Bernardini S, et al. A phase 3 trial of pirfenidone in patients with idiopathic pulmonary fibrosis. N Engl J Med, 2014, 370: 2083-2092.

32. Noble PW, Albera C, Bradford WZ, et al. Pirfenidone in patients with idiopathic pulmonary fibrosis (CAPACITY): two randomised trials. Lancet, 2011, 377: 1760-1769.

33. Kistler KD, Nalysnyk L, Rotella P, et al. Lung transplantation in idiopathic pulmonary fibrosis: a systematic review of the literature. BMC Pulm Med, 2014, 14: 139.

34. Aravena C, Labarca G, Venegas C, et al. Pirfenidone for Idiopathic Pulmonary Fibrosis: A Systematic Review and Meta-Analysis. PLoS One, 2015, 10: e0136160.

35. Glazer CS. Chronic hypersensitivity pneumonitis: important considerations in the work-up of this fibrotic lung disease. Curr Opin Pulm Med, 2015, 21: 171-177.

第九章

非特异性间质性肺炎

非特异性间质性肺炎（nonspecific interstitial pneumonia，NSIP）是近 10 年来提出一种间质性肺炎。如同其字面的含义，NSIP 其临床、病理、影像学等诸多方面的非特异性，特别是其病理学改变，见于多种其他已知原因的疾病，对其的命名，归类及其在特发性间质性肺炎（idiopathic interstitial pneumonia，IIP）中的地位，一直存在争议。2002 年美国胸科学会（ATS）与欧洲呼吸学会（ERS）有关《IIP 多学科共识》中，认为 NSIP 作为一种病理表现，其相应的临床特征还比较模糊，暂时使用 NSIP 一词，最好不要将 NSIP 看作是一种独立存在的疾病实体。近年来通过对 IIP 的发病机制、病理、临床和随访研究，ATS 与 ERS 在 2008 年发表的有关 NSIP 专家工作报告认为，与其他 IIP 相比较，NSIP 的临床、病理和影像学表现均有其特点，NSIP 是一个独立疾病实体。至此，NSIP 逐步从描述组织病理类型的术语，到 IIP 中暂时类型，在向独立疾病实体过渡。2013 年发表 IIP 更新中，已正式将 NSIP 视为是一个独立疾病实体。

【流行病学】

到目前为止，尚没有关于 NSIP 的确切发病率和患病率方面的研究。在以往报道有组织病理学诊断的 IIP 中，IPF/普通型间质性肺炎（UIP）占 50% ~ 60%；NSIP 占 14% ~ 36%。IPF 的患病率为（3 ~ 20）/10 万，有学者据此推测，NSIP 的患病率为（1 ~ 9）/10 万。NSIP 患者人群的中位年龄为 40 ~ 50 岁，比 IPF 的患者群中位年龄小 10 岁甚至更多，NSIP 可以在儿童患者中发生，也有家族性 NSIP 的病例报道。

【病因和发病机制】

最早的文献有关 NSIP 描述并不是现在意义上的非特异性间质性肺炎，是指 HIV 感染或 AIDS 患者、骨髓移植受体非感染性的肺部病理表现之一，有学者认为这是由 HIV 本身或机体的免疫反应所致。1994 年 Katzenstein 和 Fiorilli 首次提出非特异性间质性肺炎（nonspecific interstitial pneumonia/fibrosis，NSIP）的概念，用来描述那些组织病理学表现不符合已知的病理类型，如 UIP、脱屑性间质性肺炎（DIP）、急性间质性肺炎和机化性肺炎（OP）的病理术语。NSIP 病理改变可以是继发于其他疾病如环境暴露致的过敏性肺泡炎、结缔组织疾病、急性肺损伤的缓解期等。在最初 Katzenstein 和 Fiorelli 报道的 NSIP 病例中，39% 存在以上的相关临床疾病。无相关病因的病例，称之为特发性 NSIP，而由相关临床疾病导致的称为继发性 NSIP。

NSIP 的发病机制并不清楚，目前推测遗传因素、免疫异常及慢性感染等与 NSIP 发病可能有关。

【病理变化】

NSIP 的主要组织病理学特征可概括为，病变时相相对一致，不同程度的间质炎症和纤维化，无成纤维细胞灶，缺乏 UIP，脱屑性间质性肺炎（DIP）、急性间质性肺炎和机化性肺炎等病理特征。

Katzenstein 和 Fiorelli 根据肺间质炎症细胞的数量和肺纤维化程度，将 NSIP 病理表现分成 3 型：①细胞型：主要表现为间质的炎症，很少或几乎无纤维化，其特点为肺泡间隔内的慢性炎细胞浸润，主要是淋巴细胞和少量浆细胞（图 9-1）。炎性细胞浸润的程度较 UIP 和 DIP 等其他类型的 IIP 更为突出。②混合型：肺泡间隔有大量的慢性炎性细胞浸润和明显的胶原纤维沉着为特点（图 9-2 至图 9-6）。③纤维化型：肺间质以致密的胶原纤维沉积为主（图 9-7，图 9-8），伴有轻微的炎症反应或者缺乏炎症。2000 年 Travis 等从预后的角度将 NSIP 病理分为细胞型和纤维化型 NSIP，后者包括了 Katzenstein 的混合型和纤维化型两个亚型。

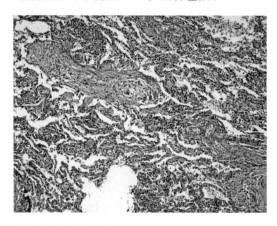

图 9-1　细胞型 NSIP
病理示病变时相一致，弥漫性分布，肺泡隔均匀的炎性细胞浸润，肺结构保持良好，局灶性肺泡腔内机化性物形成，低倍放大

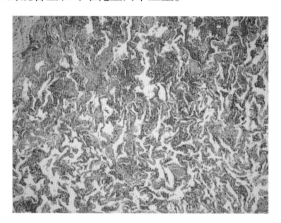

图 9-2　混合型 NSIP
病理示病变时相一致，均匀分布，多量慢性炎性细胞浸润和轻度纤维组织增生致肺泡壁增宽，肺结构保持良好，低倍放大

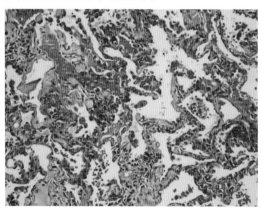

图 9-3　混合型 NSIP
病理示肺泡隔中等量的淋巴细胞浸润和轻度纤维结缔组织增生，肺泡腔内巨噬细胞沉积，中倍放大

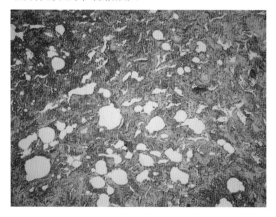

图 9-4　混合型 NSIP
病理示均匀多量炎性细胞浸润和间质纤维组织增生，肺泡壁明显增宽，病变一致，较弥漫，肺正常结构保存，低倍放大

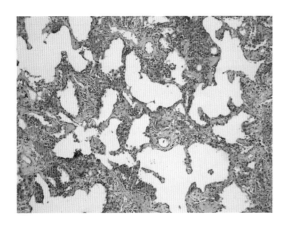

图9-5 混合型NSIP
病理示肺泡间隔增宽，慢性炎性细胞浸润和多量纤维组织增生，伴肺泡上皮增生，中倍放大

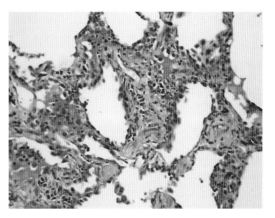

图9-6 混合型NSIP
病理示肺泡间隔大量淋巴细胞浸润和纤维结缔组织增生，Ⅱ型肺泡上皮细胞增生，图9-5的局部，高倍放大

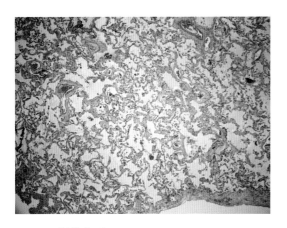

图9-7 纤维化型NSIP
病理示病变时相一致，间质纤维化引起肺泡壁均匀的增厚，无蜂窝和纤维母细胞灶，低倍放大

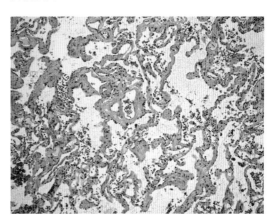

图9-8 纤维化型NSIP
病理示病变时相一致，致密的间质纤维化引起肺泡壁增厚和少量的慢性炎细胞浸润，中倍放大

　　细胞型NSIP的组织病理特点为，肺泡间隔内浸润的单核细胞使肺泡间隔增宽，淋巴细胞和浆细胞浸润为特征，呈现均匀或斑片状分布；Ⅱ型肺泡上皮细胞的增生，可累及小气道周围的间质、血管、小叶间隔和胸膜，部分NSIP患者，肺组织内可有局灶性的少量的OP样和淋巴细胞聚集表现，但非其主要病理学变化，OP样改变的范围不超过10%（见图9-1）。

　　纤维化型NSIP其病理表现通常为病变的时相相对均匀，由胶原组成的不同程度的纤维化与慢性炎症相混合（见图9-4，图9-5），或以致密或疏松间质纤维化表现为主时（见图9-7），此型与UIP不易鉴别，区别的要点是，纤维化型NSIP其主要表现为时相均匀的致密或疏松间质纤维化（见图9-8），而无UIP的斑片状和胸膜下分布，时相不均；纤维化型NSIP少或无成纤维细胞灶，如出现，也非UIP那样显著；纤维化型NSIP的肺结构破坏轻微（图9-9，图9-10），有局灶的蜂窝肺和瘢痕形成，没有UIP明显和常见。蜂窝肺时其囊性气腔也更为规则（图9-9）。纤维化型NSIP形态学诊断标准并不十分明确，更有点类似垃圾桶味道。其病理与UIP有相当部分交叉，鉴别诊断有时相当困难。

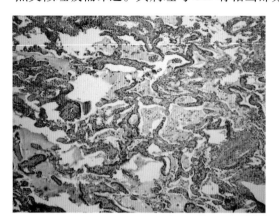

图9-9　纤维化型NSIP

病理示局灶肺泡隔纤维组织增生、慢性炎症细胞浸润而增宽，伴有支气管黏膜上皮化生，形成早期蜂窝肺改变

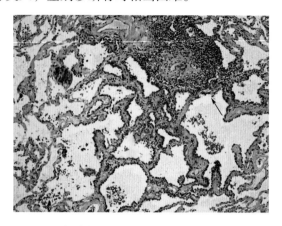

图9-10　纤维化型NSIP

病理示肺泡间隔有少量的炎性细胞浸润，大量纤维组织增生和胶原沉积，部分区域肺泡支气管黏膜上皮化生，呼吸性细支气管周围见淋巴细胞聚集（箭头），总体肺结构保持完好

　　2008年发表的NSIP专家工作报告对以往有关NSIP病理诊断标准提出部分修改（表9-1），将主要病理特点，列为阳性诊断标准，将以往排除的病理发现均列入特定的阴性发现。机化性肺炎不是主要的病理表现，所占肺活检标本的范围由原来的10%修改为＜20%。强调纤维化型NSIP，致密或疏松肺间质纤维化，应时相基本相同（见图9-8），肺结构常保持正常，增加了蜂窝肺不明显或缺乏的内容。对特发性NSIP的肉芽肿的描述有无或不明显，修改为必须无肉芽肿病变。在特定的阴性发现增加了无以主要气道病变如细支气管周围化生的内容。

表9-1　NSIP主要组织病理学特征

主要特征
细胞型
轻度到中度慢性间质性炎症，炎症部位的Ⅱ型肺泡上皮细胞增生
纤维化型
时相相同，致密或疏松肺间质纤维化
肺结构常保持正常
慢性间质炎症（轻至中度），Ⅱ型肺泡上皮细胞增生（可无）
特定的阴性发现
细胞型
无致密间质纤维化
机化性肺炎不是主要病理表现，范围＜20%活检标本

续表

无严重的肺泡隔炎症

纤维化型

时相不均型：成纤维细胞灶少或无，在斑片状，胸膜下或小叶间隔旁分布的病例重要

蜂窝肺不明显或缺乏（但可出现扩张致囊性纤维化改变）

细胞型和纤维化型

急性肺损伤型，特别是无透明膜形成

少或无嗜酸性细胞

无肉芽肿

无病毒包涵体，特殊染色无病原体

无以主要气道病变，如细支气管周围的化生

引自：Travis WD, Hunninghake G, King TE Jr, et al. Idiopathic nonspecific interstitial pneumonia: report of an American Thoracic Society project. Am J Respir Crit Care Med, 2008, 177: 1338-1347.

【临床表现】

NSIP 的临床症状与 IPF 无明显差别，大多数 NSIP 起病隐匿或亚急性。主要的主诉有干咳、活动后气喘、发热、皮疹等。

美国胸科学会（ATS）与欧洲呼吸学会（ERS）发表的 NSIP 专家工作报告分析的 67 例患者临床特征如下：NSIP 患者的发病年龄为 46~73 岁，男性 22 例，女性 45 例，非吸烟患者占 69%。临床表现有干咳，活动后呼吸困难、发热、皮疹。Jegal 等比较了 131 例 IPF 和 48 例 NSIP 的临床表现，发现 NSIP 患者的发病平均年龄低于 IPF，NSIP 女性多于男性，非吸烟患者多于 IPF，起病到就诊平均时间低于 IPF，NSIP 患者以亚急性起病，而 IPF 多为慢性起病。NSIP 和 IPF 患者的呼吸道症状如干咳和呼吸困难类似，但 NSIP 患者发热 32.3%，而 IPF 通常无发热，NSIP 患者出现杵状指为 9.7%；而 IPF 为 65.6%。

【胸部影像学】

（一）X 线胸片

NSIP 的 X 线胸片表现为磨玻璃影或斑片状实变影，两下肺分布为主（图 9-11，图 9-12）。

（二）胸部 CT 和 HRCT

早期胸部 CT 影像学研究认为，与典型 UIP 的 HRCT 相比，NSIP 的 CT 表现相当一致，下肺野周围分布斑片状的磨玻璃影，伴不同程度的网状阴影和实变影，而蜂窝影罕见。但以后大样本 NSIP 的 CT 影像学研究表明，NSIP 的临床，尤其是病理存在明显的异质性，导致 NSIP 胸部 CT 影像学的表现多样性，符合以上典型胸部 CT 影像学的 NSIP 患者只有 22%。已报道 NSIP 的 HRCT 表现多样性，有磨玻璃影、网状阴影、实变影、粗线条状影、小结节影、牵拉性支气管扩张、蜂窝影等。但以上单一的 HRCT 表现并不具有特定的诊断意义。但如能对 HRCT 病变及分布特点进行综合的分析，同时与恰当的临床背景相结合，对提示 NSIP 的临床诊断颇有帮助。

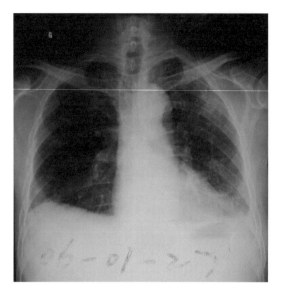

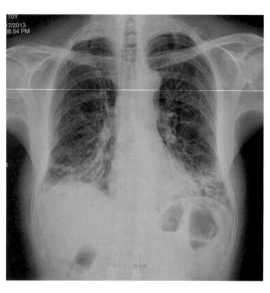

图 9-11 非特异性间质性肺炎

X 线胸片示两下肺及外周分布为主磨玻璃影，左侧肺明显

图 9-12 非特异性间质性肺炎，X 线胸片示两下肺磨玻璃影

1. 提示 NSIP 诊断的 HRCT 表现

（1）下叶对称性分布：病变分布的定位，是帮助诊断 NSIP 的关键因素之一。90% 以上 NSIP 患者病变下叶对称性分布（图 9-13 至图 9-15），弥漫性分布的 5%~16%，而主要以上叶分布的 NSIP 非常罕见，应注意考虑排除慢性过敏性肺泡炎或结节病。最初对 NSIP 的胸部 CT 研究报道，NSIP 常累及肺外周，以后的研究认为分布表现多样性，可外周、弥漫和随机分布。现认为病变常在下叶，沿支气管血管束分布（图 9-16 至图 9-18），而胸膜下病变相对少见，散在分布。

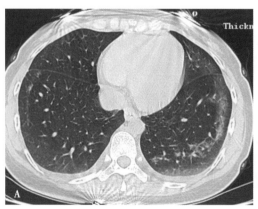

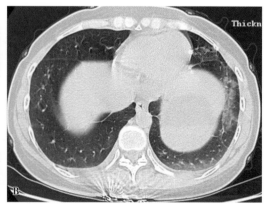

图 9-13 非特异性间质性肺炎

A. HRCT 示两下肺胸膜下浅淡的磨玻璃影，左下肺明显；B. HRCT 示下肺胸膜下浅淡的磨玻璃影，左下肺明显，经外科肺活检病理符合 NSIP

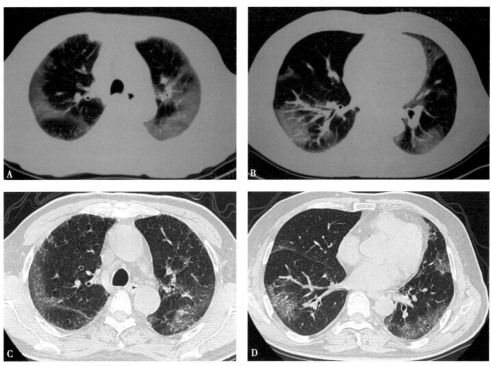

图 9-14 非特异性间质性肺炎

常规 CT（A、B）及 HRCT 两侧肺见片状磨玻璃影及网状阴影，主要肺外周和胸膜下分布，部分磨玻璃影中见牵拉性细支气管扩张（D），经外科肺活检病理符合 NSIP

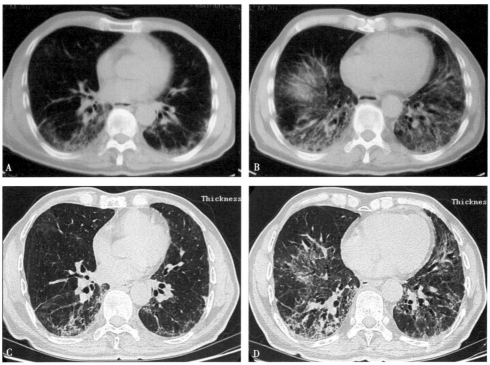

图 9-15 非特异性间质性肺炎

常规胸部 CT（A、B）和 HRCT（C、D）示两下肺及舌叶见网状阴影，小斑片状磨玻璃影，牵拉性支气管扩张，胸膜下散在分布

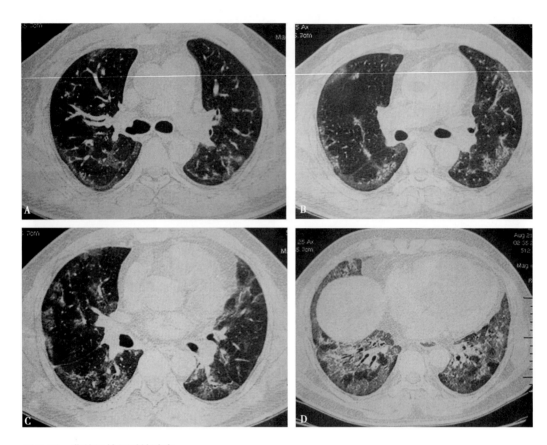

图 9-16 非特异性间质性肺炎
HRCT 示两侧肺弥漫性磨玻璃影及网状阴影，主要肺外周和沿支气管血管束分布

对称性分布是 HRCT 诊断 NSIP 的关键因素之一。几乎所有的 NSIP 患者为两侧病变。大多数 NSIP 患者表现为两侧和对称性分布。目前尚无文献报道 NSIP 患者表现为单侧病变。如果 HRCT 表现单侧病变，应注意避免诊断 NSIP，局灶性磨玻璃影更常见于慢性感染、机化性肺炎、肺泡细胞癌或淋巴瘤等。

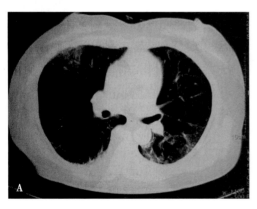
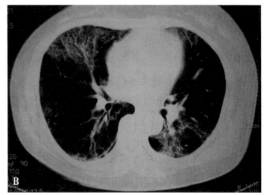

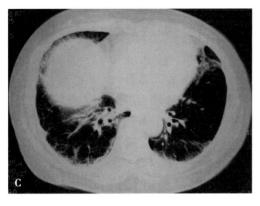
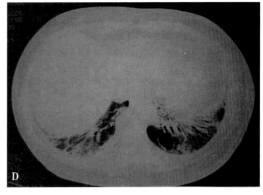

图 9-17　非特异性间质性肺炎

HRCT 示两侧肺斑片状磨玻璃影及网状阴影，病变主要沿支气管血管束分布，部分胸膜下散在分布，见胸膜下线（B），经外科肺活检病理符合 NSIP

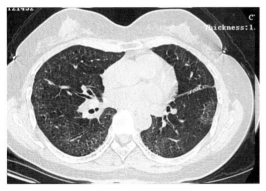
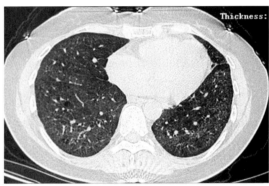

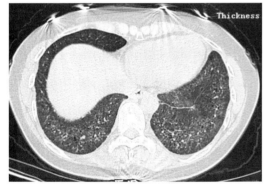

图 9-18　纤维化型非特异性间质性肺炎

HRCT 示两肺细网状阴影，磨玻璃影，牵拉性支气管扩张和细支气管扩张，无蜂窝影，外科肺活检符合纤维化型 NSIP

（2）磨玻璃影：磨玻璃影是 NSIP 患者突出的 HRCT 表现之一。几乎所有的 NSIP 患者可见磨玻璃影（见图 9-13，图 9-14，图 9-16）。纤维化型 NSIP 的磨玻璃影多伴网状阴影（见图 9-14，图 9-17，图 9-18）。但磨玻璃影是许多弥漫性肺疾病共有的 HRCT 表现，包括除 IPF/UIP 外所有其他类型的特发性间质性肺炎。单独的磨玻璃影并不能可靠地诊断 NSIP，但缺乏磨玻璃影，即使无蜂窝影常提示 UIP 诊断。

（3）网状阴影：大多数纤维化型 NSIP 患者可见细网状阴影（见图 9-14，图 9-18）。2000 年后的研究显示，80%～94% 的 NSIP 患者有网状阴影。虽然网状阴影有助于 NSIP 的诊断，但是单独的网状阴影并不是诊断 NSIP 的可靠指标，需要结合其他影像学表现。其他疾病如 UIP，慢性过敏性肺泡炎或结节病等均可出现网状阴影。但在 DIP、RB-ILD、COP 和 LIP 网状阴影少见。AIP 在早期网状阴影少见，部分机化期的 AIP 患者向肺纤维化发展时，可出现网状阴影。

（4）牵拉性支气管扩张：纤维化型 NSIP 出现牵拉性支气管扩张和细支气管扩张，通常与潜在的纤维化改变有关。多数的 NSIP 患者即使网状阴影不明显，在下肺出现牵拉性支气管扩张往往提示周围肺纤维化改变存在。93%～100% 的 NSIP 患者出现牵拉性支气管扩张，同时伴有网状阴影和（或）磨玻璃影（见图 9-15，图 9-17）。仅见牵拉性支气管扩张对 NSIP 诊断价值有限。

（5）肺体积缩小：肺体积缩小，特别是下叶体积缩小，可见于 91% 的 NSIP 患者，常伴其他肺纤维化的表现，如牵拉性支气管扩张和网状阴影。

2. NSIP 的非典型 HRCT 表现

（1）实变影：文献报道，NSIP 患者实变影的发现率为 0～98%。目前认为，实变影不是 NSIP 最主要的 HRCT 表现。NSIP 患者出现实变影，通常是慢性病变的表现，常伴有相关的机化性肺炎、潜在纤维化、牵拉性支气管扩张。类似表现见于潜在皮肌炎或多发性肌炎并发 ILD。HRCT 表现实变影为主，慢性起病，应该注意考虑其他疾病的可能，如机化性肺炎、弥漫性肺泡损伤、嗜酸性粒细胞性肺炎、慢性感染、细支气管肺泡癌等。NSIP 患者急性起病，迅速出现磨玻璃影或实变影，应考虑急性加重的可能。

（2）蜂窝影：纤维化型 NSIP 偶尔出现蜂窝影，有学者曾经认为 HRCT 出现蜂窝影可排除 NSIP 诊断，但文献报道 NSIP 的蜂窝影为 5%～44%。纤维化型 NSIP 患者出现蜂窝影，反映在活检标本 NSIP 部位有 UIP 病灶。HRCT 蜂窝影出现，强烈提示其组织学表现 UIP。

3. 提示非 NSIP 的 HRCT 表现

（1）结节影：弥漫性小结节影在以往 NSIP 文献报道发现率差异很大。其原因可能与使用结节影影像学定义差异有关。HRCT 以弥漫性小结节影为主要表现的 NSIP 少见。如果出现小叶中央性结节影更应考虑其他 ILD，如 RB-ILD 和过敏性肺泡炎等。

（2）局灶性低密度影：局灶性低密度影或马赛克样改变可反映肺血管疾病，但更常见于小气道阻塞。在间质性异常阴影中有散在局灶性低密度影，提示过敏性肺泡炎。慢性过敏性肺泡炎和 NSIP 出现局灶性低密度影分别为 81% 和 34%。

（3）囊性病变：与蜂窝影不同，NSIP 患者的 HRCT 囊性病变非常罕见，如果出现多发性囊性病变，应更多考虑其他间质性肺疾病，如 LIP、DIP、淋巴管肌瘤病和肺朗格汉斯细胞组织细胞增生症等。

综上所述，常见并能提示 NSIP 诊断的 HRCT 表现是，下叶外周分布，以磨玻璃影为主要表现，伴网状影及牵拉性支气管扩张（见图 9-14，图 9-17），下叶肺体积缩小。当怀疑为 NSIP 的患者，其 HRCT 主要表现为小结节影、囊性变、蜂窝影、局灶性低密度影等改变时，应更多考虑其他疾病诊断可能性。

虽然 NSIP 患者可以是特发性，但 NSIP 常与潜在结缔组织病有关。结缔组织病累及肺部，常见病理类型之一为 NSIP，并且可以肺部为首发表现，甚至为唯一表现。应注意观察有无潜在结缔组织病的 HRCT 影像学表现：食管的异常扩张（图 9-19），胸膜、心包的积液及肥厚，肺动脉扩张等。如果注意分析和观察到以上 HRCT 异常影像学表现，对提示

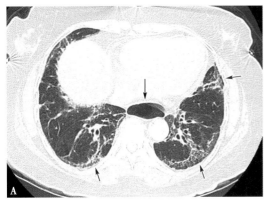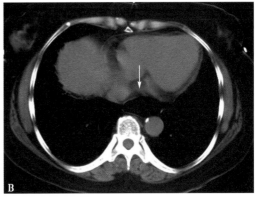

图 9-19　硬皮病合并间质性肺病

A. HRCT 肺窗示两下肺网状阴影（红箭），病变主要在胸膜下分布，食管扩张（黑箭）；B. HRCT 纵隔窗见明显食管扩张（白箭）

如硬皮病、多肌炎或皮肌炎、干燥综合征及类风湿关节炎等原发病的诊断有帮助。

【辅助检查】

1. 肺功能检查　14% 患者肺功能正常，69% 患者肺功能检查为限制性通气障碍；无阻塞性通气障碍。限制性通气障碍表现为 VC 减少，常有 FEV_1/FVC 比例增加；弥散功能障碍表现为休息或活动时 $A\text{-}aPO_2$ 增加或 D_LCO 减少。

2. 实验室检查　一般实验室检查无特殊发现，但一些阳性结果在鉴别诊断上有价值。如某些血清抗体（如抗核抗体、类风湿因子等）出现阳性或免疫功能异常，诊断特发性 NSIP 应慎重。

【肺组织活检】

有临床、影像学及肺功能典型表现的 IPF 可做出临床诊断，其他类型的 IIP 的诊断一般都要有相应的组织病理诊断的支持。临床上高度怀疑 NSIP 的诊断，尤其是对于纤维化型 NSIP，可能在临床表现、影像学特点上与 UIP 鉴别困难。考虑到纤维化型 NSIP 与 UIP 对治疗反应及预后不同，肺活检所得的病理诊断，将会改变治疗方案或提供重要的预后信息，如没有手术禁忌证时，仍然主张对临床上怀疑 NSIP 的患者行胸腔镜下肺活检或小开胸肺活检确定病理诊断。

【诊断和鉴别诊断】

2002 年美国胸科学会（ATS）/欧洲呼吸学会（ERS）发表的《IIP 国际多学科共识分类方案》提出了 IPF 的诊断标准，但对 NSIP 包括新近 ATS/ERS 发表的 NSIP 专家工作报告并未提出具体的临床-放射-病理的诊断标准。文献中 NSIP 其临床-放射-病理的诊断依据包括：①慢性或亚急性起病，可发生于任何年龄；②主要临床表现为咳嗽和气短，少数患者有发热；③影像学上表现为双下肺的磨玻璃影和网状影，伴牵引性支气管扩张和细支气管扩张，病变沿支气管血管束分布；④组织学特点为病变时相一致的不同程度的炎症和纤维化，缺乏 UIP、DIP 或 AIP 的特异性病理改变；⑤本病对激素反应好，预后良好。

NSIP 的诊断和鉴别诊断中应注意以下问题。

（1）NSIP 的诊断，不是一个简单的病理诊断，虽然病理诊断在 NSIP 的诊断具有重要意义，但不是 NSIP 特有的病理改变。多种已知病因的肺疾病其病理均可表现为 NSIP，如亚急性和慢性过敏性肺泡炎、硬皮病、类风湿关节炎、多肌炎/皮肌炎、干燥综合征、有机粉尘的吸入、急性肺损伤的缓解期、放射性损伤、潜在的结缔组织疾病、某些感染及某些药物性肺损伤反应等。正如著名的间质性肺疾病专家 Talmadge King 所言，当病理医师告诉病理诊断为 NSIP 时，诊断工作才刚刚开始。肺活检发现 NSIP 的重要性在于，可促使临床医师进一步寻找和识别可能伴有某些潜在的疾病。

（2）NSIP 病理学表现本身有异质性，临床，放射、病理学表现相互交叉，与许多其他间质性肺疾病的界定模糊，如慢性过敏性肺泡炎、COP、UIP/IPF 及 RB-ILD。NSIP 可以是亚急性、慢性过敏性肺泡炎，唯一或主要病理学表现。

（3）NSIP 是结缔组织病最常见的间质性肺炎病理类型，部分结缔组织病，间质性肺炎是患者起病的首先表现，部分原诊断为特发性 NSIP 患者在以后的随访发现与结缔组织病相关。

（4）NSIP 特别是纤维化型 NSIP 与 IPF 的鉴别诊断，即使有外科肺活检病理在某些病例的鉴别仍然会有困难（鉴别诊断要点参考表9-2）。

NSIP 的诊断是多学科探索正确诊断的动态整合过程，需要临床、放射及病理学等多学科医师参与，共同讨论诊断。部分病例需要长期随访才能明确其最终转归，对病因明确者，临床上可诊断继发性 NSIP；病因暂时不能明确者，可考虑诊断特发性 NSIP。

表9-2 纤维化型 NSIP 与 IPF 的鉴别诊断要点

	IPF/UIP	NSIP
平均年龄	约 57 岁	40 ~ 50 岁
起病情况	隐匿、慢性（12 个月以上）	亚急性、隐匿起病
肺活检诊断	47% ~ 64%	14% ~ 36%
症状	干咳、呼吸困难，发热少见	咳嗽、呼吸困难、消瘦、体重减轻 发热（22% ~ 33%）
杵状指	50% ~ 80%	10% ~ 35%
HRCT	网状阴影、蜂窝肺；双肺基底部及胸膜下为主	片状磨玻璃样改变，蜂窝肺少见 病变沿支气管血管束分布
BALF	中性粒细胞增高	淋巴细胞增高，CD4/CD8 降低
病理	新老病灶共存，蜂窝肺病变分布不均，成纤维细胞灶	病变时相一致性含有不同程度的炎症和纤维化
糖皮质激素	治疗反应差	好
5 年病死率	50% ~ 70%	约 15%
疾病的定义	确定	尚不确定，有待进一步研究

部分引自：American Thoracic Society. American Thoracic Society（ATS）/European Respiratory Society（ERS）. International Multidisciplinary Consensus Classification of the Idiopathic Interstitial Pneumonias. Am J Respir Crit Care Med, 2002, 165：277-304；Travis WD, Costabel U, Hansell D, et al. An official American Thoracic Society/European Respiratory Society statement：update of the international multidisciplinary classification of the idiopathic interstitial pneumonias. Am J Respir Crit Care Med, 2013, 188：733-748.

【治疗】

目前没有前瞻性、多中心、随机对照、双盲的临床试验评价 NSIP 药物治疗干预的效果，有关 NSIP 治疗的最佳药物，剂量和疗程尚未达成共识。有关 NSIP 药物的治疗多散见在相关的 IPF 治疗效果与预后比较的文献之中，以回顾性分析为主。已用的治疗药物有糖皮质激素、环磷酰胺、硫唑嘌呤及秋水仙碱等。也有报道环孢素 A、甲氨蝶呤及苯丁酸氮芥等药物治疗 NSIP 的个案报道。应用最普遍的治疗药物及方案为单独激素或免疫抑制剂或两者联合使用。

（一）糖皮质激素

糖皮质激素（以下简称激素）为 NSIP 的一线治疗药物，推荐首选单独激素治疗 NSIP，但尚没有公认激素治疗 NSIP 患者的具体指征，剂量和疗程。多数学者认为依据患者临床症状和肺功能指标等选择干预治疗，建议如下。

1. 轻微症状的 NSIP 患者可以观察一段时间而不治疗。每 3～6 个月应评估临床症状和肺功能，如果有进展，则开始治疗。

2. 对多数中至重度 NSIP 患者或经观察出现症状进展或肺功能下降的轻症患者，应开始激素治疗。初始治疗通常选择口服泼尼松，剂量 1mg/（kg·d）（最大不超过 60mg/d）。泼尼松初始剂量治疗后 1 个月，减量至 30～40mg/d，2 个月；如果患者改善或稳定，泼尼松开始逐步减量，到维持剂量泼尼松 5～10mg/d，疗程 1 年。

3. 少数严重需要住院 NSIP 患者，可能需要激素冲击疗法，甲泼尼龙 1g/d，连续 3 天；续常规剂量泼尼松口服治疗。

（二）免疫抑制剂

NSIP 的激素和免疫抑制剂联合具体何时开始使用、剂量及疗程指征，尚无共识。对 NSIP 患者激素治疗效果不明显；激素减量中，在较高剂量时病情反复；激素停药后疾病复发等，可加用免疫抑制剂如环磷酰胺或硫唑嘌呤。文献报道，在开始时就联合使用，或在起始激素无效时才加用免疫抑制剂。

仍然有部分纤维化型 NSIP 患者，对现有药物的治疗反应并不理想，抗纤维化药物（如吡非尼酮）对纤维化型 NSIP 是否有益处，需要进一步评价。

【预后与自然病程】

目前对 NSIP 的自然病程认识有限。大部分 NSIP 患者经治疗后可治愈，部分患者病情稳定或缓解，也有少部分患者的病情在激素减量后复发，少部分患者可病情进展，最后死于呼吸衰竭。NSIP 患者预后优于 IPF。细胞型 NSIP 预后优于纤维化型 NSIP，细胞型 NSIP 和纤维化型 NSIP 的 5 年存活率分别为 100% 和 90%，10 年存活率分别为 100% 和 35%。纤维化型 NSIP 预后仍然好于 IPF/UIP，5 年存活率分别为 90% 和 43%；10 年存活率分别为 35% 和 15%。

（代静泓）

参 考 文 献

1. American Thoracic Society. American Thoracic Society（ATS）/European Respiratory Society（ERS）International Multidisciplinary Consensus Classification of the Idiopathic Interstitial Pneumonias. Am J Respir Crit

Care Med, 2002, 165: 277-304.

2. Travis WD, Hunninghake G, King TE Jr, et al. Idiopathic nonspecific interstitial pneumonia: report of an American Thoracic Society project. Am J Respir Crit Care Med, 2008, 177: 1338-1347.

3. Travis WD, Costabel U, Hansell D, et al. An official American Thoracic Society/European Respiratory Society statement: update of the international multidisciplinary classification of the idiopathic interstitial pneumonias. Am J Respir Crit Care Med, 2013, 188: 733-748.

4. Katzenstein ALA, Fiorilli RF. Nonspecific interstitial pneumonia/fibrosis: histologic feature and clinical significance. Am J Surg Pathol, 1994, 18: 136-147.

5. Bjoraker JA, Ryu JH, Edwin MK, et al. Prognostic significance of histopathologic subsets in idiopathic pulmonary fibrosis. Am J Respir Crit Care Med, 1998, 157: 199-203.

6. Nicholson AG, Colby TV, du Bois RM, et al The prognostic significance of the histologic pattern of interstitial pneumonia in patients presenting with the clinical entity of cryptogenic fibrosing alveolitis. Am J Respir Crit Care Med, 2000, 162: 2213-2217.

7. Flaherty KR, Travis WD, Colby TV, et al. Histopathologic variability in usual and nonspecific interstitial pneumonias. Am J Respir Crit Care Med, 2001, 164: 1722-1727.

8. Nogee LM, Dunbar AE III, Wert SE, et al. A mutation in the surfactant protein C gene mutation associated with familial interstitial lung disease. N Engl J Med, 2001, 344: 573-579.

9. Fujita J, Ohtsuki Y, Yoshinouchi T, et al. Idiopathic non-specific interstitial pneumonia: as an "autoimmune interstitial pneumonia". Respir Med, 2005, 99: 234-240.

10. Jegal Y, Kim DS, Shim TS, et al. Physiology is a stronger predictor of survival than pathology in fibrotic interstitial pneumonia. Am J Respir Crit Care Med, 2005, 171: 639-644.

11. MacDonald SL, Rubens MB, Hansell DM, et al. Nonspecific interstitial pneumonia and usual interstitial pneumonia: comparative appearances at and diagnostic accuracy of thin-section CT. Radiology, 2001, 221: 600-605.

12. 蔡后荣, 曹敏, 孟凡青, 等. 非特异性间质性肺炎患者的高分辨率 CT 表现及其病理学特点. 中华结核和呼吸杂志, 2008, 31: 32-36.

13. 蔡后荣, 侯杰. 非特异性间质性肺炎的诊断和治疗进展. 2006, 26: 636-640.

14. 易祥华, 何国钧. 非特异性间质性肺炎//蔡后荣, 张湘燕, 周贤梅. 肺弥漫性疾病. 贵阳: 贵州科技出版社, 2003: 63-70.

15. Hartman TE, Swensen SJ, Hansell DM, et al. Nonspecific interstitial pneumonia: variable appearance at high-resolution chest CT. Radiology, 2000, 217: 701-705.

16. Bradley B, Branley HM, Egan JJ, et al. Interstitial lung disease guideline: the British Thoracic Society in collaboration with the Thoracic Society of Australia and New Zealand and the Irish Thoracic Society. Thorax, 2008, 63 Suppl 5: v1-v58.

17. Jacob J, Hansell DM. HRCT of fibrosing lung disease. Respirology, 2015, 20: 859-872.

18. Glazer CS. Chronic hypersensitivity pneumonitis: important considerations in the work-up of this fibrotic lung disease. Curr Opin Pulm Med, 2015, 21: 171-177.

第十章

隐原性机化性肺炎

隐原性机化性肺炎（cryptogenic organizing pneumonia，COP）是以肺泡内、肺泡管、呼吸性细支气管及终末细支气管腔内有息肉状肉芽结缔组织为病理特点，对糖皮质激素反应良好的间质性肺疾病，也称为特发性闭塞性细支气管炎伴机化性肺炎（idiopathic bron-chiolitis obliterans organizing pneumonia，iBOOP）。虽然 COP 的病变主要位于肺泡腔内，考虑到其特发性（原因不明），影像学表现弥漫性浸润性阴影，且病理可见病变区域肺间质炎症的组织学改变时，容易与其他类型的特发性间质性肺炎（IIP）混淆。在 2002 年 ATS/ERS 的 IIP 分类中将 COP 归为其中的一个临床类型，其组织学类型为机化性肺炎（organi-zing pneumonia，OP）。其相应的临床-放射-病理学定义是指没有明确的致病原（如感染）或其他临床伴随疾病（如结缔组织病等）情况下所出现的机化性肺炎。机化性肺炎是其主要病变，细支气管病变为次要改变，可伴或不伴细支气管病变。因使用 BOOP 术语易与现文献习惯称为缩窄性细支气管炎相混淆，ATS/ERS 推荐使用隐原性机化性肺炎（COP）；2013 年发布的 IIPs 分类更新中，COP 列为主要 IIPs 之一；本文将 COP 和 BOOP 视为同义语。

【病因和发病机制】

1. 病因　COP 的病因和发病机制虽然不明，但多数患者对糖皮质激素反应良好，因此曾推测与免疫学异常有关，并且在本病部分患者活检标本内有免疫复合物增加。部分患者常以"感冒"样症状起病，因而不能否定病毒感染为其病因的可能性，但尚缺乏足够的证据。已用呼吸道肠病毒在动物复制 OP 的肺部病理模型，也提示呼吸道病毒感染参与 OP 的形成。

有明确的原因和相关临床伴随疾病的机化性肺炎，称为继发性机化性肺炎，如感染后、结缔组织病、药物及骨髓移植后等可引起继发性 OP。

2. 发病机制　目前认为 OP 是肺组织对不同的损伤因素所产生的共同反应，是多种疾病在肺部的共同表现。其形成可分为纤维素样炎症细胞簇的聚集、纤维炎症的肉芽形成及肉芽组织的成熟等阶段。

【病理变化】

OP 的活检标本大体检查无特异性改变，受累肺组织坚实、灰白，有时呈黏液样，新鲜结缔组织丰富。病变在肺内均呈弥漫性、斑块状主要分布在胸膜下及肺野外带。

组织病理学改变随病程不同而有所差异，主要表现如下。

1. 肺组织受累

（1）肺泡内、肺泡管及终末细支气管、呼吸性细支气管可见疏松的淡蓝色黏液背景的肉芽组织增生（图10-1，图10-2），形成 Masson 小体，其内可见成纤维细胞、肌成纤维细胞（图10-3）、单核细胞、巨噬细胞、少量的肥大细胞、嗜酸性粒细胞、中性粒细胞及胶原纤维等细胞外基质。

（2）肺泡内渗出物、炎性细胞及成纤维细胞通过 Cohn 孔向邻近的肺泡浸润扩散，形成典型的蝴蝶形样结构（图10-4），渗出物可进一步机化，在细支气管、肺泡管及肺泡内形成机化肉芽组织，导致管腔部分或完全阻塞。

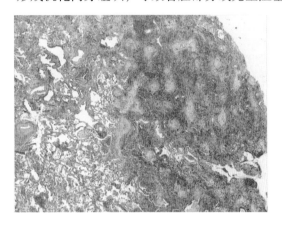

图 10-1 机化性肺炎
病理示病变呈斑片状分布，伴大量慢性炎性细胞浸润，肺泡腔内见不规则形状机化物沉积，低倍放大

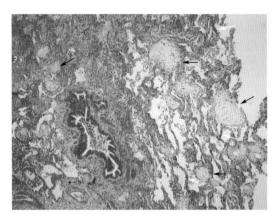

图 10-2 机化性肺炎
病理示细支气管周围的肺泡腔内见 Masson 小体（黑箭），周围肺泡隔增厚（白箭），淋巴细胞浸润，低倍放大

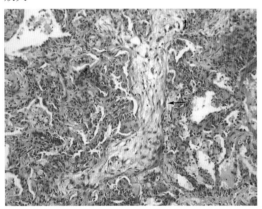

图 10-3 机化性肺炎
病理示细支气管周围肺泡道及肺泡腔被机化物填充（黑箭），肺泡壁增厚，Ⅱ型肺泡上皮细胞增生

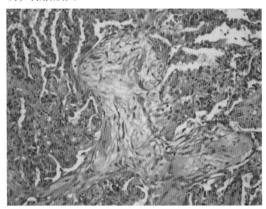

图 10-4 机化性肺炎
病理示肺泡腔内机化物通过 Cohn 孔向邻近的肺泡扩散，形成典型的蝴蝶形样结构，周围肺泡壁慢性炎性细胞浸润

（3）在机化性肺炎区域，肺泡间隔存在以单核细胞、淋巴细胞浸润为主的炎性改变（图10-3，图10-4），肺泡间隔因渗出物堆积而肿胀，渗出物机化后形成纤维性肺泡间隔增厚。肺泡腔内见泡沫样肺泡巨噬细胞。

（4）组织纤维机化后，并不破坏原有的肺组织结构（见图 10-1 和图 10-2），因而无肺泡壁的塌陷及蜂窝状改变。

2. 气道受累　OP 可以不伴或伴细支气管管腔内息肉状的肉芽组织形成（图 10-5）。小气道受累范围存在差异，约半数病例病变广泛，累及终末和呼吸性细支气管（图10-6），阻塞管腔，表现为增殖型细支气管炎，终末细支气管壁内常常有单核细胞浸润。细支气管管壁的平滑肌层增厚、管腔狭窄。肉芽组织栓内常有巢状慢性炎性细胞浸润。有些病例的肺泡内可见急性炎症细胞和纤维素性渗出，远端气道内可形成结缔组织肉芽栓，并伴有周围肺间质的受累。

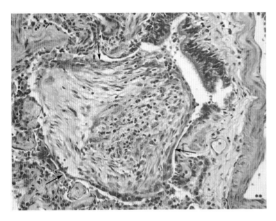

图 10-5　机化性肺炎
病理示细支气管腔内见机化结缔组织栓子（黑箭），阻塞大部分细支气管管腔

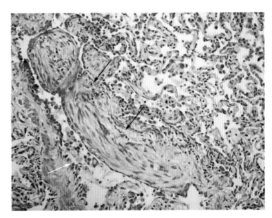

图 10-6　机化性肺炎
病理示呼吸性细支气管腔内（白箭）见机化结缔组织，纤维母细胞与肌纤维母细胞（黑箭）

有关 OP 病理特征，可概括为从肺泡内、肺泡管、呼吸性细支气管至终末细支气管腔内有肉芽组织形成。机化性肺炎是其主要病理学特点，可以伴或不伴细支气管管腔内肉芽组织息肉的形成。

【临床表现】

本病发病年龄可见于 20～80 岁，以 40～60 岁多见，性别和吸烟与否无明显差异。大多数亚急性起病，病程在 2 个月内。约 1/3 的患者病程的前期有咽痛、发热及乏力等流感样症状。临床上最常见的临床症状为干咳（56%～100%）和程度不同的呼吸困难（50%～80%），极少数患者表现为严重的进行性发展的呼吸困难。另外还有体重减轻、周身不适、盗汗等全身症状，本病咯血、喘息、胸痛等症状少见；也有无临床症状的病例。由于患者的临床症状无特异性，初始常诊断为社区获得性肺炎，导致诊断延误 6～13 周。

体格检查：约 2/3 患者可闻及爆裂音（crackles），多位于双肺中下部，亦可为单肺，罕闻哮鸣音，杵状指非常少，此点与 IPF 不同。约 1/4 患者体检肺无任何异常。

【辅助检查】

1. 实验室检查　部分患者白细胞计数增多，嗜酸性粒细胞亦可轻度升高。红细胞沉降率增快者（＞15mm/h）为 100%。OT 反应阳性 35%；CRP 阳性率 81%；有部分患者RA 试验阳性，抗核抗体阳性。

2. 肺功能检查 常表现为限制性通气功能和弥散功能障碍，约有 90% 病例出现低氧血症。Cordier 等报道一组 16 例 COP，无一例表现阻塞性通气障碍。Epler 等报道 50 例 COP 中有 11 例表现为阻塞性通气障碍，但都有明确的吸烟史，认为与吸烟有关。

【胸部影像学】

（一）X 线胸片

几乎所有的病例 X 线胸片都有异常阴影，X 线表现多种多样，没有特异性。大部分表现为双侧斑片状浸润影（图 10-7 至图 10-11），主要为磨玻璃影和肺泡性浸润影，约占 72%。两肺多发性斑片状影在病程中常有明显的移动或呈游走性（图 10-7），为本病较特征性的 X 线改变。有半数以上病例侵及一个以上肺叶（图 10-8 和图 10-9），呈大叶性肺炎样分布。多数斑片状浸润影主要分布胸膜下及肺野外带（图 10-10）；少数表现为间质性阴影改变，多发性局灶性肿块影（图 10-11）。极少数患者呈弥漫的粟粒状。胸水或过度充气征则少见，肺容积正常。

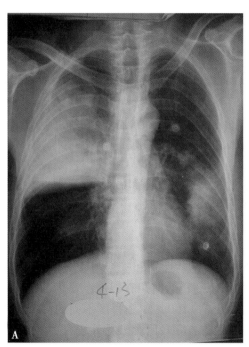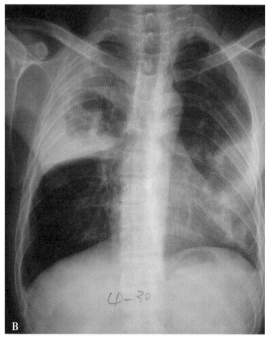

图 10-7 机化性肺炎病变游走

A. X 线胸片见右上肺大叶性实变阴影，左侧下肺野大片实变，经多种抗生素治疗，临床症状无好转；B. 17 天后复查 X 线胸片见右上肺实变阴影部分吸收，左侧下肺野实变影范围扩大，病灶呈游走性

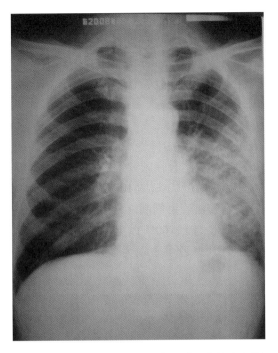

图 10-8　X 线胸片示左肺的中下肺野大片实变影

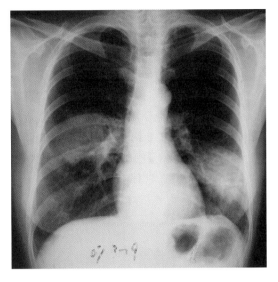

图 10-9　X 线胸片示两肺见类圆形的肿块样实变阴影

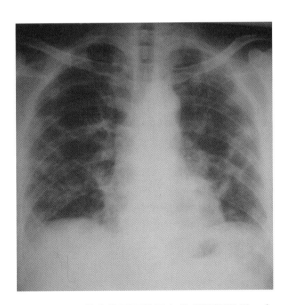

图 10-10　X 线胸片示两肺见斑片状浸润阴影，右中肺见条索状阴影

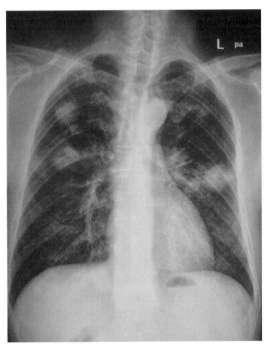

图 10-11　X 线胸片示两肺多球形实变阴影

Cordier 等将 COP 患者的 X 线胸片特点划分 3 个类型并提出相应的鉴别诊断疾病：

①多发性斑片状肺炎型：此型为 COP 典型的 X 线表现，常呈游走性，有时出现空气支气管征，此型需与慢性嗜酸性粒细胞性肺炎、肺淋巴瘤鉴别；②孤立局灶性肺炎型：局灶肺泡浸润影常位于上肺，边缘清楚，常呈叶段分布，偶有空洞，Cordier 等报道 6 例均因疑诊肺癌手术切除后没有复发；③弥漫性间质性肺炎型：阴影表现网状，结节状或网结节状，此型表现与 IPF 类似。

（二）胸部 CT 和 HRCT

与 X 线胸片类似，COP 的胸部 CT 病变形态及分布常表现多样性。胸部 CT 能发现比 X 线胸片更多病变，更详细显示病变的形态和分布特点，如结合临床背景对 COP 诊断有重要的帮助。90% 的 COP 患者胸部 CT 表现气腔实变影（图 10-12 至图 10-15）或不规则线状、条索状影。实变影为外周分布和胸膜下或位于支气管血管束周围。气腔实变影可表现为大叶性实变影（图 10-15），在实变区内可见支气管充气征；60% 以上的患者有磨玻璃影，随机分布，通常伴有气腔实变影；大约 15% 的 COP 患者可表现为多发大结节状影。22% 的 COP 有胸腔积液。

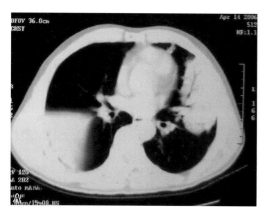
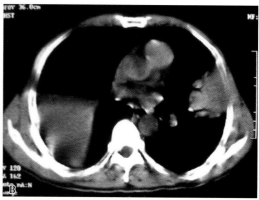

图 10-12　COP 胸部 CT 典型表现

A. 胸部 CT 肺窗见两肺大片实变影，左上肺实变影内见支气管充气征；B. 胸部 CT 纵隔窗见两肺大片实变影，见支气管充气征

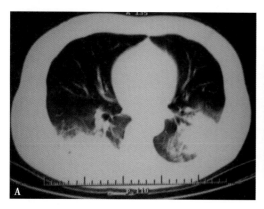
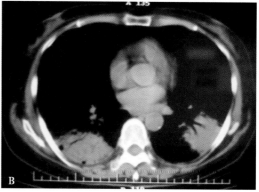

图 10-13　COP 典型胸部 CT 表现

A. 胸部 CT 肺窗见类圆形的大片实变影，周围有磨玻璃影；B. 纵隔窗见类圆形实变影，实变区内可见支气管充气征

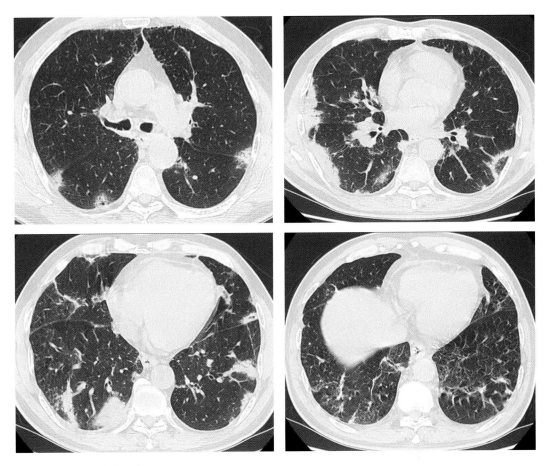

图 10-14 COP 肺外周分布

HRCT 示肺外周和胸膜下分布的斑片状实变影，不规则形条索状影，病理诊断 OP

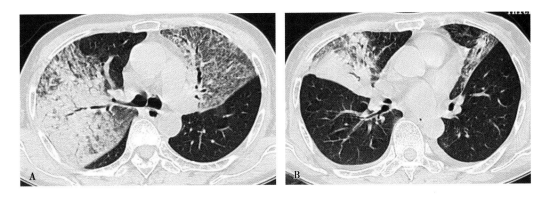

图 10-15 COP

A. HRCT 示右上叶见大叶性实变影，周边见磨玻璃影；左上叶大片磨玻璃影；B. HRCT 示右中叶见大叶性实变影；左舌叶条索状实变影及磨玻璃影

　　根据胸部 CT 主要表现及分布特点，COP 分为 3 种影像学类型：多发性肺泡实变影（典型 COP）；浸润性阴影（浸润性 COP）；局灶性实变影（局灶 COP）。一项多中心的 HRCT 诊断 IIP 准确性研究结果表明，COP 正确诊断率最高 >79%，说明 COP 的 HRCT 表

现具有一定的特征性。对于典型 COP，有经验的临床医师根据 HRCT 表现结合临床背景，足以准确诊断 COP。

1. 典型 COP　多发性肺泡实变影是 COP 最常见和典型的影像学表现。通常两侧和周边分布，大小从数厘米到整个大叶实变影（见图 10-15），形态表现为大片状、类球形的实变影（见图 10-13）。实变影内可见支气管充气征（见图 10-12 和图 10-13），阴影的密度不一，可从磨玻璃影到实变影。部分病灶可呈游走性。

当实变影表现为斑片状，不规则条索阴影，沿支气管血管束周围分布（图 10-16 至图 10-18）或肺外周和胸膜下（见图 10-14）分布时，均是对 COP 临床诊断颇有帮助的 HRCT 表现。有学者将形态斑片状或条索阴影沿支气管血管束周围分布的实变影，称为支气管中央型 COP（图 10-16 ~ 图 10-18），并认为它也是 COP 颇具特点的 HRCT 表现。但应注意结合临床背景，排除如嗜酸性粒细胞性肺炎、弥漫性肺泡损伤、慢性感染、细支气管肺泡癌及淋巴瘤等。

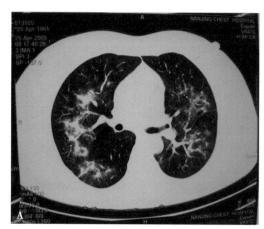
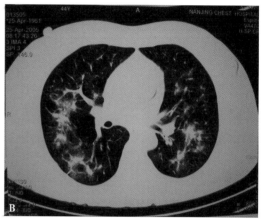

图 10-16　支气管中央型 COP
HRCT 示斑片状实变阴影或不规则形条索阴影，沿支气管血管束周围分布

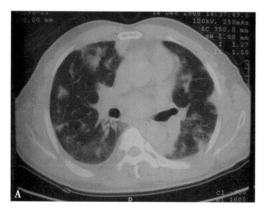
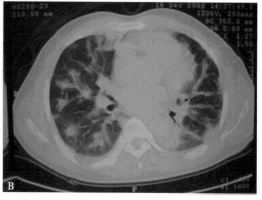

图 10-17　支气管中央型 COP
胸部 CT 示斑片状实变影（A、B），沿支气管血管束周围分布，轻度牵拉性支气管扩张（B），部分实变影位于胸膜下

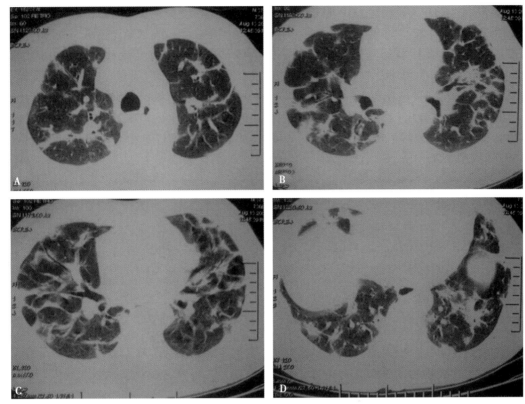

图 10-18　支气管中央型 COP

HRCT 示不规则线条状影和斑片状实变影沿支气管血管束周围分布（A、B、C、D），线条状阴影与胸膜相连（A、B、C），部分斑片状实变阴影位于胸膜下（A、B、C），外科肺活检病理诊断 OP

2. 局灶性 COP　少数 COP 患者可表现为孤立的局灶性肺部阴影（图 10-19，图 10-20），在阴影内可出现支气管充气征，常位于上肺，边缘清楚，常呈叶段分布，偶有空洞。局灶性 COP 影像学无特点，多因疑诊肺癌手术切除。对局灶性 COP 应注意排除细支气管肺泡癌，淋巴瘤等。

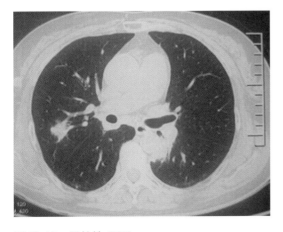

图 10-19　局灶性 COP

HRCT 示肺中叶的斑片状实变影，两肺见细小的胸膜下线影

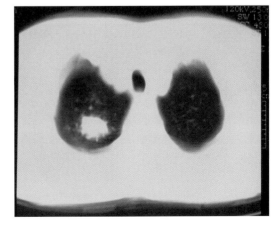

图 10-20　局灶性 COP

HRCT 示肺上叶的块状实变影，边缘有细短毛刺

3. 浸润性 COP 浸润性 COP 的 CT 影像表现为肺泡实变影背景中同时还有间质性阴影（图 10-21，图 10-22）。实变影的 CT 形态接近线状或条索状，线状影比较厚，拱形、弯如弓形或多角形，此线状影与边界清楚的小叶间隔增厚不同，有文献称之为小叶周围型（perilobular pattern）线状影，可在半数以上的 COP 患者出现，但通常在其同一肺野尚伴有其他阴影，特别是气腔实变影（图 10-21）。早期文献报道 20% ~ 40% 的 COP 患者出现小叶间隔增厚，但近期文献报道，COP 患者的小叶间隔增厚少见，在 21 例患者中，仅有 1 例患者有小叶间隔增厚。分析以往文献，其描述的小叶间隔增厚有相当一部分实为所谓的小叶周围型线状影。

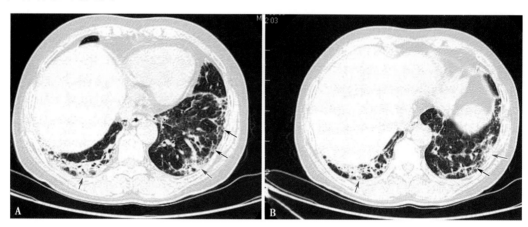

图 10-21　浸润性 COP

HRCT 示两下肺线状影（黑箭），小叶周围型分布，部分病变为斑片状肺泡实变影（红箭）

Murphy 等报道两种线状影，单独或与其他异常影结合出现对 COP 的诊断颇有帮助，第一种为线状影起于支气管沿支气管放射状与胸膜相连（见图 10-22）；第二种线状影位于胸膜下与胸壁平行，与支气管无联系（见图 10-21）；Akira 等将第一种线状影称为肺实质带影（parenchymal bands），而 Preidler 等称为中轴间质增厚。Ujita 等将以上两种线状影统称为带状影（bandlike opacities），21 例 COP 患者中有 4 例患者胸部 CT 主要表现为带状影。

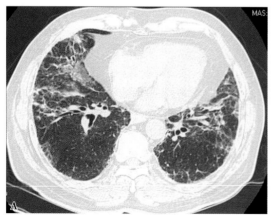
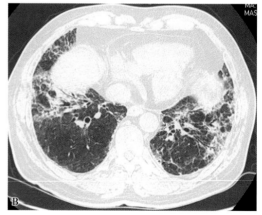

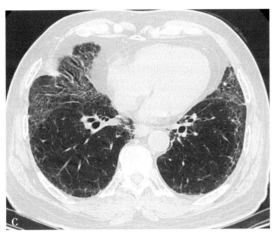
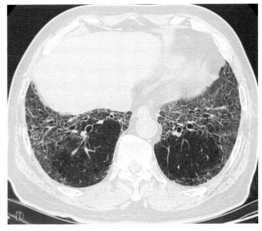

图 10-22　浸润性 COP

HRCT 示两下肺斑片状实变影，线状影，网状影，小叶间隔增厚，牵拉性支气管扩张；外科肺活检病理诊断 OP；激素治疗后，5 年复查 HRCT 示（C、D）原病变部位有网状影及牵拉性支气管扩张

　　COP 除以上影像学表现外，有数篇文献介绍了其他对 COP 影像诊断有帮助的特征性表现。如 Voloudaki 等首先报道 COP 患者另一不常见且具有一定特征影像学表现，即在磨玻璃影的周围有实变密度的线状或索条状影（图 10-23 和图 10-24），形状如新月形或环状影，命名为环状珊瑚岛（atoll sign）。Kim 等将类似影像学表现称为反晕环征（the reversed halo sign），COP 患者的发现率为 19%。中央的磨玻璃影其相应的组织学表现为肺泡腔内和肺泡隔内炎性细胞浸润，而外周新月形或环状影主要为肺泡管内的机化性肺炎所致。反晕环征与其他条索状、斑片状实变阴影同时在同一患者出现（图 10-24），从影像学诊断 COP 更有把握。

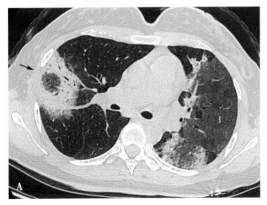
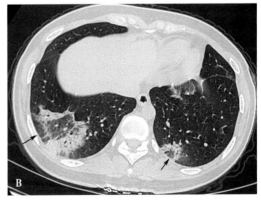

图 10-23　反晕环征

A. 胸部 CT 示右上肺见反晕环征（↑），周围实变影及磨玻璃影，右上肺见大片磨玻璃影及斑片状实变影；B. 两下肺见反晕环征（↑）

　　COP 其他相对少见影像学表现尚包括，约 15% COP 患者出现多发肿块状影或结节状影，类似转移性肿瘤（图 10-25）。多发肿块状影的边缘不规则，阴影内可有支气管充气征，同时有胸膜牵连、毛刺、肥厚和肺实质内带状影等多种影像学表现。偶有 COP 患者

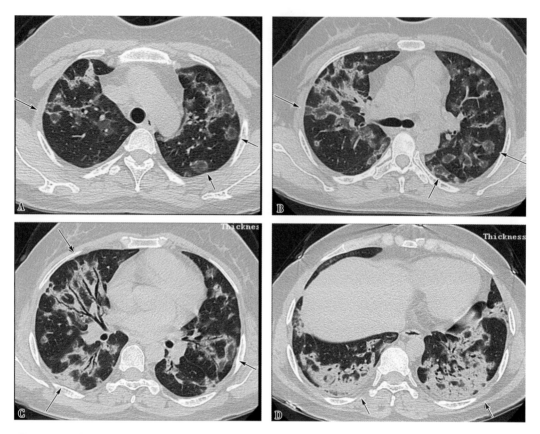

图 10-24 反晕环征

胸部 CT 示两肺见多个反晕环征（黑箭），斑片状实变影（红箭）；部分斑片状实变影沿支气管血管束分布，牵拉性支气管扩张（C，黑箭）；两下肺见大片磨玻璃影（D，红箭）

的 CT 表现为沿支气管血管束分布弥漫性微小结节状影。

【肺组织活检】

　　除非某些患者虚弱，年龄大，不能耐受肺活检，或者拒绝肺活检，对临床及胸部影像学怀疑 COP 患者，即使胸部影像学表现典型，原则上还应进行组织病理诊断。可根据患者具体情况及胸部影像学病变的部位，谨慎选择以下肺活检的检查方法。

　　1. 经纤维支气管镜肺活检　在外科肺活检前，可推荐先进行经支气管镜肺活检（TBLB），如肺组织镜下显示有 OP 的病理表现，在大多数病例可以做出 OP 的暂时诊断。对影像学表现典型，依从性好的患者可考虑进行治疗及随访。如糖皮质激素治疗反应不佳，应重新考虑诊断。注意的是 TBLB 取得肺组织小，活检钳人为地挤压，不能排除局部 OP 同时合并其他疾病的病理学病变。

　　2. 经皮肺穿刺活检　对靠近胸壁病灶在 CT 引导肺穿刺活检也是可考虑选择的方法，部分患者可见典型 OP 的病理表现。但该方法与 TBLB 一样，取得肺组织小，人为的挤压，与 TBLB 类似，不能排除局部 OP 同时合并其他疾病的组织病理学病变。需要结合临床背景及 CT 表现进行解释。

　　3. 电视胸腔镜下肺活检　电视胸腔镜下肺活检是近年来推荐的肺活检方法，安全，

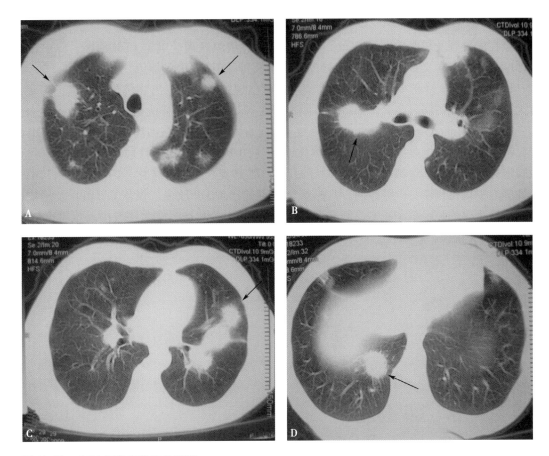

图 10-25　COP 表现多发肿块状影

胸部 CT 示上肺多个圆形结节状影（黑箭），边缘不规则，多长毛刺，有胸膜的牵连

创伤性较小，可取得足够大小的标本，以排除同时合并其他疾病，对间质性肺炎进行具体的病理分型。与开胸肺活检相比较，当 CT 表现出各部位呈不同的病变形态，电视胸腔镜下肺活检可针对不同病变形态从不同的肺叶活检。

4. 开胸肺活检（OLB）　　OLB 虽然创伤性较以上方法大，但容易获得较多的肺组织标本，病理诊断较容易。

【诊断和鉴别诊断】

本病的最初临床及影像学表现与感染性疾病类似，相当一部分患者最初被诊断为肺炎，抗生素治疗下，病情呈进行性加重。用普通细菌感染无法解释时，应考虑到本病的诊断。

（一）疑似诊断

在临床上遇到患者具有下列特点时应考虑本病：①临床有持续性干咳，呼吸困难、发热、体重减轻；肺部有爆裂音，无杵状指；②X 线表现弥漫性肺泡和（或）肺间质浸润性阴影，特别是游走性斑片阴影；③抗生素治疗无效并除外肺结核、支原体、真菌等肺部感染；④支气管肺泡灌洗液中细胞数增多，淋巴细胞及中性粒细胞比例增多，CD4/CD8 降低；⑤肾上腺皮质激素治疗效果显著。

（二）确定诊断

当临床表现及影像学提示 COP，仍然推荐通过组织病理学确定 COP 诊断。COP 的确定诊断包含两层含义：OP 的组织学诊断；识别及排除引起 OP 的原因。

1. OP 组织学诊断　多种炎症性肺部疾病可出现肺泡腔内渗出物机化，必须仔细寻找有无其他特征性的病理改变。如特发性或继发性 NSIP 可出 OP 样改变，但 OP 范围在总体病变的 20% 以下。54%～70% 的肉芽肿性多血管炎（以往称韦格纳肉芽肿）病理有 OP 病变，甚至在某些病例是主要的组织病理学改变（图 10-26）。嗜酸性粒细胞性肺炎、过敏性肺泡炎、肿瘤阻塞远端的肺炎、肺脓肿、吸入性肺炎、囊性纤维化、任何原因引起的弥漫性肺泡损伤机化期、尘肺等病，其组织学均可能出现 OP 改变。仅依靠 TBLB 及经皮肺穿刺活检获得的肺组织小标本诊断非典型 COP 病例，尤其是影像学特点提示更符合 NSIP 或 IPF，需要谨慎。

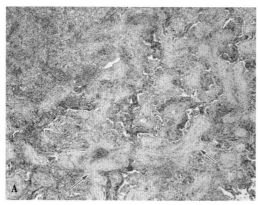
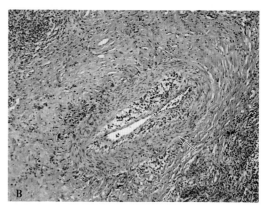
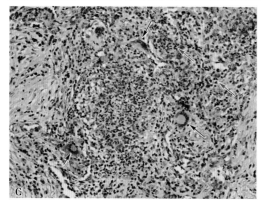

图 10-26　肉芽肿性多血管炎肺病理
A. 肺泡腔内大量的机化渗出物（马松小体，红箭），肺泡腔增宽，炎症细胞浸润，导致肺实变，血管炎症（黄箭），HE，低倍放大；B. 肌性肺血管壁慢性炎症细胞浸润，以内膜为著，HE，高倍放大；C. 化脓性肉芽肿，中央为中性粒细胞渗出物，周围见多量淋巴细胞、类上皮细胞、多核巨细胞（黑箭）形成化脓性肉芽肿，见散在分布嗜酸性粒细胞（红箭）。HE，高倍放大

2. OP 的病因诊断　虽然 OP 具有病理形态学特征，但临床上缺乏特异性。导致 OP 的组织病理学原因诸多。OP 可与感染、结缔组织病、吸入性损伤、过敏性肺炎、药物反应、放射性肺损伤或者误吸相关。感染是引起 OP 病理改变常见病因之一，应对肺组织进行微生物学的研究，包括特殊染色排除感染，特别是机会性感染。鉴别是否有以上 OP 的病因，也是 COP 临床诊断相当重要的环节，如没有明确原因或基础疾病的 OP，方能诊断为 COP。

临床实际工作中的 COP 病例逐渐增多，仅依靠临床和影像学，无组织病理学，是否能诊断 OP，仍然存在争议。但对某些患者虚弱，年龄大，不能耐受肺活检，或者拒绝肺活检。可以依据临床和影像学做出很可能是 COP 的临床诊断。如患者依从性好，知情同意，能接受定期随访，可予以糖皮质激素治疗。若治疗后患者的临床和影像学迅速改善，也可进一步支持诊断。但应注意到，无病理证实的 COP 诊断，会被临床医师和患者质疑，导致最后仍然需要肺活检。其次，长期使用激素，出现药物副作用，被质疑的 COP 诊断等因素，会导致过早停用激素，致疾病易于复发。

（三）鉴别诊断

本病需与下列疾病相鉴别：

1. 慢性嗜酸性粒细胞性肺炎　慢性嗜酸性粒细胞性肺炎（chronic eosinphilic pneumonia，CEP）与 COP 的临床、X 线及 HRCT 表现很难鉴别，对激素治疗反应均佳；但 CEP 患者周围血嗜酸性粒细胞大多增加，一般可达 20% 以上，BALF 嗜酸细胞多在 5% 以上，且 55% 患者 BALF 嗜酸性粒细胞 > 淋巴细胞；而 COP 患者 BALF 嗜酸性粒细胞多在 5% 以下，96% 患者 BALF 淋巴细胞百分数超过嗜酸性粒细胞；其最终鉴别诊断依赖肺活检。虽然两病病理组织学上可有 OP 表现，CEP 病理显著特点是肺泡腔内和间质内有较多嗜酸性粒细胞浸润，可资鉴别。

2. 外源性过敏性肺泡炎　亦称为过敏性肺炎（HP）是由反复吸入有机抗原物所引起的免疫介导的肺部疾病，其病理学改变是肺间质，肺泡和终末细支气管的弥漫性单核细胞浸润，常出现肉芽肿，并可发展为肺纤维化。慢性期其 X 线及 HRCT 表现呈现弥漫性肺间质纤维化呈网状改变，可见肺容积缩小，有蜂窝肺，与 COP 鉴别诊断并无困难。但急性期 HP 的 X 线及 HRCT 表现为肺泡性浸润阴影，如出现游走性斑片状阴影，易与 COP 混淆。少数 HP 患者 HRCT 表现沿支气管血管束分布的气腔实变影和条索状影（见图 15-18，图 15-19），此时与 COP 鉴别有困难，应注意到 HP 其背景中微小结节影，并结合职业史环境、吸入抗原激发试验，皮肤抗原试验及血清查沉淀抗体等检查进行鉴别诊断。必要时亦可做肺活检，虽然 HP 病理改变有 OP，但病变分布细支气管周围为主，见疏松的肉芽肿。

3. 细支气管肺泡细胞癌　细支气管肺泡细胞癌（bronchioloalveolar carcinoma，BAC），又称为细支气管肺泡癌，是肺腺癌的一种特殊亚型。BAC 的临床表现差异很大，临床症状为咳嗽、咳大量白黏痰、呼吸困难。在影像学上，BAC 有结节型和弥漫型两类，后者形态类似肺炎，HRCT 表现为实变影，病变多叶或段分布（见图 20-2-9、图 20-2-14），在影像学表现类似 COP；BAC 的多发性实变影无游走性，同时有多发性结节影（见图 20-2-22）等特点，需肺活检病理排除之。

4. 肺原发性恶性淋巴瘤　特别是低度恶性黏膜相关淋巴组织（mucosa associated lymphoid tissue，MALT）B 细胞淋巴瘤，临床呈现惰性过程，患者无发热，大约一半患者常无症状仅凭常规胸部 X 线发现，HRCT 表现为单发或多发性类结节影和实变影，当患者以多发性实变影为主要表现，其影像学（见图 28-2-8、图 28-2-9 和图 28-2-15）与 COP 颇为类似，与 COP 鉴别诊断需要肺活检病理。

【治疗】

COP 治疗决策需要综合考虑患者症状严重程度，肺功能损害程度，胸部影像学累及范围，疾病进展速度等。

1. 对症状轻微或肺功能轻度异常的 COP 患者，可 4~8 周后随访再评价，如有症状加重，或肺功能下降，或影像学累及范围扩大，可开始全身糖皮质激素（激素）治疗；部分 COP 患者有自然缓解可能。

2. 对有症状伴有肺功能中至重度异常的 COP 患者，推荐全身激素治疗。起始激素剂量泼尼松（强的松）口服，0.75~1mg/（kg·d）到最大 100mg/d；早上顿服或分 3 次口服；多数 COP 患者对泼尼松 60mg/d 治疗反应良好。对激素反应良好的 COP 患者，在用药后 3~5 天可见临床症状改善，而胸部影像学的吸收需要数周以上。

3. 对快速进展或出现呼吸衰竭的 COP 患者，建议初始甲泼尼龙 500~1000mg 静脉滴注 3~5 天后；改继续口服激素治疗。

4. 初始激素剂量维持 1~3 个月后，激素逐步减量，疗程 6~12 个月。Epler 等建议最初泼尼松口服 60mg/d 或 0.5~1mg/（kg·d），此量用 1~3 个月。经初期奏效后用量逐渐减少至 20~40mg/d，以后可隔日 20~40mg，全疗程为 1 年。

停用激素或激素减量，复发较常见，导致疗程延长。治疗过程中应注意激素的并发症。

对初始全身激素治疗无反应，或快速进展患者，建议加用免疫抑制剂如环磷酰胺或硫唑嘌呤。

有文献报道使用大环内酯类的抗生素治疗 COP 有效，有学者报道克拉霉素 500mg，每日 2 次，治疗 3 例 COP 患者，其中 1 例是激素治疗后无效，改用克拉霉素，治疗后临床症状改善和 X 线明显吸收。

【预后】

COP 大部分患者在激素治疗后，临床症状和胸部影像表现能迅速改善，预后良好。

少数 COP 患者以暴发急剧进展起病，表现为弥漫性浸润阴影，严重低氧血症，符合急性肺损伤或 ARDS 诊断标准，部分患者需要无创或甚至气管插管机械通气，如不及时使用激素，甚至可进展至死亡。这类病例常出现诊断延误，及时使用激素，可改善病情。当怀疑激素不敏感时，可与免疫抑制剂联合治疗，此类患者可能有潜在基础疾病或暴露（结缔组织病、药物及感染等）。

极少数 COP 患者虽然经激素治疗，仍然死亡，其原因与诊断时已逾晚期有关外，还与 COP 特定的非典型临床表现及组织病理表现有关。

罕有 COP 患者进展纤维化和蜂窝肺病例报道，此类 COP 患者影像学表现为浸润性阴影（图 10-27），特别是相关的组织学和（或）影像学特点符合 UIP，有作者称之为纤维化型 COP。在某些 IIP 患者急性加重时，病理见 OP。有些肺移植手术 UIP 患者的移出肺标本病理表现 UIP 背景下出现 OP。在 UIP 早期的纤维化病变区域，也常见到肺泡腔内的机化性肺炎样病变。当 COP 患者的病理改变出现肺实质的瘢痕和重建，是预后不良的病理指标，不排除部分诊断为 COP 患者本身应是 UIP 的亚急性肺损伤。当 COP 患者出现以上诸多临床或组织病理学的非典型表现，仍然可用激素治疗，但疗效则难以预测。

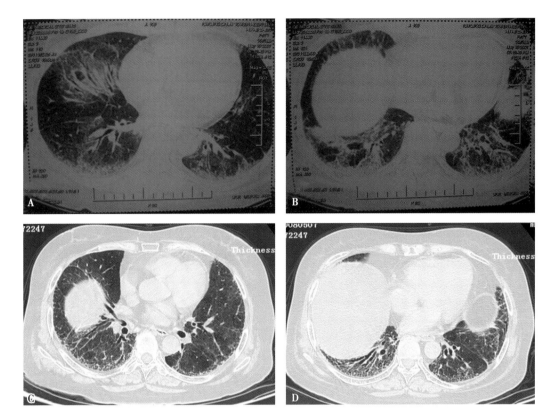

图 10-27　对激素治疗无反应 COP
胸部 CT（A、B）示沿胸膜下及支气管血管束气腔实变影及网状影，外科肺活检病理诊断机化性肺炎。经激素治疗 1 年，临床症状加重，肺功能下降，复查胸部 CT（C、D）示原实变阴影部位（C、D）表现为网状阴影，蜂窝影，牵拉性支气管扩张，提示向肺纤维化进展

（李　慧　蔡后荣）

参考文献

1. American Thoracic Society/European Respiratory Society. International Multidisciplinary Consensus Classification of the Idiopathic Interstitial Pneumonias. Am J Respir Crit Care Med，2002，165：277-304.

2. Davison AG，Heard BE，McAllister WAC，et al. Cryptogenic organizing pneumonitis. Q J Med，1983，52：382-394.

3. Epler GR，Colby TV，McLoud TC，et al. Bronchiolitis obliterans organizing pneumonia. N Engl J Med，1985，312：152-158.

4. Cordier JF. Cryptogenic organizing pneumonitis. Bronchiolitis obliterans organizing pneumonia. Clin Chest Med，1993，14：677-692.

5. Cordier JF，Loire R，Brune J. Idiopathic bronchiolitis obliterans organizing pneumonia：definition of characteristic clinical profiles in a series of 16 patients. Chest，1989，96：999-1004.

6. Costabel U，Teschler H，Schoenfeld B，et al. BOOP in Europe. Chest，1992，102：14S-20S.

7. Cordier JF. Organising pneumonia. Thorax，2000，55：318-328.

8. Cordier JF. Cryptogenic organising pneumonia. Eur Respir J，2006，28：422-446.

9. Ujita M, Renzoni EA, Veeraraghavan S, et al. Organizing pneumonia：perilobular pattern at thin-section CT. Radiology, 2004, 232：757-761.

10. Akira M, Yamamoto S, Sakatani M. Bronchiolitis obliterans organizing pneumonia manifesting as multiple large nodules or masses. AIR Am J Roentgenol, 1998, 170：291-295.

11. Watanabe K, Senju S, Wen FQ, et al. Factors related to the relapse of bronchiolitis obliterans organizing pneumonia. Chest, 1998, 114：1599-1606.

12 Froudarakis M, Bouros D, Loire R, et al. BOOP presenting with hemoptysis and multiple cavitary nodules. Eur Respir J, 1995, 8：1972-1974.

13. Akira M, Yamamoto S, Sakatani M. Bronchiolitis obliterans organizing pneumonia manifesting as multiple large nodules or masses. Am J Roentgenol, 1998, 170：291-295.

14. Orseck MJ, Player KC, Woollen CD, et al. Bronchiolitis obliterans organizing pneumonia mimicking multiple pulmonary metastases. Am Surg, 2000, 66：11-13.

15. Lee KS, Kullnig P, Hartman TE, et al. Cryptogenic organizing pneumonia：CT findings in 43 patients. AIR Am J Roentgenol, 1994, 162：543-546.

16. Colby TV, Myers JL. Clinical and histologic spectrum of bronchiolitis obliterans, including bronchiolitis obliterans organizing pneumonia. Semin Respir Med, 1992, 13：119-133.

17. Johkoh T, Muller NL, Cartier Y, et al. Idiopathic interstitial pneumonias：diagnostic accuracy of thin-section CT in 129 patients. Radiology, 1999, 211：555-560.

18. 周凤秋, 蔡后荣, 曹敏, 等. 隐原性机化性肺炎的临床影像学特点研究. 中国呼吸与危重监护杂志, 2008, 7：277-280.

19. 蔡后荣, 周贤梅, 孟凡青, 等. 闭塞性细支气管炎伴机化性肺炎的临床和影像学研究. 中国呼吸与危重监护杂志, 2005, 4：135-137.

20. 蔡后荣, 侯杰. 隐原性机化性肺炎的临床、病理和影像学诊断. 中国医学影像技术, 2005, 21：1133-1136.

21. 施举红, 许文兵, 刘鸿瑞, 等. 隐源性机化性肺炎18例的临床病理特征. 中华结核和呼吸杂志, 2006, 9：167-170.

22. 朱晓华, 李天女, 尤正千, 等. 隐原性机化性肺炎的CT影像学特征及激素治疗后的改变. 中华结核和呼吸杂志, 2006, 29：658-661.

23. Maturu VN, Agarwal R. Reversed halo sign：a systematic review. Respir Care, 2014, 59：1440-1449.

24. Baque-Juston M, Pellegrin A, Leroy S, et al. Organizing pneumonia：what is it? A conceptual approach and pictorial review. Diagn Interv Imaging, 2014, 95：771-777.

25. Nishino M, Mathai SK, Schoenfeld D, et al. Clinicopathologic features associated with relapse in cryptogenic organizing pneumonia. Hum Pathol, 2014, 45：342-351.

26. Beardsley B, Rassl D. Fibrosing organising pneumonia. J Clin Pathol, 2013, 66：875-881.

27. Roberton BJ, Hansell DM. Organizing pneumonia：a kaleidoscope of concepts and morphologies. Eur Radiol, 2011, 21：2244-2254.

28. Travis WD, Costabel U, Hansell D, et al. An official American Thoracic Society/European Respiratory Society statement：update of the international multidisciplinary classification of the idiopathic interstitial pneumonias. Am J Respir Crit Care Med, 2013, 188：733-748.

29. 沈威, 李慧, 代静泓, 等. 隐源性机化性肺炎及结缔组织病相关性机化性肺炎的临床及影像特点分析. 中华结核和呼吸杂志, 2015, 38：669-674.

第十一章

急性间质性肺炎

    1944 年 Hamman 和 Rich 报道了以暴发起病、快速进展为呼吸功能衰竭并迅速死亡的 4 例患者。患者胸片表现为广泛的肺部弥漫性浸润影，病理检查中并无类似于细菌性肺炎的肺泡腔中大量炎性细胞的浸润，主要表现为肺间质中结缔组织的弥漫增生，将这种新的疾病命名为"急性弥漫性间质纤维化（acute diffuse interstitial fibrosis）"，即 Hamman-Rich 综合征。其后有相当长的时间内将其视为 IPF 的急性型。1986 年 Katzenstein 等报道了 8 例与 Hamman-Rich 综合征相似的病例，组织病理学为弥漫性肺泡损伤（diffuse alveolar damage，DAD），主要特点为肺泡间隔增厚、水肿、炎性细胞浸润、成纤维细胞增生但不伴成熟的胶原沉积、广泛的肺泡损伤和透明膜形成，提出以急性间质性肺炎（acute interstitial pneumonia，AIP）取代已使用多年的 Hamman-Rich 综合征等相关名词。在 2002 年 ATS/ERS 发表的特发性间质性肺炎分类中，将急性间质性肺炎纳入特发性间质性肺炎的范畴，对其相应的临床-放射-病理学进行了定义。2013 年发布的 IIPs 分类更新中，AIP 列为主要 IIPs 之一。

【流行病学】

    确切的患病率和发病率尚不清楚。在外科肺活检组织学诊断的 IIP 中，AIP 不到 2%。有限的病例系列资料提示，AIP 平均发病年龄为 50 岁，无性别差异，与吸烟无相关性，也没有明确的致病危险因素。AIP 的确切发病机制不清楚，目前认为肺内多形核中性粒细胞释放毒性氧物质和蛋白酶引起急性肺损伤。

【病理特点】

    AIP 病理改变为弥漫性肺泡损伤，可分为急性期（亦称渗出期）和机化期（亦称增殖期）。但在同一标本中两期之间的病理表现常有交叉，与标本在具体病程中获得时间有关。

    渗出期最显著的病理特点为肺泡腔内透明膜形成。早期肺泡隔的水肿和肺泡腔内出血，同时可见肺泡上皮和上皮基底膜的损伤，炎性细胞进入肺泡腔内，在受损的肺泡壁上可见 II 型肺泡上皮细胞增生并替代 I 型肺泡上皮，可见灶状分布的由脱落上皮细胞和纤维蛋白所构成的透明膜充填在肺泡腔内（图 11-1，图 11-2），另可见此期在肺泡腔内逐渐可见成纤维细胞成分，进而导致肺泡腔内纤维化。

    机化（增生）期：可有急性期和机化期交叉的病理表现（图 11-3），但此期最显著的病理特点为肺间质中的肌成纤维细胞增生（图 11-4），肺泡隔呈现纤维化并有显著的肺泡隔增厚（图 11-5），透明膜被吸收，肺泡修复，这些改变在 1/3 以上病例中可成为主要病理特征。在 95% 的患者有急性肺损伤的其他表现如内皮损伤、小动脉血栓形成和细支气管鳞状上皮化生等。在机化的形成过程中，偶尔可见类似OP的组织学变化。机化期的晚期，残存的肺泡形状大小不一，或呈裂隙状或异常扩张（见图11-4），最终导致肺结构破坏、扭曲及蜂窝肺形成。

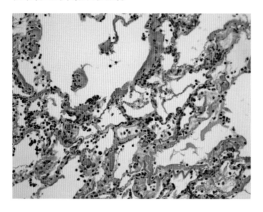

图11-1 弥漫性肺泡损伤渗出期
病理示肺泡隔毛细血管明显充血，少量中性白细胞、淋巴细胞浸润，部分肺泡腔可见透明膜形成，HE，高倍放大

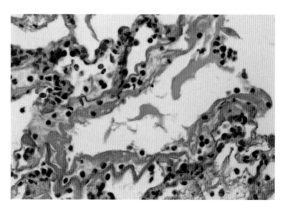

图11-2 弥漫性肺泡损伤渗出期
病理示嗜伊红透明膜位于肺泡腔周围，黏附在肺泡壁，HE，高倍放大

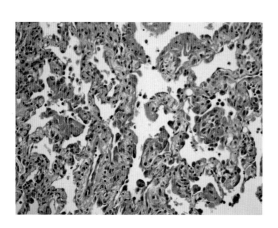

图11-3 渗出期和机化期交叉病理表现
病理示肺泡隔弥漫增宽，其内纤维组织、纤维基质增多和炎症细胞浸润，部分肺泡腔可见透明膜形成，HE，高倍放大

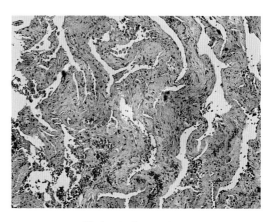

图11-4 弥漫性肺泡损伤机化期
病理示肺泡结构异常，肺泡腔形状大小不一，呈裂隙状或异常扩张，肺泡隔明显增厚，纤维组织增生，并有胶原纤维沉积趋势，HE，高倍放大

【临床表现】

起病急，最常见的症状是咳嗽、呼吸困难和发热。患者常有前驱的感冒样症状（关节肌肉疼痛、发热、寒战和全身不适）。其他的症状包括呼吸急促、发绀、杵状指（趾），50%患者肺部可闻及爆裂音。迅速出现中至重度低氧血症，氧疗难以纠正，并快速进展为呼吸衰竭，需要机械通气治疗，临床表现和过程与ARDS类似。

【辅助检查】

常规的血液学检查无特异性。支气管肺泡灌洗液（BALF）中细胞总数增加，血细胞和巨噬细胞内含铁血黄素提示肺出血，中性粒细胞百分比增加（>50%），淋巴细胞百分比偶尔会增加，有时可发现反应性Ⅱ型肺泡上皮细胞，不易和肿瘤细胞鉴别，偶见透明膜碎片。BAL可将AIP与下列急性病变鉴别开来：①弥漫性肺泡出血：血性分泌物，红细胞和内含铁血黄素的巨噬细胞；②急性嗜酸性粒细胞性肺炎：嗜酸性粒细胞明显升高；③药物所致的肺炎：CD8$^+$T淋巴细胞增多，泡沫样巨噬细胞；④生长迅速的肿瘤：见肿瘤细胞；⑤感染所致的急性肺损伤：感染的临床表现，微生物学培养阳性。经支气管肺活检确诊价值有限，但能帮助缩小鉴别诊断范围。

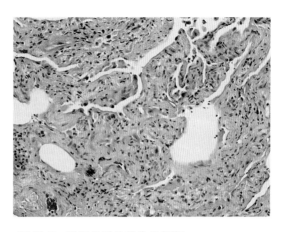

图11-5 弥漫性肺泡损伤机化期

病理示肺泡隔增厚，纤维母细胞增生明显，Ⅱ型肺泡上皮细胞增生，HE，高倍放大

肺功能检查：所有患者均有限制性通气障碍和D$_L$CO减低，血气分析示低氧血症。

【胸部影像学表现】

（一）X线胸片

早期部分患者的胸片正常。多数患者胸片表现为双下肺野散在或对称分布的点片状、斑片状及大片状气腔实变或磨玻璃样阴影（图11-6），此时与支气管肺炎不易鉴别。随病情进展，双肺出现不对称的弥漫性网状、条索状及斑点状浸润性阴影，并逐渐扩展至中上肺野，以外带明显（图11-7，图11-8），偶见气胸、胸腔积液及胸膜增厚。

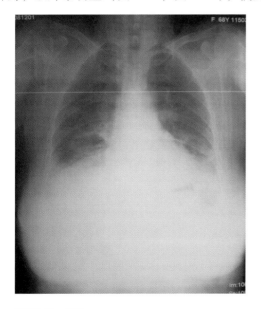

图11-6 AIP

X线胸片示两肺下野斑片状磨玻璃影

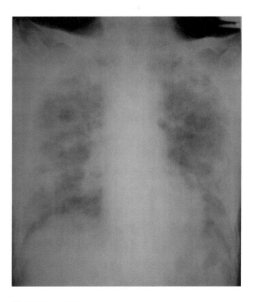

图11-7 AIP

X线胸片示两肺弥漫性分布的磨玻璃影和斑片状实变影

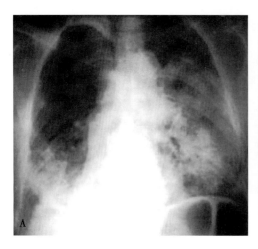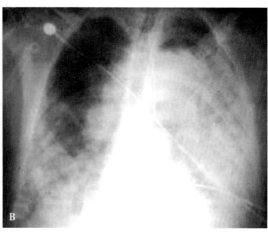

图 11-8 AIP 胸片的演变

A. X 线胸片示右肺下野斑点状及斑片状实变阴影，左肺中下野大片状阴影，边界不清；B. 7 天后，X 线胸片示两肺实变阴影范围明显扩大

（二）胸部高分辨率 CT

胸部 CT 影像学的具体病变与病程有关。已报道 AIP 的 HRCT 病变有磨玻璃影（100%），牵拉性支气管扩张（100%），实变影（92%），支气管血管束增粗（86%），小叶间隔增厚（89%），结节影（86%），蜂窝影（14%），肺结构扭曲（100%）等。以上单一 HRCT 表现并不具有诊断意义，但对 HRCT 的病变及分布特点进行综合的分析，同时与恰当的临床背景相结合，能提示 AIP 的诊断。

AIP 发病早期（1~7 天），HRCT 病变阴影的密度从磨玻璃到实变影（图 11-9 至图 11-11），呈弥漫或片状分布，常对称性出现，肺外周及下叶背部的病变较重（见图 11-9），肺容积正常或减少。进展为纤维化期时可出现网状影，伴有肺间质结构紊乱，牵拉性支气管扩张和轻度蜂窝肺。

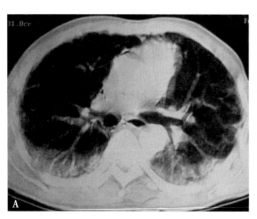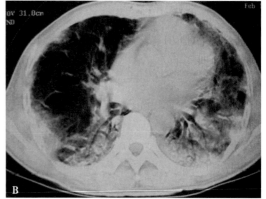

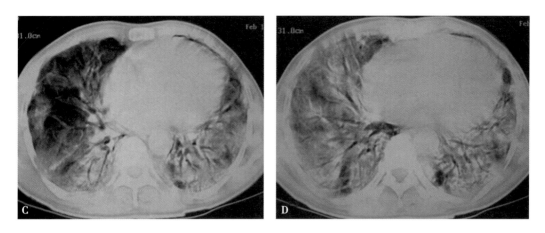

图 11-9 急性间质性肺炎

胸部 CT 示两肺弥漫性气腔实变影以胸膜下和下肺为主分布，部分融合形成大片实变影，边缘少量磨玻璃影

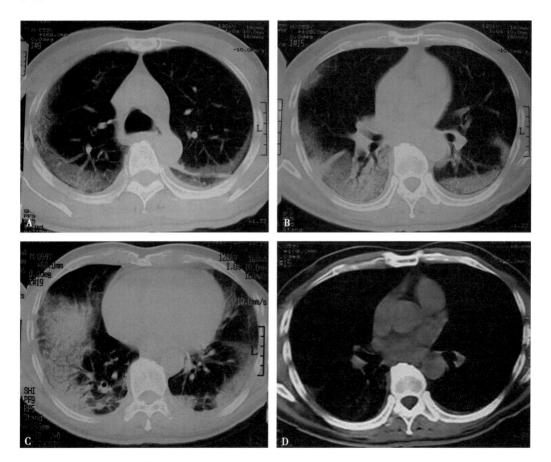

图 11-10 急性间质性肺炎

A. CT 肺窗气管层面示胸膜下分布的磨玻璃影及胸腔积液；B. CT 肺窗中叶层面示双肺胸膜下弥漫性分布的实变影及磨玻璃影，右下叶见牵拉性支气管扩张；C. CT 肺窗心室层面示胸膜下弥漫性分布的实变影及磨玻璃影；D. CT 纵隔窗示双侧胸膜增厚，右下肺少量实变影

Ichikado 等比较 14 例 AIP 病理结果与 HRCT 的关系，发现：①在渗出期，会有部分残存的正常肺组织影像接近阴影区〔指磨玻璃样变和（或）实变区〕或存在于阴影区之中；不论是何种阴影表现，均不伴有支气管扩张影像的出现；②在增殖期及纤维化期，磨玻璃样变和实变区内均伴有支气管扩张影像的出现（图 11-11）。当 HRCT 出现支气管牵拉性支气管扩张，预示着渗出期将尽，而某种程度的机化业已出现。

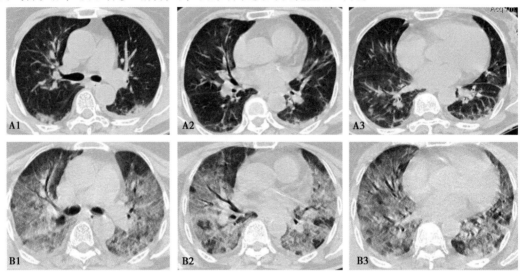

图 11-11　AIP 病情进展
起病初胸部 CT（A1 ~ A3）示两肺斑片状的气腔实变影及磨玻璃影，少量胸腔积液；10 天后胸部 CT 示病变进展（B1 ~ B3），两肺弥漫性的磨玻璃影，牵拉性支气管扩张

病程短，以磨玻璃影和（或）实变阴影并存病变为主，并短期内出现牵拉性支气管和细支气管扩张，病变进行扩大（见图 11-11），是 AIP 较具特征性的胸部 CT 表现，提示该病可能。

【诊断和鉴别诊断】

本病并没有特异的临床诊断指标，最重要的是应根据临床过程及 HRCT 表现及时想到该病存在的可能。

当患者出现如下临床表现：①短期内进行性呼吸困难；②胸片和 HRCT 出现新近的弥漫性肺部浸润影，牵拉性支气管扩张；③持续恶化的低氧血症（$PaO_2/FiO_2 < 225$）；④无感染的依据。应该考虑 AIP 存在的可能。确定诊断需要临床符合 ARDS 诊断，无可识别的诱因，外科肺活检组织学表现 DAD 型。

能够产生 DAD 表现的具体肺部疾病很多，诸如各种类型的感染、药物性、吸入有毒气体，急性放射性肺炎、结缔组织病和血管炎等。所以，除了临床鉴别之外，病理的鉴别诊断也是必需的。AIP 的 HRCT 表现需与以下疾病相鉴别。

1. 病原体致肺炎　某些免疫功能正常患者的非典型性肺炎（图 11-12 和图 11-13），尤其是免疫缺陷患者的机会性病原体所致肺炎，如肺孢子菌肺炎（图 11-14），其影像学表现为弥漫性磨玻璃阴影或实变影，两者的影像学鉴别有困难，但如能考虑到其鉴别，及时查 HIV，必要时做气管镜肺活检及可确定病原体。

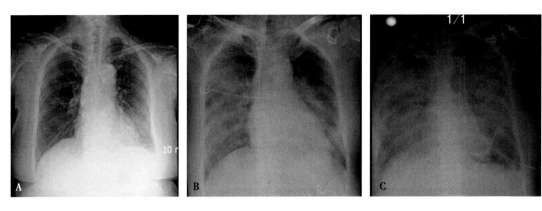

图 11-12　H7N9 病毒肺炎

患者，女性，77 岁，发热伴咳嗽、咳痰 2 天时（A），胸片示左下肺磨玻璃影，发病 6 天（B）及发病 9 天（C）胸片示两肺磨玻璃影及实变影明显增加

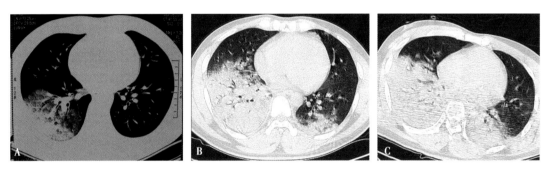

图 11-13　H7N9 病毒肺炎

患者，男性，30 岁，发热 1 周，咳嗽 3 天，呼吸困难 1 天；血常规示 WBC 2.6 × 10⁹/L，N 68.1%，L 29.2%。LDH 1986U/L，肌酸激酶 646U/L；氧合指数 <200。发热 5 天时，胸部 CT 示右下肺实变影及磨玻璃影（A）；发病 7 天（B）及发病 15 天（C）时胸部 HRCT 示右下肺实变影范围增加，左肺新出现实变影

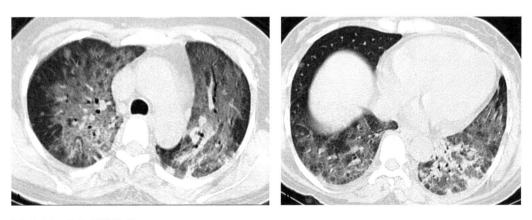

图 11-14　肺孢子菌肺炎

患者，女性，49 岁，咳嗽、咳痰 1 年，气促急性加重 1 周；胸部 CT 示两肺对称性大片状磨玻璃影，以内中带分布为主。外院查 LDH 2070U/L，CK 正常；查输血常规阴性；入院后复查 HIV 抗体阳性，CD3⁺CD4⁺细胞/CD3⁺CD8⁺细胞比值为 0.12。气管镜肺活检组织病理符合卡氏肺孢子菌肺炎

　　2. 结缔组织病相关性 ILD　　部分结缔组织病引起的 ILD，病理类型呈现 DAD，其临床过程及 HRCT 表现与 AIP 类似。皮肌炎（dermatomyositis，DM）是炎症性肌病常见的临床类型，约 7% 的患者有皮肌炎之典型皮炎，但始终无肌无力、肌痛，肌酶谱正常，缺乏明显肌病依据，这一部分患者被称为无肌病性皮肌炎（amyopathic dermatomyositis，ADM）。部分无肌病性皮肌炎发生相关性 ILD，其临床过程与 ARDS 类似，可在发病短期内病情急剧进展恶化，迅速发生呼吸衰竭（图 11-15）。其临床表现为发热，呼吸道症状，胸部影像学进展快，而皮炎表现患者未注意，也被临床医师忽略。初始被误诊肺炎，抗生素治疗无效后，又被误诊急性间质性肺炎等。

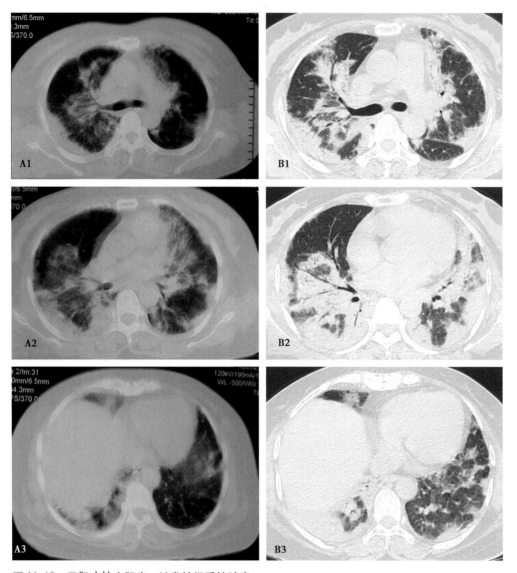

图 11-15　无肌病性皮肌炎，继发性间质性肺炎
患者，女性，47 岁，胸闷、气喘伴皮疹 2 个月；额面部及前胸皮肤见紫红色皮疹；双手示指桡侧可见条索状皮肤角质增生，伴色素沉着；双肺闻及 Velcro 音。肌酶正常；血气分析：pH 7.44，$PaCO_2$ 39mmHg，PaO_2 46mmHg。胸部 CT（A1 ~ A3）示两肺磨玻璃影，胸膜下斑片状实变影；3天后胸部 CT（B1 ~ B3）示两肺大叶性及斑片状实变影范围明显增加

3. 弥漫性肺泡出血 胸部 CT 弥漫性磨玻璃阴影或实变影多以肺门为中心，注意识别弥漫性磨玻璃阴影及实变影周围的腺泡小结节影，胸膜下受累少等，结合患者咯血，血红蛋白短期内明显下降可帮助鉴别诊断。

4. 肺水肿 胸部 CT 表现以肺门为中心的磨玻璃阴影及实变影（图 11-16），沿支气管血管束分布，由于重力作用有下坠感，肺泡隔和肺间质均匀增厚，两侧胸腔积液，小叶间隔增厚等。如能注意相关心脏疾病的病史和体征发现，对鉴别诊断有重要的帮助。

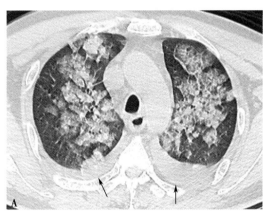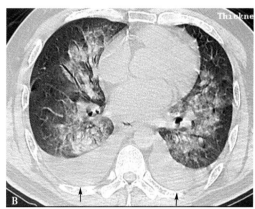

图 11-16 急性肺水肿

患者，男性，51 岁，咳嗽、咳痰伴气喘 3 天，有夜间阵发性呼吸困难和端坐呼吸，双肺可闻及湿啰音。心电图示非 ST 段抬高型心肌梗死。胸部 HRCT 示两肺斑片状磨玻璃影，实变影，向心性分布，小叶间隔增厚（A），两侧胸腔积液（黑箭）

5. 隐原性机化性肺炎 病变多位于肺野外周和（或）支气管周围，实变形状倾向于三角形或多边形；短期内出现的病变与 AIP 类似，但通常不出现牵拉性支气管和细支气管扩张，蜂窝肺等，以及对 COP 激素治疗反应良好可与 AIP 相区别。

【治疗及预后】

无特异性的治疗手段，主要是对症支持治疗及机械通气。糖皮质激素是常用的治疗药物，可试用激素冲击疗法：静脉注射甲泼尼龙 500~1000mg/d，持续 3~5 天，其后改为 80~120mg/d 静脉注射，病情稳定后改为口服。还可联合运用免疫抑制剂，如环磷酰胺和长春新碱等，但效果并不肯定。

发病后 1~2 个月内病死率为 50%，发病后存活者 10%~50%，存活较前有所改善，可能与重危监护机械通气技术进步有关。有一半的存活患者演变为慢性间质性肺病，逐渐进展为肺纤维化。磨玻璃影、实变阴影、牵拉性支气管和细支气管扩张的范围与预后有关。血肌酐升高和血细胞比容减少提示预后不良。

（程晓明）

参考文献

1. American Thoracic Society/European Respiratory Society. International Multidisciplinary Consensus Classification of the Idiopathic Interstitial Pneumonias. Am J Respir Crit Care Med, 2002, 165: 277-304.

2. 王京岚，陈毅德，孙庆华，等. 急性间质性肺炎-附一例报道. 中华内科杂志，1997，36：744-747.

3. 惠京，徐东波，刘增辉，等. 急性间质性肺炎致死亡一例. 中华医学杂志，2001，81：194.

4. Bonaccorsi A, Cancellieri A, Chilosi M, et al. Acute interstitial pneumonia: report of a series. Eur Respir J, 2003, 21: 187-189.

5. Primack S, Hartaman T, Ikezoe J, et al. Acute interstitial pneumonia: radiographic and CT findings in 9 patients. Radiology, 1993, 188: 817-820.

6. Hamman L, Rich AR. Fulminating diffuse interstitial fibrosis of the lungs. Trans Am Clin Climat Assoc, 1935, 51: 154-163.

7. Hamman L, Rich AR. Acute diffuse interstitial fibrosis of the lung. Bull Hopkins Hosp, 1944, 74: 177-212.

8. Katzestenstein ALA, Myers JL, Mazur MT. Acute interstitial pneumonia: A clinicopathologic, ultrastructural and cell kinetic study. Am J Surg Pathol, 1986, 10: 256-267.

9. Ichikado K, Johkoh T, Ikezoe J, et al. Acute interstitial pneumonia: High resolution CT findings correlated with pathology. Am J Roentgenol, 1997, 168: 333-338.

10. Ichikado K, Johkoh T, Ikezoe J, et al. Acute interstitial pneumonia: Thin-section CT findings in 36 patients. Radiology, 1999, 211: 859-863.

11. Olson J, Colby TV, Elliott CG. Hamman-Rich syndrome revisited. Mayo Clin Proc, 1990, 65: 1538-1548.

12. Vourlekis JS, Brown KK, Cool CD, et al. Acute interstitial pneumonitis: case series and review of the literature. Medicine (Baltimore), 2000, 79: 369-378.

13. Travis WD, Costabel U, Hansell D, et al. An official American Thoracic Society/European Respiratory Society statement: update of the international multidisciplinary classification of the idiopathic interstitial pneumonias. Am J Respir Crit Care Med, 2013, 188: 733-748.

14. Janz DR, Ware LB. Approach to the patient with the acute respiratory distress syndrome. Clin Chest Med, 2014, 35: 685-696.

第十二章

吸烟相关性间质性肺炎

2002 年美国胸科协会（ATS）和欧洲呼吸病学会（ERS）特发性间质性肺炎（idiopathic Interstitial Pneumonias，IIPs）的共识中，将脱屑性间质性肺炎（DIP）、呼吸性细支气管炎伴间质性肺疾病（RB-ILD）列为有临床-放射-病理特点的独立疾病实体。近 10 余年来，对这两种与吸烟有关的间质性肺炎在 IIPs 中的地位提出质疑，认为 RB、RBILD 和 DIP 可能代表着吸烟所致的同一种组织病理疾病谱，反映了疾病的不同严重程度，均与吸烟相关，非真正意义的特发性，应从 IIPs 中剔除。亦有学者提出吸烟相关性间质性肺疾病（smoking-related ILD）概念，建议将脱屑性间质性肺炎、呼吸性细支气管炎伴间质性肺病及肺朗格汉斯细胞组织细胞增生症归为吸烟相关性间质性肺疾病，因为吸烟被认为是这 3 种疾病共同的病因。2013 年发布的 IIPs 更新提出，吸烟相关性间质性肺炎包括脱屑性间质性肺炎和呼吸性细支气管炎伴间质性肺病。

第一节　呼吸性细支气管炎伴间质性肺病

1974 年 NiewOhner 等给 1 例吸烟者做尸检时，意外地发现大量胞质内含有金色和棕色颗粒的吸烟者巨噬细胞聚集在呼吸性细支气管腔内，称为"呼吸性细支气管炎"（respiratory bronchiolitis，RB）。RB 在无症状的吸烟者中普遍存在，RB 也被称为"吸烟者细支气管炎"。1987 年 Myers 等报道了 6 例患者，其组织病理学表现为病灶呈片状分布于细支气管及其周围的肺实质，细支气管腔、邻近的肺泡道和肺泡内聚集着含有烟尘颗粒的巨噬细胞并首次提出呼吸性细支气管炎伴间质性肺病（respiratory bronchiolitis-associated interstitial lung disease，RB-ILD）命名。

RB-ILD 确切的发病率和患病率目前尚不明确。Moon 等对 168 例疑有弥漫性肺疾病的患者肺活检标本进行回顾性分析，发现其中有 13 例组织病理学表现为 RB-ILD，其中 4 例组织病理表现为 RB-ILD 合并 DIP，9 例伴小叶中心性肺气肿。

【病理改变】

RB-ILD 特征性的组织病理学表现为主要累及呼吸性细支气管的炎症（图 12-1-1）。病理学上见在呼吸性细支气管、周围的肺泡管和肺泡中分布有含棕褐色素的巨噬细胞（图 12-1-2，图 12-1-3）。

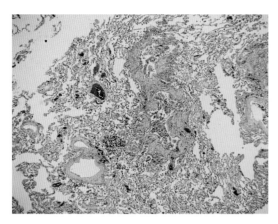

图 12-1-1　呼吸性细支气管炎伴间质性肺病
病理示呼吸性细支气管周围少量炎症细胞浸润，细支气管腔及周围肺泡腔内巨噬细胞沉积，低倍放大

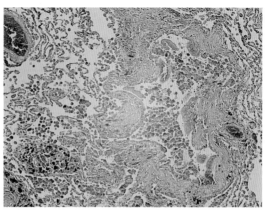

图 12-1-2　呼吸性细支气管炎伴间质性肺病
病理示细支气管腔及周围肺泡腔内含棕褐色素的巨噬细胞沉积，中倍放大

细支气管由于黏液阻滞而扩张，管壁轻度增厚。常常可以看到细支气管化生的上皮延伸至相邻的肺泡。通常大部分肺间质都是正常的（见图 12-1-3），偶尔也可以看到轻度肿胀的间质。在以往的研究中，不少呼吸性细支气管炎患者被误认为是 DIP。RB-ILD 的病理学改变很难与呼吸性细支气管炎相区分，与 DIP 的不同之处也主要表现在程度上。RB-ILD 最特征性的异常表现为色素沉着的巨噬细胞斑片状地聚集于呼吸性细支气管管腔及其周围的肺泡管和肺泡腔内（见图 12-1-3）。

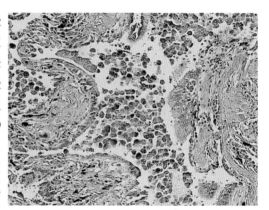

图 12-1-3　呼吸性细支气管炎伴间质性肺病
病理示呼吸性细支气管内见含棕褐色素颗粒的巨噬细胞沉积，高倍放大

【临床表现】

男性更易患 RB-ILD，男女比例约为 1.6∶1，也有资料显示男女性别的患病比例相当。大多数患者为吸烟者或曾经吸烟者，在四五十岁时发病，但在其他年龄段也有发病。患者平均吸烟量为 30 年包。RB-ILD 患者主要的临床症状为气促（70%）和干咳（58%）。常见的体征是湿啰音（33%），啰音通常在整个吸气相可以听到，偶尔会延长到呼气相。杵状指在 RB-ILD 患者中少见。

【辅助检查】

RB-ILD 患者的常规实验室检查常无异常表现。支气管肺泡灌洗液有含黄色、棕色和黑色色素的肺泡巨噬细胞，与未患病的吸烟者表现非常相似。患者戒烟后，"吸烟者巨噬细胞"可以在支气管肺泡灌洗液中持续存在 3 年甚至更长时间。与之相类似，组织学上呼吸性细支气管炎的改变也需要 3 年甚至更长时间才会消失。值得提醒的是，如果患者支气管肺泡灌洗液中缺少"吸烟者巨噬细胞"，诊断应考虑其他可能疾病。

肺功能检查可以表现为阻塞性或限制性通气障碍，但也可表现为正常，残气量增多。肺一氧化碳弥散率（D_LCO）可以正常或轻度下降，静息状态或活动后可出现低氧血症。

【胸片和 CT 表现】

28% 的 RB-ILD 患者的胸片表现正常。最常见的胸片异常为小叶中央支气管和周围支气管的管壁增厚。也有报道称，在 RB-ILD 患者胸片上可以出现弥漫分布的细小的网状或网结节状间质影（图 12-1-4）。其他较为常见的胸片表现有磨玻璃影、局部肺气肿、肺容积减小等。

RB-ILD 患者最常见的 HRCT 表现包括小叶中央小结节影（图 12-1-5，图 12-1-6）、磨玻璃影和伴有气体潴留的肺气肿。其他 HRCT 表现有中央支气管和周围支气管的管壁增厚。

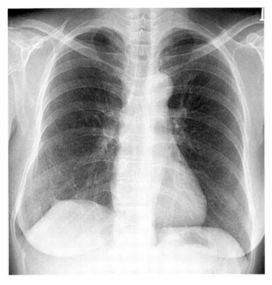

图 12-1-4　呼吸性细支气管炎伴间质性肺病
X 线胸片示两肺细小结节状影

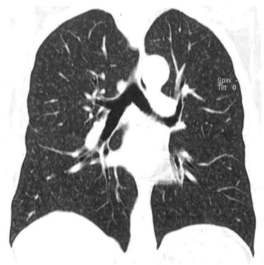

图 12-1-5　呼吸性细支气管炎伴间质性肺病
与图 12-1-4 为同一患者，HRCT 冠状位重建见两肺弥漫性细小结节状影

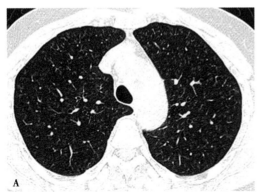

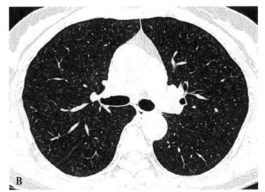

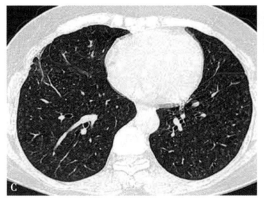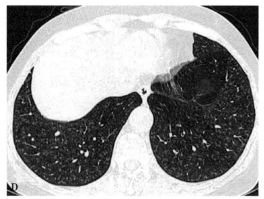

图 12-1-6 呼吸性细支气管炎伴间质性肺病
HRCT 示两肺弥漫性分布的小叶中央型小结节影

【诊断】

患者有相应的临床背景资料（尤其是患者在最近 6 个月之内有吸烟史），有相应的临床和影像学表现，肺活检病理符合 RB-ILD 表现，同时排除其他更为严重的弥漫性间质性肺疾病，诊断即可成立。随着临床医师对 RB-ILD 临床及 HRCT 特征认识提高，临床工作中，越来越多的 RB-ILD 诊断不再需要外科肺活检。对具有小叶中心性小结节、磨玻璃样影等典型 HRCT 表现的吸烟者，若支气管肺泡灌洗液中有巨噬细胞增多（有吸烟者巨噬细胞），没有明显的淋巴细胞增多（排除过敏性肺炎）就可以临床诊断该病。

如果诊断存在明显的不确定性，患者有临床症状，或者有显著的影像学或肺功能异常，则需要考虑胸腔镜肺活检病理诊断。

【治疗及预后】

鼓励戒烟是主要的治疗手段，戒烟和密切观察应当是起始治疗的基础。所有患者疑似或明确诊断 RB-ILD，强烈建议患者戒烟，很大一部分患者戒烟后，病情可改善或稳定。一项统计结果显示，患者戒烟或减少吸烟量后，22 例的 RB-ILD 患者中者，17 例患者改善，其余 5 例患者稳定。RB-ILD 诊断后，建议至少 3 个月的戒烟时间内，可不启动任何药物治疗。

对于戒烟后没有改善，或有进行性恶化的进展患者，在其了解糖皮质激素治疗风险及副作用后，可口服糖皮质激素治疗，剂量为泼尼松 1mg/kg（理想体重），每天最多为 60mg/d，1 个月，随后为 30~40mg/d，再持续 2 个月。病情改善或稳定，逐步减量，至维持量 5~10mg/d，6~9 个月；疗程 1 年。对初始 3 个月激素治疗无效患者，逐步减量，尽快停用激素。

对于 RB-ILD 支持治疗包括吸氧、肺康复、流感和肺炎球菌疫苗接种。部分同时有慢性阻塞性肺疾病特征的患者，可能对特定的治疗有反应，如吸入抗胆碱能药物、β 受体激动剂支气管扩张剂或糖皮质激素吸入。

RB-ILD 患者常可长期生存，50% RB-ILD 病情表现稳定。

参考文献

1. American Thoracic Society. American Thoracic Society（ATS）/European Respiratory Society（ERS）. International Multidisciplinary Consensus Classification of the Idiopathic Interstitial Pneumonias. Am J Respir

Crit Care Med，2002，165：277-304.

2. Liebow AA，Steer A，Billingsley JG，et al. Desquamative interstitial pneumonia. Am J Med，1965，39：369-404.

3. Travis WD，Costabel U，Hansell D，et al. An official American Thoracic Society/European Respiratory Society statement：Update of the international multidisciplinary classification of the idiopathic interstitial pneumonias. Am J Respir Crit Care Med，2013，188：733-748.

4. Myers JL，Veal CF Jr，Shin MS，et al. Respiratory bronchiolitis causing interstitial lung disease：a clinicopathology study of six cases. Am Rev Respir Dis，1987，135：880-884.

5. Yousem SA，Colby TV，Gaensler EA. Respiratory bronchiolitis-associated interstitial lung disease and its relationship to desquamative interstitial pneumonia. Mayo Clin Proc，1989，64：1373-1380.

6. Caminati A，Harari S. Smoking-related interstitial pneumonias and pulmonary langerhans cell histiocytosis. Proc Am Thorac Soc，2006，3：299-306.

7. Maclay J，Wilsher M，Milne D，et al. Respiratory bronchiolitis-interstitial lung disease in first-degree relatives. Respir Med，2008，1：116-119.

8. 易祥华，何国钧，刘鸿瑞，等. 呼吸性细支气管炎伴间质性肺病和脱屑性间质性肺炎的比较分析. 中华结核和呼吸杂志，2004，27：373-377.

9. Wells AU，Nicholson AG，Hansell DM. Challenges in pulmonary fibrosis. IV. Smoking-induced diffuse interstitial lung diseases. Thorax，2007，62：904-910.

10. 叶俏，代华平. 吸烟相关性间质性肺疾病. 山东医药，2011，51：1-4.

11. Attili AK，Kazerooni EA，Gross BH，et al. Smoking-related interstitial lung disease：radiologic-clinical-pathologic correlation. Radio Graphics，2008，28：1383-1398.

12. Jacob J，Hansell DM. HRCT of fibrosing lung disease. Respirology，2015，20：859-872.

13. Sieminska A，Kuziemski K. Respiratory bronchiolitis-interstitial lung disease. Orphanet Journal of Rare Diseases，2014，9：1-7.

14. Margaritopoulos GA，Vasarmidi E，Jacob J，et al. Smoking and interstitial lung diseases. Eur Respir Rev，2015，24：428-435.

15. Flaherty KR，Fell C，Aubry MC，et al. Smoking-related idiopathic interstitial pneumonia. Eur Respir J，2014，44：594-602.

16. Robert V，Ryu JH. Smoking-related interstitial lung diseases. Clinics in Chest Medicine，2012，33：165-178.

第二节　脱屑性间质性肺炎

　　脱屑性间质性肺炎（desquamative interstitial pneumonia，DIP）的概念是由 Liebow 在 1965 年首次提出，当时认为肺泡内聚集的巨噬细胞是脱落的肺泡上皮细胞，故命名为脱屑性间质性肺炎，后来的研究发现这些肺泡腔内聚集的细胞主要是巨噬细胞而不是肺泡上皮细胞，因此用"脱屑"来描述本病并不准确，但由于长期习惯用此命名，故一直沿用至今。

　　DIP 发病较为罕见，目前还没有关于 DIP 发病率的报道。笔者检索了相关文献，截至 2007 年 12 月 31 日国外共报道 DIP 523 例，其中儿童 66 例，成人 457 例。国内共报道 74 例，其中儿童 67 例，成人 7 例。7 例成人 DIP 均为个案病例报道，其中 4 例经尸检证实，2 例为开胸肺活检证实，1 例为经皮肺穿刺证实，存活的 3 例均无治疗和随访资料。

　　【病因和发病机制】

　　目前认为，DIP 的发生与外源性致病因子吸入和吸烟密切相关。多数学者认为 DIP 的发生与外源性致病因子侵入肺，引起体内免疫应答有关，长期大量吸入有害性刺激性物质与 DIP 的发生有一定关系。除抗原抗体介导的免疫反应之外，多数学者还认为 DIP 的发生与长期的吸烟有密切关系。但在 Ryu 等报道的 DIP 病例中，有 3 例患者并没有吸烟史和外源性烟尘吸入史。

【病理改变】

DIP 的主要组织学特点如下，肺泡腔弥漫分布均一的肺泡巨噬细胞。在低倍镜下，各个视野的总体外观肺泡巨噬细胞的聚集呈单一均匀性分布，肺结构基本完整（图 12-2-1）。肺泡腔内的肺泡巨噬细胞有致密的嗜伊红包浆，含棕黄色的色素颗粒（图 12-2-2，图 12-2-3）。肺泡隔轻度增宽，见纤维组织增生和轻度的淋巴浆细胞浸润，偶尔见嗜酸粒细胞浸润，增生的纤维组织显示同一个分化阶段。无成纤维细胞灶，无纤维蛋白，无坏死，无肺泡腔内的机化，很少形成纤维化瘢痕，蜂窝。

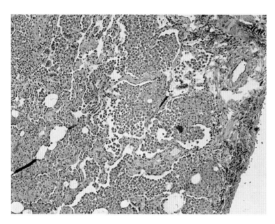

图 12-2-1 脱屑性间质性肺炎
病变弥漫分布，肺泡腔内大量肺泡巨噬细胞沉积，无慢性肺间质炎症浸润和纤维组织增生，HE，中倍放大

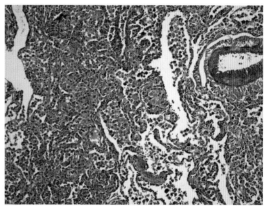

图 12-2-2 脱屑性间质性肺炎
肺泡腔内大量肺泡巨噬细胞沉积，HE，中倍放大

RB-ILD 与 DIP 在临床表现、影像学以及对皮质激素治疗的反应上都较为相似，鉴别两者需要病理活检。两者在病理学上均表现为肺泡腔内大量的肺泡巨噬细胞聚集，不同之处在于 RB-ILD 的病变呈斑片状分布，主要集中在呼吸性细支气管及其周围气腔，远端气腔不明显，并且有明显的呼吸性细支气管炎及肺间质炎症，但纤维化较轻。DIP 的病变弥漫分布且较广泛，肺间质炎症和纤维化相对较重，呼吸性细支气管炎的表现较轻。

【临床表现】

DIP 可发生于任何年龄，婴幼儿亦可

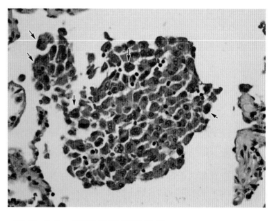

图 12-2-3 脱屑性间质性肺炎
肺泡腔内见棕黄色素颗粒肺泡巨噬细胞（黑箭），HE，高倍放大

受累，但以中老年为主；男性高发，几乎是女性的 2 倍。多见于长期吸烟史者，国外报道 90% 的 DIP 患者有吸烟史。

1. **症状**　大多数患者为亚急性起病（数周至数月），但也可急性起病。最常见的症状为进行性加重的活动后气促、呼吸困难，其次为干咳或咳少量黏痰。Ryu 等报道的 23 例 DIP 患者中，以呼吸困难和咳嗽为主诉的分别占 87% 和 43%。部分患者可有胸痛、体重减轻等表现，偶有自发性气胸。上海市肺科医院报道 3 例均为亚急性起病，均有干咳和活动后呼吸困难。

2. **体征**　听诊两肺中下部可闻及吸气末 Velcro 音，部分患者可有杵状指，偶见发绀。上海市肺科医院报道 3 例中，1 例有 Velcro 音，1 例有杵状指。

【辅助检查】

DIP 患者实验室检查结果无特殊诊断意义。

肺功能及动脉血气变化：DIP 呈轻至中度限制性通气障碍，肺活量及肺总量减少，肺顺应性减低，残气量正常或稍高，肺弥散功能降低。肺泡 - 动脉血氧分压差增大，动脉血氧分压降低；动脉血二氧化碳分压正常或降低。

支气管肺泡灌洗液（BALF）检查可见各类细胞总数明显增多，包括中性粒细胞、嗜酸性细胞、淋巴细胞，尤其是肺泡巨噬细胞。BALF 见大量褐色素性肺泡巨噬细胞可协助 DIP 诊断。

【胸部影像学表现】

1. **X 线胸片表现**　9%~22% 经病理活检证实 DIP 患者，X 线胸片可无异常表现。DIP 患者胸片主要表现为中下肺为主的磨玻璃影（图 12-2-4）。进一步发展，可表现为以肺底部和近胸膜处的网格影、不规则条索影，而结节影、蜂窝肺和淋巴结肿大少见。多数 DIP 患者肺容积无明显缩小。

2. **HRCT 表现**　胸部 HRCT 主要表现为双肺透光度减低，见磨玻璃阴影（图 12-2-5）及不规则网格影、条索影，以肺

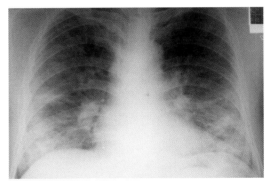

图 12-2-4　脱屑性间质性肺炎
X 线胸片示两肺中下肺野磨玻璃影

底部及胸膜下明显；磨玻璃阴影中见散在囊状改变（图 12-2-6）。磨玻璃影可能是由于肺泡腔内大量巨噬细胞弥漫均匀分布以及肺泡隔轻度纤维化所致。DIP 影像学表现无特异性，某些慢性疾病如肺泡蛋白沉着症、过敏性肺炎均可表现为磨玻璃影，须注意鉴别，DIP 患者的磨玻璃影中见囊状改变（图 12-2-7）。

【诊断及鉴别诊断】

有慢性的呼吸困难、干咳、限制性通气障碍、弥散功能下降，HRCT 表现为间质性病变的吸烟患者，可考虑 DIP 的诊断，但需要组织病理学证实。

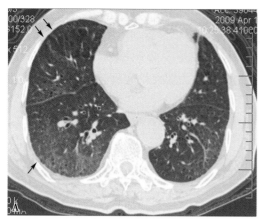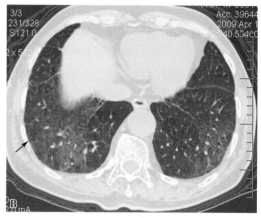

图 12-2-5 脱屑性间质性肺炎

HRCT 示右中叶（A）及两下肺（A，B）磨玻璃影，内见囊状改变，边界不清的小结节影（箭头）

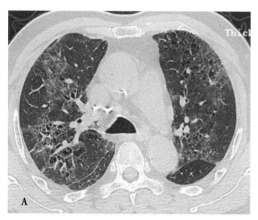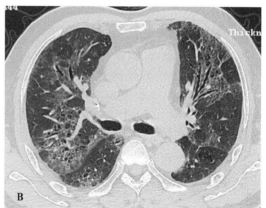

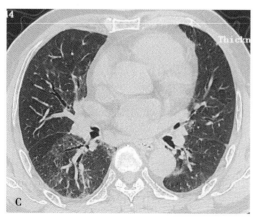

图 12-2-6 脱屑性间质性肺炎

HRCT 示磨玻璃影及条索影胸膜下分布，右上肺（A）磨玻璃影中见囊状改变

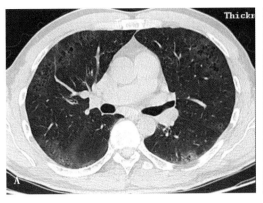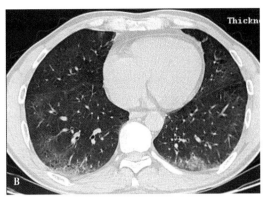

图 12-2-7 脱屑性间质性肺炎

A. HRCT 示两肺斑片状磨玻璃影，囊状改变，部分融合；B. HRCT 示两肺磨玻璃影，囊状改变，细支气管壁增厚

DIP 的诊断如同其他 IIP 一样，是综合了各方面资料的"临床-影像-病理（CRP）"诊断，其中病理诊断最为重要，病理诊断标本的获得最好采用外科肺活检，而气管镜肺活检的标本过小，不能诊断 DIP。

需要注意的是，许多与吸烟相关或不相关的肺部疾病也会出现局部的继发性 DIP 样反应的病理改变，如硬金属粉尘吸入所致的脱屑性肺炎样反应、UIP、非特异性间质性肺炎、肺朗格汉斯细胞组织细胞增生症、慢性肺泡出血或含铁血黄素沉着症、药物相关的间质性肺病、石棉肺、滑石粉肺、阻塞性肺炎、非结核分枝杆菌感染、HIV 感染、慢性嗜酸性细胞性肺炎等。需要通过详细询问病史，尤其是职业史、吸烟史、既往用药史、过敏史、宠物饲养史、风湿类疾病史、出血性疾病史、家族史等，结合临床、影像和其他辅助检查等多方面资料进行综合分析，才能做出可靠的诊断。

【治疗及预后】

鼓励戒烟是主要的治疗手段，戒烟和密切观察应当是起始治疗的基础。DIP 一旦确诊，应积极说服患者立即戒烟。一项前瞻性研究发现，未经治疗 32 例 DIP 患者随访中，22% 自然改善（其中 15% 完全缓解）；15% 稳定；62.5% 因病情恶化需要激素治疗。

DIP 患者激素使用的指征、用量和疗程尚未达成共识。目前通常推荐对肺功能明显损害或疾病进展患者进行治疗，使用的泼尼松剂量在 $30 \sim 60 mg/d$。通常建议 DIP 患者应接受 3 个月的激素治疗，治疗后对患者的临床症状、肺功能、影像学改变等进行评价。如改善和稳定可继续激素治疗。71.2% 对激素治疗反应良好，10% 稳定。但在长期使用低剂量激素治疗停用后，文献有复发病例报道，但仍然对激素治疗有效。对激素治疗无效时，可尝试环磷酰胺、硫唑嘌呤等药物进行治疗，其疗效尚有争议。

DIP 的预后良好，DIP 的 5 年和 10 年存活率分别为 95.2% 和 69.6%。大部分患者的病程比较稳定，少数患者尽管激素治疗，仍然向肺纤维化进展。Ryu 等所报道的 23 例 DIP 患者中死亡率为 26%。

（李惠萍）

参 考 文 献

1. Liebow AA, Steer A, Billingsley JG, et al. Desquamative interstitial pneumonia. Am J Med, 1965, 39: 369-404.

2. American Thoracic Society. American Thoracic Society (ATS) /European Respiratory Society (ERS). International Multidisciplinary Consensus Classification of the Idiopathic Interstitial Pneumonias. Am J Respir Crit Care Med, 2002, 165: 277-304.

3. 易祥华, 何国钧, 刘鸿瑞, 等. 呼吸性细支气管炎伴间质性肺病和脱屑性间质性肺炎的比较分析. 中华结核和呼吸杂志, 2004, 27: 373-377.

4. Ryu JH, Myers JL, Capizzi SA, et al. Desquamative interstitial pneumonia and respiratory bronchiolitis- associated interstitial lung disease. Chest, 2005, 127: 178-184.

5. Carrington CB, Gaensler EA, Coutu RE, et al. Natural history and treated course of usual and desquamative interstitial pneumonia. N Engl J Med, 1978, 298: 801-809.

6. Camus P, Fanton A, Bonniaud P, et al. Interstitial lung disease induced by drugs and radiation. Respiration, 2004, 71: 301-326.

7. Moon J, du Bois RM, Colby TV, et al. Clinical significance of respiratory bronchiolitis on open lung biopsy and its relationship to smoking related interstitial lung disease. Thorax, 1999, 54: 1009-1014.

8. Lynch DA, Travis WD, Muller NL, et al. Idiopathic interstitial pneumonias: CT features. Radiology, 2005, 236: 10-21.

9. Remy-Jardin M, Remy J, Boulenguez C, et al. Morphologic aspects of cigarette smoking on airways and pulmonary parenchyma in healthy adult volunteers: CT evaluation and correlation with pulmonary function tests. Radiology, 1993, 186: 107-115.

10. Ryu JH, Colby TV, Hartman TE, et al. Smoking-related interstitial lung diseases: A concise review. Eur Respir J, 2001, 17: 122-132.

11. Tazelaar HD, Wright JL, Churg A. Desquamative interstitial pneumonia. Histopathology, 2011, 58: 509-516.

12. 姜寒水, 李惠萍, 易祥华, 等. 脱屑性间质性肺炎三例报道并文献复习. 中华结核和呼吸杂志, 2008, 31: 862-864.

13. Travis WD, Costabel U, Hansell D, et al. An official American Thoracic Society/European Respiratory Society statement: Update of the international multidisciplinary classification of the idiopathic interstitial pneumonias. Am J Respir Crit Care Med, 2013, 188: 733-748.

14. Antonella C, Alberto C, Nicola S, et al. An integrated approach in the diagnosis of smoking-related interstitial lung diseases. Eur Respir Rev, 2012, 21: 207-217.

15. Robert V, Ryu JH. Smoking-related interstitial lung diseases. Clinics in Chest Medicine, 2012, 33: 165-178.

16. Flaherty KR, Fell C, Aubry MC, et al. Smoking-related idiopathic interstitial pneumonia. Eur Respir J, 2014, 44: 594-602.

17. Churg A, Hall R, Bilawich AM. Respiratory bronchiolitis with fibrosis-interstitial lung disease. A new form of smoking-induced interstitial lung disease. Arch Pathol Lab Med, 2015, 139: 437-440.

第十三章

罕见的特发性间质性肺炎及组织病理类型

美国胸科学会（ATS）和欧洲呼吸病学会（ERS）在2002年发表的《特发性间质性肺炎（IIP）的共识》中，淋巴细胞性间质性肺炎（lymphoid interstitial pneumonia，lymphocytic interstitial pneumonitis，LIP）作为IIP的最后一种列于其中。在2013年美国胸科学会（ATS）/欧洲呼吸学会（ERS）更新的IIP分类提出罕见IIP中包括LIP和特发性胸膜肺实质弹力纤维增生症。

第一节 淋巴细胞性间质性肺炎

1966年Carrington和Liebow首次提出淋巴细胞性间质性肺炎（lymphocytic interstitial pneumonitis，LIP）组织病理类型，认为LIP是局限于肺的良性淋巴组织增生性疾病，其组织学特征为细支气管周围及肺间质弥漫性或多灶性淋巴细胞、浆细胞和组织细胞浸润。2013年ATS和ERS更新的IIP分类中，将LIP列为罕见IIP。LIP的确切发病率并不清楚，但它应该是间质性肺疾病中的罕见病种。

【病因】

LIP可以是特发性的，但罕见。LIP往往和其他全身系统疾病同时存在，绝大多数LIP继发于多种自身免疫性疾病或免疫缺陷病。包括特发病例在内的50%~77%的LIP患者存在某种形式的血清球蛋白异常，但通常是多克隆性。在已报道的LIP病例中，至少有25%LIP病例与干燥综合征有关；其他有异常球蛋白血症，与LIP相关的自身免疫疾病包括系统性红斑狼疮、类风湿关节炎、青少年型类风湿关节炎、慢性活动型肝炎、重症肌无力、自身免疫性甲状腺疾病、溶血性贫血及原发性胆汁性硬化症等。

【发病机制】

目前认为LIP是自身免疫性疾病，淋巴细胞调节异常是发生LIP关键因素。病毒感染可能与淋巴细胞的调节异常有关系。用原位杂交及免疫组织化学方法发现在部分LIP患者肺活检组织中有EB病毒存在，部分患者血清也有EB病毒的感染证据，提示EB病毒在某些LIP患者的发病中发挥了作用。但并不是所有患者均有病毒感染证据，提示还可能有其他辅助的机制，如宿主免疫系统的失调，促进或允许淋巴细胞的增生。

【病理改变】

LIP特征性病理表现为肺间质内以淋巴细胞为主的弥漫性细胞浸润（图13-1-1），引起

171

小叶间隔和肺泡隔扩张和增宽（图13-1-2）。肺间质内浸润的细胞表现为多种形态，多数细胞为小的成熟淋巴细胞，少量浆细胞、免疫母细胞、浆细胞和组织细胞，包括类上皮细胞和巨细胞。多数患者淋巴细胞成分超过浆细胞，而浆细胞比例多的病例，血清球蛋白升高。

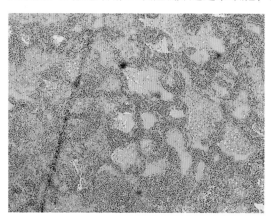

图 13-1-1　淋巴细胞性间质性肺炎
组织病理示肺间质内弥漫性淋巴细胞浸润，肺泡隔增宽，肺泡腔内有蛋白水肿液，低倍放大

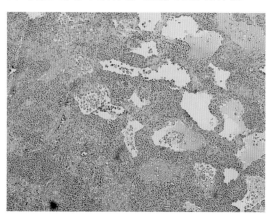

图 13-1-2　淋巴细胞性间质性肺炎
肺泡隔弥漫性淋巴细胞浸润增宽，部分肺泡腔内有蛋白水肿液及单核炎症细胞浸润，中倍放大

沿细支气管周围的区域见反应性淋巴滤泡形成，严重的病例可出现肺间质纤维化或蜂窝样病理改变。虽然其主要病理改变分布在肺间质，但在肺泡腔内出现蛋白水肿液聚集，单核炎症细胞，泡沫样巨噬细胞或巨细胞。有时可见排列疏松的非干酪性肉芽肿。

LIP浸润的淋巴细胞是多克隆，既有T细胞成分，也有B细胞成分。淋巴细胞为单克隆的LIP病例与黏膜组织相关（MALT）低度恶性淋巴瘤很可能在病理起源上存在相关性，在组织病理学上鉴别两者很困难。LIP的组织病理学鉴别诊断包括感染性、炎症性反应性增生，过敏性肺泡炎和淋巴肿瘤性疾病（表13-1-1）。

表 13-1-1　LIP 与过敏性肺泡炎、淋巴瘤组织病理学鉴别要点

组织学特点	LIP	过敏性肺泡炎	低度恶性淋巴瘤
分布	弥漫性，间质	斑片状，细支气管为中心	弥漫性，沿淋巴管分布
肺泡腔结构改变	间质浸润压迫	无	结节状浸润压迫
浸润细胞形态	多形性	多形性	单一形态
克隆性	多克隆	多克隆	单克隆
反应性淋巴滤泡	有	无	偶有
类上皮组织细胞/肉芽肿	有	有	偶有

【临床表现】

LIP患者女性居多，大多数成年病例的年龄为50～70岁，发病的平均年龄为56岁。LIP同样会发生于儿童，尤其是伴有低丙种球蛋白血症和艾滋病的患者。

最常见的症状是气促和干咳，如果不治疗症状会加重。在许多病例中，在明确诊断之前这些症状往往已经持续存在达数月至数年之久。其他相关的症状包括体重下降、胸膜

痛、关节痛和发热。杵状指和双肺啰音是最常见的体征，在特发性病例，除此之外通常没有其他体征。在早期报道中，50%的患者存在杵状指，但目前认为并没有那么常见。其他体征往往与合并症有关，例如肝脾大、淋巴结肿大、甲状腺肿大及对称性关节炎等。

【辅助检查】

80% LIP 患者存在异常球蛋白血症，尤其是多克隆性丙种球蛋白明显升高。肺功能检查则往往提示患者存在限制性通气障碍、肺一氧化碳弥散率下降以及不同程度的缺氧。

【胸片和 CT 表现】

1. X 线胸片　LIP 典型的 X 线胸片表现主要分布在双下肺野的网状或网状结节状阴影，但没有特异性。有些病例可以看到较粗的网状结节影或实变影。

2. 胸部 CT　LIP 常见的胸部 CT 表现有磨玻璃影、境界不清的小叶中央型结节影、支气管血管束的增厚，小叶间间隔增厚、囊状阴影等（图 13-1-3，图 13-1-4）。磨玻璃影中散在的囊状阴影，如无吸烟史，对提示 LIP 的诊断颇有帮助。

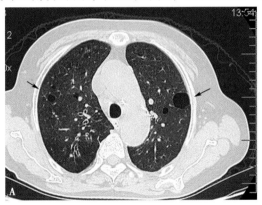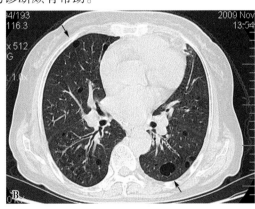

图 13-1-3　干燥综合征合并 LIP

A. HRCT 示两上肺见多个薄壁囊状阴影（黑箭），右上肺支气管壁增厚；B. HRCT 示两肺见多个薄壁囊状阴影（黑箭），右下肺见小结节影及牵拉性支气管扩张

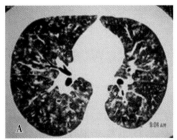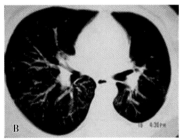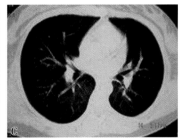

图 13-1-4　治疗前后胸部 CT 比较

A. 治疗前见两肺弥漫分布小结节影，磨玻璃影和小囊肿影；B. 治疗后 1 个月病灶明显吸收；C. 治疗后 2 年病灶完全消失

Johkoh 等对 22 例患者的 CT 表现进行分析，磨玻璃影的分布可以是双侧的（95%），弥漫的（64%），斑片状的（23%），或者是外周分布的（14%）。在所有的病例中可以观察到小叶中央型结节影，86% 可以看到胸膜下结节影；86% 存在斑片状的支气管血管束增

厚，82% 有小叶间间隔增厚，68% 发现有 1~3mm 的囊状阴影。Honda 等比较了 LIP 患者和淋巴瘤患者的 CT 表现后发现，82% 的 LIP 患者存在囊状阴影，而淋巴瘤只有 2% 的患者有囊状阴影。Ichikawa 等则注意到 LIP 患者的囊状阴影特点为主要分布于双肺野的肺实质中，而普通型间质性肺炎为双肺基底部靠近胸膜下囊状阴影，有共同的囊壁，注意寻找在周围或其他肺野有无牵拉性支气管和细支气管扩张，可鉴别。

【诊断】

LIP 的诊断需要综合临床、影像、病理、实验室检查等多方面资料后方可做出。CT 表现磨玻璃影中散在的囊状阴影，如无吸烟史，对提示 LIP 的诊断颇有帮助。虽然经支气管镜活检有时也能观察到 LIP 的淋巴细胞渗出，但是明确的 LIP 诊断仍然需要胸腔镜肺活检或开胸肺活检。但在 HIV 阳性儿童患者可例外，其独特的影像学表现和临床背景，不需要创伤性的检查也能做出 LIP 的诊断。

LIP 的病理诊断后，需要进行免疫组化检查，进一步评价淋巴细胞多克隆还是单克隆，而临床医师更重要的是需要寻找可能潜在的相关原发病，特发性 LIP 毕竟罕见。

【治疗】

LIP 的治疗尚无随机对照临床试验的研究报道，主要来自病例报道和病例系列，目前认为需要综合考虑患者临床症状，肺功能损伤程度，是否有相关自身免疫疾病、免疫缺陷或 HIV 感染等。

对于无症状和肺功能及影像学轻度累及的特发性或自身免疫疾病相关的 LIP 患者，可先随访以及纵向评估这些患者的临床症状、肺功能和影像学改变。

对有症状，肺功能明显下降或在随访中表现出病情进展的特发性 LIP 患者，应给予口服糖皮质激素治疗。通常口服泼尼松（或泼尼松龙当量剂量）0.75~1mg/kg，每天 1 次（根据患者的理想体重，但不超过 100mg/d）。激素初始剂量使用 8~12 周，经临床，肺功能，胸部影像学评价后稳定或改善的患者，可经 6~8 周治疗，逐步将激素减量 0.25mg/kg，维持 6~12 周；疗程通常为 6~12 个月。

对现有治疗无反应或不能耐受激素治疗的特发性 LIP，可考虑增加免疫抑制剂（如硫唑嘌呤和环磷酰胺）。

对与自身免疫性疾病相关的 LIP 患者中，通常遵循特发性 LIP 的方案，并根据特定的自身免疫性疾病治疗做出适当调整。

对接受中、高剂量糖皮质激素（如泼尼松 20mg/d 或以上）治疗时，需预防卡氏肺孢子菌感染。

【预后】

LIP 的预后大致有 4 种可能：①激素单独使用或联合应用免疫抑制剂治疗后，病灶吸收；②进展为肺纤维化，肺源性心脏病，最后死亡；③肺部或全身感染导致死亡；④转化为淋巴瘤。LIP 患者的中位生存时间约为 11.51 年。有些患者经过治疗表现出非常好的疗效，但是目前仍然没有临床、实验室、或者病理学指标能够帮助预测疗效。

（李惠萍）

参考文献

1. Travis WD, Costabel U, Hansell DM, et al. An official American Thoracic Society/European Respiratory

Society Statement: Update of the International Multidisciplinary Classification of the Idiopathic Interstitial Pneumonias. Am J Respir Crit Care Med, 2013, 188: 733-748.

2. Schwarz MI, King TE. Interstitial Lung Disease. 4th ed. Hamilton London: BC Decker Inc, 2003: 825-830.

3. American Thoracic Society; European Respiratory Society. American Thoracic Society/European Respiratory Society. International Multidisciplinary Consensus Classification of the Idiopathic Interstitial Pneumonias. Am J Respir Crit Care Med, 2002, 165: 277-304.

4. Swigris JJ, Berry GJ, Raffin TA, et al. Lymphoid interstitial pneumonia: a narrative review. Chest, 2002, 122: 2150-2164.

5. Silva CIS, Flint JD, Levy RD, et al. Diffuse lung cysts in lymphoid interstitial pneumonia: High-resolution CT and pathologic findings. J Thorac Imaging, 2006, 21: 241-244.

6. 陈宝，李惠萍，张容轩，等. 成人特发性淋巴细胞性间质性肺炎三例并文献复习. 中华内科杂志，2008，47：486-490.

7. 华东地区间质性肺疾病协作组. 临床病例讨论第93例——慢性肝病、反复咳嗽、咳痰. 中华结核和呼吸杂志，2004，27：557-558.

8. Lee KH, Lee JS, Lynch DA, et al. The radiologic differential diagnosis of diffuse lung diseases characterized by multiple cysts or cavities. J Comput Assist Tomogr, 2002, 26: 5-12.

9. Johkoh T, Ichikado K, Akira M, et al. Lymphocytic interstitial pneumonia: follow-up CT findings in 14 patients. J Thorac Imaging, 2000, 15: 162-167.

10. Cha SI, Fessler MB, Cool CD, et al. Lymphoid interstitial pneumonia: clinical features, associations, and prognosis. Eur Respir J, 2006, 28: 364-369.

11. Travis WD, Galvin JR. Non-neoplastic pulmonary lymphoid lesions. Thorax, 2001, 56: 964-971.

12. Johkoh T, Müller NL, Pickford HA, et al. Lymphocytic interstitial pneumonia: thin section CT findings in 22 patients. Radiology, 1999, 212: 567-572.

13. Wittram C, Mark EJ, Theresa C, et al. CT-histologic correlation of the ATS/ERS 2002 classification of idiopathic interstitial pneumonias. Radiographics, 2003, 23: 1057-1071.

14. Franquet T, Hansell DM, Senbanjo T, et al. Lung cysts in subacute hypersensitivity pneumonitis. J Comput Assist Tomogr, 2003, 27: 475-478.

15. Abbondanzo SL, Rush W, Bijwaard KE, et al. Nodular lymphoid hyperplasia of the lung: a clinicopathologic study of 14 cases. Am J Surg Pathol, 2000, 24: 587-597.

第二节　特发性胸膜肺实质弹力纤维增生症

2004 年 Frankel 等发现，5 例患者的组织学上不同于传统的特发性间质性肺炎的病理改变，镜下表现为以胸膜及其下肺实质内弹性纤维增生为特征，胸部影像学表现两上肺为主的胸膜增厚，临床上以活动后气喘为主要症状，其临床-影像-组织病理特点不能归类到现有的特发性间质性肺炎（idiopathic interstitial pneumonia，IIP）中，因此 Frankel 等命名为特发性胸膜肺实质弹力纤维增生症（idiopathic pleuroparenchymal fibroelastosis，IPPFE）。回顾既往文献，早在 1992 年，日本学者 Amitani 等曾提出过特发性肺上叶纤维化的概念，其影像学及组织病理学与 IPPFE 相似，考虑与目前的 IPPFE 为同一种疾病。在 2013 年美国胸科学会（ATS）/欧洲呼吸学会（ERS）更新的 IIP 分类中，将 IPPFE 认定为一种新的少见 IIP 类型。

【病因】

PPFE 发病原因不明，部分为特发性，部分患者呈家族性发病、部分有感染、骨髓移植及肿瘤化疗史。

【病理特征】

PPFE 的组织学特征为病变时相一致，病变部位及其相邻的肺组织分界清楚（图 13-2-1），高倍镜下可见病变部位的胸膜及其下区域内密集分布的弹力纤维和胶原纤维，呈旋涡状或杂乱排列（图 13-2-2），似片状的弹力纤维板（图 13-2-3），增生的弹力及胶原纤维周围常伴有少量淋巴细胞浸润。

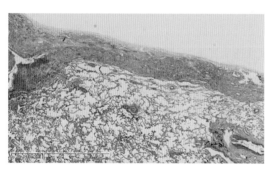

图 13-2-1　胸膜肺实质弹力纤维增生症
低倍镜下可见病变部位的胸膜及其下区域内密集分布的弹力纤维和胶原纤维，HE 低倍放大（本图片由北京协和医院病理科冯瑞娥教授提供，特致谢!）

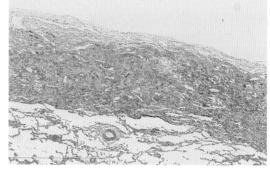

图 13-2-2　胸膜肺实质弹力纤维增生症
高倍镜下可见病变部位的胸膜及其下区域内密集分布的弹力纤维和胶原纤维，高倍放大（本图片由北京协和医院病理科冯瑞娥教授提供，特致谢!）

【临床表现】

PPFE 的发病年龄从 13 岁的儿童到 68 岁的老人均有报道，平均年龄为 57 岁左右，现有的文献报道中，有超过一半的患者有反复感染史，部分有家族性发病，骨髓移植后，肿瘤疾病及化疗史，其余无特殊病因。临床主要表现为活动后呼吸困难、干咳等呼吸系统症状。易合并有气胸（自发性、肺活检术后及支气管胸膜瘘），主要体征为呼吸急促，听诊两肺呼吸音减弱，两肺可闻及吸气相啰音。实验室检查肺功能主要为限制性通气障碍，弥散量降低。

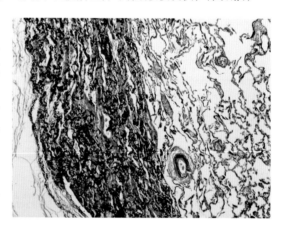

图 13-2-3　胸膜肺实质弹力纤维增生症
弹力纤维染色示，胸膜及其下区域内弹力纤维较短，呈旋涡状或杂乱排列；特染，低倍放大（本图片由北京协和医院病理科冯瑞娥教授提供，特致谢!）

【胸片和 CT 表现】

1. 胸部 X 线片表现　主要表现为胸膜增厚，在两肺上叶，常为双侧、不对称性，伴有肺体积缩小。

2. 胸部 CT 表现　以往文献报道，IPPFE 的主要胸部 CT 表现有：①胸膜增厚；②牵拉性支气管扩张；③肺结构紊乱；④网格状影；⑤蜂窝影等。IPPFE 典型的 CT 表现为不对称的，上肺胸膜增厚、牵拉性支气管扩张、肺结构紊乱（图 13-2-4），无或少量结节影、网格状影及蜂窝影。

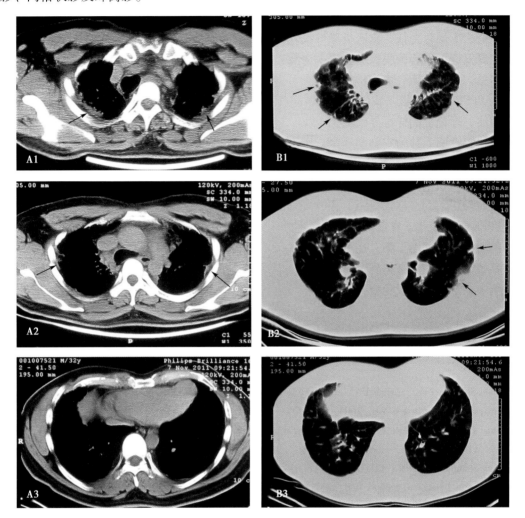

图 13-2-4 胸膜肺实质弹力纤维增生症
胸部 CT 纵隔窗（A1～A 3）：双肺胸膜下不规则斑片致密阴影（黑箭），气管被右上叶牵引向右侧移位，未见胸腔积液。肺窗（B1～B 3）示双肺支气管血管束周围可见高密度阴影，病变主要分布在两上肺和胸膜下（黑箭）（本图片由北京协和医院病理科冯瑞娥教授提供，特致谢！）

【诊断和鉴别诊断】

PPFE 报道的例数较少，无具体此病诊断标准，目前需要临床和胸部影像学结合组织病理确定诊断。

PPFE 尚需与其他引起胸膜纤维化疾病相鉴别，如石棉肺、结缔组织病相关性的间质性肺疾病、药物及放射引起肺损伤。

1. PPFE 和石棉肺 PPFE 与石棉肺同样具有胸膜增厚影像学的特点，石棉肺影像学病变分布上肺多于下肺，两病有类似之处；鉴别诊断主要依据，石棉职业史；在影像学表现上，石棉肺肺内出现的小叶间隔影增厚见不规则的实变影及条带状影；下肺同样可见到增厚的胸膜，后者胸膜上可见到特征性的钙化斑。在病理学表现上，前者是以胸膜及其下区域的弹性纤维为主，而后者主要以胶原纤维为主，且后者可见到特征性的石棉小体，有助于两者的鉴别。

2. PPFE 和结缔组织病相关性的间质性肺疾病 结缔组织病中类风湿关节炎、系统性红斑狼疮、干燥综合征、皮肌炎等可继发相关性的间质性肺疾病，其中类风湿关节炎、系统性红斑狼疮可引起胸膜疾病，表现为胸腔积液和胸膜肥厚。其胸膜肥厚影像学主要表现下肺多见，结合临床、血清学相关检查可以鉴别，多无需组织病理学来进行鉴别诊断。

3. PPFE 和肺结核 我国是肺结核病高发区域，两上肺为肺结核好发部位，肺结核破坏及瘢痕，理论上同样可导致类似 PPFE 影像学表现，如胸部 CT 近胸膜处的肺内实变影及条带状影，两上肺为主胸膜增厚，牵拉性支气管扩张。以往临床工作中遇到类似影像学表现并不罕见，不排除 PPFE 漏诊可能。但如何与 PPFE 区别，需要引起我国临床医师的进一步关注和积累资料。

【治疗及预后】

PPFE 预后较差，在已经报道的病例中，死亡率为 40%，患者临床症状均在短期内加重，肺功能水平逐渐下降。迄今为止 PPFE 尚无好的治疗方案，目前主要以对症支持治疗及肺移植治疗为主。考虑到 PPFE 的发病机制可能与弹力纤维的过度产生有关，既往报道的病例中，给予激素及免疫抑制剂治疗，但效果不佳。

（黄 慧 桂贤华）

参考文献

1. Frankel SK, Cool CD, Lynch DA, et al. Idiopathic pleuroparenchymal fibroelastosis: description of a novel clinicopathologic entity. Chest, 2004, 126: 2007-2013.

2. Amitani R, Niimi A, Kuse F. Idiopathic pulmonary upper lobe fibrosis (IPUF). Kokyu, 1992, 11: 693-699.

3. Travis WD, Costabel U, Hansell DM, et al. An official American Thoracic Society/European Respiratory Society Statement: update of the International Multidisciplinary Classification of the Idiopathic Interstitial Pneumonias. Am J Respir Crit Care Med, 2013, 188: 733-748.

4. 冯瑞娥. 一种新的特发性间质性肺炎类型：特发性胸膜间质弹力纤维化. 中华结核和呼吸杂志, 2013, 36: 329-330.

5. Becker CD, Gil J, Padilla ML. Idiopathic pleuroparenchymal fibroelastosis: an unrecognized or misdiagnosed entity? Mod Pathol, 2008, 21: 784-787.

6. Kusagaya H, Nakamura Y, Kono M, et al. Idiopathic pleuroparenchymal fibroelastosis: consideration of a clinicopathological entity in a series of Japanese patients. BMC Pulm Med, 2012, 12: 72.

7. Piciucchi S, Tomassetti S, Casoni G, et al. High resolution CT and histological findings in idiopathic pleuroparenchymal fibroelastosis: features and differential diagnosis. Respir Res, 2011, 12: 111.

8. Vonder Thusen JH, Hansell DM, Tominaga M, et al. Pleuroparenchymal fibroelastosis in patients with pulmonary disease secondary to bone marrow transplantation. Mod Pathol, 2011, 24: 1633-1639.

9. Machuca JS, Niazi M, Diaz-Fuentes G. Pleuroparenchymal fibroelastosis presenting as a hypermetabolic lung nodule. J Bronchology Interv Pulmonol, 2011, 18: 65-68.

10. Kishimoto T, Kato K, Arakawa H, et al. Clinical, radiological, and pathological investigation of asbestosis. Int J Environ Res Public Health, 2011, 8: 899-912.

11. Kadoch MA, Cham MD, Beasley MB, et al. Idiopathic interstitial pneumonias: A radiology-pathology

correlation based on the Revised 2013 American Thoracic Society-European Respiratory Society Classification System. Curr Probl Diagn Radiol, 2015, 44：15-25.

第三节　间质性肺炎罕见的组织病理类型

2013 年 IIP 分类更新中，描述了几种罕见的间质性肺炎组织学类型，但鉴于目前尚没有明确这些病理类型是否为已有 IIP 的变异型还是仅仅出现于某些疾病中，但从目前积累的资料来看，尚不支持这些组织学类型作为 IIP 家族中新的成员。但鉴于它们在组织学表现上有其自身特征性，将这些病理类型作为临时的病理诊断仍然具有临床意义。

一、急性纤维素性机化性肺炎

2002 年 Beasley 等在急性肺损伤患者病理研究中发现，部分急性肺损伤患者的主要病理表现为肺泡腔内纤维素沉积及机化的疏松结缔组织，病变呈片状分布，不能归入已知的急性肺损伤病理类型，称其为急性纤维素性机化性肺炎（acute fibrinous and organizing pneumonia，AFOP）。随后 Hwang 等和 Cincotta 等先后报道两组急性肺损伤患者肺组织的病理中也同样存在 AFOP，提出传统 DAD 可能是急性肺损伤的早期病理学改变，而 AFOP 可能是其晚期病理学改变，DAD 疾病发展过程的一种表现，是 DAD 的变异类型。

AFOP 主要病理特点是肺泡腔内纤维素沉积，及机化的疏松结缔组织（图 13-3-1），而无弥漫性肺泡损伤（diffuse alveolar damage，DAD）时典型的肺泡内透明膜形成，不伴明显的嗜酸性粒细胞浸润，没有肉芽肿形成。

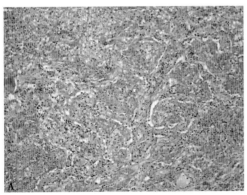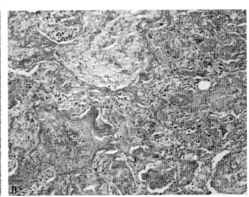

图 13-3-1　急性纤维素性机化性肺炎
低倍放大（A）和高倍放大（B）见肺泡腔内大量的纤维素沉积，伴Ⅱ型肺泡上皮细胞增生，肺泡壁较多炎症细胞浸润

现有的文献报道，AFOP 可以是特发的，也可以有继发因素，如结缔组织病、细菌感染、病毒感染、药物的副反应、淋巴瘤、糖尿病、器官移植、也可能与环境暴露有关。

AFOP 临床表现无明显特异性，发病年龄自出生 38 天的婴儿到 78 岁的老人均可发病。临床表现可呈急性或亚急性过程，急性起病的 AFOP 患者临床表现与 DAD 类似，主要为进行性加重的呼吸困难。亚急性起病过程的 AFOP，其临床、影像学表现及治疗疗效与机化性肺炎相似，临床表现为呼吸困难、咳嗽等，对激素的治疗反应较好。

　　与文献报道的 COP 及社区获得性肺炎的 X 线胸片和胸部 CT 表现类似。AFOP 的 X 线胸片表现为两肺斑片状或大叶性实变影（见图 13-3-2），以两下肺为主。胸部 CT 表现为两肺弥漫性分布且多位于靠两肺基底部的斑片状实变影及磨玻璃影、大片实变影伴有支气管充气征（图 13-3-3，图 13-3-4）；部分患者胸部影像学病变可快速进展为大片实变影（图 13-3-5，图 13-3-6）。少数患者影像学表现为结节影或块状实变影。

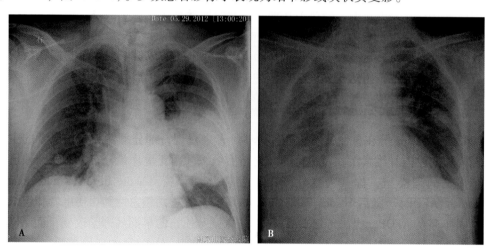

图 13-3-2　急性纤维素性机化性肺炎
A. X 线胸片示左中肺大片实变影；B. X 线胸片两肺斑片状实变影

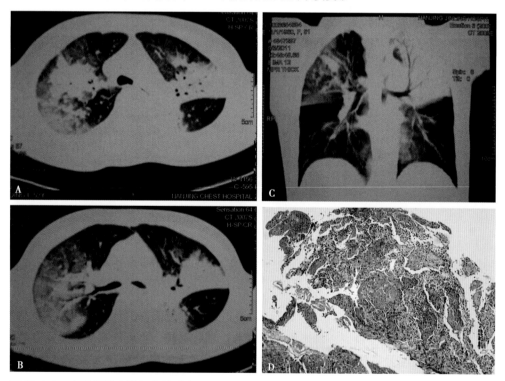

图 13-3-3　急性纤维素性机化性肺炎
胸部 CT（A、B）示两上肺大片实变影，周围磨玻璃影；冠状位三维重建（C）示左上肺大叶性实变影，见支气管空气征；气管镜肺活检病理（D）示部分肺泡腔内纤维素沉积，HE，低倍放大

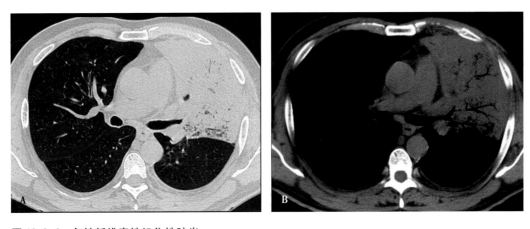

图 13-3-4　急性纤维素性机化性肺炎

胸部 HRCT 肺窗示，左上肺大叶性实变影（A），纵隔窗示左上肺大叶性实变影，内见支气管空气征（B）

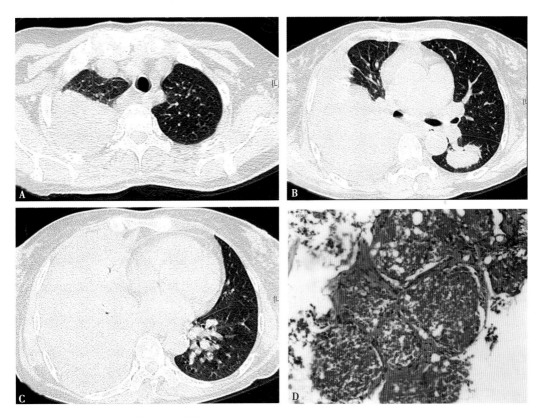

图 13-3-5　急性纤维素性机化性肺炎

胸部 HRCT 肺窗示，右肺大叶性实变影（A、B、C），左下叶球形实变（B）；经皮肺活检病理示肺泡腔内纤维素沉积，HE，高倍放大（本图片由中山大学附属第二医院呼吸内科江山平教授提供，特致谢！）

AFOP 的治疗目前尚无统一的治疗方法，糖皮质激素是主要治疗药物，但其起始的剂量和疗程尚未统一。亚急性起病的患者对糖皮质激素／免疫抑制剂反应良好，预后佳。

AFOP 具有独特的病理表现，但是否是独立的疾病实体，仍然有争议，需要强调的是，

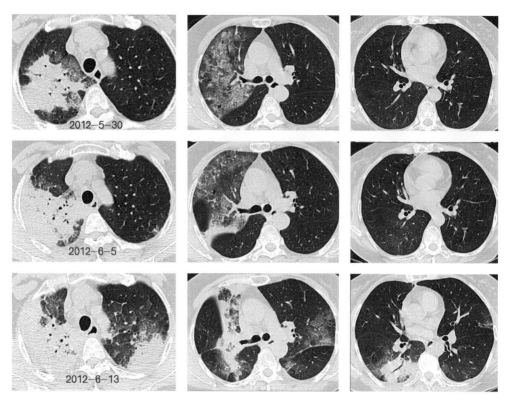

图13-3-6　急性纤维素性机化性肺炎进展
抗生素治疗无效，2周内，胸部HRCT肺窗示，肺实变影及磨玻璃影范围变大

临床医师认识到AFOP的存在是非常重要的。AFOP主要表现为高热，有呼吸困难、咳嗽、咳痰等呼吸道症状，影像学表现为肺部实变影，最初通常被误诊为社区获得性肺炎，经多种抗感染治疗无效；经病理证实为AFOP后，改用激素治疗反应良好。对发热和影像学表现为肺部实变影，疑诊社区获得性肺炎的患者，抗生素无效时（见图13-3-6），临床医师在鉴别诊断时，需要考虑AFOP的可能，及时地肺活检及组织病理学检查明确病理诊断，是选择正确治疗的关键。

二、细支气管中心性间质性肺炎

2002年ATS与ERS特发性间质性肺炎（IIP）分类发表后，先后有多个回顾性病例分析以多种命名描述了以细支气管为中心的肺纤维化和炎症为病理特点，不同于现有已知任何一型的间质性肺疾病及间质性肺炎。如Churg等以气道中心性间质纤维化（airway-centered interstitial fibrosis，ACIF）为题报道了12例患者；2002年de Carvalho等以IIP的一种新的组织类型——小叶中心性纤维化（centrilobular fibrosis，CLF）为题报道12例患者；表现以小叶结构紊乱和小叶中心性纤维化为主；Yousem和Dacic以特发性支气管中心性间质性肺炎（idiopathic bronchiolocentric interstitial pneumonia，IBIP）命名报道的一组病例，特点为小叶中心性、细支气管中心性淋巴细胞和浆细胞浸润的慢性炎症。2005年，Fukuoka等首次报道了15例以细支气管周围化生为唯一组织学发现的间质性肺疾病，将其命名为细支气管周围化生（peribronchiolar metaplasia，PBM-ILD）。这些回顾性病例虽然采用的命名不同，但纤维化及炎性病变均以细支气管为中心。2013 年发布的更新 IIP 分类中，使用了细支气管中心性间质性肺炎（bronchiolocentric interstitial pneumonia，IBIP）这一命名，介绍其组织病理学表现，提醒临床医师及病理医师对此类病理类型的关注。

Churg 等报道的 ACIF，de Carvalho 等报道的 CLF，Yousem 和 Dacic 报道的 IBIP，其累及部位以细支气管或小叶为中心，主要病理改变为间质纤维化和炎症；与已知的气道疾病和ILD 不尽相同，也不相符 IIP 中的各疾病实体。其病理改变仍然存在一定差异。ACIF 病理改变病变呈斑片状分布，以细支气管或小叶为中心的间质纤维化和细支气管上皮化生；同时伴有细支气管壁纤维组织增生伴平滑肌增生，细支气管狭窄和扭曲；伴有血管壁平滑肌增生（图13-3-7），病变细支气管或小叶为中心向周围肺实质扩展，有肺泡结构改建和呼吸上皮化生。CLF 以小叶结构紊乱和小叶中心性纤维化为主，其病变特点细支气上皮广泛坏死和再生；同时扩大支气管腔和囊腔中充满嗜碱性物质。IBIP 特点为小叶中心性、细支气管中心性淋巴细胞和浆细胞浸润的慢性炎症。PBM-ILD 以细支气管周围化生为唯一组织学发现。

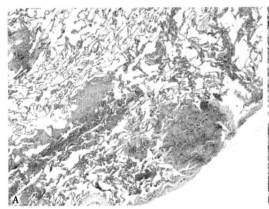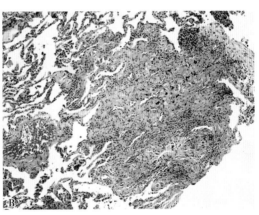

图 13-3-7　细支气管中心性间质性肺炎

A. 病变细支气管为中心的间质纤维化和细支气管上皮化生；周围肺泡腔基本正常；HE，低倍放大；

B. 细支气管壁纤维组织增生伴平滑肌增生，细支气管狭窄和扭曲；HE，中倍放大

临床表现主要为慢性咳嗽和缓慢进展的呼吸困难，病程通常较长。部分 ACIF 患者有不同的职业和环境暴露史，包括木材燃烧引起的烟雾、鸟类、棉花、牧草、粉笔灰、农用化学制品等。

有关细支气管中心性间质性肺炎胸部影像学表现几个病例系列的描述差异比较大。ACIF 胸片表现为弥漫性网状结节影，以中内带为主，可见支气管管壁增厚以及小环状影，多有肺容积减小。胸部 CT 检查，病变以肺门中央带分布为主，表现为网状结节影（图13-3-8，图 13-3-9），支气管血管周围间质增厚，牵拉性支气管扩张伴支气管管壁增厚及周围纤维化。de Carvalho 等描述 CIF 的胸部 CT 表现为双肺斑片状分布的胸膜下实变影，常累及中下肺野，有时以单侧肺病变为主。在病变较轻的肺野（通常是肺上野），胸膜下的次级肺小叶可以因局部实变而使其小叶中心结构显示不清。较大气道也受累，表现为明显的支气管壁增厚。未见蜂窝肺表现。PBM-ILD 的 HRCT 以马赛克征或轻度肺小叶陷闭为特征，所有病例均未见支气管扩张、小叶中心性结节影，网状结节样影及蜂窝肺。

12 例 ACIF 中的 10 例患者治疗后，5 例病情进展，2 例稳定，3 例改善或治愈。5 例病

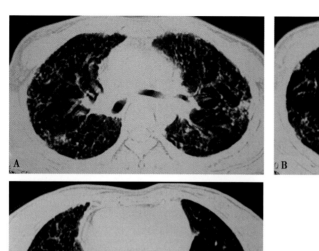

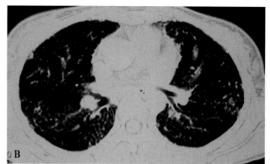

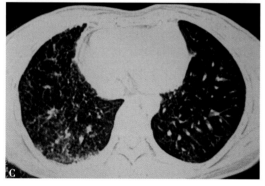

图 13-3-8 细支气管中心性间质性肺炎
胸部 CT 示两肺散在小结节影，网状结节样影，
细支气管扩张；局部胸膜下斑片状实变

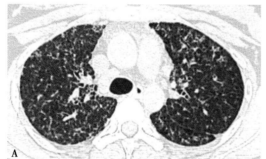

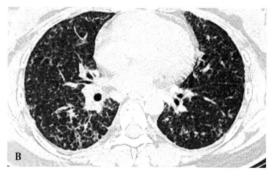

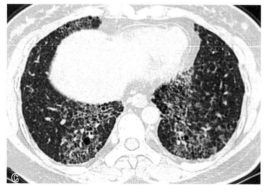

图 13-3-9 细支气管中心性间质性肺炎
胸部 CT 示两肺线状影（A、B），小结节影，网
状结节样影，细支气管扩张；散在囊状影（C）

情进展的患者中，4 例死亡，而死亡的患者在诊断时有较严重的肺功能损害。

细支气管中心性间质性肺炎是否是一类新的以气道为中心 IIP，是否是独立的疾病实体，仍然有争议，需要更多的积累病例和深入的研究。

（张湘燕 王永生 蔡后荣）

参考文献

1. American Thoracic Society/European Respiratory Society. International Multidisciplinary Consensus Classification of the Idiopathic Interstitial Pneumonias. Am J Respir Crit Care Med, 2002, 165: 277-304.

2. Travis WD, Costabel U, Hansell DM, et al. An official American Thoracic Society/European Respiratory Society statement. Update of the international multidisciplinary classification of the idiopathic interstitial pneumonias. Am J Respir Crit Care Med, 2013, 188: 733-748.

3. Beasley MB, Franks TJ, Galvin JR, et al. Acute fibrinous and organizing pneumonia: a histological pattern of lung injury and possible variant of diffuse alveolar damage. Arch Pathol Lab Med, 2002, 126: 1064-1070.

4. Sverzellati N, PolettiV, ChilosiM, et al. The crazy-paving pattern in granulomatous mycosis fungoides: high-resolution computed tomography-pathological correlation. J Comput Assist Tomogr, 2006, 30: 843-845.

5. Kobayashi H, Sugimoto C, Kanoh S, et al. Acute fibrinous and organizing pneumonia: initial presentation as a solitary nodule. Thorac Imaging, 2005, 20: 291-293.

6. Vasu TS, Cavallazzi R, Hirani A, et al. A 64-year-old male with Fever and persistent lung infiltrate. Respir Care, 2009, 54: 1263-1265.

7. 桂贤华, 张英为, 代静泓, 等. 急性纤维素性机化性肺炎两例报道及文献复习. 中国呼吸与危重监护杂志, 2012, 11: 558-561.

8. Churg A, Myers J, Suárez T, et al. Airway-centered interstitial fibrosis: a distinct form of aggressive diffuse lung disease. Am J Surg Pathol, 2004, 28: 62-68.

9. Yousem SA, Dacic S. Idiopathic bronchiolocentric interstitial pneumonia. Mod Pathol, 2002, 15: 1148-1153.

10. de Carvalho M, Kairalla R, Capelozzi V, et al. Centrilobular fibrosis: a novel histological pattern of idiopathic interstitial pneumonia. Pathol Res Pract, 2002, 198: 577-583.

11. 代华平. 气道中心性间质性肺炎. 中华结核和呼吸杂志, 2007, 30: 248-249.

12. 徐凌, 蔡柏蔷, 刘鸿瑞, 等. 气道中心性间质纤维化的诊断及鉴别诊断. 中国医学科学院学报, 2005, 27: 99-102.

13. 易祥华, 程晓明, 李惠萍. 气道中心性肺间质纤维化. 中华病理学杂志, 2005, 34: 755-756.

14. 蔡后荣, 章宜芬, 苗立云, 等. 气道中心性间质纤维化一例报告. 中华结核和呼吸杂志, 2007, 30: 248-249.

15. Serrano M, Molina-Molina M, Ramirez J, et al. Airway-centered interstitial fibrosis related to exposure to fumes from cleaning products. Arch Bronconeumol, 2006, 42: 557-559.

16. Yi XH, Chu HQ, Cheng XM, et al. Idiopathic airway-centered interstitial fibrosis: report of two cases. Chinese Medical Journal, 2007, 120: 847-850.

17. Ryu JH, Myers JL, Swensen SJ. Bronchiolar disorders. Am J Respir Crit Care Med, 2003, 168: 1277-1292.

18. Cordeiro CR. Airway involvement in interstitial lung disease. Curr Opin Pulm Med, 2006, 12: 337-41.

19. Fukuoka J, Franks TJ, Colby TV, et al. Peribronchiolar metaplasia: a common histologic lesion in diffuse lung disease and a rare cause of interstitial lung disease: clinicopathologic features of 15 cases. Am J Surg Pathol, 2005, 29: 948-954.

20. Virk RK, Fraire AE. Interstitial lung diseases that are difficult to classify: A review of bronchiolocentric interstitial lung disease. Arch Pathol Lab Med, 2015, 139: 984-988.

第十四章

结 节 病

结节病（sarcoidosis）是一种原因未明、免疫介导的以非干酪性上皮样细胞肉芽肿为病理特征的多系统性疾病。临床表现因疾病累及的组织器官不同而具有多样性，主要表现为双侧肺门淋巴结肿大、肺部浸润、皮肤和眼的损害，也可累及心、肝、脾、唾液腺、肌肉、骨骼、肾及中枢神经系统。本病大多预后良好，60%以上的患者自然缓解。结节病的死亡率仅为1%~5%，大多数结节病患者，其死亡和结节病本身无关，医学干预主要是帮助有症状的患者提高生活质量。

【流行病学】

结节病呈世界性分布，不分年龄、性别、地域，各种族的人群均可发病，但发病率仍有差别，这种差别可能是由于人群的环境暴露、疾病监督管理的方法以及有患病倾向的HLA等位基因和其他遗传因素的不同所造成。通常发病年龄在50岁以下，以20~39岁最多。略倾向于女性。地域上多见于寒冷的地区和国家，尤以北欧国家更常见，如瑞典发病率最高，年发病率可达64/10万，英国为（20~38）/10万，其他北欧地区年发病率为（17.6~20）/10万；北美年发病率为（11~40）/10万；亚洲和非洲的年发病率相对较低，日本为（10~20）/10万。在种族上，黑人结节病的发病率最高，黄种人次之，白人最低；在美国，黑人发病率约为35.5/10万；白人发病率为10.9/10万。

【病因与发病机制】

结节病的病因至今仍不清楚，有多种推测。有证据支持的是感染、环境和遗传因素。

感染的病原体主要是分枝杆菌、痤疮短棒菌苗属、伯氏疏螺旋体和病毒。运用PCR技术，从肉芽肿组织中提取到了分枝杆菌和短棒菌苗DNA和RNA。从结节病患者血清中，也可提取到针对分枝杆菌抗原的抗体，包括结核分枝杆菌重组体katG、热休克蛋白70及分枝酰转移酶抗原85A。

最近关于结节病病因学的病例对照研究显示，与结节病相关的环境、职业危险因素包括暴露于燃烧植物（烧草灶、壁炉）、植物花粉、金属颗粒（铍、铝、钛和锆等）、建筑材料、潮湿及发霉环境等。

支持遗传因素的证据有，结节病患者的同胞或双亲的患病率是对照组的5倍；HLA-B8和急性结节病相关，*HLA-DQB1*0201* 和 *HLA-DRB1*0301* 均与急性病和良好预后相关。全基因组筛查中发现两个基因位点和结节病相关，一是在德国白人中，位于染色体3p和6p；另一个是在美国黑人，它位于染色体5p和5q。嗜乳脂蛋白样2基因（*BTNL2*）也是结节病的候选易患基因。结节病易患基因 *HLA-DOB1* 和暴露工作环境中的水渍或湿度高相关。

目前报道的众多病因学研究中，多数学者认为其免疫学发病机制为：在具有遗传易感性的宿主（如 BTNL2），暴露于特定的环境（如感染、无机或有机粉尘等），这类可能的致病因子被抗原递呈细胞吞噬、处理并递呈抗原，与抗原特异性 CD4$^+$ 的 T 细胞作用，引起多种细胞因子（如肿瘤坏死因子-α，白介素-12、15、18，巨噬细胞炎性蛋白-1，单核细胞趋化蛋白 1，粒-巨噬细胞集落刺激因子等）释放并相互作用，募集更多的单核-巨噬细胞、T 细胞等到炎症区，促使肉芽肿的形成。其后肉芽肿性炎症是消散、持续或向纤维化发展取决于炎症细胞、调节细胞、细胞凋亡及 TH1/TH2 细胞因子间的相互作用，而这多与遗传相关（如 *HLA- DQB1 * 0201* 和 *HLA- DRB1 * 0301*）。有研究认为，当以 TH1 为主的细胞因子环境转换为 TH2 为主时，肺泡巨噬细胞活化，刺激成纤维细胞增殖并产生胶原，导致纤维化发生。

【病理改变】

结节病最常累及肺，其主要病理改变有 3 种：非特异性间质性肺炎、非干酪样坏死性肉芽肿和肺纤维化。但仅有非干酪性坏死性上皮样细胞肉芽肿才具有病理诊断的意义，其他两种病理表现并不是诊断结节病的病理依据。

结节病的肉芽肿多沿淋巴管分布，主要位于支气管周围、小叶间隔和胸膜下，也可弥漫累及肺的任何部位（图 14-1，图 14-2）。肉芽肿结节之间的境界清楚（图 14-3），也可相互融合，内见多核巨细胞。周围的肺泡及肺泡隔无明显炎症（图 14-2）。血管周围的肉芽肿，可影响血管的内膜和中膜，管腔变小，但血管壁无坏死，周围有慢性炎症。肉芽肿结节可消失不遗留形态改变，10% ~20% 结节病遗留纤维化。但通常仍保留原有的结节轮廓。镀银染色可见结节内及结节周围有大量较完整网状纤维增生（结核的肉芽肿结节中央的网状纤维大多不完整）。肺纤维化一般较轻，可见肺泡间隔增厚，II 型肺泡上皮细胞及纤维结缔组织增生。

结节病典型肉芽肿改变为，上皮样细胞及多核巨细胞等组成肉芽肿的中心区，周围有较多淋巴细胞、浆细胞和成纤维细胞（图 14-4）。多数肉芽肿为非坏死性，少数肉芽肿可以出现小的灶性中心性纤维素样、颗粒状或嗜酸粒细胞性坏死。当坏死成分较多时，应警惕感染的可能性。尽管在变异的结节病可以出现大量坏死，但并非结节病的典型改变。肉芽肿的坏死成分越多，结节病的诊断越值得怀疑。

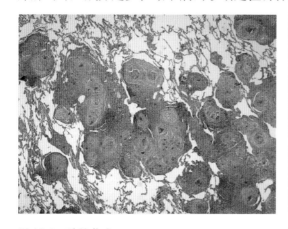

图 14-1　肺结节病
见肺组织多个境界清楚的非坏死性肉芽肿，部分融合，周围肺泡及肺泡隔无明显炎症，低倍放大

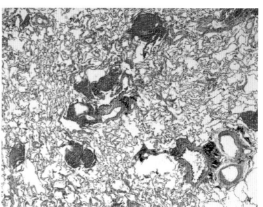

图 14-2　肺结节病
非坏死性肉芽肿主要分布在细支气管周围，HE，低倍放大

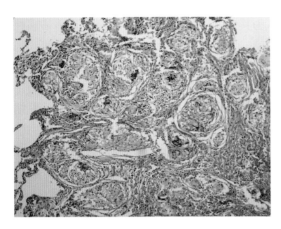

图 14-3　肺结节病

肺组织见多个境界清楚的非坏死肉芽肿，其内见多核巨细胞，低倍放大

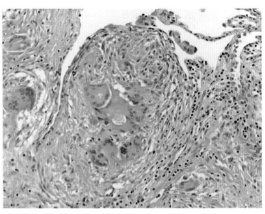

图 14-4　结节病的上皮样肉芽肿

非干酪性上皮样肉芽肿，由多核巨细胞、类上皮组织细胞、淋巴细胞及成纤维细胞构成，高倍放大

　　典型的结节病肉芽肿性结节包括：①上皮样细胞：上皮样细胞体积较小，大小形态比较一致，分布均匀，境界清楚；②结节内无干酪样坏死，但偶尔结节中央可有小灶性纤维素样坏死；③结节内可有多核巨细胞（异物巨细胞、朗格汉斯巨细胞）。多核巨细胞内出现星状小体、包涵物舒曼（Schaumann）小体、双折光结晶体、黄褐色（hamasaki-wesenberg）小体。这些包涵物为非特异性结构，不具有诊断价值，是巨噬细胞或巨细胞的代谢产物，但容易导致病理诊断为异物性肉芽肿。舒曼小体或贝壳状小体，包含了钙盐沉积的板层结构。其发生率为 48% ~ 88%。其来自于溶酶体，含有碳酸钙（具有双折射表现）、铁和脂质氧化物的混合物。星状体是像星星样针状结构，主要存在于多核巨细胞内。其发生率为 2% ~ 9%。电镜下这些结构包含由无定形结构的基质包绕的微丝、微管、成熟中心粒等构成。双折射光结晶体位于巨细胞和巨噬细胞内，在开胸肺活检的 2/3 患者中可见到。可单独或与舒曼小体同时存在。这种结晶是很难着色的半透明的物质，位于巨细胞内或为其包围。黄褐色小体是种单独的小体，结节病的开胸肺活检中发生率为 16%，淋巴结中的发生率为 11% ~ 68%。可以是圆形、卵圆形、梭形，HE 染色呈黄褐色。大小为 1 ~ 15μm，不具有双折射现象。其可被误诊为真菌，其可能为大的溶酶体包含有蛋白、糖蛋白和铁。

　　结节病的典型病理特征是非干酪样坏死性上皮样细胞肉芽肿（见图 14-1，图 14-3）。但此病理表现缺乏特异性，结节病的病理诊断必须和临床相结合，只有在排除了其他与结节病相似的肉芽肿病变，如结核病（图 14-5）、非典型结核杆菌病、真菌感染、系统性血管炎、梅毒、克罗恩病、肿瘤、铍肺等之后，才能作出结

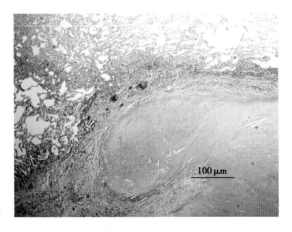

图 14-5　肺结核病

肺组织内见干酪样坏死性上皮样肉芽肿，低倍放大

节病的诊断。

【临床表现】

结节病的临床表现主要与患者的种族、病程长短、累及部位和器官的多少以及疾病进展有关。

结节病的发病方式有两种。

（1）急性结节病，多见于高加索人和非裔美国人。急性起病，表现为双侧肺门淋巴结肿大，踝关节炎，结节性红斑（通常位于下肢），且多数有全身症状，如发热、肌痛、葡萄膜炎、全身乏力和体重减轻等，称之为 Löfgren 综合征。急性结节病的预后多良好，2 年内多数自然缓解。

（2）慢性结节病，起病隐匿，症状表现与受累器官相关。全身症状少，易复发，自然缓解率较急性起病的低。

临床表现有 3 种情况，分别为无症状、非特异性的全身表现和器官特异性的表现。

1. 无症状 多数患者是在常规胸片检查时发现胸部异常后而被诊断，占到被诊断患者的 30% ~ 50%。许多患者并不就诊，因此其具体患者数多不清楚。

2. 非特异性全身症状 约 1/3 患者可有全身症状。表现为发热（通常为低热，也有达到 40℃ 的患者），体重下降（多数患者在就诊前 3 个月内体重下降 2 ~ 6kg），疲劳和全身乏力（严重者可导致患者不能从事日常工作）以及盗汗等。

3. 特定器官累及的表现 由于病变累及的组织器官不同，临床表现各异，不同组织器官的患病率见表 14-1。根据不同器官的患病率，为了叙述方便，分为胸部表现和胸外表现。

表 14-1 结节病不同组织器官的患病率

组织器官	患病率
纵隔淋巴结	95% ~ 98%
肺	>90%
肝脏	50% ~ 80%
脾脏	40% ~ 80%
眼睛	20% ~ 50%
外周淋巴结	30%
皮肤	25%
神经系统	10%
心脏（有临床表现的）	5%

（1）胸部表现：90% 的结节病患者有肺累及，但仅 40% ~ 60% 患者有呼吸道症状，起病隐匿、症状较轻，缺乏特异性。主要表现为干咳，呼吸困难，30% ~ 50% 的患者有胸痛，偶有血痰。肺部体检通常无异常发现，杵状指罕见。

（2）胸外表现：以眼、皮肤及浅表淋巴结较为常见，虽然肝、脾患病率高，但多无临床症状。眼部病变包括葡萄膜炎、干燥性角膜炎、虹膜睫状体炎、视网膜炎、结膜炎及白内障等，可导致视力下降、视物模糊甚至失明，所有结节病患者均应常规进行眼科检查。皮肤病变主要为结节性红斑、皮下结节、冻疮样狼疮及斑丘疹等。结节性红斑多见于急性起病，通常6~8周内消散。冻疮样狼疮多见于鼻子、面颊、口唇或耳朵，与预后不良相关。皮肤病损除结节性红斑外，均为非侵袭性。1/3的患者有浅表淋巴结肿大。其他较为少见的表现有面神经麻痹、心脏传导阻滞与心律失常、心包炎、肝脾大、多发性大关节炎等。

【胸部影像学】

（一）胸部X线检查

尽管影像学技术有了长足发展，但是胸部X线在结节病的诊断以及随访中仍具有重要地位。胸部X线异常往往是结节病的首要发现，90%以上结节病患者有胸部X线异常。胸内结节病的X线异常主要表现在3个方面：肺门及纵隔淋巴结肿大、肺内病变及胸膜病变。

1. 肺门及纵隔淋巴结肿大　典型表现为两侧对称土豆状肺门肿块，边缘清楚，密度均匀（图14-6），占75%~90%。这种对称性的特点是诊断结节病的重要线索，同时也是区别于淋巴瘤、转移瘤、真菌以及结核感染的重要特征。主要见于结节病Ⅰ、Ⅱ期（图14-7），最常累的淋巴结为双侧肺门、右气管旁、主肺动脉窗淋巴结以及隆突下，而前、后纵隔以及膈角后、腋窝淋巴结较少见。肿大淋巴结很少引起气管狭窄。也有的病变表现为肺门阴影增大而模糊，模糊的外缘与肺内病变相连续。可有淋巴结钙化。单侧肺门淋巴结肿大少见，约占1%~3%，这类不典型的患者多见于老年人。

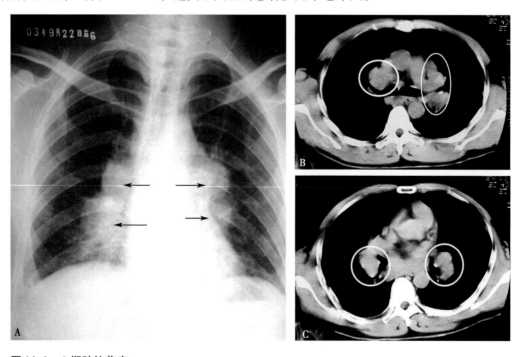

图14-6　Ⅰ期肺结节病

A. X线胸片示两侧对称的土豆状肺门肿块，边缘清楚，密度均匀（黑箭）为典型肺门淋巴结肿大表现；B. 胸部CT示X线胸片对应层面的淋巴结肿大（白圆所示）；C. 胸部CT示X线胸片对应层面的淋巴结肿大（白圆所示）

2. 肺内病变 有25%~50%结节病患者出现肺内浸润，其分布呈两侧对称分布，且以中心和上肺野为主。典型的表现为微小结节或小结节影（见图14-7，图14-8）。结节病肺内病变有：①肺部浸润阴影，呈小片状阴影，类似小叶性肺炎；病变进展，片状阴影融合为大片状气腔实变阴影（见图14-9）；②表现为肺间质阴影，为肺纹理增粗紊乱或呈弥漫性网结节病灶；③表现为肺泡炎，呈弥漫性肺泡浸润或磨玻璃样改变；④少见的表现为粟粒状或较大的单发多发团块样阴影。晚期可有肺间质纤维化、蜂窝肺、肺大疱、囊性支气管扩张等影像学表现（图14-10）。

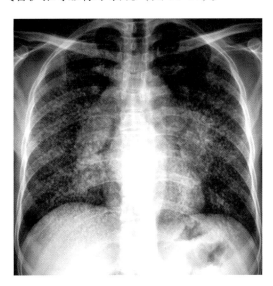

图 14-7 肺结节病
X线胸片示两肺多发的微小结节影，伴有右侧气管旁以及两肺门淋巴结肿大

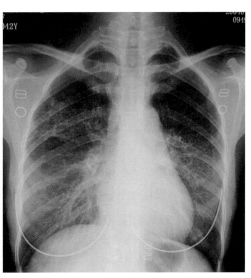

图 14-8 Ⅲ期肺结节病
X线胸片示两肺弥漫性网状、结节状阴影，无肺门淋巴结肿大

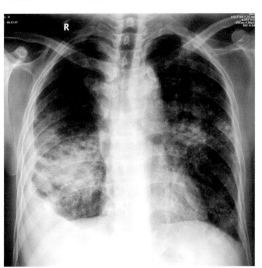

图 14-9 肺结节病
X线胸片示右肺下野大片状气腔实变阴影，右侧胸腔积液，左肺中野片状及小结节状密度增高影

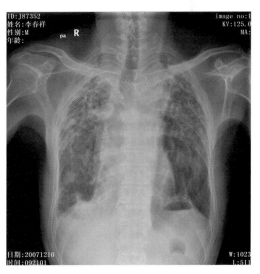

图 14-10 结节病Ⅳ期
气管下端扭曲，两上肺纤维化，肺门上移

3. 支气管病变 发生率低，肿大的肺门淋巴结有时压迫支气管引起相应的肺叶、段不张，远端的支气管扩张；晚期肺纤维化、蜂窝肺牵拉可使较大的气管支气管变形和狭窄。病变发生在支气管壁和黏膜也可使支气管变形和狭窄。

4. 胸膜病变 发生率低，主要为胸腔积液（见图14-9）或胸膜肥厚。

（二）胸部 CT 和 HRCT

胸部CT在Ⅱ、Ⅲ和Ⅳ期肺结节病的诊断中有着重要作用，主要体现在：①胸片正常而临床高度怀疑结节病的患者；②临床和（或）胸片表现均不典型者；③鉴别肺泡炎和肺纤维化优于传统CT，对结节病预后及治疗反应的判断有一定的意义；④发现肺部并发症。

肺结节病的累及肺部时，其胸部HRCT表现多样性；依据肺内病变特征及分布特点可分为典型和非典型肺部表现2类（表14-2）。

表14-2 肺结节病胸部典型和非典型 HRCT 表现

典型表现
淋巴结肿大：肺门，纵隔（右气管旁），双侧，对称性，边界清
结节影：微结节（2～4mm，边界清，双侧）；大结节影（≥5mm，可融合）
淋巴管分布：支气管血管束周围，胸膜下，小叶间隔分布
纤维化改变：网状影，结构扭曲，牵拉性支气管扩张，细支气管扩张，容积减少
双侧肺门周围阴影
中上肺野分布为主肺实质病变

非典型表现
淋巴结肿大：单侧，孤立，前纵隔和后纵隔
肺实变影：肿块影，融合状肿块影，孤立结节影，融合的腺泡结节影
囊状纤维化改变：囊，大疱，肺气肿，中上肺野分布为主类蜂窝样影
磨玻璃影
线状影：小叶间隔增厚，小叶内线状影
粟粒状影
气道累及：空气潴留征；气管支气管异常，肺不张
胸膜病变：胸腔积液，乳糜胸，血性胸腔积液，气胸，胸膜肥厚，胸膜钙化
真菌球：曲菌球

对肺结节病的胸部CT检查主要异常表现简述如下。

1. 肺门及纵隔淋巴结肿大 对于Ⅰ期结节病，CT并不是必须的，但是CT对于纵隔与肺门淋巴结肿大的检出率明显高于胸片。各期胸部淋巴结的检出率为47%～94%。两侧对称性的淋巴结肿大占75%～90%，主要见于结节病Ⅰ、Ⅱ期，最常累及的淋巴结为双侧肺门、右气管旁（右上纵隔）、主肺动脉窗淋巴结及隆突下淋巴结肿大（图14-11，图14-12）。肿大的淋巴结很少压迫静脉与大血管，引起气管狭窄。非对称性的淋巴结肿大，单侧肺门淋巴结肿大为肺结节病非典型表现，占1%～3%。淋巴结钙化（图14-13）在病程较长的患者中更易见到。

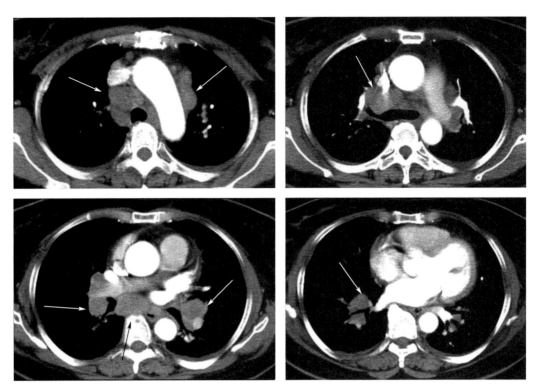

图 14-11 肺结节病

增强胸部 CT 扫描见右气管旁（右上纵隔）、血管旁淋巴结肿大、双侧肺门和气管隆凸下淋巴结肿大（白箭）

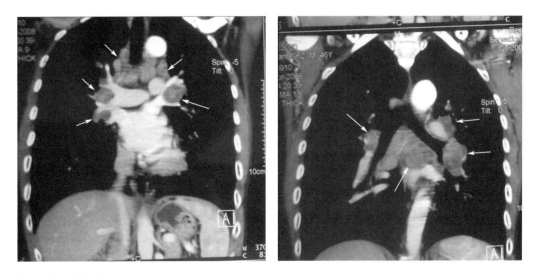

图 14-12 肺结节病

增强胸部 CT 扫描，冠状位重建见纵隔及肺门淋巴结肿大（白箭）

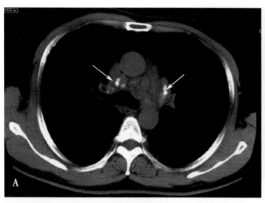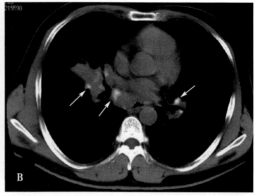

图 14-13 肺结节病淋巴结钙化

A. 胸部增强 CT 示纵隔内淋巴结肿大并伴部分钙化；B. 胸部增强 CT 示隆突下淋巴结肿大，两侧肺门淋巴结部分钙化

2. 肺实质病变

（1）小结节影：沿淋巴管分布微结节（1~4mm）病变是肺结节病患者最常见的肺实质病变（75%~90%）；HRCT 示典型微结节直径为 2~4mm，但也可大至 5~10mm，边界清，圆形；两侧，对称性，上中肺多见，通常位于支气管血管束周围及胸膜下、叶间裂附近（图 14-14，图 14-15），在小叶间隔少见，这些特征具有提示诊断的意义。另外，肉芽肿可引起支气管血管束周围间质增厚，可呈结节状或不规则状（图 14-16），可强烈提示肺结节病。

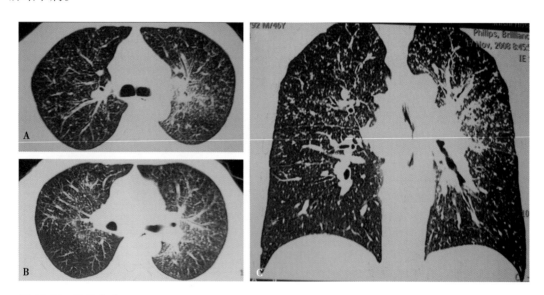

图 14-14 肺结节病

胸部 CT 肺窗（A、B）示两肺弥漫性小结节影，沿支气管血管束分布；胸膜下见小结节影；（C）冠状位重建见两肺小结节影沿支气管周围血管束分布，叶间裂见小结节影

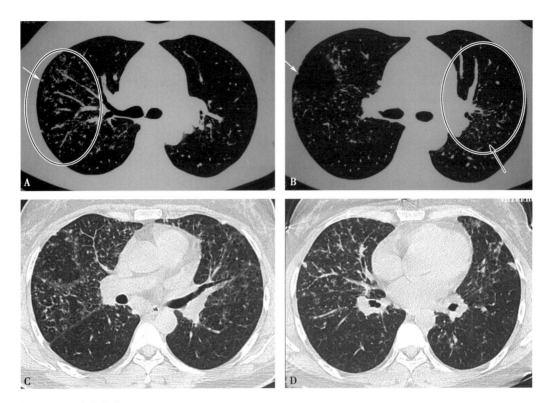

图 14-15 肺结节病

A、B. HRCT 肺窗示两肺多发性间质性小结节影，位于支气管血管束周围（红色圈内），牵拉性支气管扩张；胸膜下（白箭），叶间裂（红箭）见小结节影；C、D. 另一患者 HRCT 肺窗示两肺多发性小结节影，沿支气管血管束分布，叶间裂见小结节影

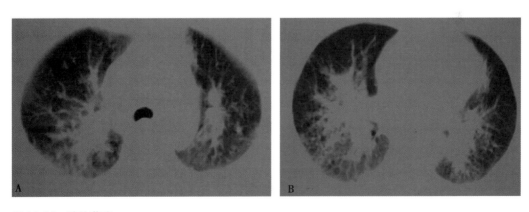

图 14-16 肺结节病

A. 胸部 CT 示支气管血管束明显增粗，小叶间隔增厚；B. 胸部 CT 示两肺门增大，支气管血管束明显增粗，小叶间隔增厚

（2）肺纤维化：约 20% 肺结节病患者，随着病程推移，出现肺纤维化改变，HRCT 表现为线状影或条带实变影（图 14-17），牵拉性支气管扩张，肺结构扭曲（叶间裂，支气管血管束移位）；肺纤维化样改变主要位于中上肺野，斑片状分布。广泛间质纤维化可引起肺动脉高压，相应的右心衰竭。

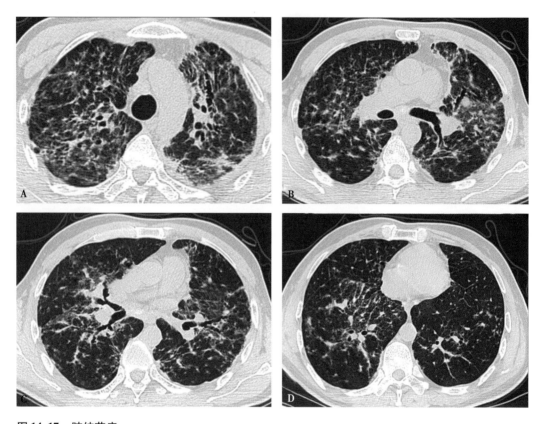

图 14-17　肺结节病

两肺多发性线状及条索状阴影，与支气管血管束分布有关，牵拉性支气管扩张，肺结构扭曲，散在分布的小叶间隔增厚及小结节影

（3）实变影：随病变进展，微小结节的微-小结节状影融合可表现小斑片状实变阴影，类似小叶性肺炎（图 14-18，图 14-19）；片状阴影进展融合为大片状气腔实变阴影（图 14-20），其内可见支气管空气征，由肺门向外周放射状分布。实变影边缘不规则，在实变影边缘，或其他部位，通常伴随微-小结节。注意对斑片状（图 14-19）或块状阴影周围小结节影分布特点分析，结合纵隔及肺门淋巴肿大（图 14-19，图 14-20），对肺结节病诊断颇有帮助。

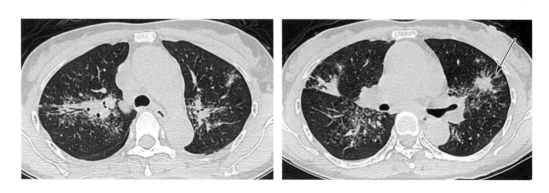

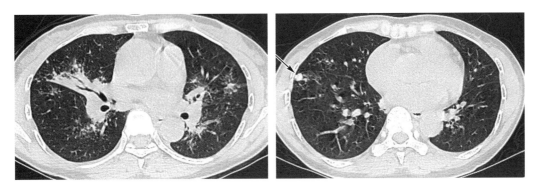

图 14-18 肺结节病

HRCT 斑片状实变，周围见小结节影，沿支气管周围血管束分布；部分实变影表现为类肿块状长毛刺（红箭）；结节影（黑箭）

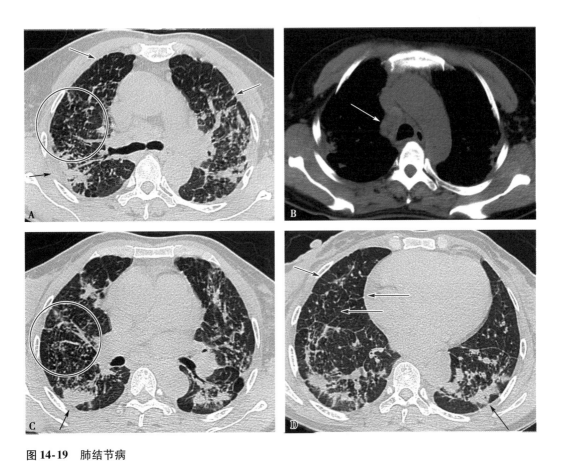

图 14-19 肺结节病

HRCT 肺窗（A、C、D）示两肺多发斑片状实变影（黑箭），小叶间隔增厚（红箭）；沿支气管血管束分布的小结节影（红色圈内）；纵隔窗位示纵隔淋巴结肿大，胸膜下实变影（B）

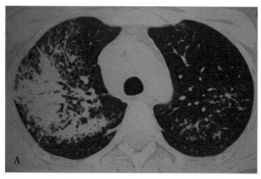
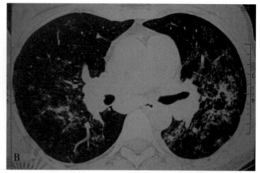

图 14-20 肺结节病

A. CT 肺窗示右上肺气腔实变阴影，周边见小结节影；及左上肺见小结节影沿支气管血管束分布，气管前淋巴结肿大；B. CT 肺窗示两肺小结节影沿支气管血管束分布

除以上肺结节病典型肺部表现外，部分结节病患者 HRCT 的病变形态和分布表现为非典型表现。

（1）结节影：15%～25% 肺结节病患者，微-小结节影聚集融合形成大的结节或甚至肿块样病变；胸部 CT 表现为多发性肺结节影（图 14-21）及肿块影，其边界不清，直径 1～4cm，内可有支气管空气征，位于肺门周围或肺外周；在结节影及肿块影周边见小结节状卫星灶（图 14-22），故称为银河征（galaxy sign）或结节星系征。另有文献描述由多量微-小结节影聚集，

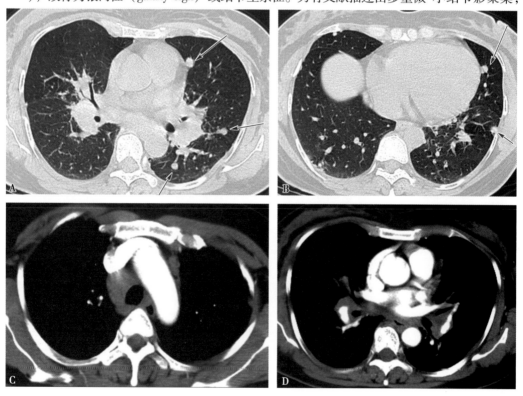

图 14-21 肺结节病

HRCT 肺窗示（A、B）两肺多发结节影（红箭），右肺门淋巴结肿大；叶间裂见小结节影；CT 增强纵隔窗位（C、D）示纵隔及肺门淋巴结肿大

但未融合的局限性病灶，称为结节样聚簇征（sarcoid cluster sign），沿血管和淋巴管分布，位于中上肺野，外周分布。需要注意与其他肉芽肿性肺疾病如肺结核（图14-23）鉴别。

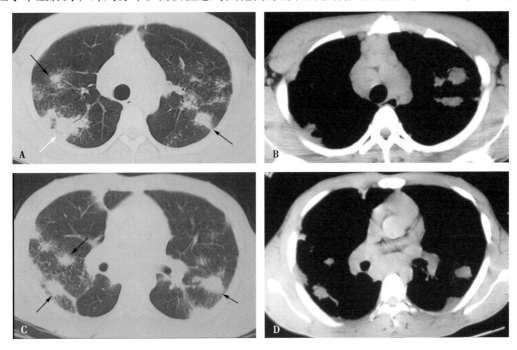

图 14-22　肺结节病

胸部CT肺窗示多发斑片状（白箭）及肿块状实变影（黑箭）；由小结节影融合形成的肿块状实变影长毛刺，周围见散在小结节影（galaxy sign）；胸部CT纵隔窗位（B、D）示纵隔淋巴结肿大及实变影

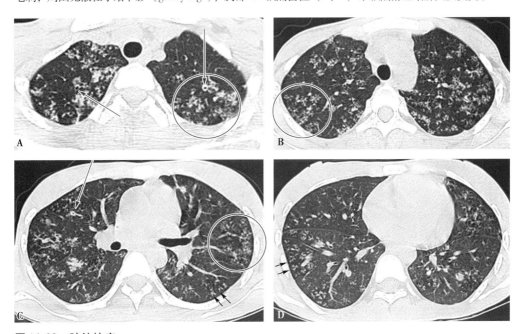

图 14-23　肺结核病

HRCT示小结节影聚集（红圈内），未融合，斑片状沿支气管血管束分布；局部见树芽征（黑箭），细支气管壁增厚（红箭）；两上肺（A、B、C）病变多于两下肺（D）

　　偶尔肺结节病患者其多个小结节相互融合成团块状大阴影（图14-24），多位于中上肺野，围绕支气管血管周围，与肺门相连，类似矽肺患者进展性肺纤维化影像表现。要注意与铍肺、结核及滑石粉肺等疾病鉴别。

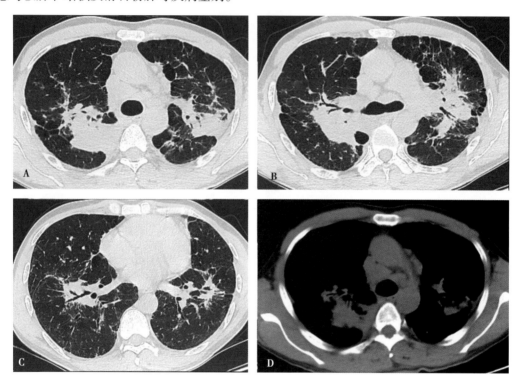

图14-24　肺结节病
HRCT 示肺门周围分布大片状实变影，肺见散在小结节影；小叶间隔增厚；牵拉性支气管扩张、肺结构扭曲；纵隔旁肺大疱；纵隔窗位示纵隔淋巴结肿大，实变影，支气管空气征（D）

　　（2）线状阴影：50%肺结节病可出现孤立线状影，HRCT 表现为线-网状阴影。以线状阴影改变为主要表现的肺结节病患者仅有15%～20%（图14-25～图14-27）。线状阴影主要是小叶间隔及小叶内间质增厚组成（图14-27），中上肺野常见，胸膜下分布少。当小叶间隔明显增厚及不规则改变时，类似肺淋巴管癌，但肺淋巴管癌累及胸膜下及小叶间隔更广泛及严重。

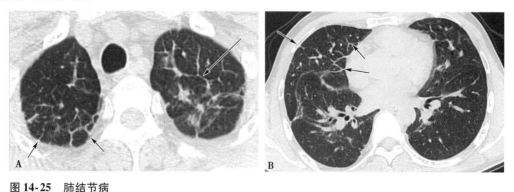

图14-25　肺结节病
HRCT 肺窗（A、B）示两肺小叶间隔增厚（黑箭），及沿支气管血管束分布的条索状实变影

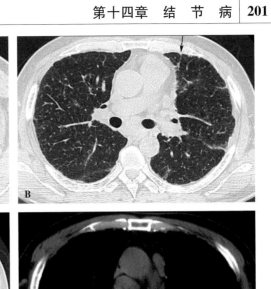

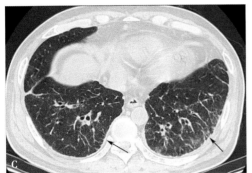

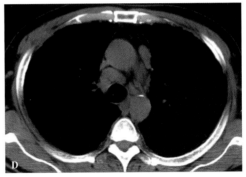

图 14-26　肺结节病

HRCT 肺窗（A、B、C）示两肺小叶间隔增厚（黑箭）；散在分布的微小结节影 CT 纵隔窗位示纵隔多个淋巴结肿大（D）

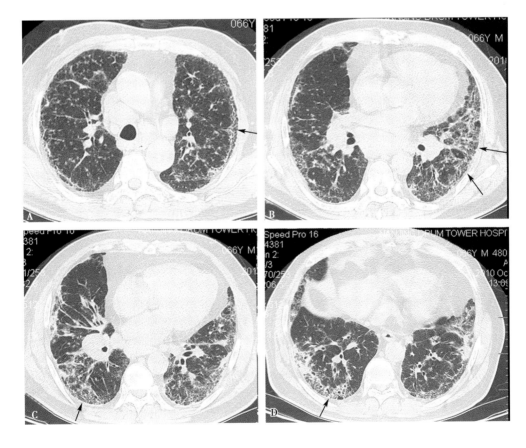

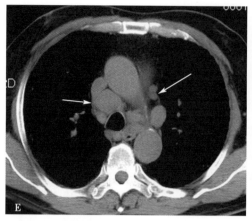
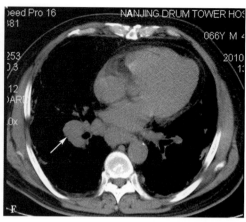

图 14-27　肺结节病

两肺胸膜下网状阴影（A、B、C、D），牵拉性细支气管扩张，类蜂窝样改变；散在分布的小结节影及斑片状实变影；CT 纵隔窗位示纵隔及肺门淋巴结肿大（E、F）

（3）磨玻璃影：在肺泡炎阶段，HRCT 表现为磨玻璃样阴影（图 14-28），但这不是肺结节病的特征性改变，单纯磨玻璃影表现的肺结节病罕见，通常伴随，或在其他肺叶可见沿血管和淋巴管分布微-小结节阴影。

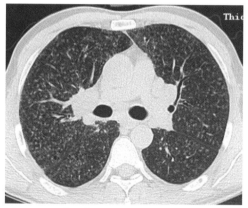
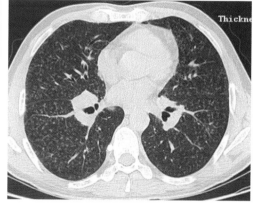

图 14-28　肺结节病

HRCT 肺窗示两肺粟粒样微小结节影，肺门淋巴结肿大

（4）粟粒样影：可在肺内弥漫性分布也可呈粟粒样改变（图 14-29），边界清楚，也可模糊。

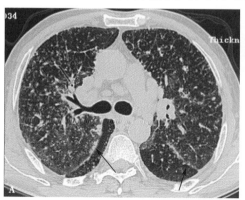
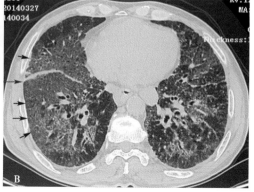

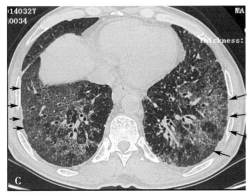
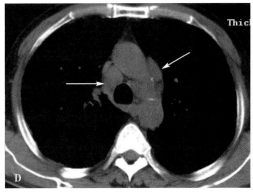

图 14-29 肺结节病

A. 两上肺小结节影沿血管和淋巴管分布，叶间裂结节状改变（红箭）；B、C. 两肺磨玻璃样改变（黑箭），内见小结节影，对侧肺可见沿血管和淋巴管分布小结节影；D. CT 纵隔窗位示纵隔多个淋巴结肿大（白箭）

（5）囊状纤维化改变：晚期肺结节病，可出现囊状阴影，肺大疱，纵隔旁肺气肿等表现；病变多位于中上肺野，其次为肺门周围大气道，而下肺胸膜下少见（图 14-30）。出现慢性纤维化特征，如主气管，上叶支气管向后移位和肺容积减少（特别是上叶）。肺结节病蜂窝样囊常出现在中上肺的胸膜下，而下肺基底部少见。偶尔当肺结节病患者蜂窝样囊位于下肺胸膜下可被误诊为 IPF。

3. 支气管病变　原发于气道的结节病发生率较低，为 1%～3%，肉芽肿性病变可位于黏膜、黏膜下，可阻塞气道，并导致气道狭窄。有时可导致气道软化。注意鉴别的疾病有复发性多软骨炎、坏死性肉芽肿多血管炎（韦格纳肉芽肿）、淀粉样变性等。

肿大的肺门淋巴结有时压迫支气管引起狭窄、肺不张；晚期肺纤维化、蜂窝肺牵拉可使较大的支气管变形和狭窄（图 14-30）。在部分患者可发现空气潴留征，提示结节病累及小气道。以上肺内病变可单独或混合出现。

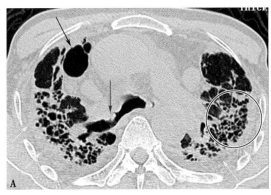
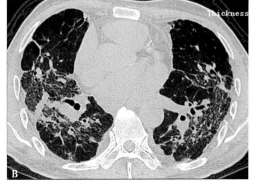

图 14-30 晚期肺结节病

A. 胸部 HRCT 两上肺见气管及右主气管（红箭）、肺结构扭曲、蜂窝肺（红圈内）、胸膜肥厚（黄箭）及肺大疱（黑箭）；B. 胸部 HRCT 两下肺见细网格状阴影（黄箭），及条索状实变，小叶间隔增厚

4. 胸膜病变 发生率低，胸部 CT 在发现少量的胸腔积液或胸膜肥厚要明显优于胸片（图 14-31）。

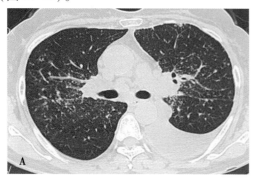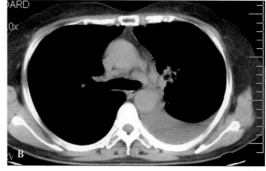

图 14-31 肺结节病胸膜病变

A. 胸部 CT 见两肺多发的微小结节影，沿支气管周围血管束分布，左侧胸腔积液；B. 胸部 CT 纵隔窗位示纵隔淋巴结肿大，左侧胸腔积液

胸部 CT 对结节病预后及治疗反应的判断有一定的意义。一般认为胸部 CT 表现为肺内结节、肺泡实变以及小叶间隔增厚，提示肉芽肿性炎症或纤维化，对治疗反应良好，有可能经治疗逆转。蜂窝肺、囊肿、广泛的条索状阴影及牵拉性支气管扩张表明肺纤维化并对治疗反应差，不可能改善。

【辅助检查】

1. 常规实验室检查 活动期结节病可出现外周血淋巴细胞计数减少，轻度贫血及全血细胞减少。红细胞沉降率加快，其原因可能与血清球蛋白含量有关。C 反应蛋白在少数病例可增高。活动期患者有 2%～10%合并高钙血症及高钙尿症。总血清球蛋白和特异性免疫球蛋白浓度一般高于正常，当病变侵及骨骼和肝脏时，血清碱性磷酸酶、γ-GT 可能升高。

2. 血清血管紧张素转化酶（SACE）活性测定 ACE 由上皮样肉芽肿分泌，反映了体内总的"肉芽肿负荷"。30%～80%的结节病患者 SACE 升高。对结节病活动性和预后的判断有一定意义。值得注意的是，ACE 活性增高可发生在其他肉芽肿性疾病，如铍沉着病、硅沉着病、石棉沉着病、胞内鸟型分枝杆菌病等肺疾病。此外，血清 ACE 水平受 ACE 基因多态性的影响，尽管有学者认为通过基因型校正的 ACE 值可能会增加诊断的敏感性而更具临床诊断价值，但是 ACE 作为一种诊断工具缺乏敏感性和特异性。

3. 结节病抗原试验 Kveim 试验，也称 Kveim- Siltzbach 皮肤试验，是将结节病的组织提取物注射于患者皮内，4 周后，注射部位形成丘疹并活检。阳性率为 75%～85%，曾经用于结节病的诊断，但由于抗原来源困难等原因，这项检查已经很少使用。如可以进行，对于那些活检组织较难获得的患者来说非常重要。但可有 2%～5%的假阳性反应。

4. 结核菌素试验 结节病患者旧结核菌素（OT）或结素纯蛋白衍化物（PPD）皮内试验阴性或弱阳性反应。在西方国家被用以鉴别结节病和结核。在我国，结核病为常见病，将此项结果用于结节病诊断时需要慎重。国内文献报道结节病患者的结核菌素试验阳性率为 12%～28%。

5. ⁶⁷Ga（镓）扫描 ⁶⁷Ga 能被活化的巨噬细胞和淋巴细胞摄取，可了解结节病病变活动性和受累程度，并为活检部位提供依据。头颅^{67}Ga 扫描呈"熊猫脸"，较具特异性，而其他部位出现阳性结果可见于许多疾病，临床应注意鉴别。

6. ^{18}FDG-PET ^{18}氟脱氧葡萄糖正电子发射断层扫描（PET/CT）是近年来发展起来的新技术，肉芽肿组织可以摄取^{18}FDG 而显影，表现为高代谢（图 14-32），与恶性肿瘤类似，其定性诊断价值有限。近年来已有几篇报告证实，应用^{18}FDG-PET 可以帮助估计结节病器官受累程度和病理活检的定位，但对于病情评估、疗效判断还仍待进一步研究。

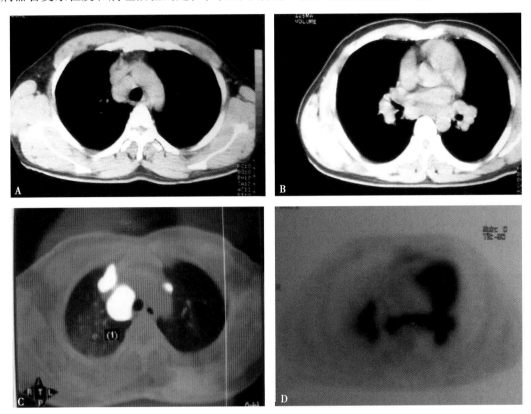

图 14-32 肺结节病的 PET/CT
A. 胸部 CT 纵隔窗见右气管旁淋巴结肿大；B. 胸部 CT 纵隔窗见肺门淋巴结肿大；C. PET/CT 示相应右气管旁肿大的淋巴结高代谢；D. PET/CT 示相应肿大的肺门淋巴结高代谢

7. 肺功能检查　肺功能检查可了解肺受损的程度，但与临床和 X 线胸片改变的相关性差。肺功能可以正常，也可以呈限制性或阻塞性通常功能障碍，病变严重时可有弥散功能下降。动脉血气分析早期可以正常，晚期有低氧血症和二氧化碳增高。

【组织活检】

组织活检是确定结节病诊断的重要手段，可依据受累部位选择不同的活检方法。结节病可通过肺、纵隔淋巴结、皮肤或其他受累部位的组织活检确定结节病诊断。

1. 纤维支气管镜内膜活检（FOB）　对肺结节病的诊断有一定价值，对疑为肺结节病患者，可对不同部位的支气管黏膜进行活检，但阳性率差异较大，平均 50% 左右。有时肺结节病患者的纤支镜下可见到广泛支气管黏膜结节（图 14-33），黏膜结节活检肉芽肿的阳性率可达 90%（图 14-34），但镜下支气管黏膜正常者则阳性率较低

（约37%）。

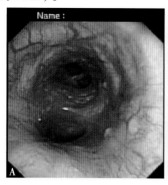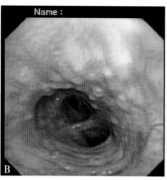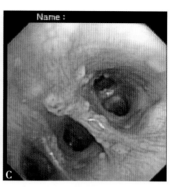

图14-33 肺结节病气管镜表现

A. 左主支气管见气管支黏膜结节状改变；B. 左上叶支气管开口气管黏膜结节状改变；C. 左下叶内前段开口见支气管黏膜结节状改变

2. 经支气管镜肺活检（TBLB） 已广泛应用于肺弥漫性疾病的诊断，在结节病中的总阳性率约80%（60%～97%），即使是在胸部X线检查显示仅有肺门淋巴结肿大而肺部无病变者（Ⅰ期）其阳性率也在50%以上，对有肺部病变者（Ⅱ、Ⅲ期）阳性率可达90%以上（图16-35），是目前最常用的诊断手段之一；不过对晚期患者，肺纤维化广泛，阳性率减低。

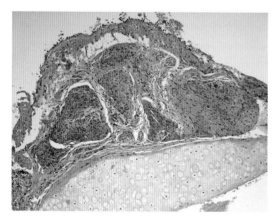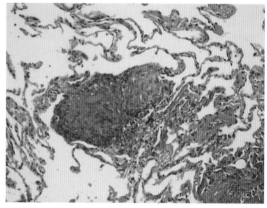

图14-34 肺结节病纤支镜活检

病理示支气管软骨及支气管黏膜及黏膜下多个上皮样肉芽肿结节

图14-35 肺结节病

TBLB肺活检病理示非坏死性上皮样肉芽肿，周围的肺泡组织无明显炎症

联合应用FOB和TBLB是目前结节病诊断的重要手段，阳性率可达90%。经支气管镜纵隔淋巴结针刺吸引活检（TBNA）可增加结节病诊断的阳性率；超声支气管镜引导下纵隔淋巴结针刺吸引活检（EBUS-TBNA），诊断结节病（图14-36）的阳性率可达90%。

3. 电视辅助胸腔镜肺活检（VTLB）或开胸肺活检（OLB） 阳性率高但创伤性大，应在经FOB或TBLB未能确诊者应用。

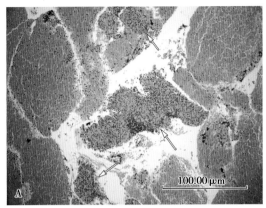
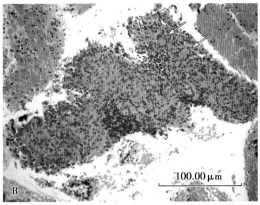

图 14-36　肺结节病淋巴结病理

A. E-BUS 病理示凝血块中见多个上皮样肉芽肿（白箭），无坏死；HE，低倍放大；B. 图 A 局部放大，上皮样肉芽肿内见多核巨细胞（白箭），HE，高倍放大

4. 肺外活检　浅表淋巴结（图 14-37）、皮肤结节，也可取鼻黏膜、眼泪腺及前斜角肌脂肪垫活检。必要时用纵隔镜取纵隔淋巴结，阳性率为 40% ~ 80%，但创伤性大，并发症增加。

5. 支气管肺泡灌洗液（BALF）检查　BALF 的细胞成分和 T 淋巴细胞亚群的分析对结节病的诊断、活动性判断及预后有一定的价值。活动性结节病患者 BALF 淋巴细胞明显增高（正常 < 10%，结节病患者 > 15%），特别是 CD4$^+$ 细胞明显增加（CD8$^+$ 增加多见于过敏性肺炎、特发性肺纤维化、病毒感染及药物反应者），CD4$^+$/CD8$^+$ 比例也显著升高（正常 < 2.0）。一般认为

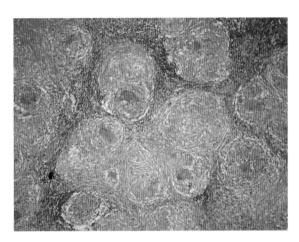

图 14-37　结节病淋巴结病理

淋巴结内见融合的多个非坏死性肉芽肿性结节，有类上皮组织细胞、（成）纤维细胞、炎性细胞及多核巨细胞，结节境界清楚

BALF 淋巴细胞 >28% 或 CD4$^+$/CD8$^+$ >3.5 可作为结节病活动期的指标。

【诊断与鉴别诊断】

（一）诊断

结节病诊断需要组织病理证实非坏死性肉芽肿，符合相应的临床与放射学表现，并排除有相似表现和组织病理学的其他疾病。结节病的诊断是一种排除性诊断，没有单一的确诊方法。

1993 年中华医学会呼吸系病学会对结节病诊断和治疗第二次修订方案进行了修改和补充，制定了结节病诊断和治疗方案的第三次修订稿。该方案的临床诊断标准如下：

1. 胸片显示两侧肺门及纵隔对称性淋巴结肿大（偶见单侧肺门淋巴结肿大），伴有或不伴有肺内网状、结节状、片状阴影，必要时参考胸部 CT 进行分期。

2. 组织活检证实或符合结节病（取材部位可为浅表肿大的淋巴结、纵隔肿大淋巴结、支气管内膜结节、前斜角肌脂肪垫淋巴结活检、肝穿刺或肺活检等）。

3. Kveim 试验阳性反应。

4. 血清血管紧张素转化酶（SACE）活性升高（接受激素治疗或无活动性的结节病患者可在正常范围）。

5. 5TU（国际结素单位）PPD-S（1∶10000）试验或 5TU 旧结核菌素（1∶2000）试验为阴性或弱阳性反应。

6. 高血钙、高尿血钙，碱性磷酸酶增高，血浆免疫球蛋白增高，支气管肺泡灌洗液中 T 淋巴细胞及其亚群的检查结果可作为诊断结节病活动性的参考，有条件的单位可作⁶⁷镓同位素照射后，应用 SPECT 显像或 γ 照相，以了解病变侵犯的程度和范围。

具有 1、2 或 1、3 者，可诊断为结节病，第 4、5、6 条为重要参考指标。注意综合判断、动态观察。

对结节病的诊断目前尚缺乏有效的、特异性的非创伤性手段，明确诊断依赖于组织的活检病理检查。由于结节病属多脏器疾病，其症状随受累脏器而不同。在我国，从临床角度诊断结节病应特别注意除外结核病或合并结核病，也应排除淋巴系统肿瘤或其他肉芽肿性疾病。

（二）分型和分期

结节病一般分为两型：即胸内结节病和全身多脏器结节病，后者为胸内、胸外均受侵犯。根据胸部 X 线表现，目前国际上通常将胸内结节病分为以下五期：

0 期：无异常 X 线所见。

Ⅰ期：肺门淋巴结肿大，而肺部无异常（见图 14-6）。

Ⅱ期：肺部弥漫性病变，同时有肺门淋巴结肿大（见图 14-7）。

Ⅲ期：肺部弥漫性病变，不伴有肺门淋巴结肿大（见图 14-8）。

Ⅳ期：肺纤维化（见图 14-10）。

其中 0 期占初诊病例的 5%～10%，Ⅰ期约占 40%，Ⅱ期约占 30%～50%，Ⅲ期约占 15%，Ⅳ期低于 5%。但国内 1993 年制定的结节病诊断和治疗方案仍将其分为 0 期、Ⅰ期、ⅡA 期（相当于上述分类Ⅱ期）、ⅡB 期（相当于上述分类Ⅲ期）和Ⅲ期（相当于上述分类Ⅳ期）。

（三）鉴别诊断

肺结节病的鉴别诊断考虑范围与胸部影像学和临床表现有关，Ⅰ期淋巴结肿大结节病应注意与淋巴瘤、肺门转移癌、肺门淋巴结结核等相鉴别。Ⅱ期和Ⅲ期肺结节病应注意与肺结核、肺淋巴管癌病、转移性肺肿瘤等病鉴别；Ⅳ期肺纤维化时应注意与矽肺、特发性肺纤维化等病鉴别。

【治疗和预后】

结节病患者临床过程和表现差异大，自然缓解率高，总的自行缓解率可达约 70%，其中Ⅰ期肺结节病患者自行缓解率 60%～90%，Ⅱ期缓解率 40%～70%。由于治疗药物相关的副作用多见，导致结节病治疗的指征一直存在争议，目前尚缺乏对所有患者均合适的治疗方法及药物。

药物的治疗主要包括糖皮质激素和细胞毒及免疫调节剂等，有关剂量和疗程缺乏前瞻性随机临床对照研究，治疗是否能改变其长期预后也不明确。经药物治疗缓解的肺结节病患者停药后复发达 14%～74%，自然缓解复发达 2%～8%。特别是药物的长期使用会带来诸多副作用，所以在药物治疗前要充分权衡治疗的利弊，并与患者充分交流，告知相关信息。

目前多数人认同的观点为当结节病导致受累器官功能受损时，可开始治疗。对病情稳定，如无症状的患者（如Ⅰ期肺结节病患者）不需治疗；对病情进展，侵犯主要脏器，应控制结节病的活动，保护重要脏器的功能。对Ⅱ期以上有症状，或肺功能进行性下降，或影像学病变进展的肺结节病应开始治疗。表 14-3 列出结节病累及不同组织器官时的治疗指征和相关药物初始剂量，可参考使用。

表 14-3　不同组织器官的结节病治疗指征和药物的初始剂量

组织器官	临床表现	治疗
肺脏	呼吸困难及 $FEV_1 < 70\%$	泼尼松，$20 \sim 40mg/d$
	咳嗽，听诊闻及哮鸣音	吸入皮质激素
眼睛	前葡萄膜炎	局部皮质激素
	后葡萄膜炎	泼尼松，$20 \sim 40mg/d$
	视神经炎	泼尼松，$20 \sim 40mg/d$
皮肤	冻疮样狼疮	泼尼松，$20 \sim 40mg/d$
		羟氯喹，$400mg/d$
		沙利度胺，$100 \sim 150mg/d$
		甲氨蝶呤，每周 $10 \sim 15mg$
	斑块，结节	泼尼松，$20 \sim 40mg/d$
		羟氯喹，$400mg/d$
	结节性红斑	非甾体抗炎药
中枢神经系统	脑神经麻痹	泼尼松，$20 \sim 40mg/d$
	大脑	泼尼松，$20 \sim 40mg/d$
		硫唑嘌呤，$150mg/d$
		羟氯喹，$400mg/d$
心脏	完全性心脏传导阻滞	起搏器
	心室颤动，心动过速	埋藏式自动心复律-除颤器
	左心室射血分数 $< 35\%$	埋藏式自动心复律-除颤器
		泼尼松，$30 \sim 40mg/d$
肝脏	胆汁淤积性肝炎伴有全身症状	泼尼松，$20 \sim 40mg/d$
		熊去氧胆酸，$15mg/(kg \cdot d)$
关节和肌肉	关节痛	非甾体抗炎药
	肉芽肿性关节炎	泼尼松，$20 \sim 40mg/d$
	肌炎，肌病	泼尼松，$20 \sim 40mg/d$
高尿钙和高血钙	肾结石，疲乏	泼尼松，$20 \sim 40mg/d$
		羟氯喹，$400mg/d$

用于结节病治疗的药物主要包括糖皮质激素、细胞毒及免疫调节剂、生物制剂等，目前将其分别视为结节病的一、二、三线治疗药物。对主要药物分别介绍如下。

1. 糖皮质激素　糖皮质激素（激素）是结节病治疗的首选药物。激素可以快速减轻局部或全身症状，抑制肺泡炎向肉芽肿的发展，并能减少肺纤维化形成，纠正或延缓累及器官可能发生的功能不全。糖皮质激素是结节病一线治疗中最重要的药物（见表 14-3）。

糖皮质激素在结节病治疗中的短期积极效果已得到证实，对随机安慰剂对照临床试验的系统回顾表明，与安慰剂相比较，糖皮质激素治疗可明显改善结节病患者的症状、肺功能及其胸片表现。但激素治疗的长期获益不明确，不能改变其预后。长期激素使用可出现副作用，部分患者停药后可复发或反跳，因此应掌握其适应证。

目前的共识为最初泼尼松口服剂量为 20~40mg/d 或等效剂量。治疗后的 1~3 个月应当评估疗效。3 个月无反应的患者通常不会对更长的疗程有反应。对治疗有反应的患者，通常在治疗 4~8 周内可有明显改善症状，泼尼松的剂量应逐步减少到 5~10mg/d，或是隔日一次服用。疗程最少持续 12 个月至 18 个月，不推荐超过 2 年的疗程。治疗结束后，对患者应当随访，防止复发。但一些患者需要更长期小剂量（5~10mg/d）维持治疗，防止复发。

对长期服用激素的患者需评估发生骨质疏松的风险。阿仑膦酸钠片（福善美）和鼻喷降钙素可以防止结节病患者骨质疏松的发生。结节病患者中有高钙血症和高尿钙的可能性，钙剂和维生素 D 的应用必须小心。

目前无循证医学证据表明吸入激素对肺结节病治疗有效，但对有咳嗽或有气道高反应性的患者可以试用吸入激素以缓解临床症状。

2. 细胞毒药物及免疫抑制剂　该类药物作为结节病治疗的二线用药，主要用于对激素治疗后无效；激素减量困难；或不能耐受激素副作用患者，多次激素治疗停药后复发的慢性肺结节病患者。下列药物可选用：

（1）甲氨蝶呤：对皮肤损害和肺泡炎有一定的疗效，主要用于慢性、严重、难治性结节病，常用剂量为每周一次口服 10~15mg，疗程 3~6 个月，疗效 60%~80%。

（2）羟氯喹：对皮肤和黏膜结节病（如鼻结节病）效果较好，对肺结节病也有一定的作用，先用 200~400mg/d，一次口服，连用 2 周后改为 250mg/d，一次口服，连用 6 个月，疗效 30%~50%，应注意眼部毒性反应。

（3）硫唑嘌呤：对激素治疗无效者可试用，剂量每日 50~200mg/d，分 2 次口服，疗程 3 个月。疗效 50%~80%。

（4）来氟米特（LEF）：具有抑制二氢乳清酸脱氢酶的活性，影响活化淋巴细胞的嘧啶合成，抑制活化淋巴细胞反应。Majithia 等报道，在 32 例接受来氟米特治疗的结节病患者中，有 78% 的患者出现了病情改善。对 76 例结节病患者回顾性分析显示，LEF 具有显著的减少激素剂量，可以改善患者的用力肺活量（FVC）。然而，直到现在为止，同样没有针对该药在结节病患者中应用的随机对照试验。

（5）抗 TNF-α 活性药：沙利度胺、己酮可可碱和阿普斯特（apremilast）是 3 种具有非靶向抑制 TNF-α 产生的免疫调节药物。在一个小规模的临床试验中，己酮可可碱作为激素的替代药物治疗进展期肺结节病有一定的疗效前景；这些药物在结节病患者中的应用，还有待研究。

（6）霉酚酸酯（MMF）：其是一种可逆性的肌苷酸脱氢酶抑制剂，目前被认为是另一个有前途的免疫调节剂。在一些针对结节病相关性葡萄膜炎，以及中枢神经系统和皮肤粘膜受累的结节病病例系列研究中，该药已经显示出了积极的效果。而最近的一项研究也发现，MMF 可显著减少慢性肺结节病患者的糖皮质激素剂量。

在使用细胞毒药物及免疫抑制剂治疗结节病时，应注意各个药物相关副作用的监测。

3. 生物制剂　结节病患者的巨噬细胞过度产生的肿瘤坏死因子-α，在其肉芽肿形成中起到了重要的作用。目前用于结节病患者治疗的生物制剂主要是针对抗肿瘤坏死因子-α

单克隆抗体，主要有英福利美（infliximab）和阿达木单抗（adalimumab）。可作为结节病治疗的三线用药，用于难治性结节病患者治疗。

（1）英福利美（infliximab）：为针对 TNF-α 嵌合单克隆抗体，2001 年开始用于难治性结节病的治疗。最初小样本病例研究显示，能改善难治性结节病或复发性肺结节病患者的症状，减少激素剂量。其对多种表现形式的结节病患者临床效果已有文献报道，多为小样本病例报道。迄今为止，有两个随机对照试验研究了英福利美对于慢性肺结节病的治疗效果。其中，最大的一项研究共涉及了 138 例患者，英福利美 3～5mg/kg，在第 0、2、6 周时各静脉输注 1 次。此后的间隔期为 4～8 周。结果显示，受试者的用力肺活量（FVC）2.5% 的显著增加；而且受试者的病情越严重，其 FVC 改善幅度越大。英福利美对于结节病的肺外症状改善也有积极的效果；可能对冻疮样狼疮、以及神经系统结节病特别有效。副作用除过敏反应外，有增加患者的感染风险，以及心衰风险。在初始治疗之前，应对所有的患者进行筛选，以明确其有无当前或以前的结核菌感染。

（2）阿达木单抗：阿达木单抗是一种完全的人肿瘤坏死因子-α 单克隆抗体，其对难治性肺结节病、以及眼和皮肤结节病患者有效，并对结节病患者的认知和疲劳症状改善有益处。用法为 40mg/周，皮下注射。一项对 26 例伴有葡萄膜炎的结节病患者的队列研究显示，阿达木单抗治疗可使 85% 的患者眼内炎症征象改善；并使 15% 的患者病情趋于稳定。此外，近期一项对 11 例难治性肺结节病患者开放标签试验显示，阿达木单抗每周40mg，皮下注射；使用 45 周的阿达木单抗治疗后，在 52 周时随访，7 例患者 FVC 稳定，4 例 FVC 改善。5 例 6 分钟步行距离，9 例 Borg 呼吸困难指数改善。患者耐受性良好，无严重副作用。阿达木单抗的毒性反应与英福利美相似，但由于阿达木单抗为人肿瘤坏死因子-α 单克隆抗体特性，其过敏反应的风险似乎较少。

4. 其他药物 近年来分子生物学和免疫学研究显示，结节病组织标本的肉芽肿中有分枝杆菌的核酸和蛋白质抗原存在，引起临床医师和研究者对感染病原体在结节病发病中的作用及干预关注。一项开放标签临床试验结果显示，联用左氧氟沙星、乙胺丁醇、阿奇霉素和利福平（CLEAR），可减少皮肤结节病患者的皮肤病变范围，改善相应的症状。在另一项开放标签的 CLEAR 试验中，纳入了 15 例慢性肺结节病患者。研究结果显示，经 8 周治疗，可显著改善患者的 FVC、6 分钟步行距离、Borg 呼吸困难指数、圣乔治呼吸问卷评分等指标。但有近一半患者未完成整个 8 周的治疗。停止治疗的最常见原因是不良事件出现，包括白细胞减少症、关节痛、失眠、皮疹等。

综上所述，虽然近 10 年来结节病相关治疗方面有了重要进展，但结节病仍无法根治。糖皮质激素（如泼尼松和泼尼松龙）仍然是其第一线的治疗选择。在一线治疗出现毒性反应无法耐受或无效的情况下，选用氨甲蝶呤，硫唑嘌呤，来氟米特和霉酚酸酯等二线治疗药物。而以生物制剂为主的第三线治疗，目前仅被留作为那些经过必要选择，且对标准的一线、二线治疗反应欠佳的难治性结节病患者的治疗。建议结节病的治疗采用循序渐进的方式，需及时评估患者对药物的反应及毒副作用。在结节病治疗决策时，应注意到，结节病治疗相关的药物治疗推荐，来自小样本系列临床研究报告、专家意见和经验居多，而前瞻性随机临床对照试验证据不足。以下结节病治疗方案的选择流程图（图 14-38），可供结节病的治疗参考。

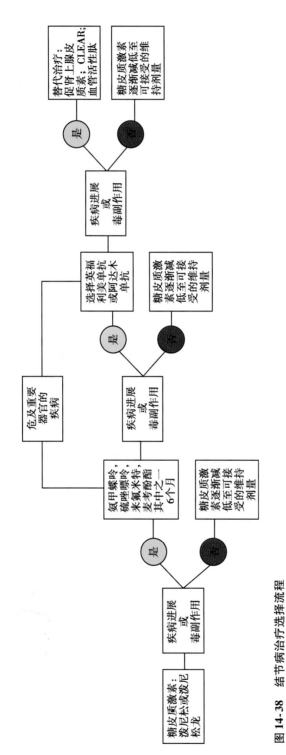

图 14-38　结节病治疗选择流程

本图引自参考文献 26；CLEAR = 左氧氟沙星、乙胺丁醇、阿奇霉素和利福平

多数结节病预后良好。肺结节病自行缓解率约70%，其中Ⅰ期患者自行缓解率约60%~90%；Ⅱ期缓解率约40%~70%，用泼尼松治疗时往往反应良好；Ⅲ期患者缓解率低于10%~20%，对激素治疗反应欠佳；Ⅳ期患者自行缓解率为0%。预后不良的因素包括黑色人种、冻疮样狼疮、慢性骨骼、肺部和鼻咽部损害。本病的死亡率为1%~6%，死亡原因主要为呼吸衰竭、肺心病，较少原因是大咯血、心脏骤停及慢性肾功能不全等。

（苗立云）

参考文献

1. Iannuzzi MC，Rybicki BA，Teirstein AS. Sarcoidosis. N Engl J Med，2007，357：2153-2165.

2. Nunes H，Bouvry D，Soler P，et al. Sarcoidosis. Orphanet J Rare Dis，2007，19：46-54.

3. Fernández Fabrellas E. Epidemiology of sarcoidosis. Arch Bronconeumol，2007，43：92-100.

4. Ezzie ME，Crouser ED. Considering an infectious etiology of sarcoidosis. Clin Dermatol，2007，25：259-266.

5. Gupta D，Agarwal R，Aggarwal AN，et al. Molecular evidence for the role of mycobacteria in sarcoidosis：a meta-analysis. Eur Respir J，2007，30：508-516.

6. Moller DR. Potential etiologic agents in sarcoidosis. Proc Am Thorac Soc，2007，15：465-468.

7. Rossman MD，Kreider ME. Lesson learned from ACCESS（A Case Controlled Etiologic Study of Sarcoidosis）. Proc Am Thorac Soc，2007，15：453-456.

8. Culver DA，Newman LS，Kavuru MS. Gene-environment interactions in sarcoidosis：challenge and opportunity. Clin Dermatol，2007，25：267-275.

9. Smith G，Brownell I，Sanchez M，et al. Advances in the genetics of sarcoidosis. Clin Genet，2008，73：401-412.

10. Müller-Quernheim J. Sarcoidosis：immunopathogenetic concepts and their clinical application. Eur Respir J，1998，12：716-738

11. Noor A，Knox KS. Immunopathogenesis of sarcoidosis. Clin Dermatol，2007，25：250-258.

12. Ma Y，Gal A，Koss MN. The pathology of pulmonary sarcoidosis：update. Semin Diagn Pathol，2007，24：150-161.

13. Rosen Y. Pathology of sarcoidosis. Semin Respir Crit Care Med，2007，28：36-52.

14. Nishimura K，Itoh H，Kitaichi M，et al. Pulmonary sarcoidosis：correlation of CT and histopathologic findings. Radiology，1993，189：105-109.

15. Miller BH，Melissa L. Thoracic sarcoidosis radiologic-pathologic correlation. Radio Graphics，1995，15：421-437.

16. Vagal AS，Shipley R，Meyer CA. Radiological manifestations of sarcoidosis. Clin Dermatol，2007，25：312-325.

17. Nunes H，Brillet PY，Valeyre D，et al. Imaging in sarcoidosis. Semin Respir Crit Care Med，2007，28：102-120.

18. 中华医学会呼吸系病学会. 结节病诊断及治疗方案（第三次修订稿草案）. 中华结核和呼吸杂志，1994，17：9-10.

19. Baughman RP，Culver DA，Judson MA. A concise review of pulmonary sarcoidosis. Am J Respir Crit Care Med，2011，183：573-581.

20. Arguis P，de Caralt TM，Perea RJ，et al. Pulmonary sarcoidosis：typical and atypical manifestations at

high-resolution CT with pathologic correlation. Radio Graphics, 2010, 30: 1567-1586.

21. Beegle SH. Current and emerging pharmacological treatments for sarcoidosis: a review. Drug Des Devel Ther,2013, 7: 325-338.

22. Judson MA. The treatment of pulmonary sarcoidosis. Respir Med, 2012, 106: 1351.

23. Doty JD, Mazur JE, Judson MA, et al. Treatment of sarcoidosis with infliximab. Chest, 2005, 127: 1064-1071.

24. Baughman RP, Drent M, Kavuru M, et al. Infliximab therapy in patients with chronic sarcoidosis and pulmonary involvement. Am J Respir Crit Care Med, 2006, 174: 795-802.

25. Wijsenbeek MS, Culver DA. Treatment of Sarcoidosis. Clin Chest Med, 2015, 36: 751-767.

26. Baughman RP, Grutters JC. New treatment strategies for pulmonary sarcoidosis: antimetabolites, biological drugs, and other treatment approaches. Lancet Respir Med, 2015, 3 (10): 813-822.

27. Sweiss NJ, Noth I, Mirsaeidi M, et al. Efficacy results of a 52-week trial of adalimumab in the treatment of refractory sarcoidosis. Sarcoidosis Vasc Diffuse Lung Dis, 2014, 31 (1): 46-54.

28. Drake WP, Oswald-Richter K, Richmond BW, et al. Oral antimycobacterial therapy in chronic cutaneous sarcoidosis: a randomized, single-masked, placebo-controlled study. J AMA Dermatol, 2013, 149 (9): 1040-1049.

29. Drake WP, Oswald-Richter K, Richmond BW, et al. Effects of broad-spectrum antimycobacterial therapy on chronic pulmonary sarcoidosis. Sarcoidosis Vasc Diff use Lung Dis, 2013, 30: 201-211.

第十五章

外源性过敏性肺泡炎

外源性过敏性肺泡炎（extrinsic allergic alveolitis，EAA）也称为过敏性肺炎（hypersensitivity pneumonitis，HP），是指易感个体反复吸入有机粉尘抗原后诱发的肺部炎症反应性疾病。特征性病理改变为，肺间质单核细胞性炎症渗出、细胞性细支气管炎和散在分布的非干酪样坏死性肉芽肿。各种病因所致 EAA 的临床表现相同，可以是急性、亚急性或慢性。临床症状的发展依赖于抗原的暴露形式、强度、时间、个体敏感性及细胞和体液免疫反应程度。急性期以暴露抗原后 6~24 小时出现短暂发热、寒战、肌肉关节疼痛、咳嗽、呼吸困难和低氧血症，脱离抗原暴露后 24~72 小时症状消失为临床特征。持续抗原暴露将导致肺纤维化。

【流行病学】

随着对广泛存在的环境抗原认识，更加敏感的诊断手段的出现，越来越多的 EAA 被认识和诊断，因此近来流行病学研究提示 EAA 是仅次于特发性肺纤维化（IPF）和结节病的一种常见的间质性肺疾病。由于抗原暴露强度、频率和时间不一样，可能也存在疾病诊断标准不一致和认识不够的宿主因素，EAA 在不同人群的患病率差异很大。农民肺在苏格兰农业地区的患病率为 2.3%~8.6%；美国威斯康星暴露到霉干草的人群的男性患病率为 9%~12%。芬兰农村人口的年发病率为 44/10 万，瑞典为 23/10 万。在农作业工人中 EAA 症状的发生率远高于疾病的患病率。蘑菇工人中 20% 严重暴露者有症状；嗜鸟者人群中估计的患病率为 0.5%~21%。一项爱鸽俱乐部人员的调查显示鸽子饲养者肺（pigeon breeder's disease，PBD）的患病率为 8%~30%。有关化学抗原暴露的人群中 EAA 的流行病学资料很少。不同的 EAA，其危险人群和危险季节都不一样。农民肺发病高峰在晚冬和早春，患者多是男性农民，与他们在寒冷潮湿气候使用储存干草饲养牲口有关。鸽子饲养者肺没有明显的季节性，在欧洲和美国多发生于男性，而在墨西哥则多发生于女性。欧洲和美国的嗜鸟者肺主要发生于家里养鸟的人群，无明显的性别差异。日本夏季型 EAA 高峰在日本温暖潮湿地区的 6~9 月份，多发生于无职业的家庭妇女。

80%~95% 的 EAA 患者都是非吸烟者。这可能是因为吸烟影响了血清抗体的形成，抑制肺的免疫反应，但是相关机制不是很清楚。虽然现吸烟者患 EAA 的可能性小，但也不绝对。

人群对 EAA 的易感性也不一样。除了与暴露的环境不一样有关外，也与宿主的易感性（遗传或获得）有关。虽然早期研究没有证实 EAA 患者和无 EAA 的暴露人群中 HLA 表型的明显差异，但是有研究证实 PBD 患者和无症状的暴露人群及普通人群的 HLA-DR 和 HLA-DQ 表型存在差异。TNF-α 启动子在 PBD 患者较对照组增多，但是血清 TNF-α 水平无明显差异。

【病因】

许多职业或环境暴露可以引起 EAA，主要是这些环境中含有可吸入的抗原，包括微生物（细菌、真菌和它们的组成部分）、动物蛋白和低分子量化合物。最近研究提示，有些引起 EAA 的暴露抗原是混合物，疾病并不总是由单一抗原所致。根据不同的职业接触和病因，EAA 又有很多具体的疾病命名。农民肺（farmer's lung disease，FLD）是 EAA 的典型形式，是农民在农作中吸入霉干草中的嗜热放线菌或热吸水链霉菌孢子所致。表 15-1 列出了不同名称的 EAA 及相关的环境抗原和可能的病因。在认识到 EAA 与职业环境或粉尘暴露的关系后，一些减少职业暴露的措施已经明显降低了许多职业环境中 EAA 的发生。虽然，现在由于传统职业所致的 EAA 已经不是像 20 多年前常见，但是，新的环境暴露抗原和疾病还在不断被认识，尤其家庭环境暴露引起的 HP 是目前值得重视的问题，如暴露于宠物鸟（鸽子、长尾鹦鹉），污染的湿化器，室内霉尘，羽绒物品使用都可以引起 EAA，而且居住环境的暴露很难识别。北京朝阳医院确诊的 31 例 EAA 中，27 例（87.09%）是宠物饲养或嗜好者（鸽子 20 例，鹦鹉 2 例，猫 2 例，狗 2 例，鸡 1 例），蘑菇种植者 1 例，制曲工 1 例，接触化学有机物者 2 例（其中 1 例为染发剂，1 例为甲苯二氰酸酯）。另有 6 例（19.4%）为吸烟者。

表 15-1 外源性过敏性肺泡炎的常见类型和病因

疾病	抗原来源	可能的抗原
1. 微生物		
农民肺	霉干草、谷物、饲料	嗜热放线菌、M. faeni、T. vulgaris 热吸水链霉菌
蔗尘肺	发霉的蔗渣	嗜热放线菌 T. sacchari、T. vulgaris
蘑菇肺	发霉的肥料	嗜热放线菌 M. faeni、T. vulgaris
空调/湿化器肺	污染的湿化器、空调、暖气系统	嗜热放线菌、青霉菌、克雷伯杆菌
夏季过敏性肺泡炎	室内粉尘	皮肤毛孢子菌
软木尘肺	发霉的软木塞	青霉菌
麦芽工人肺	污染的大麦	棒曲菌
乳酪工人肺	发霉的乳酪	青霉菌
温室肺	温室土壤	曲霉菌、青霉菌
2. 动物蛋白		
鸟饲养或爱好者肺（鸽子、鹦鹉）	鸟分泌物、排泄物、羽毛等	蛋白
鸡饲养者肺	鸡毛	鸡毛蛋白
皮毛工人肺	动物皮毛	动物皮毛
垂体粉吸入者肺	垂体后叶粉	后叶加压素
3. 化学物质		
二异氢酸	二异氢酸酯	变性蛋白

【发病机制】

EAA 主要是吸入抗原后引起的肺部巨噬细胞-淋巴细胞性炎症并有肉芽肿形成，以 CD8$^+$淋巴细胞增殖和 CD4$^+$Th1 淋巴细胞刺激浆细胞产生大量抗体尤其是 IgG 为特征。在暴露早期 BALF 的 CD4$^+$Th1 细胞增加，但是之后多数病例是以 CD8$^+$细胞增加为主。巨噬细胞和 CD8$^+$毒性淋巴细胞参与的免疫机制还没有完全阐明。

EAA 的急性期主要是吸入抗原刺激引起的巨噬细胞-淋巴细胞反应性炎症，涉及外周气道及其周围肺组织。亚急性期主要聚集的单核细胞成熟为泡沫样巨噬细胞，形成肉芽肿，但是在亚急性过程中，也形成包括浆细胞的淋巴滤泡，伴携带 CD40 配体的 CD4$^+$Th1 淋巴细胞增殖，后者可以激活 B 细胞，提示部分抗体是在肺部局部形成。慢性阶段主要是肺纤维化。引起急性、亚急性和慢性的免疫机制相互重叠。

1. Ⅲ型免疫反应　早初认为 EAA 是由免疫复合物介导的肺部疾病，其理论依据包括：①一般于暴露后 2～9 小时开始出现 EAA 症状；②有血清特异沉淀抗体；③病变肺组织中发现抗原、免疫球蛋白和补体；④免疫复合物刺激 BAL 细胞释放细胞因子增加，激活巨噬细胞释放细胞因子。然而，进一步研究发现：①同样环境抗原暴露人群中，50% 血清沉淀抗体阳性者没有发病，而且血清沉淀抗体与肺功能无关；②抗原吸入刺激后血清补体不降低，③抗原-抗体复合物介导的血管炎不明显；④EAA 也可发生于低球蛋白血症患者。

2. Ⅳ型（细胞）免疫反应　细胞免疫反应的特征是肉芽肿形成。EAA 的肺组织病理学改变特点之一是淋巴细胞性肉芽肿性炎症，肉芽肿是亚急性期 EAA 的主要病理改变，而且抑制细胞免疫的制剂可以抑制实验性肉芽肿性肺炎。抗原吸入后刺激外周血淋巴细胞重新分布到肺脏，局部淋巴细胞增殖，以及淋巴细胞凋亡减少使得肺脏淋巴细胞增多。因此抗原刺激几天后，局部免疫反应转向 T 细胞为主的肺泡炎，淋巴细胞占 60%～70%。在单核细胞因子，主要是 MIP-1 的激活下，幼稚巨噬细胞转化成上皮样细胞和多核巨细胞，形成肉芽肿。然而，这种单核细胞转化成多核巨细胞形成肉芽肿的生物学细节还不是很清楚。

3. 细胞-细胞因子　目前认识到 EAA 的发生需要反复抗原暴露，宿主对暴露抗原的免疫致敏，免疫反应介导的肺部损害。然而，涉及 EAA 免疫机制的细胞之间的交互作用还不是十分清楚。抗原吸入后，可溶性抗原结合到 IgG，免疫复合物激活补体途径，通过补体 C5 激活巨噬细胞，巨噬细胞被 C5 激活或活化抗原颗粒激活后，释放趋化因子，包括白介素-8（interleukin-8，IL-8）、巨噬细胞炎症蛋白-1α（macrophage inflammatory protein-1α，MIP-1α）、调节激活正常 T 细胞表达和分泌因子（regulated on activation normal T cell expressed and secreted，RANTES）和细胞因子，包括 IL-1、IL-6、IL-12、肿瘤坏死因子（tumor necrosis factor-α，TNF-α）、转化生长因子（TGF-β）。首先趋化中性粒细胞，几个小时后趋化和激活循环 T 淋巴细胞和单核细胞移入肺。

IL-8 对淋巴细胞和中性粒细胞都有趋化性。MIP-1α 不仅对单核/巨噬细胞和淋巴细胞有趋化性，也促进 CD4$^+$Th 细胞转化成 Th1 细胞。IL-12 也促进 Th 转化成 Th1 细胞。CD4$^+$Th1 淋巴细胞产生 IFN-γ，促进肉芽肿形成。EAA 鼠模型证实 IFN-γ 是激活巨噬细胞发展形成肉芽肿的关键。IL-1 和 TNF-α 引起发热和其他急性反应，TNF-α 促进其他因子如 IL-1、IL-8 及 MIP-1 的产生，促进细胞在肺内的聚集与激活及肉芽肿形成。EAA 患者 BALF 中可溶性 TNFR1、TNFR2 和 TNF-α 水平增高，同时肺泡巨噬细胞的 TNFR1 表达也增强，提示 TNF-α 及其受体在 EAA 的作用。IL-6 促进 B 细胞向浆细胞转化和 CD8$^+$ 细胞成熟为毒性淋巴细胞。激活的肺泡巨噬细胞分泌 TGF-β，可以促进纤维化形成和血管生成。

巨噬细胞除了通过释放细胞因子产生作用外，还通过增强表达附着分子促进炎症反应。激活的巨噬细胞增强表达 CD80 和 CD86，激活的 T 淋巴细胞增强表达 CD28。CD80/86（也称之为 B-7）及其配体 CD28 是抗原呈递和 CD4$^+$ Th 细胞激活 B 细胞必需的共同刺激分子，阻止这种结合可以抑制鼠 HP 模型的炎症反应。内皮附着分子是炎症细胞进入肺组织的关键。激活的巨噬细胞不仅表达 CD18/11（ICAM-1 的配体），也增强表达 ICAM-1。抑制 ICAM-1 可以阻止淋巴细胞聚集。

EAA 患者 BALF 的自然杀伤细胞也增加，抗原暴露后肥大细胞增加，脱离抗原后 1~3 个月回到正常。大多数 EAA 的 BALF 肥大细胞具有结缔组织特征，与纤维化有关，而不是如哮喘患者的黏液型。

4. 其他　BAL 显示致敏宿主暴露抗原后 48 小时内中性粒细胞在肺聚集，这可能是气道内免疫复合物刺激，补体旁路途径的激活和吸入抗原的内毒素效应或蛋白酶效应。这些因素造成的肺损伤促进肺的抗原暴露，促进免疫致敏和进一步的肺损害。我们曾经通过热吸水链霉菌胞外蛋白酶诱发 EAA，48 小时内主要是肺中性粒细胞聚集，3 周后形成肉芽肿和慢性淋巴细胞性炎症。

总之，临床研究和动物实验结果提示 EAA 是易感个体受到环境抗原刺激后通过Ⅲ型和Ⅳ型免疫反应引起的肺慢性炎症伴肉芽肿形成，然而，确切的免疫机制还不很清楚。此外，个体易感性差异、炎症吸收和纤维化的机制也不清楚。

【病理改变】

EAA 的特征性病理改变包括以淋巴细胞渗出为主的慢性间质性肺炎（图 15-1，图 15-2），细胞性细支气管炎（气道中心性炎症）和散在分布的非干酪样坏死性小肉芽肿，但是依发病形式和所处的疾病阶段不同，组织病理学改变也有各自的特点。

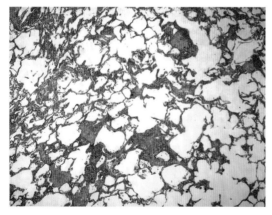

图 15-1　外源性过敏性肺泡炎
病理示以细支气管为中心的慢性淋巴细胞浸润，低倍放大

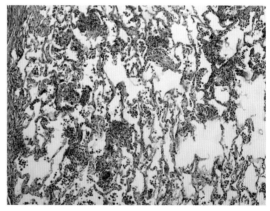

图 15-2　外源性过敏性肺泡炎
组织病理示肺组织内散见形成不良的肉芽肿性结节，伴肺间质的慢性炎症细胞浸润，部分肺泡腔内组织细胞沉积，低倍放大

急性期的组织病理特点，主要是肺泡间隔和肺泡腔内有淋巴细胞、肥大细胞、中性粒细胞和单核-巨噬细胞浸润（见图15-2）。早期病变主要位于呼吸性细支气管周围（图15-3），其后呈肺部弥漫性改变。浸润的细胞大多数是淋巴细胞，聚集在肺泡腔内，多数淋巴细胞是 CD8$^+$ 的 T 淋巴细胞。常见中央无坏死的肉芽肿和多核巨细胞（图15-4），可见局灶性闭塞性细支气管炎伴机化性肺炎样改变。

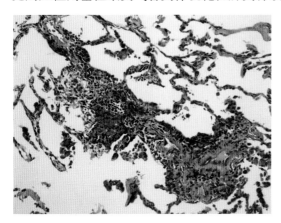
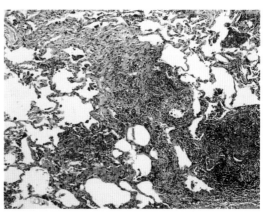

图 15-3　外源性过敏性肺泡炎
组织病理示以细支气管为中心的慢性淋巴细胞浸润炎症，中倍放大

图 15-4　外源性过敏性肺泡炎
组织病理示肺间质慢性炎症细胞浸润，可见形成不良的肉芽肿，部分区域有轻度肺间质纤维化，低倍放大

亚急性期主要组织学特点是非干酪样坏死性肉芽肿，主要由上皮样组织细胞、多核巨细胞和淋巴细胞组成，松散的边界不清楚小肉芽肿病变，通常单个存在于细支气管或邻近肺泡腔（图15-5）。肉芽肿一般于抗原暴露后3周左右形成，避免抗原接触后3～4个月内可消失。其次，组织学可见肺泡间隔和肺泡腔内有由淋巴细胞、浆细胞、肥大细胞等组成的炎性细胞渗出呈现时相一致的以细支气管为中心的非特异性间质性肺炎（NSIP）改变，虽然急性暴露后早期可以见到中性粒细胞，但是中性粒细胞和嗜酸性粒细胞通常不明显。急性期一般无纤维化改变。间质纤维化和蜂窝肺主要见于疾病晚期或慢性 EAA。Reyes 等对60例农民肺进行病理研究发现，间质性肺炎占100%，肉芽肿占70%，机化性肺炎占65%，间质纤维化占65%，泡沫样细胞占65%，外源性异物占60%，孤立巨细胞占53%，细支气管炎占50%。闭塞性细支气管炎伴机化性肺炎占10%～25%（图15-6）。

慢性 EAA 或停止抗原暴露后数年，细支气管炎和肉芽肿病变可能消失，仅遗留间质性炎症和纤维化或伴蜂窝肺样改变，这种间质纤维化可能是气道中心性，与普通型间质性肺炎（UIP）难以鉴别。因此，EAA 可能代表一部分病理证实的 NSIP、BOOP 及 UIP。

引起 EAA 的环境也含有革兰阴性杆菌内毒素尘埃，急性暴露后出现发热和咳嗽；慢性暴露引起支气管和肺气肿。这种混合暴露的结果是工人可以患 EAA，一种淋巴细胞性疾病，也可以患 COPD，一种中性粒细胞性疾病或两者都有。

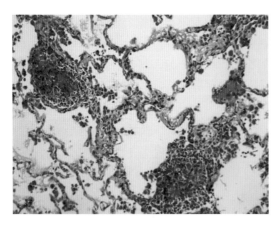

图 15-5 外源性过敏性肺泡炎
组织病理示形成不良的肉芽肿主要由炎性细胞、组织细胞和（或）多核巨细胞构成疏松边界不清的结节，高倍放大

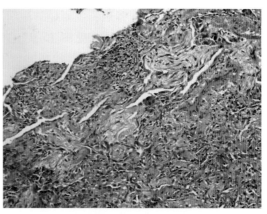

图 15-6 外源性过敏性肺泡炎
组织病理示局部区域机化性肺炎改变，肺泡腔内见 Masson 小体，中倍放大

【临床表现】

急性形式是最常见和具有特征的表现形式。一般在明确的职业或环境抗原接触后 2～9 小时开始出现"流感"样症状，如畏寒、发热、全身不适伴胸闷、呼吸困难和咳嗽，症状于 6～24 小时最典型。两肺底部可闻及细湿啰音或细小爆裂音，偶闻哮鸣音。反应强度或临床表现与吸入抗原的量与暴露时间有关。如果脱离抗原接触，病情可于 24～72 小时内恢复。如果持续暴露，接触和症状发作的关系可能不明显，反复急性发作导致几周或几个月内逐渐出现持续进行性发展的呼吸困难，伴咳嗽，表现为亚急性形式。

慢性形式是长期暴露于低强度抗原所致，也可以是反复抗原暴露导致急性或亚急性反复发作后的结果。主要表现隐匿性发展的呼吸困难伴咳嗽和咳痰及体重减轻。肺底部可以闻及吸气末细小爆裂音，少数有杵状指。晚期有发绀、肺动脉高压及右心功能不全征象。

20%～40% 的慢性 EAA 表现为慢性支气管炎的症状，如慢性咳嗽伴咳痰，有些甚至在普通 X 线胸片上不能发现肺实质的病变。病理学研究证实了农民肺存在支气管炎症。嗜鸽者也经常表现支气管炎的症状和黏液纤毛清除系统功能降低。因为多数 EAA 患者是非吸烟患者，没有其他原因解释其慢性支气管炎的原因，因此，这可能是 EAA 本身的结果，与慢性 EAA 的气道高反应性相关。

【胸部影像学】

（一）X 线胸片

急性形式主要表现以双侧中下肺野分布为主的弥漫性分布的边界不清的小结节影，斑片磨玻璃影或伴实变（图 15-7，图 15-8），病变倾向于下叶肺。在停止抗原暴露后 4～6 周急性期异常结节或磨玻璃影可以消失。因此急性发作缓解后的胸片可以无异常。影像学的变化与症状的关系不明显。

亚急性主要是细线条和小结节形成的网结节影（图 15-9）。慢性形式主要表现以上、中肺野分布为主的小结节、粗线条或网状影（图 15-10），疾病晚期还有肺容积减小、纵隔移位以及肺大疱形成或蜂窝肺。一些病例表现急性、亚急性和慢性改变的重合。罕见的异常包括胸腔积液、胸膜肥厚、肺部钙化、空洞、不张、局限性阴影（如钱币样病变或肿块）以及胸内淋巴结增大。

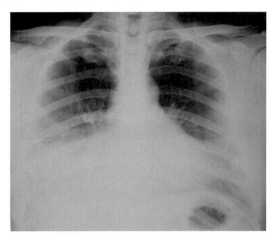

图 15-7　急性期 EAA
X 线胸片示双肺弥漫性分布斑片磨玻璃影下叶肺及外周分布为主

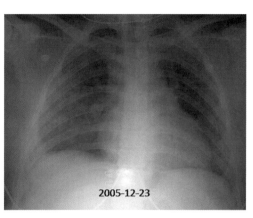

图 15-8　胸片示双下肺磨玻璃影

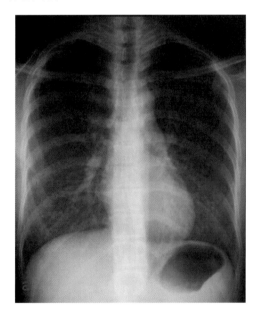

图 15-9　亚急性期 EAA
X 线胸片示双肺弥漫性分布的边界不清的小结节影，以中下叶肺明显

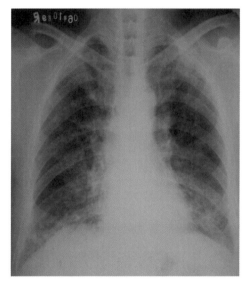

图 15-10　慢性期 EAA
X 线胸片示双肺弥漫性分布的网结节影，下肺磨玻璃影

（二）胸部 CT/HRCT

　　急性 EAA 的胸部 CT 和 HRCT 表现为大片状或斑片性磨玻璃和气腔实变阴影，内有弥漫性分布的边界难以区分的微小结节影（图 15-11），小结节影，直径 <5mm，沿小叶中心和细支气管周围分布；斑片状磨玻璃样变和肺泡过度充气交错形成马赛克（mosaic）征象（图 15-12）。

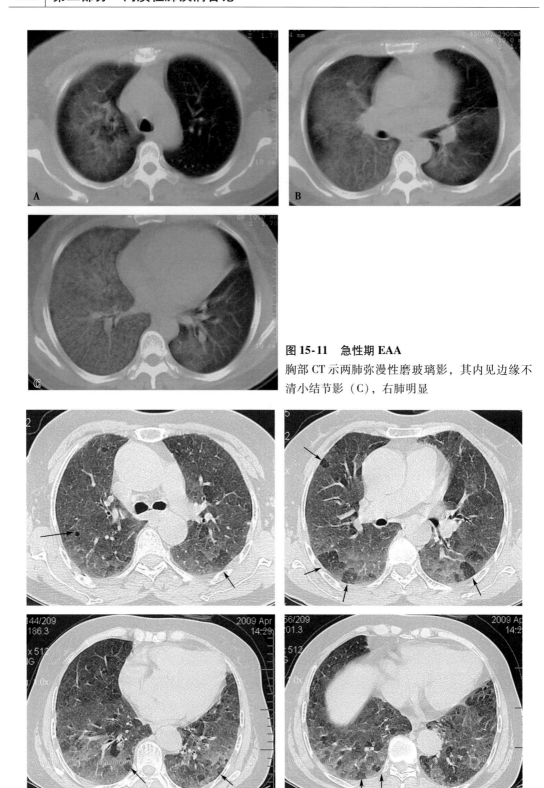

图 15-11　急性期 EAA

胸部 CT 示两肺弥漫性磨玻璃影，其内见边缘不清小结节影（C），右肺明显

图 15-12　急性期 EAA

HRCT 示两肺弥漫性磨玻璃影，见空气潴留征（黑箭），右上肺见囊状影（长黑箭）

亚急性 EAA 的典型 CT/HRCT 表现为，弥漫性分布的边界不清小结节影，沿小叶中心和细支气管周围分布（图 15-13 至图 15-15），这些小结节代表细支气管腔内肉芽组织或细胞性细支气管周围炎症。细支气管炎引起支气管阻塞引起气体陷闭，形成小叶分布的斑片样过度充气区（图 15-14）。

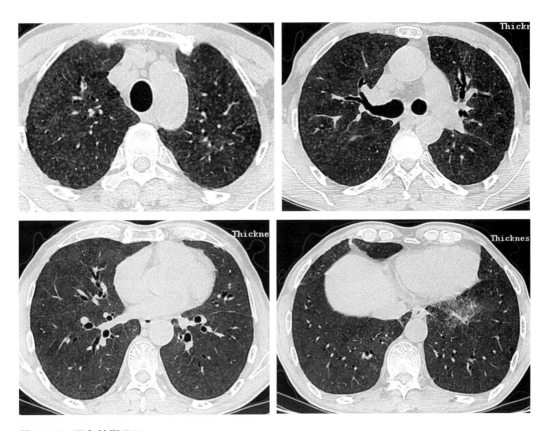

图 15-13 亚急性期 EAA

胸部 CT 示两肺弥漫性分布，小叶中心性小结节影，沿细支气管周围分布。养鸟者，胸腔镜肺活检组织病理（图 15-1）符合过敏性肺泡炎

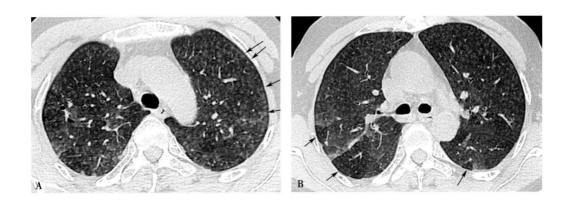

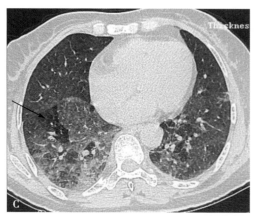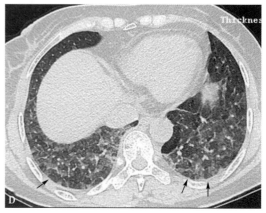

图 15-14　亚急性期 EAA

患者，女性，64 岁，接触鸡饲料糠后，反复气喘 2 个月余；HRCT 示小叶中央型小结节影（A，黑箭）；磨玻璃影，空气潴留征（B、C、D，黑箭）；临床及 HRCT 特点符合过敏性肺泡炎，TBLB 病理证实

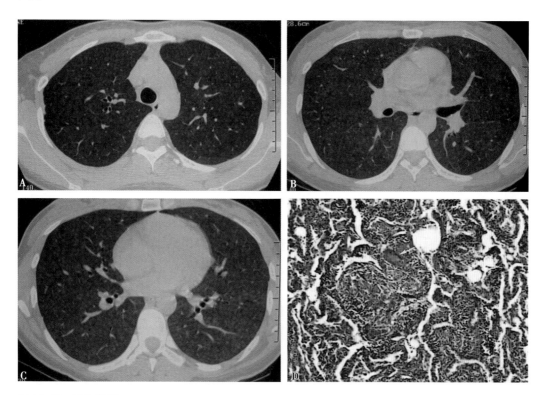

图 15-15　亚急性期 EAA

胸部 CT 示弥漫性分布的边界不清的模糊小结节影沿小叶中心和细支气管周围分布（A、B、C）；TBLD 病理示肉芽肿和淋巴细胞性细支气管炎（D）

慢性 EAA 的 CT/HRCT（图 15-16，图 15-17）主要表现为网状阴影增加（由小叶间隔和小叶内间质不规则增厚），蜂窝肺伴牵拉性支气管或细支气管扩张和肺大疱；期间边界不清的小结节影，间或混有斑片性磨玻璃样变，马赛克征等；蜂窝肺见于 50% 的慢性

EAA。肺气肿主要见于下肺野，见于亚急性和慢性非吸烟者，可能与细支气管炎或阻塞有关。这种改变类似于 IPF，不同的是前者的纤维化一般不影响肋膈角。

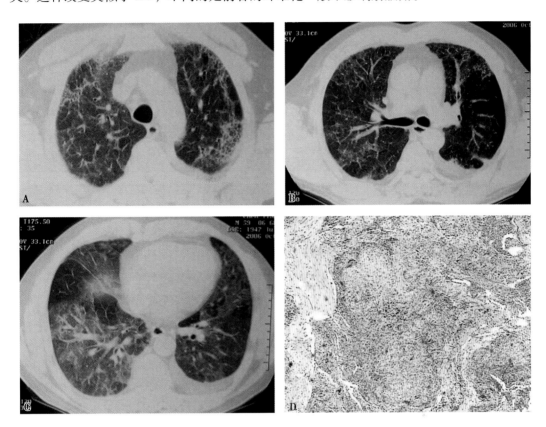

图 15-16　慢性 EAA 胸部 CT 和肺组织病理
胸部 CT 示两肺弥漫性分布的斑片磨玻璃样变伴小叶间隔增厚，部分区域有空气潴留征；（A、B、C）及小叶中心分布的小结节影；左上肺见网状阴影（A、B），胸腔镜肺活检组织病理（D）示肉芽肿、细支气管炎和 UIP 样改变

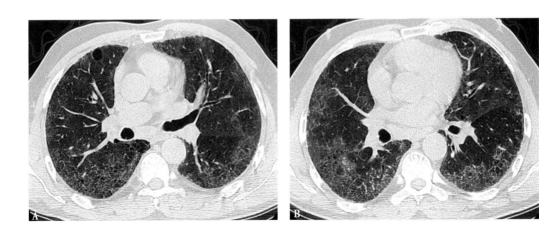

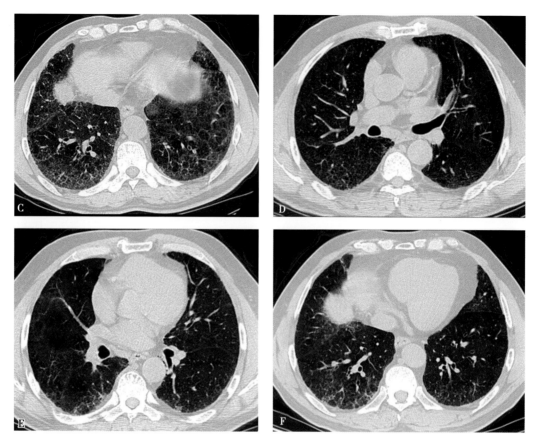

图 15-17 慢性期 EAA

饲鸽者，咳嗽、咳痰伴活动后气喘 1 个月；胸部 HRCT （A、B、C）示两肺弥漫性分布的小叶间隔及小叶内间质增厚，磨玻璃影，散在囊状阴影；激素治疗后，胸部 HRCT 示（D、E、F）网状阴影和磨玻璃影明显吸收

　　少见的异常胸部 CT/HRCT 表现包括局限性肿块样实变阴影（图 15-18）或沿支气管束分布的斑片状或条索状实变阴影，类似 OP 的胸部 CT/HRCT 表现（图 15-19）。EAA 轻度反应性纵隔淋巴结增大也比较常见。

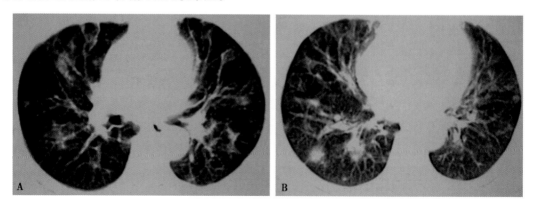

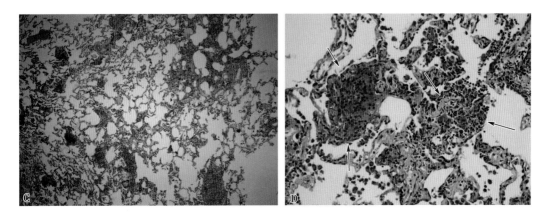

图 15-18 亚急性期 EAA

胸部 CT（A、B）示斑片状磨玻璃影及实变影沿支气管血管束分布，背景中弥漫性分布边界不清小叶中心分布的小结节影，小叶间隔增厚；外科肺活检组织病理示以细支气管为中心的慢性淋巴细胞浸润炎症（C）；形成不良的肉芽肿（D 黑箭）

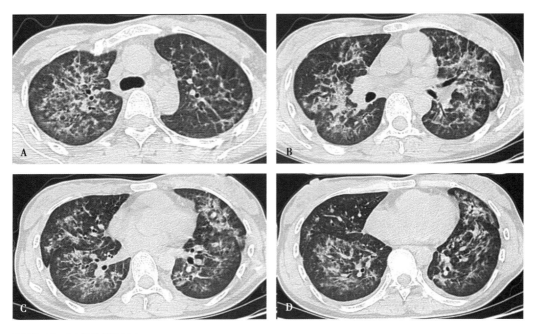

图 15-19 亚急性期 EAA

胸部 HRCT 示斑片状及条索状实变影沿支气管血管束分布，背景中分布边界不清的小结节影（A）；TBLB 病理示肉芽肿和机化性肺炎改变

北京朝阳医院 30 例 EAA 的 CT 表现，2 例急性分别表现弥漫磨玻璃改变和磨玻璃样变伴马赛克征；19 例亚急性表现弥漫分布的小叶中心结节 5/19 例（26.3%），伴马赛克征 5/19 例（26.3%），弥漫分布的斑片磨玻璃影 3/19 例（15.8%），伴马赛克征 6/19 例（31.6%），慢性主要表现网格、蜂窝样变 9/9 例（100%），其中 2 例伴斑片磨玻璃改变、马赛克征，1 例伴小叶中心结节。

【辅助检查】

1. 血液化验 急性 EAA 的外周血白细胞（中性粒细胞）一过性和轻度增高，红细胞沉降率、C 反应蛋白也经常升高。外周血嗜酸性粒细胞和血清 IgE 正常。一些 EAA 患者血清可以检测到针对特异性抗原的沉淀抗体（IgG、IgM 和 IgA）。由于抗原准备尚没有标准化，因此很难确认阴性的意义，除非抗原用 EAA 患者或非 EAA 患者血清检验过，因此，商品 EAA 抗体组合试验阴性不能除外 EAA 的诊断。但是，血清特异性沉淀抗体阳性也见于无症状的抗原接触者，如 30% ~60% 的无症状饲鸽者存在对鸽子抗原的抗体；2% ~27% 的农民的血清存在抗 M. Faeni 抗体。此外，停止暴露后血清沉淀抗体会消失，在停止抗原暴露后 6 年，50% 的农民肺患者血清抗体转阴；50% 的 PBD 或嗜鸟者肺在停止抗原暴露后 2 ~3 年，其血清沉淀抗体转阴。因此，这种特异抗体的存在只说明有过敏原接触史，并无诊断特异性，反过来抗体阴性也不能排除诊断。

2. 肺功能检查 疾病早期可能仅表现弥散功能障碍、肺泡-动脉氧分压差（A-aDO$_2$）增加和运动时低氧血症，随着疾病进展出现限制性通气障碍，肺容积减低，气流速度正常或增加，肺弹性回缩增加。也可以有轻度气道阻塞和气道阻力增加，这可能与细支气管炎或肺气肿有关。20% ~40% 的 EAA 患者存在非特异气道高反应性。5% ~10% 的 EAA 患者临床有哮喘发作。停止抗原暴露后，气道高反应性和哮喘减轻。北京朝阳医院的资料分析显示，31 例 EAA 患者中，92.9% 有 D$_L$CO 降低，85.2% 小气道病变，72.4% 限制性通气功能障碍，50% 有低氧血症，36.7% 出现呼吸衰竭。

3. 支气管肺泡灌洗 当支气管肺泡灌洗（BAL）距离最后一次暴露超过 5 天，40% ~80% 的患者 BALF 中 T 淋巴细胞数呈现 2 ~4 倍的增加，尤其是 CD8$^+$ 细胞增加明显，导致 CD4$^+$/CD8$^+$ <1 或正常，但是有时 CD4$^+$/CD8$^+$ >1 或正常。这可能与暴露的形式、疾病的形式（急性或慢性）、BAL 离最后一次暴露的时间有关，有些研究提示 BALF 中 CD8$^+$ 细胞的增加与肺纤维化负相关。CD4$^+$ 细胞为主见于 EAA 的纤维化阶段。许多 CD8$^+$ 细胞表达 CD57（细胞毒性细胞的标记）和 CD25（IL-2 受体）及其他活性标记，当抗原暴露持续存在，这些活性标记细胞增加。BALF 的淋巴细胞与持续的抗原暴露有关，不提示疾病和疾病的预后。此外，肺泡巨噬细胞也呈激活状态。当在暴露后 48 小时内进行 BAL 或吸入抗原后的急性期 BALF 的中性粒细胞的比例可以呈中度增加，表现一过性的中性粒细胞性肺泡炎。肥大细胞时有增加。

【诊断与鉴别诊断】

根据明确的抗原接触史，典型的症状发作及与抗原暴露的明确关系，胸部影像学和肺功能的特征性改变，BAL 检查显示明显增加的淋巴细胞（通常淋巴细胞 >40% 和 CD4$^+$/CD8$^+$ <1），可以做出明确的 EAA 诊断。TBLB 取得的合格病理资料将进一步支持诊断，一般不需要外科肺活检。但 20% ~30% 患者无明确的抗原暴露史，导致 EAA 诊断的困难。

表 15-2 列出了建立过敏性肺炎诊断的主要标准和次要标准，如果满足 4 个主要标准和 2 个次要标准或除外结节病、IPF 等，EAA 诊断可以确定。有时组织学提示 EAA 而胸片正常。但是正常 HRCT 降低了急性或慢性 EAA 的可能，但是两次急性发作之间的 HRCT 可能正常。正常 BALF 也有利于排除 EAA。由于抗原制备没有标准化，含有非特异成分，因此用可疑抗原进行的皮肤试验不再具有诊断价值。特异性抗原吸入激发试验难以标准化，并且有一定的危险性，也不常规采用。

表 15-2 外源性过敏性肺泡炎的诊断标准

主要诊断标准	次要诊断标准
EAA 相应的症状（发热、咳嗽、呼吸困难）	两肺底吸气末爆裂音
特异性抗原暴露（病史或血清沉淀抗体）	D_LCO 降低
EAA 相应的胸片或 HRCT 改变（细支气管中心结节，斑片磨玻璃影间或伴实变，气体陷闭形成的马赛克征象等）	低氧血症
BALF 淋巴细胞增加，通常 >40%（如果进行了 BAL）	
相应的组织病理学变化（淋巴细胞渗出为主的间质性肺炎，细支气管炎，肉芽肿）（如果进行了活检）	
自然抗原暴露刺激阳性反应（暴露于可疑环境后产生相应症状和实验室检查异常）或脱离抗原接触后病情改善	

急性 EAA 需要与感染性肺炎（病毒、支原体等）鉴别，另外也需要与职业性哮喘鉴别。慢性 EAA 需要各种其他原因所致的间质性肺炎、结节病和肺结核进行鉴别。

【治疗】

根本的预防和治疗措施是脱离或避免抗原接触。改善作业卫生、室内通风和空气污染状况，降低职业性有机粉尘和环境抗原的吸入可以有效预防 EAA 的发生。单纯的轻微呼吸道症状在避免抗原接触后可以自发缓解，不必特殊治疗。

但对于急性重症和慢性进展的患者则需要使用糖皮质激素，其近期疗效是肯定的，但是其远期疗效不确定。急性重症伴有明显肺部渗出和低氧血症，经验性使用泼尼松 30～60mg/d，1～2 周或直到临床、影像学和肺功能明显改善后减量，疗程 4～6 周。亚急性经验性使用泼尼松 30～60mg/d，2 周后逐步减量，疗程 3～6 个月。如果是慢性，维持治疗时间可能需要更长。

【预后】

如果在永久性影像或肺功能损害出现之前完全脱离抗原暴露，EAA 的预后很好。但是如果持续暴露，10%～30% 患者会进展为弥漫性肺纤维化、肺心病，甚至死亡。农民肺的病死率为 0～20%，与发作的次数相关。虽然急性大量暴露导致死亡的报告也有几例，但是死亡多发生于症状反复发作 5 年以上者。预后与 EAA 的形式或抗原的种类、暴露的性质不同有关。长期低水平暴露似乎与不良预后有关，而短期间歇暴露的预后较好。不幸的是许多慢性 EAA 表现肺纤维化和肺功能异常，停止暴露后也只能部分缓解，因此早期诊断 EAA，脱离或避免抗原的接触是改善预后的关键。

（代华平）

参 考 文 献

1. Demedts M，Wells AU，Anto JM，et al. Interstitial lung diseases：An epidemiological overview. Eur Respir J，2001，32：2s-16s.

2. Patel AM，Ryu JH，Reed CE. Hypersensitivity pneumonitis：Current concepts and future questions. J Aller-

gy Clin Immunol, 2001, 108: 661-670.

3. Reyes CN, Wenzel FJ, Lawton BR, et al. The pulmonary pathology of farmer's lung disease. Chest, 1982, 81: 142-146.

4. 黄晓珠, 车东媛. 热吸水链霉菌胞外酶对家兔和大鼠肺组织损伤的实验研究. 中华病理学杂志, 1989, 18: 108-110.

5. 代华平, 牛汝楫. 热吸水链霉菌的胞外蛋白酶致病作用的实验研究. 中华结核和呼吸杂志, 1989, 12: 282-285.

6. Ohtani Y, Saiki S, Kitaichi M, et al. Chronic bird fancier's lung: histopathological and clinical correlation: an application of the 2002 ATS/ERS consensus classification of the idiopathic interstitial pneumonias. Thorax, 2005, 60: 665-671.

7. Dai H, Guzman J, Bauer PC, et al. Elevated levels of soluble TNF receptors in BAL fluid in extrinsic allergic alveolitis. Clin Exp Allergy, 1999, 29: 1209-1213.

8. Dai H, Guzman J, Chen B, et al. Production of soluble tumor necrosis factor receptors and tumor necrosis factor-alpha by alveolar macrophages in sarcoidosis and extrinsic allergic alveolitis. Chest, 2005, 127: 251-256.

9. Silva CI, Churg A, Muller NL. Hypersensitivity pneumonitis: spectrum of high-resolution CT and pathologic findings. Am J Roentgenol, 2007, 188: 334-344.

10. Sahin H, Brown KK, Curran-Everett D, et al. Chronic hypersensitivity pneumonitis: CT features comparison with pathologic evidence of fibrosis and survival. Radiology, 2007, 244: 591-598.

11. Churg A, Muller NL, Flint J, et al. Chronic hypersensitivity pneumonitis. Am J Surg Pathol, 2006, 30: 201-208.

12. Akashi T, Takemura T, Ando N, et al. Histopathologic analysis of sixteen autopsy cases of chronic hypersensitivity pneumonitis and comparison with idiopathic pulmonary fibrosis/usual interstitial pneumonia. Am J Clin Pathol, 2009, 131: 405-415.

13. Ohshimo S, Bonella F, Guzman J, et al. Hypersensitivity pneumonitis. Immunol Allergy Clin North Am, 2012, 32: 537-556.

14. Spagnolo P, Rossi G, Cavazza A, et al. Hypersensitivity pneumonitis: A comprehensive review. J Investig Allergol Clin Immunol, 2015, 25: 237-250.

15. Morell F, Villar A, Montero M, et al. Chronic hypersensitivity pneumonitis in patients diagnosed with idiopathic pulmonary fibrosis: a prospective case-cohort study. Lancet Respir Med, 2013, 1: 685-694.

16. Selman M, Pardo A, King TE Jr. Hypersensitivity pneumonitis: insights in diagnosis and pathobiology. Am J Respir Crit Care Med, 2012, 186: 314-324.

17. Wuyts W, Sterclova M, Vasakova M. Pitfalls in diagnosis and management of hypersensitivity pneumonitis. Curr Opin Pulm Med, 2015, 21: 490-498.

18. Glazer CS. Chronic hypersensitivity pneumonitis: important considerations in the work-up of this fibrotic lung disease. Curr Opin Pulm Med, 2015, 21: 171-177.

19. Lacasse Y, Girard M, Cormier Y, et al. Recent advances in hypersensitivity pneumonitis. Chest, 2012, 142: 208-217.

20. Munoz X, Sanchez-Ortiz M, Torres F, et al. Diagnostic yield of specific inhalation challenge in hypersensitivity pneumonitis. Eur Respir J, 2014, 44: 1658-1665.

第十六章

弥漫性泛细支气管炎

弥漫性泛细支气管炎（diffuse panbronchiolitis，DPB）是一种弥漫存在于两肺呼吸性细支气管的气道慢性炎症性疾病。受累部位主要是呼吸性细支气管以远的终末气道。由于炎症病变弥漫性地分布并累及呼吸性细支气管壁的全层，故称之为弥漫性泛细支气管炎。

全球最先提出 DPB 概念的是日本的本间、山中等，他们在 1969 年研究肺气肿的过程中，发现 7 例以呼吸性细支气管为主要病变的新的独立病种，并将其命名为弥漫性泛细支气管炎。20 世纪 90 年代后，韩国、中国台湾省等亚洲国家和地区陆续有病例报道，意大利、英国、法国、美国等西方国家也有零星病例报道，但一半以上是亚裔移民。1990 年，Fraser 在 *Diagnosis and Diseases of the Chest*（第 3 版）一书中对 DPB 进行了描述，由此 DPB 成为世界公认的新病种。我国大陆 1996 年《中华结核和呼吸杂志》上，刘又宁和王厚东分别报道有病理证实的 DPB（支气管肺活检和开胸肺活检），至 2008 年 8 月底，中国内地文献报道已达 168 例。

【流行病学】

有学者认为 DPB 可能为一种全球性的疾病，但确有人种和地域的差异，以日本、韩国、中国为代表的东亚地区较为常见，目前尚缺乏全球发病情况的调查资料。日本早期流行病学调查资料，总结 DPB 特点如下：①本病遍及日本各地，无地区分布差异；②患病性别：男女之比为 1.4∶1，男性稍高，如考虑到就诊率则无明显差异；③发病年龄从 10～80 岁各年龄组均有分布，以 40～50 岁为发病高峰，推算患病率为 11.1/10 万；④发病与吸入刺激性气体及吸烟无密切关系；⑤84.8% 患者合并慢性鼻旁窦炎或有既往史，并且 20.0% 患者有慢性鼻旁窦炎家族史，但发病时间与慢性鼻旁窦炎的发病久有关，和手术时间无关；⑥发病最初常诊断为其他呼吸道疾病，如慢性支气管炎、支气管扩张、支气管哮喘、肺气肿等占 90%，而诊断为 DPB 的仅占 10.0%。

【病理】

大体标本：肺表面弥漫分布多个细小灰白色结节，触之有细沙样、颗粒样不平感，切面可见广泛细支气管为中心的结节，有时可见支气管扩张。

DPB 特征性组织病理改变为双肺弥漫性分布，以呼吸性细支气管为中心的慢性细支气管炎及细支气管周围炎（图 16-1）：①细支气管、呼吸性细支气管炎症表现为管壁增厚、管腔狭窄，管壁全层可见弥漫性淋巴细胞、浆细胞和组织细胞等炎症细胞浸润（图16-2），常伴有淋巴组织增生。细支气管邻近的肺泡间隔增宽，肺泡腔内见大量吞噬脂肪的泡沫细胞。②其他肺组织区域，除肺泡腔可伴有过度充气外，可无明显异常。③支气管管腔内以及其周围的肺泡腔内可伴有大量的中性粒细胞聚集。④病程晚期，陈旧病变细支气管周可见间质纤维组织增多。

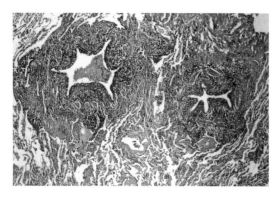 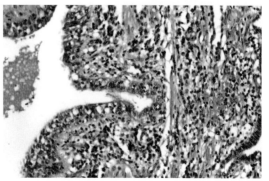

图 16-1 弥漫性泛细支气管炎
病理示病变主要累及终末呼吸性细支气管及呼吸性细支气管，管壁全层炎，腔内有炎性渗出物，其周围肺组织病变较轻或基本正常（本图片由上海交通大学同济医院易祥华教授提供）

图 16-2 弥漫性泛细支气管炎
图 16-1 局部放大，病理示细支气管管壁全层炎，黏膜上皮和壁层见淋巴细胞、浆细胞、少量中性粒细胞和单核细胞浸润（本图片由上海交通大学同济医院易祥华教授提供）

【临床特征】

1. 临床症状　DPB 常见症状为慢性咳嗽、较多量脓痰，可伴有进行性活动后呼吸困难。通常隐匿发病，早期咳无色或白色黏痰，并发呼吸道感染时痰量增多，每日可达数百毫升，并转为黄脓痰或绿痰。病程中易反复出现下呼吸道感染，急性感染时可有发热。

80% 以上的 DPB 患者同时患有慢性鼻旁窦炎或有既往史，部分患者有鼻旁窦炎家族史。有些患者即使没有鼻部症状，影像学检查亦显示其有鼻旁窦炎。因此，疑诊为 DPB 的患者，即使没有鼻部症状，应常规拍摄鼻窦 X 线或 CT 片，证实或排除鼻窦炎。慢性鼻窦炎与肺部症状出现的时间无明显相关性，慢性鼻窦炎可以是 DPB 的首发症状，也可以较肺部症状出现晚。

2. 体征　查体可无特异性表现。部分患者有发绀、杵状指。部分患者肺部听诊常可闻及细小湿啰音或哮鸣音，或两者同时存在，以两下肺为主。晚期可出现桶状胸、肺心病、呼吸衰竭等相关体征。

【辅助检查】

1. 实验室检查　血白细胞、中性粒细胞在稳定期多正常，急性加重期可增高，同时可出现 C 反应蛋白增加、红细胞沉降率增快。

血清冷凝集试验（cold hemagglutination，CHA）：DPB 患者血清冷凝集试验效价在患病 2 周后即可上升，1 个月时达高峰，可持续数月至数年；效价升高多在 64 倍以上，病情恶化时可高达 1024～2048 倍。CHA 效价增高可见于支原体感染等，但 DPB 患者支原体抗体多为阴性，目前无肯定依据支持 DPB 与支原体感染相关。

2. 痰菌检查　早期痰培养多为非致病菌。随着病情进展，合并下呼吸道感染，痰培养可出现阳性结果。如合并支气管扩张，较易出现菌群交替而导致铜绿假单胞菌感染。痰检测抗酸杆菌多为阴性。

3. 肺功能及动脉血气检查　DPB 的肺功能改变与 COPD 相似，主要表现为阻塞性通气障碍，1 秒用力呼气容积与用力肺活量比值（$FEV_1/FVC\%$）<70%，病情进展时可有肺活量（VC）降低，肺活量占预计值的百分比<80%；残气量上升，残气量占预计值的百分比>150%；残气量/肺总量比值增加，$RV/TLC\%$>45%。呼吸性细支气管慢性炎症容易导致管壁增厚，管腔狭窄，残气量增加，肺活量减少，气体分布不均，通气/血流比例失调，导致本病早期发生低氧血症，随着病变进展，肺泡通气不足，也可出现高碳酸血症。

4. 免疫学检查　DPB 患者支气管肺泡灌洗液检查示中性粒细胞数及百分比升高，$CD4^+$ 和 $CD8^+$ 淋巴细胞总数增高，$CD4^+/CD8^+$ 比值明显下降。与此相反，外周血中 $CD4^+/CD8^+$ 比值升高。

【胸部影像学表现】

胸部 X 线及 CT 检查对提示 DPB 和诊断 DPB 均有帮助，尤其是 HRCT 影像学表现对 DPB 的诊断有重要的作用。

1. 胸部 X 线表现　疾病早期胸部 X 线可无特殊改变。随着病情的进展，X 线胸片可见两肺弥漫性分布的颗粒样小结节状阴影，以下肺明显（图 16-3），结节影可随着病情恶化或治疗而扩大或缩小甚至消失。同时有过度充气，表现为透过性增强，横膈低位扁平，胸廓前后径增大。后期出现卷发影和轨道征等支气管扩张表现（图 16-4），有时伴局灶性肺炎表现。

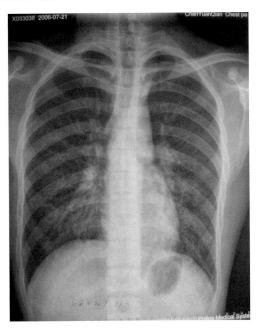

图 16-3　弥漫性泛细支气管炎

X 线胸片示两下肺分布的弥漫性小结节影

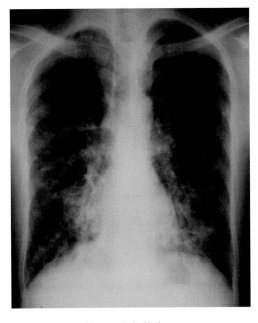

图 16-4　弥漫性泛细支气管炎

X 线胸片示两肺过度充气，两下肺散在的小结节状阴影，右心缘旁见实变阴影，卷发影和囊状阴影

2. 胸部 CT 表现　胸部 CT 尤其是胸部高分辨力 CT（HRCT）对 DPB 的诊断非常有帮助，可见两肺弥漫分布的小叶中心性颗粒样小结节影（图 16-5），严重时可出现两下肺为主的囊状支气管扩张。

（1）小结节影：呈两肺弥漫分布的小叶中心性颗粒样结节影（图 16-6），通常无融合，不伴有小叶间隔增厚，以两下肺明显，但部分患者小结节影可呈局灶性分布。经过治疗后，DPB 的小叶中心性结节影可减少或吸收，因此 HRCT 对疗效评价和随访也有重要的意义。

（2）支气管扩张：随着病情的进展，可出现继发性支气管扩张（图 16-7），

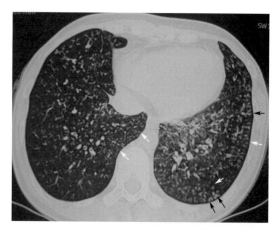

图 16-5　弥漫性泛细支气管炎
HRCT 示两下肺弥漫分布的小叶中心型小结节影（白箭）及树芽征（黑箭）

HRCT 主要表现为两下肺为主的囊状支气管扩张，为不可逆病变。

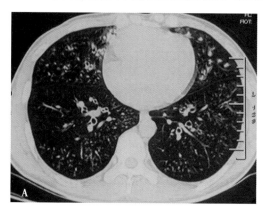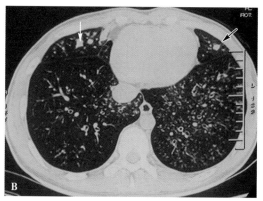

图 16-6　弥漫性泛细支气管炎
HRCT 示两下肺弥漫分布的小叶中心型小结节影（A、B），见支气管管壁增厚，中叶及舌叶见多个黏液栓（黑箭）

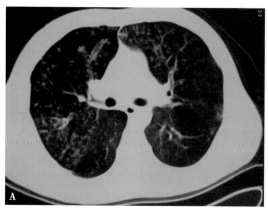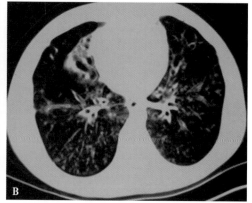

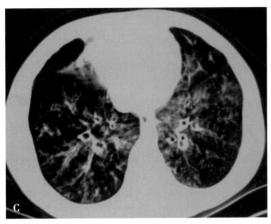
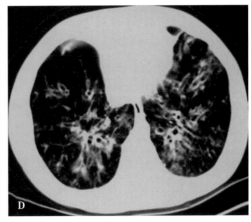

图 16-7 弥漫性泛细支气管炎
A. 两上肺小叶中心型小结节影及树芽征，右上肺明显；B. 右中叶不张内见囊状支气管扩张两下肺的小叶中心型小结节影；C. 两下肺支气管血管束增粗，支气管管壁增厚，局灶性分布的小结节影；D. 两下肺支气管管壁增厚，支气管扩张，小结节影局灶性分布

（3）空气潴留征：小气道狭窄或阻塞可引起肺内含气量增加，气体潴留。

（4）肺间质纤维化：由于长期慢性炎症造成继发性的肺间质纤维化，CT 主要表现为胸膜下网状影和蜂窝样病变。

3. 鼻窦 CT　80% 以上 DPB 患者合并有鼻窦炎或者有既往鼻窦炎的病史，有些患者没有鼻窦炎的主观症状，但鼻窦 CT 可见明显的鼻窦病变，如黏膜增厚、鼻窦积液等（图 16-8）。

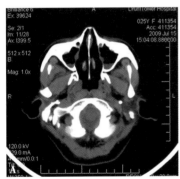
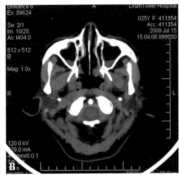
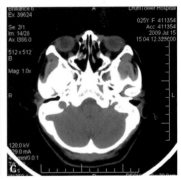

图 16-8 弥漫性泛细支气管炎鼻部病变
CT 示双侧上颌窦、筛窦及蝶窦内黏膜增厚，见双侧软组织密度影充填。诊断：上颌窦、筛窦及蝶窦炎症

【诊断和鉴别诊断】

1. 诊断标准　目前我国尚无自己的诊断标准，主要参考《日本厚生省 1998 年第二次修订的临床诊断标准》。诊断项目包括必需项目和参考项目两项。

（1）必需项目：①持续咳嗽、咳痰及活动时呼吸困难；②合并有慢性鼻窦炎或有既往史；③胸部 X 线见两肺弥漫性散在分布的颗粒样结节状阴影或胸部 CT 见两肺弥漫性小叶中心性颗粒样结节状阴影。

（2）参考项目：①胸部听诊断续性湿啰音；②FEV$_1$/FVC 低于 70% 及 PaO$_2$ < 80mmHg；③血清冷凝集试验（CHA）效价≥1:64。

注意：①确诊：符合必需项目①、②和③，加上参考项目中的两项以上；②一般诊断：符合必需项目①、②和③；③可疑诊断：符合必需项目①和②。

需要说明的是日本提出的《DPB 诊断标准》是不依赖于病理活检的临床诊断标准。1980-1982 年日本厚生省在 DPB 全国性调查中确诊 319 例 DPB，其中仅 82 例经病理组织学证实为 DPB，活检率仅约为 25%。说明 DPB 这种疾病的临床和影像学特点比较明显，典型病例一旦达到临床诊断标准则不依赖于病理诊断。

通过临床实践笔者认为日本的临床诊断标准基本适用于我国。但临床和影像学改变不典型者，须行肺组织活检。由于 DPB 特征性病理改变需要通过低倍镜观察其形态结构变化，需要较大的病理组织块，因此以开胸或经胸腔镜肺活检为好。

2. 鉴别诊断　DPB 临床表现无特异性，尤其是合并感染时与慢性支气管炎、支气管扩张等疾病相似，极易误诊，应注意鉴别。有多种其他肺疾病胸部 CT 表现为两肺弥漫性小叶中心性小结节状阴影，如肺结核经支气管播散（图 16-9）、非结核分枝杆菌感染、支气管扩张（图 16-10）、吸入性细支气管炎、过敏性肺炎等，需要注意结合其他影像学表现及临床病史、临床表现、实验室检查等进行鉴别。

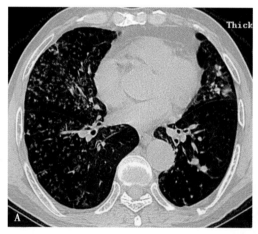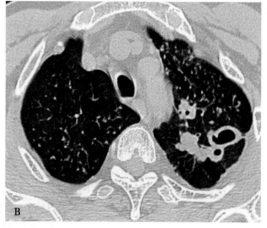

图 16-9　肺结核

患者，男性，71 岁，反复咳痰喘 20 余年，加重 1 个月余入院。A. 胸部 CT 示右肺中下叶小叶中央性小结节影，树芽状改变，类似 DPB 胸部 CT 表现；B. 两上肺小结节影，但左上厚壁空洞，不符合 DPB；后查痰抗酸杆菌涂片阳性，T-SPOT 阳性

文献报道 DPB 可与其他疾病伴发，如胸腺瘤、类风湿关节炎、IgA 肾病及支气管哮喘等。

【治疗】

1980 年以前，DPB 的治疗主要是激素、抗生素、化痰药和支气管扩张剂等，但都不能改善预后。自 1982 年开始低剂量红霉素长期应用治疗 DPB 的取得惊奇治疗效果。

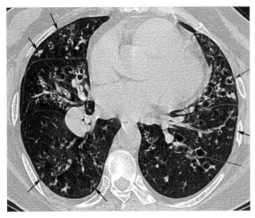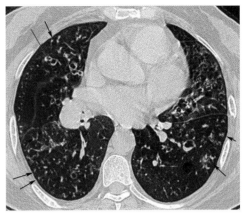

图 16-10 支气管扩张

胸部 CT 示两肺囊状支气管扩张（红箭），树芽状改变（黑箭）及散在小叶中央性小结节影；囊状支气管扩张重于其他病变

1. 红霉素 1982 年工藤翔二（Kudoh）医师在东京大都会医院惊奇地发现，一个 DPB 患者在该院停止治疗后临床症状和胸部 X 线病变改善明显，仔细查阅患者的治疗记录，发现他在某位执业医师处每天用 600mg 红霉素总共 2 年。为了证实红霉素的疗效，工藤翔二医师立即组织了一个低剂量红霉素长期应用治疗 DPB 的开放性临床试验，经过 3 年半的治疗，18 例患者临床症状、肺功能和影像学改变均明显改善（图 16-11，图 16-12），除部分支气管扩张的病例外，几乎所有的病例在用药 4 周～3 个月后，各种临床表现都得到不同程度的改善。此后，红霉素治疗 DPB 的疗效又被日本多位学者的研究所证明。

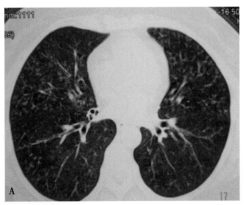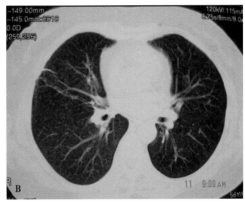

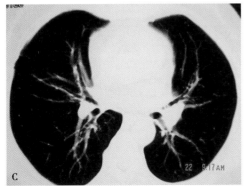

图 16-11 弥漫性泛细支气管炎

A. CT 示双肺弥漫分布小叶中心型小结节影；B. 治疗后 CT 示小结节影明显吸收；C. 治疗后 1 年 CT 示基本正常

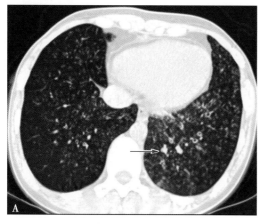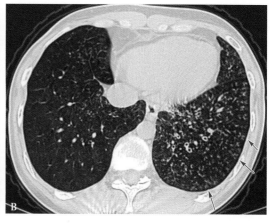

图 16-12　弥漫性泛细支气管炎

A. HRCT 示双下肺弥漫分布小叶中心型小结节影，左下肺见黏液栓（红箭）；B. 治疗后 HRCT 示，右下肺小结节影明显吸收，左下肺黏液栓消失，细支气管壁增厚，小结节影减少，见树芽征（红箭）

红霉素的治疗机制目前尚不甚明了，可能与其抗炎作用和潜在的免疫调节作用有关，而与抗感染作用不大相关。

2000 年日本厚生省发布的《DPB 治疗指南》，强调以下几点。

（1）DPB 诊断一旦成立，应立即开始治疗，因为早期治疗效果较好。

（2）药物的选择：不管痰中的细菌种类如何，均应首选红霉素。红霉素每天 400mg 或 600mg 口服，除非无效或因副作用而不得已停药。次选其他 14 元环大环内酯类药物，克拉霉素 200mg 或 400mg 每天口服；或阿奇霉素 500mg 每天口服，与红霉素疗效相同。15 元环的阿奇霉素与红霉素疗效相当，但每日给药次数减少（每日 1～2 次），不良反应率明显降低。16 元环的大环内酯类无效。

（3）治疗反应的评估和疗程：尽管 2～3 个月可见到明显疗效，但治疗至少应持续 6 个月，然后进行疗效的评估。如果有效，应完成至少 1 年的持续治疗；停药后如果复发，再使用仍然有效，应重新开始治疗；如果病情进展到广泛的支气管扩张或呼吸衰竭，应持续 2 年以上。

红霉素副作用主要包括胃肠不适、肝损害等；较为少见的有过敏性皮炎、QT 间期延长所致的室性心动过速等。阿奇霉素不良反应率较红霉素明显降低。上海市肺科医院所收治 72 例 DPB 患者中有 51 例使用阿奇霉素治疗效果显著，最长用药 3 年，未出现明显副作用。

2. 其他治疗

（1）糖皮质激素：糖皮质激素的应用，疗效虽不肯定，但应用普遍。其治疗机制可能主要在于其抗炎和免疫抑制作用。通常为泼尼松 1～2mg/（kg·d），待症状缓解后减量。可与大环内酯类药物配合使用，疗程短于大环内酯类药物。

（2）针对常见感染病原菌的抗生素治疗：感染严重时，针对铜绿假单胞菌、流感嗜血杆菌、肺炎克雷伯杆菌等常见感染菌，予以哌拉西林、氨基糖苷类、氟喹诺酮类，三代头孢菌素类以及碳氢酶烯类等抗生素治疗，可增加疗效。

（3）氧疗、机械通气等。

（4）对症治疗：祛痰剂、支气管扩张药、鼻窦炎的治疗及免疫增强剂等。

【预后】

从 1985 年开始使用小剂量、长期红霉素治疗 DPB 以来，DPB 预后明显改善，5 年生存率由 20 世纪 70 年代的 63% 提高至 1985 年以来的 93.4%，年病死率从 1985 年前的 10% 下降到 1988 年后的 2%。可见红霉素的治疗大大改善了 DPB 患者的预后。晚期易导致铜绿假单胞菌感染，如不能及时治疗，病情呈进行性发展，可继发支气管扩张，最终因顽固性呼吸道感染导致呼吸衰竭。本病早期即可出现低氧血症，后期可合并高碳酸血症，进一步发展可出现肺动脉高压、肺心病。主要死亡原因为慢性呼吸衰竭。

（李惠萍）

参考文献

1. Homma H. Diffuse panbronchiolitis. Nihon Kyobu Shikkan Gakkai Zasshi, 1975, 13：383-385.

2. 马晓春，于润江. 弥漫性泛细支气管炎. 中国实用内科杂志，1998，18：623-624.

3. Azuma A, Kudoh S. Diffuse panbronchiolitis in Ease Asia. Respirology, 2006, 11：249-261.

4. Izumi T, Doi O, Nobechi A, et al. Nation-wide survey of diffuse panbronchiolitis. Annual report on the study of interstitial lung disease in 1982. Grant-in aid from the Ministry of Health and Welfare of Japan, Tokyo,Japan, 1983：3-41.

5. 贺正一，李燕燕. 弥漫性泛细支气管炎. 中华结核和呼吸杂志，1996，19：115-117.

6. John E, Telmandge E, David A. Diffuse panbronchiolitis in the United States. Am J Respir Crit Care Med, 1996, 154：493.

7. Krishnan P, Thachil R, Gillego V. Diffuse panbronchiolitis：a treatable sinobronchial disease in need of recognition in the United States. Chest, 2002, 121：659-661.

8. Poletti V, Patelli M, Poletti G, et al. Diffuse panbronchiolitis observed in an Italian. Chest, 1990, 98：515.

9. Lzumi T. Diffuse panbronchiolitis. Chest, 1991, 100：596.

10. Poh SC, Wang YT, Wang WT. Diffuse panbronchiolitis-a case report. Singapore Med J, 2001, 42：271-274.

11. 刘又宁，胡红，蔡祖龙. 弥漫性泛细支气管炎一例. 中华结核和呼吸杂志，1996，19：118.

12. 王厚东，孙铁英，李燕明. 弥漫性泛细支气管炎一例. 中华结核和呼吸杂志，1996，19：119.

13. Chen Y, Kang J, Li S. Diffuse panbronchiolitis in China. Respirology, 2005, 10：70-75.

14. Homma H. Diffuse panbronchiolitis. Jpn J Med, 1986, 25：329-334.

15. 李英姬，胡红，工藤翔二. 弥漫性泛细支气管炎和大环内酯类药物疗法. 中华结核和呼吸杂志，2002，25：421-423.

16. Nakata K. Revision of Clinical Guidelines for DPB. Annual report of the study of diffuse lung disease in 1998. Grant-in aid from the Ministry of Health and Welfare of Japan, Tokyo, Japan, 1999, 109-111.

17. 刘鸿瑞，刘彤华，任华. 弥漫性泛细支气管炎临床病理分析. 中华病理学杂志，2001，30：325-327.

18. Yanagihara K, Kadoto J, Kohno S. Diffuse panbronchiolitis：pathophysiology and treatment mechanisms. Int J Antimicrob Agents, 2001, 18：S83-87.

19. 李惠萍，何国钧. 弥漫性泛细支气管炎研究进展. 国外医学呼吸系统分册，2004，21：100-102.

20. 李惠萍，黄建安. 弥漫性泛细支气管炎 24 例临床分析. 苏州大学学报（医学版），2007，27：449-452.

21. 李秋红，李惠萍. 弥漫性泛细支气管炎合并支气管哮喘四例报道并文献复习. 上海医学，2008，31：61-63.

22. 李惠萍，范峰，李霞，等. 弥漫性泛细支气管炎 72 例临床分析. 中国实用内科杂志，2009，29：328-332.

第十七章

嗜酸性粒细胞性肺病

嗜酸性粒细胞性肺病（eosinophilic lung diseases）是以不同程度的嗜酸性粒细胞肺浸润或血液嗜酸性粒细胞增高为特点的一组疾病。满足下列任何一条即可诊断嗜酸性粒细胞性肺病：①肺部浸润伴有外周嗜酸性粒细胞增多；②开胸肺活检或经支气管镜肺活检证实肺组织嗜酸性粒细胞增多；③支气管肺泡灌洗液（BALF）中嗜酸性粒细胞比例增加。

很多肺部疾病都可能引起偶然的血或肺组织标本中嗜酸性粒细胞轻度增多。这些疾病包括哮喘，各种肺部感染，如球孢子菌病、耶氏肺孢子虫感染、结核分枝杆菌感染；某些类型的肿瘤（例如非小细胞性肺癌、淋巴瘤及淋巴细胞性白血病）；胶原血管疾病，如类风湿疾病和肉芽肿性多血管炎；特发性肺纤维化和朗格汉斯细胞组织细胞增生症。然而，这些情况通常不属于嗜酸性粒细胞性肺病。

嗜酸性粒细胞性肺病一般分为原因不明和有特定原因的嗜酸性粒细胞性肺病两类（表17-1），其临床、病理、影像学特点也有所不同（表17-2）。

表 17-1　嗜酸性粒细胞性肺病分类

原因不明
单纯性肺嗜酸性粒细胞增多症（simple pulmonary eosinophilia，SPE）
急性嗜酸性粒细胞性肺炎（acute eosinophilic pneumonia，AEP）
慢性嗜酸性粒细胞性肺炎（chronic eosinophilic pneumonia，CEP）
特发性高嗜酸性粒细胞综合征（idiopathic hypereosinophilic syndrome，IHS）
特定原因
变应性支气管肺曲霉病（allergic bronchopulmonary aspergillosis，ABPA）
支气管中心性肉芽肿病（bronchocentric granulomatosis，BG）
寄生虫感染
药物反应
嗜酸性粒细胞性血管炎（如过敏性血管炎和肉芽肿病，Churg-Strauss syndrome，CSS）

表 17-2　嗜酸性粒细胞性肺病的临床 - 病理 - 影像学特点比较

临床疾病	哮喘	外周血嗜酸性粒细胞升高	BALF嗜酸性粒细胞	IgE增高	肺外表现	组织病理学特点	影像学特点
SPE	无	有	>20%	有	无	嗜酸性粒细胞浸润肺泡及肺间质	结节影伴晕环征，短暂，游走性
AEP	无	无	>25%	部分	无	弥漫性肺泡损伤伴嗜酸性粒细胞浸润肺泡及肺间质	两肺弥漫性磨玻璃阴影，小叶间隔增厚
CEP	50%	有	>25%	67%	无	嗜酸性粒细胞浸润肺泡及肺间质伴间质纤维化	外周分布的均匀气腔实变影
IHS	无	有	高达73%	50%	有	嗜酸性粒细胞浸润，肺结构的破坏	结节影伴晕环征
ABPA	100%	有	<20%	明显增高	无	气管中心分布的肉芽肿，嗜酸性粒细胞浸润，真菌菌丝	中央性支气管扩张，伴或不伴黏液嵌塞（牙膏征、手套征），上叶分布为主
BG	30%	有	<20%	部分	无	支气管及黏膜的肉芽肿炎症	非特异性表现：局部肿块阴影，伴肺不张
寄生虫感染	无	有	<20%	有	无	多变：与具体的寄生虫感染有关	多变：与具体的寄生虫感染有关
药物反应	无	有	<20%	有	无	肺泡及肺间质的嗜酸性粒细胞浸润	非特异性表现：外周分布的磨玻璃阴影、气腔实变影
CSS	100%	有	>30%	有	有	坏死性血管炎，血管外的肉芽肿，嗜酸性粒细胞浸润	胸膜下分布的实变影，小叶中央型结节影

第一节　不明原因的嗜酸性粒细胞性肺病

　　不明原因的嗜酸性粒细胞性肺病包括单纯性肺嗜酸性粒细胞增多症（simple pulmonary eosinophilia，SPE）、急性嗜酸性粒细胞性肺炎（acute eosinophilic pneumonia，AEP）、慢性嗜酸性粒细胞性肺炎（chronic eosinophilic pneumonia，CEP）和特发性高嗜酸性粒细胞综合征（idiopathic hypereosinophilic syndrome，IHS）。

》》一、单纯性肺嗜酸性粒细胞增多症

　　单纯性肺嗜酸性粒细胞增多症（simple pulmonary eosinophilia，SPE）又称为 Löffler 综合征（吕弗综合征），由瑞士 Löffler 于 1932 年首先报道，是肺嗜酸性粒细胞浸润的一种肺部过敏性表现。表现为外周血嗜酸性粒细胞增多，胸部 X 线呈一过性（短暂）游走性浸

润影，伴有轻微全身和呼吸系统症状。症状往往在 1 个月内自行缓解。

Löffler 综合征常有个人或家族过敏性疾病史，与寄生虫感染和某些药物引起的 Ⅰ 型和 Ⅲ 型变态反应有关。蛔虫是其重要原因，花粉和真菌孢子吸入也会引起 Löffler 综合征，另外还有三分之一原因不清。蛔虫引起 Löffler 综合征肺部病变，是人体对蛔虫幼虫的过敏反应引起的，出现在幼虫进入肺的迁移这段时间内。除蛔虫外，粪类圆线虫、犬弓蛔虫和钩虫是引起肺嗜酸性粒细胞浸润常见的寄生虫。许多药物如呋喃妥因（呋喃坦啶）、甲氨蝶呤、对乙酰氨基酚等也可引起嗜酸性粒细胞肺浸润。

【病理改变】

病理主要为肺部暂时性过敏反应。在肺间质、肺泡及毛细血管有大量嗜酸性粒细胞的浸润，也可见大量的吞噬细胞，肺泡内充满渗出液和大量嗜酸性粒细胞及肺泡巨噬细胞（图 17-1-1 至图 17-1-4）。很少累及血管，在血管周围有白细胞聚集。

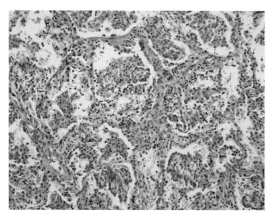

图 17-1-1　单纯性肺嗜酸性粒细胞增多症
肺泡腔内见多量肺泡巨噬细胞和嗜酸性粒细胞浸润，肺泡隔嗜酸性粒细胞、慢性炎症细胞浸润和不同程度的纤维组织增生

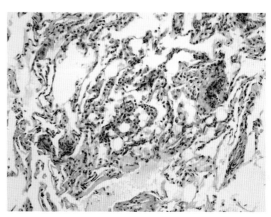

图 17-1-2　单纯性肺嗜酸性粒细胞增多症
经支气管镜肺活检标本示肺泡隔少量嗜酸性粒细胞和单核细胞浸润

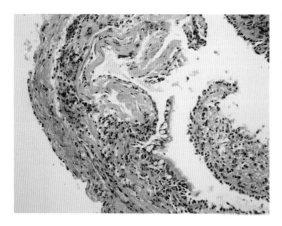

图 17-1-3　单纯性肺嗜酸性粒细胞增多症
与图 17-1-2 为同一患者，经支气管镜肺活检标本示支气管黏膜下大量嗜酸性粒细胞浸润及少量淋巴细胞浸润

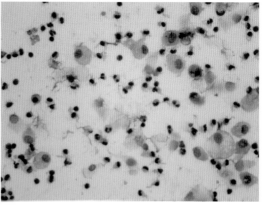

图 17-1-4　单纯性肺嗜酸性粒细胞增多症
支气管肺泡灌洗液细胞涂片见嗜酸性粒细胞比例明显增加

【临床表现】

Löffler 综合征所有年龄均可受累，临床可无症状，仅在 X 线检查时偶被发现，如有症状也很轻微，常见症状为咳嗽、少量黏液痰或少量柠檬色痰、偶有痰血，痰中含有嗜酸性粒细胞颗粒。此外，尚有头痛、乏力、上呼吸道卡他症状、夜间盗汗、胸痛、轻到中度的呼吸困难等，一般不发热，如有则为低热，偶有高热和喘息，常在 1 ~ 2 天内恢复正常。体检多为阴性，症状和体征多在短期内消失。Löffler 综合征通常是自限性的，典型者为 1 ~ 2 周病程，也有认为是 2 ~ 4 周。

【实验室检查】

实验室检查白细胞总数正常，或轻至中度升高，嗜酸性粒细胞比例可增高到 10% ~ 70%，在痰和支气管肺泡灌洗液中嗜酸性粒细胞比例也可增高，血清 IgE、IgM 高于正常值。肺功能检查示限制性通气障碍伴 D_LCO 下降。由寄生虫感染引起的可以在痰或胃液中发现幼虫，对诊断有帮助。

【胸部影像学】

X 线表现单侧或双侧肺部浸润影，呈小片状或大片状边缘模糊的实变影，非节段性分布，可单发或多发，通常位于肺外周或胸膜下，阴影在 1 个月内可自行吸收。病灶特点表现多变，或呈游走性（图 17-1-5，图 17-1-6），在 6 ~ 12 天消失，一处病灶在 24 小时内减少或消失，而同时他处出现新病灶。胸部 CT 可见磨玻璃影或气腔实变浸润影（图 17-1-5，图 17-1-6），主要位于中上肺野的肺外周或胸膜下，以及单发或多发结节影伴周围磨玻璃阴影（图 17-1-7）。

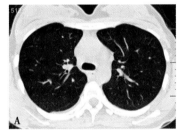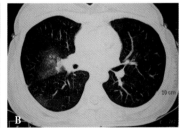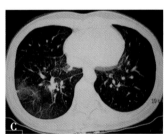

图 17-1-5 单纯性肺嗜酸性粒细胞增多症
胸部 HRCT 见右上肺磨玻璃影（B），右下肺磨玻璃影伴小叶间隔增厚（C）

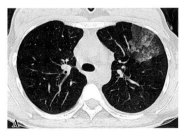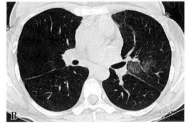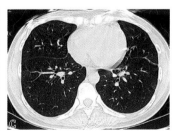

图 17-1-6 单纯性肺嗜酸性粒细胞增多症
与图 17-1-5 为同一患者，相隔 10 天后，胸部 HRCT 见原右上肺（A）及右下肺磨玻璃影，小叶间隔增厚吸收（C），左上肺新出现磨玻璃影（B）

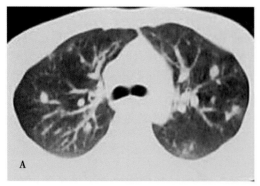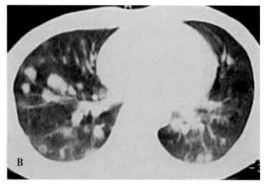

图 17-1-7 单纯性肺嗜酸性粒细胞增多症

胸部 CT 示两肺多发结节影，结节周围磨玻璃影

【诊断和鉴别诊断】

主要依据症状轻、X 线胸片呈一过性游走性阴影、血中嗜酸性粒细胞增高、病程短、能自愈等特点做出诊断。在鉴别诊断上，若表现为游走性肺浸润影，需与肺出血、肺血管炎、隐原性机化性肺炎等相鉴别；若表现为结节影伴周围毛玻璃影，则需与感染性疾病（侵袭性肺曲霉病、真菌和念珠菌病）和非感染性疾病（肉芽肿性多血管炎、原发性和转移性肿瘤出血、细支气管肺泡癌及肺淋巴瘤）等鉴别。

【治疗和预后】

本病可不治自愈，有病因应给予相应的治疗，药物引起应停用药物。寄生虫感染应予驱虫治疗，蛔虫感染，可以口服甲苯咪唑，100mg，2 次/天，连服 3 天。对症状明显或反复发作患者，可服用糖皮质激素，如泼尼松，待症状控制和肺部阴影消失即可逐渐停药。

二、急性嗜酸性粒细胞性肺炎

现认为急性嗜酸性粒细胞性肺炎（acute eosinophilic pneumonia，AEP）是一个独立的临床疾病实体，有别于其他特发性嗜酸性粒细胞性肺疾病。1989 年 Badesch 和 Allen 首先描述该疾病，临床特征为发热及急性呼吸衰竭，往往需要机械通气，X 线表现为肺弥漫性阴影。不同性别或年龄的人都可受累，多见于 20～40 岁的男性，平均发病年龄为 29 岁，大多数患者既往健康。

AEP 的病因仍不明，但是已有文献报道，AEP 发生与吸烟尤其是新近吸烟或暴露于尘埃或烟雾烟花密切相关。药物及曲霉、球孢子菌感染与 AEP 发生亦有关。

AEP 的发病机制目前尚不清楚。有证据表明 AEP 患者的支气管肺泡灌洗液中淋巴细胞分泌的细胞因子白介素-5 和白介素-18 升高，因此认为 AEP 的发生与 T 淋巴细胞尤其是 Th2 淋巴细胞抗原刺激有关，另外肺泡巨噬细胞也与 AEP 的发生有关。

【病理改变】

AEP 的病理改变主要表现为肺间质和肺泡显著的嗜酸性粒细胞增多（图 17-1-8，图 17-1-9），弥漫性肺泡损害伴有透明膜形成，成纤维细胞增生和炎症细胞浸润。偶可见到气道的黏液栓形成和血管周围非坏死性炎症。

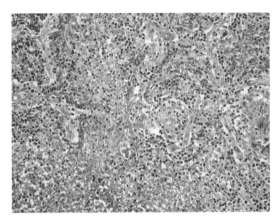

图 17-1-8 急性嗜酸性粒细胞性肺炎
肺泡腔内及肺泡隔内见大量嗜酸性粒细胞和单核细胞浸润，肺泡腔内见少量透明膜形成

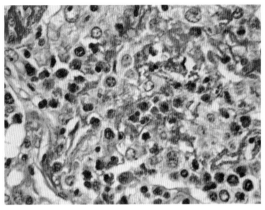

图 17-1-9 急性嗜酸性粒细胞性肺炎
高倍镜下，肺间质内见大量嗜酸性粒细胞浸润

【临床表现】

急性嗜酸性粒细胞性肺炎是一种急性疾病，病程多小于 1 周。主要表现为发热、咳嗽、呼吸困难、倦怠、盗汗，平均体温为 38℃左右，可在数小时内由轻度的呼吸困难迅速进展为严重的呼吸衰竭。胸膜性胸痛见于 73% 的患者，肌痛可发生于半数患者。80% 的患者听诊可闻及捻发音，少部分患者可同时闻及哮鸣音和捻发音。

【实验室检查】

白细胞中等度升高，但外周血嗜酸性粒细胞百分比通常是正常的，在后期会有所升高。C 反应蛋白升高，红细胞沉降率加快，血 IgE 水平可正常或中等度升高。可伴有胸腔积液，量中到少，胸腔积液中 pH 高和嗜酸性粒细胞增多。与外周血嗜酸性粒细胞不同，支气管肺泡灌洗液（BALF）中嗜酸性粒细胞比例显著升高是 AEP 的特征。肺功能检查在急性期显示限制性通气障碍。

【胸部影像学】

X 线胸片的典型表现是双肺网状阴影（图 17-1-10），伴或不伴片状实变影和胸腔积液。胸部 CT 主要表现为双肺斑片状分布的磨玻璃影，实变影，常常伴有明显的小叶间隔增厚（图 17-1-11），有时伴有实变影或边界不清小结节影。

影像学鉴别诊断包括间质性肺水肿、急性呼吸窘迫综合征或急性间质性肺炎和非典型细菌或病毒性肺炎。由于 AEP 最初外周血嗜酸性粒细胞计数通常是正常的，在影像学上鉴别诊断往往很难。

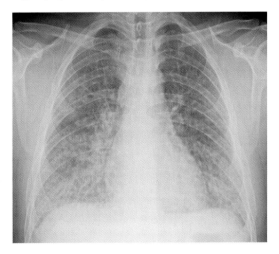

图 17-1-10 急性嗜酸性粒细胞性肺炎
X 线胸片示双肺弥漫性斑片状分布磨玻璃影及网状阴影

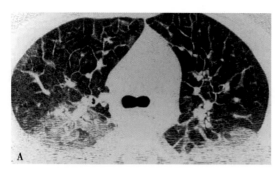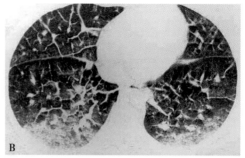

图 17-1-11　急性嗜酸性粒细胞性肺炎

胸部 CT 示双肺小叶间隔明显增厚，斑片状分布磨玻璃影及实变影

【诊断和鉴别诊断】

AEP 诊断依据包括：①急性发热，病程 <5 天；②低氧血症（$PaO_2 < 60mmHg$）；③胸片上弥漫性肺泡浸润影或混合性肺泡间质浸润影或胸部 CT 主要表现为双肺的磨玻璃影，常常伴有明显的小叶间隔增厚；④BALF 中嗜酸性粒细胞增多超过 25%；⑤没有寄生虫、真菌或其他感染的证据；⑥对皮质类固醇具有良好的快速反应；⑦停用类固醇后无复发。AEP 的诊断并不需要肺活检。

鉴别诊断：本病应注意与急性肺损伤、急性呼吸窘迫综合征（ARDS）、急性间质性肺炎、药物性肺炎、病毒性肺炎等相鉴别。通过以下几点可以与急性呼吸窘迫综合征鉴别：①AEP 除有呼吸衰竭外，无其他脏器功能障碍；②AEP 的预后良好，而 ARDS 的死亡率达30%~40%；③AEP 患者的 BALF 中嗜酸性粒细胞比例显著升高，而 ARDS 患者的 BALF 中中性粒细胞比例明显升高。

【治疗和预后】

大多数患者对高剂量糖皮质激素反应迅速和有效，通常在 24~48 小时内症状显著改善。主张开始用甲泼尼龙每 6 小时 60~125mg，症状缓解后泼尼松每天 40~60mg，几周后慢慢减量至停药。最佳疗程目前尚不肯定，一般认为 2~12 周。近 2/3 的患者需接受有创或无创机械通气治疗。AEP 的预后良好，症状可以在几小时内减轻，X 线表现 1~2 周消散，肺功能可以完全恢复正常。与慢性嗜酸性粒细胞性肺炎患者不同，AEP 患者停用糖皮质激素后不会复发。该病亦有自行缓解的文献报道。

三、慢性嗜酸性粒细胞性肺炎

慢性嗜酸性粒细胞性肺炎（chronic eosinophilic pneumonia，CEP）是一种病因尚不明确的少见病，由 Carrington 等于 1969 年首先报道并进行了详细地描述和讨论，故以往又称 Carrington 肺炎或慢性（迁延性）肺嗜酸性粒细胞增多症。本病的特点为外周血嗜酸性粒细胞明显增多，胸部 X 线肺外周性浸润影，对糖皮质激素治疗反应良好。本病较单纯性嗜酸性粒细胞增多症病程长，通常为 2~6 个月，甚至超过 1 年；症状也较严重。

【发病机制】

CEP 病因可能与单纯性嗜酸性粒细胞增多症相似，与吸烟关系不大，亦可能是自身免疫性疾病。由Ⅲ、Ⅳ型变态反应的协同作用所引起，也可由Ⅱ型变态反应所致。尽管确切的免疫发病机制还不清楚，但许多证据表明，嗜酸性粒细胞在对初始肺组织损伤中发挥着重要的作用。

【病理改变】

典型组织学主要表现为肺泡和间质嗜酸性粒细胞浸润（图17-1-12），并见有相关的巨噬细胞和少到中等量的淋巴细胞和偶尔的浆细胞，伴有间质纤维化（图17-1-13）。也可以看到轻度非坏死的微血管炎、局灶性机化性肺炎表现及嗜酸性粒细胞微脓肿，纵隔内的淋巴活检标本见淋巴增生和嗜酸性粒细胞浸润。

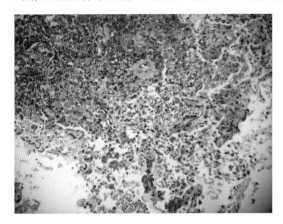

图 17-1-12　慢性嗜酸性粒细胞性肺炎
经皮肺活检标本示肺间质、肺泡隔及肺泡腔内嗜酸性粒细胞浸润，肺泡腔内可见巨噬细胞浸润

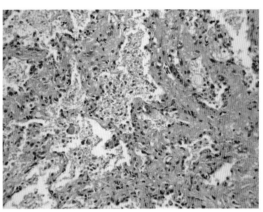

图 17-1-13　慢性嗜酸性粒细胞性肺炎
部分区域肺泡隔纤维组织增生，嗜酸性粒细胞浸润明显减少

【临床表现】

CEP 可发生于任何年龄，但以 30～40 岁女性多见。1/3～1/2 患者有过敏史，最常见的过敏性疾病为过敏性鼻炎及鼻息肉，约 2/3 患者有成年后始发的哮喘病史。哮喘可先于 CEP 数个月或与 CEP 同时出现。与急性嗜酸性粒细胞肺炎（AEP）不同，CEP 起病呈亚急性，诊断前症状往往已持续数月或数年，平均 7.7 个月。主要症状为咳嗽、呼吸困难、发热、盗汗、倦怠及中度体重下降（4.54～22.7kg）等。少数患者少量咯血。通常不会发展为急性呼吸衰竭。

【实验室检查】

60%～90% 的患者周围血嗜酸性粒细胞增多，平均嗜酸性粒细胞计数超过 30%，但周围血嗜酸性粒细胞缺乏也不能排除该病。痰中可找到较多嗜酸性粒细胞。BALF 中嗜酸性粒细胞亦明显增多，平均接近 60%。红细胞沉降率增快（＞20mm/h），C 反应蛋白升高，2/3 的病例血 IgE 升高，有时血 IgE 升高可达到变应性支气管肺曲霉病（ABPA）患者的 IgE 水平。肺功能的异常和严重程度与疾病的阶段有关，典型者为中、重度的限制性通气障碍、D_LCO 下降和肺泡-动脉氧的梯度的升高，如果伴有哮喘则有阻塞性通气障碍改变。

【胸部影像学】

50% 的病例 X 线表现为与胸膜相对的周围的渐进性的密度增强的磨玻璃样浸润影或气腔实变影（图17-1-14），边缘不清，呈非节段性、亚段和叶的分布，多位于肺外周 2/3，而肺门处较透明，故称为"肺水肿反转形状"或"肺水肿反向征"（图17-1-15），即与肺水肿的蝴蝶形影相反。泼尼松治疗后阴影迅速吸收，但易在原处复发。对于临床怀疑而 X 线表现不典型病例可做胸部 CT 检查。

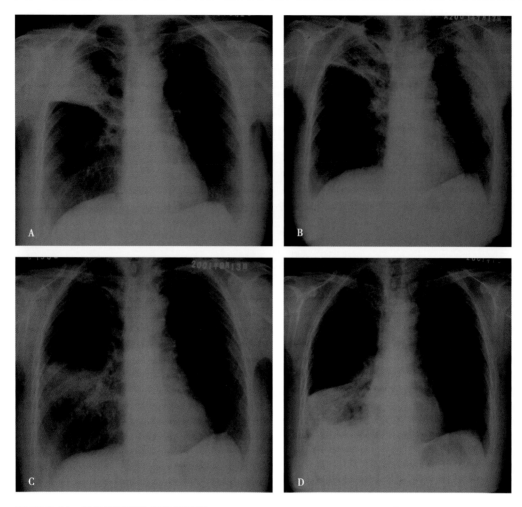

图 17-1-14 慢性嗜酸性粒细胞性肺炎

患者，女性，66 岁，反复发热、咳嗽 4 个月，白细胞 5.7×10^9/L，嗜酸性粒细胞 0.19。BALF 中嗜酸性粒细胞百分比为 43%。A. X 线胸片示右上肺大片实变阴影；B. X 线胸片示右上肺实变阴影吸收好转，左侧肺外周出现新的实变阴影；C. X 线胸片示左侧肺实变阴影吸收，右中肺野出现新的实变阴影；D. X 线胸片示右中肺实变阴影吸收，右下肺出现新的实变阴影

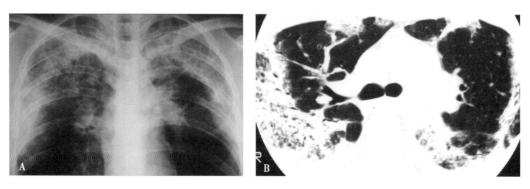

图 17-1-15 慢性嗜酸性粒细胞性肺炎

患者，男性，29 岁，外周血嗜酸粒细胞 27.5%，BALF 中嗜酸粒细胞 30%。A. X 线胸片示位于双肺周边部的实变影（肺水肿反向征）；B. 胸部 CT 示双肺实变影主要位于外周

胸部 CT 表现为非节段性、亚段和叶分布的磨玻璃样或实变阴影，外周或胸膜下分布为主（图 17-1-16 ~ 图 17-1-18）；CEP 后期可出现不太常见的 CT 表现包括小结节影、网状阴影。在症状出现 2 个月后的 CT 上还可以看到平行于胸膜的线性阴影（图 17-1-17）。少数患者可见肺门或纵隔淋巴结肿大。

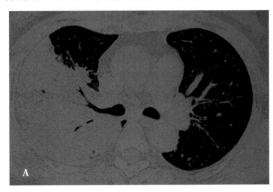
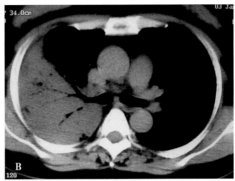

图 17-1-16　慢性嗜酸性粒细胞性肺炎
A. 胸部 CT 肺窗，示右上肺大片实变影，内见支气管空气征；B. 胸部 CT 纵隔窗，示右上肺大片实变影，内见支气管空气征

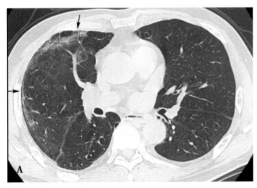
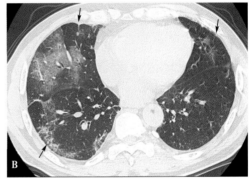

图 17-1-17　慢性嗜酸性粒细胞性肺炎
A. HRCT 示右上肺散在分布斑片状磨玻璃影，小叶间隔增厚，胸膜下细线影（黑箭）；B. HRCT 示两肺散在分布斑片状磨玻璃影，小叶间隔增厚（黑箭）

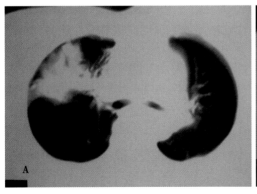
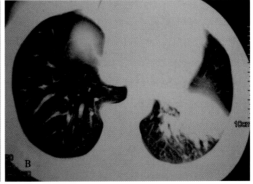

图 17-1-18　慢性嗜酸性粒细胞性肺炎
A. 胸部 CT 示右上肺实变影；B. 胸部 CT 示左下肺实变影周围见小叶间隔增厚

【诊断和鉴别诊断】

具备以下 4 项标准可确诊为 CEP：①发热、咳嗽及呼吸困难；②胸部 X 线片显示非游走性、非肺段性、周围性肺浸润影，特别是呈现"肺水肿反向征"；③血、痰和（或）BALF 嗜酸性粒细胞增高；④肺组织活检有以嗜酸性粒细胞、巨噬细胞为主的肺泡炎、肺间质纤维化和嗜酸性粒细胞脓肿等病理改变。必要时可用泼尼松试验性治疗以帮助诊断。

鉴别诊断包括 Churg-Strauss 综合征、Löffler 综合征和机化性肺炎等。CEP 的 CT 表现特点是均匀的周边肺野实变，而在 Churg-Strauss 综合征，周边实变倾向小叶分布，并常常可见位于磨玻璃影中的小叶中心性结节；而 Löffler 综合征的实变分布是相同的，但往往数天就可以变化。

【治疗和预后】

与 AEP 相似，CEP 对激素有快速和良好的反应。泼尼松是 CEP 最主要治疗药物，大多数病例用开始剂量 30～40mg/d 治疗后，6 小时内退热，24～48 小时呼吸困难、咳嗽和嗜酸性粒细胞浸润减轻，1～2 周 X 线改善，快者 2～4 天。待症状好转后激素逐渐减量。但超过 50% 的 CEP 患者停用激素后复发，故大多数患者需长期应用激素治疗。近年有报道对反复发作者，应用吸入型激素有一定疗效。

预后：CEP 预后一般良好，但偶可致死。

四、特发性嗜酸性粒细胞增多综合征

1975 年，Chusid 等将病因不明，周围血、骨髓嗜酸性粒细胞增多和多脏器嗜酸性粒细胞浸润，定义为特发性高嗜酸性粒细胞综合征（idiopathic hypereosinophilic syndrome, IHS）；IHS 是一种罕见的疾病，特征是显著的、长期特发性嗜酸性粒细胞增多，并导致多脏器功能障碍，与嗜酸性粒细胞浸润及嗜酸性粒细胞相关的组织损伤有关。临床上可表现肺、心、皮肤、肌肉、中枢神经等多系统受损，有的患者表现为轻型、局限性形式伴有轻微的非致命脏器（如皮肤）受累，有的则累及威胁生命的重要脏器。

【发病机制】

IHS 的器官损害是由于嗜酸性粒细胞组织浸润和血栓栓塞引起。嗜酸性粒细胞引起组织受损是通过抗体介导的细胞毒和释放毒性颗粒产物，如主要碱基蛋白和嗜酸性粒细胞阳性蛋白所致。某些 IHS 患者骨髓或血中单核细胞 IL-5 信使 RNA 的升高，骨髓中 IL-5 的水平与血中嗜酸性粒细胞相关，这些发现提示 T 细胞功能的下调可能在 IHS 发病中发挥重要作用。

【病理改变】

组织病理检查显示所累及器官包括肺有显著的嗜酸性粒细胞浸润，肺实质坏死少见，如有则与肺微血栓有关。

【临床表现】

IHS 任何年龄都可受累，发病年龄多在 30～40 岁，老年人很少，男女比例为 7∶1。无种族差异。

临床表现与受累及脏器有关，症状常常是非特异性，包括体重减轻、疲劳、低热和肌痛，几乎所有器官都可受累，80% 的患者有肝脾大、心肺功能不全、心壁血栓形成或深静脉血栓形成。大多数的病例都有心脏受累的表现，是 IHS 最严重的并发症，引起死亡的主要原因，包括心内膜纤维化、限制型心肌病、心脏瓣膜损害、附壁血栓的形成。心脏受累常提示疾病进展。大约 60% 的患者出现周围或中枢神经系统的表现，也可是发病主要的初始症状，包括神经精神功能不全、步伐不稳、周围神经症状。可引起脑血栓栓塞表现，如偏瘫。肺部病变发生在多达 40% 的患者，大多数与心功能不全导致的肺水肿有关，60% 以上的患者有夜间咳嗽，咳少量痰，有气喘和呼吸困难。骨髓通常受累，伴有大量的嗜酸性粒细胞浸润（占分类中的 25% ~ 75%），其他的血液系统表现为贫血、血小板减少、维生素 B_{12} 升高、静脉和动脉血栓、肝脾大、淋巴结肿大（12% ~ 20%）。约有半数可出现皮肤症状，以局部性红斑样丘疹为主，如病变呈进行性者，可见水疱和溃疡形成。胃肠道病变（25% ~ 46% 的患者）、肾病变（10% ~ 20%）、关节病变等也有报道。

【辅助检查】

血白细胞总数超过（10 ~ 30）$\times 10^9/L$，且嗜酸性粒细胞比例占优势（30% ~ 70%），可出现嗜酸性粒细胞核转移，血清 IgE 增高（25% ~ 38%）、高免疫球蛋白血症、循环免疫复合物（32% ~ 50%）、ESR 增快占 68%，血清维生素 B_{12} 升高和碱性磷酸酶增高。BALF 中嗜酸性粒细胞可高达 73%。

【胸部影像学】

X 线表现常常是非特异性的（图 17-1-19），表现为局灶或弥漫性间质浸润影或肺泡浸润影，其中大部分肺部浸润影与严重心衰有关，50% 的患者有胸腔积液。胸部 CT 可见结节影（图 17-1-20），其周围伴或不伴磨玻璃影，以及局灶性或弥漫性磨玻璃影，有时可见叶间隔增厚、支气管增厚、叶间裂增厚。其 X 线胸片和胸部 CT 表现与其他肺嗜酸性粒细胞增多症无明显区别。

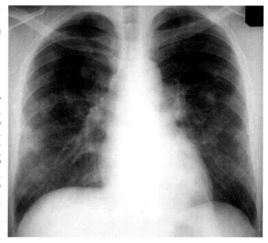

图 17-1-19　高嗜酸性粒细胞综合征
胸片示两肺多发性大小不等结节影

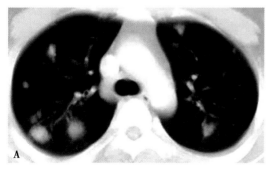
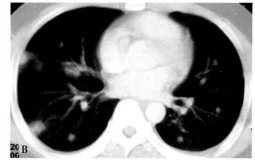

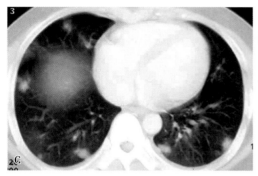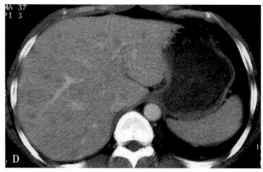

图 17-1-20 高嗜酸性粒细胞综合征

患者，女性，27 岁，胸部不适 2 天，胸部 HRCT 见多发性结节影（A、B、C），其周围伴或不伴磨玻璃影，病变主要位于肺的外周。肝 CT（D）检查见多发性低密度结节状影。外周血嗜酸性粒细胞分类 50%，BALF 细胞分类嗜酸性粒细胞 35%；肺和肝活检病理见嗜酸性粒细胞浸润，诊断为高嗜酸性粒细胞综合征

【诊断和鉴别诊断】

诊断标准包括持续 6 个月以上的周围血嗜酸性粒细胞增多或 6 个月内死亡；无明确寄生虫、过敏反应或其他因素引起嗜酸性粒细胞增多的基础疾病；具有由嗜酸性粒细胞浸润所致的多脏器损害临床表现。如缺乏多脏器受损的临床表现，则诊断困难。

鉴别诊断包括急性嗜酸性粒细胞性肺炎、慢性嗜酸性粒细胞性肺炎、寄生虫感染、结核和真菌感染、过敏性和自身免疫性疾病和其他淋巴增生性疾病。

【治疗和预后】

主要治疗药物包括泼尼松和烷化剂羟基脲。若无脏器浸润可不需治疗，但每隔 3 ~ 6 个月应密切随访。有进行性器官功能损害需用泼尼松 0.5 ~ 1mg/（kg·d），治疗数周，然后改为隔日给药，以能控制病情最小剂量维持，疗程 1 年；如果病情发展可加用烷基羟基脲 0.5 ~ 1.5g/d。伊马替尼对有骨髓增生性变异的 IHS 患者已成为一个重要的治疗选择。此外，也有报道应用抗癌药物、免疫抑制剂及干扰素-α（IFN-α）治疗有效的病例。

预后：在有效治疗前，约 81% 的 IHS 患者在诊断后 1 年内死亡，未经治疗者预后差，平均生存期是 9 个月，只有 10% ~ 12% 生存期达 3 ~ 4 年，多在确诊后的第 1 年死亡。死亡原因为顽固性慢性心衰、氮血症、肝衰竭、静脉血栓栓塞、腹部脏器穿孔和感染。经治疗者中位生存期可达 10 年以上。

第二节 已知原因的嗜酸性粒细胞性肺病

有特定原因的嗜酸性粒细胞性肺病，包括变应性支气管肺曲霉病、支气管中心性肉芽肿病、寄生虫感染、药物反应，以及嗜酸细胞性肉芽肿性多血管炎（见本书第二十二章）。

一、变应性支气管肺曲霉病

变应性支气管肺曲霉病，也称过敏性支气管肺曲霉病（allergic bronchopulmonary aspergillosis，ABPA），是一种慢性、反复发作的免疫介导性肺部疾病，是机体对寄生于支气管

内曲霉产生的变态反应性炎症。1952年由英国学者 Hinson 等首先在哮喘患者中发现并命名。该病常在慢性哮喘或囊性纤维化（cystic fibrosis，CF）患者的基础上发生。慢性持续性哮喘患者中的发病率为1%~2%，囊性纤维化患者中为2%~15%。ABPA 并非少见病，早期 ABPA 对类固醇激素治疗反应良好，而延误诊治可导致不可逆的肺纤维化、支气管扩张，肺功能明显减退。

【发病机制】

迄今为止，ABPA 的发病机制尚不完全清楚。曲霉是引起 ABPA 的主要致病菌，以烟曲霉（aspergillus fumigatus）为最多见，黄曲霉（aspergillus flavus）、黑曲霉（aspergillus niger）和构巢曲霉（aspergillus nidulans）等也可以引起 ABPA。曲霉孢子吸入后在气道长期定植，在此过程中释放抗原、蛋白水解酶和其他毒性物质，破坏并激活上皮细胞。一方面激活的上皮细胞释放一系列炎症前细胞因子和细胞趋化因子启动炎症反应。变应原诱导 Th2 型免疫反应，产生 IL-4、IL-5 及 IL-13。另一方面，真菌蛋白酶激活气道上皮细胞，释放 IL-8。IL-8 是一种强力的中性粒细胞趋化因子，促进基质金属蛋白酶-9 基因表达并释放基质金属蛋白酶-9，引起中性粒细胞浸润。曲霉通过上述两种炎性通路，导致气道混合性炎症反应，最终出现支气管痉挛，腺体分泌增多，气道内大量分泌物形成黏液栓，导致中央型支气管扩张，临床上表现为喘息、咳痰等症状。嗜酸性粒细胞分泌多种致纤维化因子及由特异性 IgG 介导的Ⅲ型变态反应引起了气道重构，最终致肺间质纤维化。

【病理改变】

ABPA 的病理改变早期主要表现为支气管壁大量单核细胞和嗜酸性粒细胞浸润（图17-2-1），但曲霉不发生组织侵袭。以后支气管腔内黏液及纤维蛋白分泌增多，曲菌菌丝（图17-2-2）在其内繁殖形成黏液栓，出现黏液嵌塞、中央型支气管扩张和嗜酸性粒细胞性肺炎，进一步发展为慢性细支气管炎和非干酪性支气管肉芽肿，晚期则出现广泛肺间质纤维化。

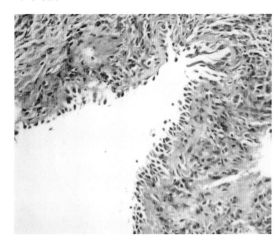

图17-2-1 ABPA
经支气管镜肺活检气管黏膜病理示支气管壁大量嗜酸性粒细胞浸润，中倍放大

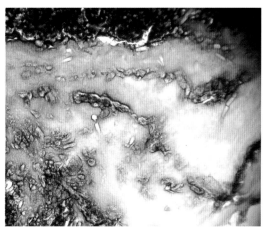

图17-2-2 ABPA，经支气管镜肺活检组织标本中六胺银染色见真菌菌丝

【临床表现】

ABPA 患者发病年龄较广，以儿童与青年人多发，患者常有哮喘或其他过敏性疾病史，糖皮质激素（简称激素）依赖的哮喘患者也易发生。临床上可表现为急性或慢性过程。本病临床最常见的症状为咳嗽、咳痰和喘息；急性发作时可有发热、头痛、全身不适、咳白色或黏液泡沫痰，痰可呈特征性的黏稠硬块状或支气管树型，呈金棕色或墨绿色胶冻样痰栓，痰栓咳出后症状可缓解，部分患者出现咯血。慢性期除有肺间质纤维化导致的呼吸困难、全身乏力和发绀等症状外，还可出现支气管扩张合并感染的症状。

体检时两肺可闻及哮鸣音，病程长的有肺气肿征象、杵状指（趾）和持续发绀等表现。

【实验室检查】

ABPA 患者痰液检查涂片可发现曲霉菌丝，培养曲霉生长。但是部分 ABPA 患者痰培养曲霉呈阴性。ABPA 患者外周血嗜酸性粒细胞增高至 8% 以上，但超过 30% 较少见，血清总 IgE 水平升高 >1mg/L。血清浓缩 5 倍后烟曲霉变应原沉淀抗体 90% 以上患者可呈阳性反应，不浓缩的血清 60% 患者呈阳性反应。血清特异性抗烟曲霉 IgE、IgG 抗体增高 2 倍、血清总 IgE 升高和特异性抗烟曲霉 IgG 升高可视为疾病活动的敏感指标。

急性期肺功能表现为可逆性阻塞性通气障碍，慢性期则表现为混合性通气障碍和弥散功能降低。

【胸部影像学】

ABPA 典型的胸部 X 线表现为：散在分布的浸润性阴影，常见于上、中肺野，有时呈对称分布，病变游走，数日消散，也可持续数周。黏液栓阻塞支气管时可形成条带影，外形"牙膏"样、"树枝"样或"手指套"样改变（图 17-2-3 和图 17-2-4），这与曲菌菌丝团堵塞气道形成远端黏液嵌塞有关。支气管壁增厚形成双轨征象，"V"字形、"Y"字形或葡萄状影，阻塞远端可继发感染，产生节段性肺不张和阻塞性肺炎，痰栓或管型咳出后形成囊状圆形阴影。

胸部 CT 表现主要包括黏液嵌塞和中央型支气管扩张（图 17-2-5 ~ 图 17-2-10），伴小叶中央性结节影（图 17-2-6 和图 17-2-7）或分枝状阴影，树芽征（图 17-2-9）。支气管扩张主要累及上叶的段或亚段支气管，为特征性的中央型支气管扩张（图 17-2-9 和图 17-2-10），常为近端支气管呈柱状或囊状扩张，管径增宽明显，扩张的支气管轮廓较普通支气管扩张及继发牵拉性支气管扩张更为柔和纤曲，远端支气管可正常。黏液嵌塞时表现为牙膏征、手套征（图 17-2-6）和平行线阴影（parallel line）等。特征性中央型支气管扩张对诊断 ABPA 有重要意义。大约 30% 患者 CT 上可显示高密度的黏液栓（CT 值达 90 ~ 100HU）或表现为钙化，可能与菌丝生长使黏液过于黏稠、钙盐和金属离子的沉积以及出血等有关。不伴中央型支气管扩张的 ABPA 通常被认为是疾病的早期或侵袭性较弱的一种形式。后期改变可有空腔形成、局限性肺气肿、上叶肺不张及肺间质纤维化等表现。其他少见表现有空洞、胸腔积液及纵隔淋巴结增大等。

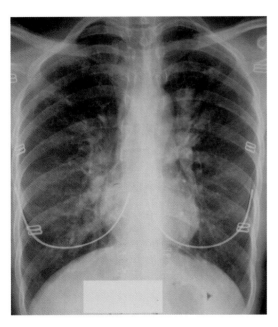

图 17-2-3　ABPA

X 线胸片示双侧肺门、左上肺类柱条带影状密度增高阴影（黏液嵌塞）

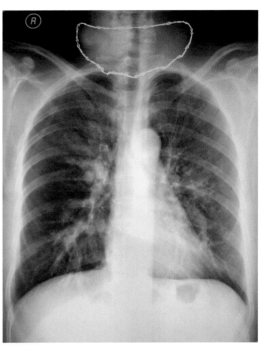

图 17-2-4　ABPA

X 线胸片示双侧肺门旁斑片状浸润影，右肺见分叉或直线状条带影（黏液嵌塞）

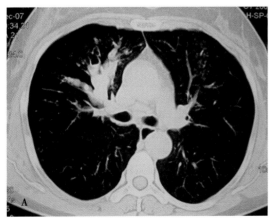

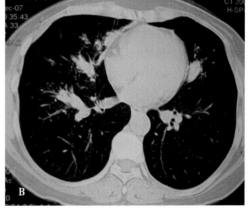

图 17-2-5　ABPA

A. 胸部 HRCT 示右上叶前段支气管扩张，黏液嵌塞，前部有分叉，如手指套样改变，周围见小叶中央性结节影；B. 胸部 HRCT 示右中叶、左舌叶、右下叶黏液嵌塞形成的柱状密度增高阴影，周围见小结节影

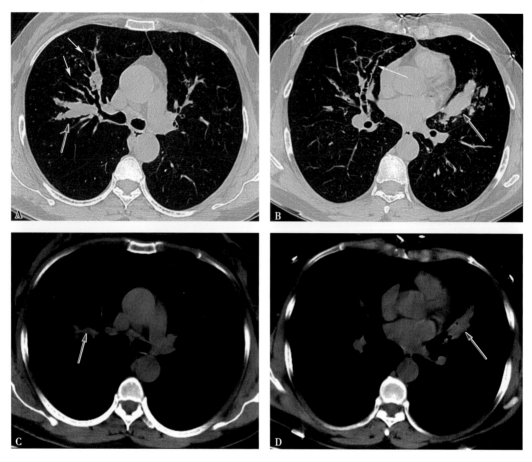

图 17-2-6　ABPA

A、B. 胸部 CT 肺窗示双肺黏液嵌塞（红箭），右上肺黏液嵌塞手套征（红箭），支气管扩张（白箭）；左上肺黏液嵌塞牙膏征（红箭）；C、D. 胸部 CT 纵隔窗示高密度的黏液栓（红箭）

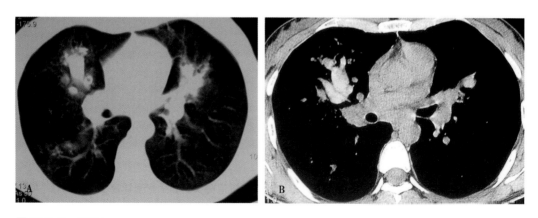

图 17-2-7　ABPA

A. 胸部 CT 肺窗示双肺黏液嵌塞形成手套征，右下肺小叶中央性结节及磨玻璃影；B. 胸部 CT 纵隔窗示高密度的黏液栓

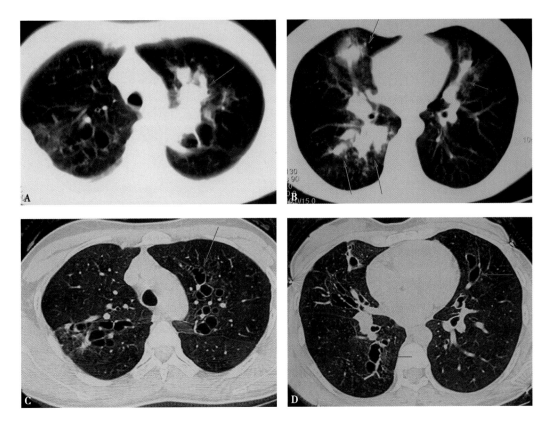

图 17-2-8 ABPA

A. 胸部 CT 示左上肺黏液嵌塞，双上肺中央型支气管扩张，周围磨玻璃影；B. 胸部 CT 示双下肺多个黏液嵌塞形成的柱状密度增高影（红箭），周围磨玻璃阴影及小结节影；C、D. 同一患者，泼尼松加伊曲康唑治疗 1 个月后复查 HRCT 示黏液栓排出，遗留中央型支气管扩张（红箭）

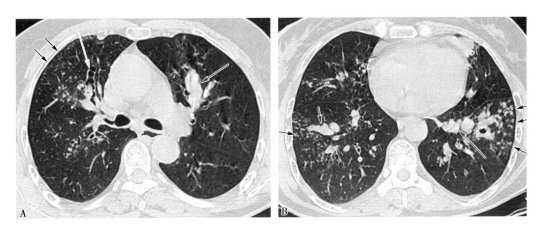

图 17-2-9 ABPA

A. 胸部 HRCT 示右上叶前段支气管扩张（黄箭），周围见胸膜下树芽征（黑箭）；左上叶黏液嵌塞（红箭）；B. 胸部 HRCT 示两下肺黏液嵌塞形成的柱状、结节状高密度阴影（红箭），周围见小叶中央性结节影（黑箭）及树芽征

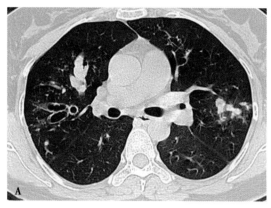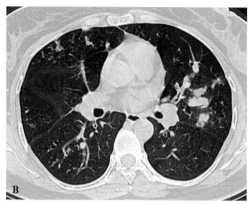

图 17-2-10 ABPA

胸部 CT 示上肺及下肺黏液嵌塞（A、B），右上肺见中央型支气管扩张（A）

【诊断和鉴别诊断】

诊断 ABPA 很少需要进行肺活检，而是主要通过病史、血清学和影像学检查诊断。在 Greenberger 和 Patterson 界定的 ABPA 诊断标准基础上，《2008 年美国感染学会在曲霉病诊治指南》中将 ABPA 的诊断定为 7 项主要标准：①支气管阻塞症状发作（哮喘）；②外周血嗜酸性粒细胞增多；③曲霉变应原速发性皮肤试验阳性；④血清曲霉变应原沉淀抗体阳性；⑤血清总 IgE 浓度增高；⑥肺部影像学检查存在或以前曾有肺部浸润影；⑦中央型支气管扩张。次要诊断标准包括：①痰涂片和（或）培养反复找到曲霉；②咳出棕色黏液栓的病史；③血清曲霉特异性 IgE 抗体增高；④曲霉变应原迟发性皮肤试验阳性。

烟曲霉皮试阳性是诊断 ABPA 的必要条件。若皮试阴性，则可以排除 ABPA。皮试包括皮肤点刺试验和皮内试验。先进行皮肤点刺试验，若阴性再进行皮内试验，仍然阴性者则可排除 ABPA。皮试阳性的患者则应进一步做血清学检查。

根据患者是否出现中央型支气管扩张可将 ABPA 分为 2 个亚型：即有中央型支气管扩张的 ABPA 和无中央型支气管扩张的 ABPA，后者又称为 ABPA-血清阳性型。

鉴别诊断包括其他原因引起的黏液嵌塞如支气管内病变、支气管闭锁、支气管扩张症与支气管哮喘。轻度中央型支气管扩张可以见于慢性炎症后的哮喘，并不一定表明存在 ABPA。然而，在一个哮喘患者，如果存在主要分布在上肺中央型的、中度到重度的支气管扩张，支气管壁增厚和小叶中央性结节，则强烈提示 ABPA 的存在。另外，须与结核、寄生虫感染、Churg-Strauss 综合征、真菌致敏的严重哮喘等鉴别。

【临床分期】

为了指导 ABPA 的治疗，有学者根据影像学和实验室检查结果将 ABPA 的临床病程分为 5 期，但每个病例的分期可能并不十分清晰。

第 I 期（急性期）：主要特点为哮喘发作症状，IgE 水平显著升高，嗜酸性粒细胞增多，肺部浸润影，血清烟曲霉特异性 IgE 和 IgG 阳性。个别病例可无哮喘。

第 II 期（缓解期）：哮喘症状靠支气管扩张剂及吸入激素可控制，至少在 6 个月内肺部未再出现浸润影，X 线胸片正常。血清 IgE 水平降低但未恢复正常，无嗜酸性粒细胞增多，血清烟曲霉 IgE 和 IgG 无明显升高或轻度升高。在此期烟曲霉变应原速发性皮肤试验和血清烟曲霉变应原沉淀抗体呈阳性。

第Ⅲ期（加重期）：只有以往确诊 ABPA 的患者通过检查才可能明确。多数患者表现为急性哮喘发作症状，部分患者复发是无症状的，仅出现血清总 IgE 升高 2 倍以上或肺部出现新的浸润影。

第Ⅳ期（激素依赖的哮喘期）：表现为激素依赖型哮喘，哮喘症状必须靠口服激素才能控制，激素减量时哮喘加重。血清 IgE 水平升高或正常，特异性 IgE、IgG 升高。通常 X 线胸片没有肺部浸润影，但少数患者表现多样，可伴有中央型支气管扩张。

第Ⅴ期（肺间质纤维化期）：临床表现为肺纤维化的症状，可有胸闷、气急、呼吸困难、发绀和呼吸衰竭，可见杵状指。X 线胸片可见蜂窝肺表现。患者血清学检查可存在或缺乏活动期的表现。此期的肺损害往往是不可逆的，预后较差。

【治疗和预后】

ABPA 治疗目标是控制急性发作时的症状，防止支气管及肺实质不可逆性损害。主要包括激素和抗真菌药物。

1. 激素　口服激素是 ABPA 的基本治疗药物。治疗目标是抑制炎症反应和机体对曲霉抗原发生的免疫反应。在急性期应用激素可以迅速缓解哮喘症状，降低血清 IgE 水平，清除肺部浸润阴影，防止病情加重。但单纯 IgE 升高而全身情况良好者可不必采用激素治疗。有肺浸润的Ⅰ期和Ⅲ期 ABPA 对激素治疗有效，常在 1~2 个月后肺浸润完全消失，呼吸道症状缓解。6 周后血清总 IgE 可下降至少 35%。但多数患者血清总 IgE 很难恢复到正常。

目前，激素治疗方案尚不统一，ABPA 的治疗取决于患者的病情，对于急性期（Ⅰ期）患者，泼尼松 $0.5mg/(kg \cdot d)$ 持续 4~6 周至肺浸润影吸收。当哮喘症状控制、血清总 IgE 降低，疾病进入缓解期，激素可改为隔日疗法，并逐渐减量，直至停用。缓解期（Ⅱ期）患者，病情可稳定数月至数年，但会有复发，表现为血清总 IgE 升高、临床症状加重、X 线出现肺浸润影及外周血嗜酸性粒细胞增加，此时需要短程激素重新治疗。对于Ⅳ期患者，需长期应用激素控制哮喘，通常应用低剂量激素的隔日疗法。对于第Ⅴ期患者，不要使用大剂量激素，治疗原则以控制感染与对症治疗为主。

Greenberger 等提出的方案为：开始应用泼尼松 $0.5mg/kg$，每日 1 次，共 2 周；继以 $0.5mg/kg$，隔日 1 次，共 6~8 周，然后根据病情试行减量，一般为每 2 周减 5~10mg，直至停药。如患者持续 6 个月不出现 ABPA 发作症状，说明患者已进入缓解期（Ⅱ期）。而患者因哮喘需持续应用口服激素治疗则表明患者已处于激素依赖期（Ⅳ期）。

2. 抗真菌药物　气道内曲霉的持续存在与 ABPA 的发生、发展密切相关，使用抗曲霉的药物治疗可以清除或者减少支气管内定植的曲霉，减轻气道炎症，缓解哮喘症状，并能减少激素的用量。文献报道较多的是应用伊曲康唑辅助治疗 ABPA，取得了较好的疗效，尤其适用于激素依赖的 ABPA 患者。通常伊曲康唑的疗程为 16 周。

吸入激素已广泛应用于哮喘的治疗，是否也可用于 ABPA 的治疗目前尚无定论。有学者尝试使用吸入中到大剂量糖皮质激素治疗 ABPA，获得了与口服激素一样的疗效。但尚需大规模临床研究证实。

经过积极的治疗后，若病情好转应继续长期随访。应定期检查 X 线胸片和测定血清总 IgE，若血清总 IgE 水平升高 2~3 倍常为疾病复发的前兆，应立刻进行 X 线胸片或 CT 检查。若发现肺浸润影则应给予激素治疗。ABPA 在长期缓解后仍有可能再度复发。

ABPA 具有潜在致死性，早期应用糖皮质激素和适当的抗真菌药物治疗可保护气管和肺组织的正常结构，避免不可逆损伤。通过适当的治疗，可长期控制 ABPA。如果患者能用低剂量糖皮质激素维持，则可避免发展到第Ⅴ期肺纤维化阶段。大部分第Ⅴ期患者可有几年稳定的时间。如果患者 FEV_1 持续性低于 0.8L，则预后差。

》二、寄生虫感染

许多寄生虫感染可引起血或肺的嗜酸性粒细胞浸润。由于各种寄生虫的流行情况因不同地理区域而不同，熟悉某个地理区域的常见寄生虫对得到一个正确的诊断至关重要。粪类圆线虫和吴策线虫感染见于热带和亚热带地区。肺吸虫主要流行地区是东亚、东南亚、拉丁美洲和非洲。华支睾吸虫病流行于亚洲，包括韩国、中国大陆、中国台湾省和越南。钩虫和血吸虫感染常见于非洲、南美洲和亚洲。恶丝虫病已报道主要分布在气候温和的美国东海岸和南部。阿米巴和弓蛔虫感染是全球分布。

粪类圆线虫感染可引起外周血嗜酸性粒细胞增多，皮疹及短暂的肺部浸润。该种病原体存在于被家畜粪便污染的土壤中，绝大多数是通过人脚的皮肤进入人体，形成了"匐行疹"，在与皮肤接触的损伤部位形成一隆起、红斑样、匐行形、似隧道的、斑片状的损害，也可以是在进食含大量幼虫的食物之后被感染。大约 50% 有匐行疹的患者可出现类 Löffler 综合征。在有细胞免疫缺陷如淋巴瘤、艾滋病、长期糖皮质激素应用的患者，可出现粪类圆线虫超感染综合征，引起弥漫性肺部浸润，革兰阴性杆菌败血症，呼吸衰竭和高死亡率。在许多发展中国家，蛔虫是引起外周血嗜酸性粒细胞增多及肺部浸润最常见的原因，是引起 Löffler 综合征的重要原因。

寄生虫感染引起肺嗜酸性粒细胞浸润的机制与直接入侵（如蛔虫、血吸虫、并殖吸虫及十二指肠钩虫等）和过敏反应（阿米巴、犬弓首蛔虫及华支睾吸虫等）有关。在华支睾吸虫感染的病例，因免疫刺激可以引起肺部单个或多发的游走性结节影。

热带肺嗜酸性粒细胞增多症（tropical pulmonary eosinophilia，TPE）多由班氏吴策线虫及马来丝虫引起，是以发热、不适、食欲缺乏、体重减轻、阵发性干咳和哮喘或气喘，周围血嗜酸性粒细胞显著升高，几周后自行缓解为特点的综合征。外周血嗜酸性粒细胞计数一般超过 $3.0 \times 10^9/L$。BALF 嗜酸性粒细胞增多，平均达 50%。血清补体结合试验强阳性。最早的组织学发现是肺泡、间质、支气管周围和血管周围间隔组织细胞炎症，随后肺泡及间质内有大量的嗜酸性粒细胞浸润，经常形成嗜酸性脓肿。某些长期没有治疗的慢性患者可形成结节和肺间质纤维化。胸部 X 线表现为双下肺弥漫性细小的点状和细网状阴影，经治疗可消散，慢性者多形成纤维化，亦见肺门淋巴结肿大、胸腔积液或空洞形成。

血吸虫病是一种蠕虫感染，流行于热带和亚热带地区。这种感染可分为 3 类：过敏性皮炎、急性血吸虫病和慢性血吸虫病。慢性和复发性感染常发生在生活在流行地区或在流行地区旅游的人。在肺部，围绕着血吸虫卵形成的肉芽肿和纤维化停留在肺血管可导致闭塞性小动脉炎和肺动脉高压。急性血吸虫病与最初的暴露有关。急性肺血吸虫病常见的 CT 表现是 2～15mm 大小的结节影和稍大结节影伴周围磨玻璃影（图 17-2-11）。

肺吸虫病（pleuropulmonary paragonimiasis，PP）又称肺并殖吸虫病，是一种由卫氏肺吸虫引起的寄生虫病，是肺吸虫虫体（童虫及成虫）在人体内穿行或寄居而引起的疾病，常因生食或食入未煮熟含有肺吸虫囊蚴的溪蟹、蝲蛄或其他第二宿主而感染。在感染数小

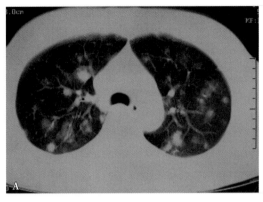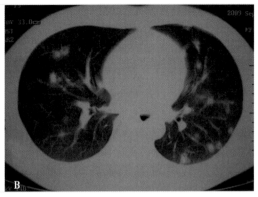

图 17-2-11　肺血吸虫病

胸部 CT 示双肺多发性结节影，周围磨玻璃影

时内肺吸虫就会进入十二指肠；数日至数周后将进入腹腔和胸腔；然后童虫通过脏层胸膜进入肺脏，并形成成虫。

肺吸虫病的致病作用，主要由童虫及成虫在组织内游走或定居对局部组织造成机械性损伤及虫体代谢产物等抗原物质导致的免疫病理反应引起。

在肺吸虫的移行过程中会出现一些非特异症状，如腹泻、腹痛、胸痛、发热甚至寒战。一旦成虫形成，主要症状是咳嗽、咳痰和咯血，痰呈铁锈色、棕褐色或烂桃肉状为其典型表现。病情严重时会出现气胸、胸腔积液和呼吸衰竭。

肺吸虫病的影像学表现与疾病的发展阶段有较好的相关性。早期的表现由幼虫的移行所致，包括气胸或液气胸，局灶性实变和线性阴影。后期表现由虫体的包囊引起，以结节影、团块影为主（图 17-2-12），合并单囊或成簇窟穴状的多房囊性灶。边缘清楚，周边可有线条影结构，这是比较具有特征性的改变。典型的 CT 表现为边缘不清的胸膜下或靠近裂的结节影，往往包含一个低透明度坏死区，局部胸膜增厚和胸膜下线性阴影，形成坏死性周边性肺结节。在一个肺吸虫病 CT 和病理结果的相关性研究中发现，胸膜下结节是一种坏死性肉芽肿，包含多个虫卵和肉芽组织的机化性肺炎。邻近的胸膜增厚由

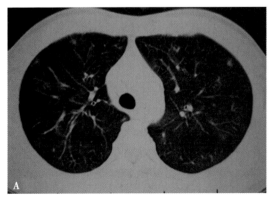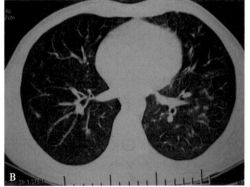

图 17-2-12　肺吸虫病

A. 胸部 CT 示双上肺散在小斑片状，小结节状影；B. 胸部 CT 示双下肺散在小斑片状，小结节状及云絮状阴影

纤维化增厚伴某些区域的淋巴细胞浸润组成。其他常见的 CT 表现，包括邻近支气管扩张、区域性磨玻璃影及胸腔积液或气胸。肺吸虫病在 PET-CT 可类似肺癌显示高代谢信号。

确诊肺吸虫病主要是通过在患者的痰、胸膜或 BALF 中发现肺吸虫卵，皮内和血清学试验也可帮助诊断，肺吸虫血清循环抗体测定的阳性率达 98% 以上，活组织检查可见嗜酸性粒细胞肉芽肿，外周血和胸腔积液中嗜酸性粒细胞增高则有较强的提示意义。

在 X 线鉴别诊断包括细菌性感染的脓肿形成、血管炎、肺结核和隐球菌感染。结合病史和典型的 CT 表现可提示肺吸虫病的诊断。

三、药物诱导的嗜酸性粒细胞性肺炎

有相当多的药物和有毒物质是引起嗜酸性粒细胞肺浸润的重要原因。截至 2004 年 11 月，有近 115 种药物被报道可引起嗜酸性粒细胞性肺炎，抗生素和非甾体抗炎药是最常见的药物。有毒物质包括香烟烟雾和违禁药物等。历史上药物诱导的嗜酸性粒细胞性肺病有两次重要的暴发。第一次暴发是 1981 年发生在西班牙的与口服污染了苯胺衍生物的菜籽油有关的毒油综合征，超过 20 000 人受到影响。第二次暴发是 1989 年发生在新墨西哥州的与摄入 L-色氨酸有关的嗜酸性粒细胞浸润-肌痛综合征。最近报道 1 例毒素诱导的嗜酸性粒细胞性肺炎，为 1 名在世界贸易中心废墟中工作的消防人员出现了急性嗜酸性粒细胞性肺炎，在其支气管肺泡灌洗液中发现了石棉纤维、飞灰和退化的玻璃纤维。皮肤的药物不良反应，如中毒性表皮坏死松解症和 DRESS 综合征（drug rash with eosinophilia and systemic symptoms）可危及生命。皮肤药物不良反应波及肺是非常罕见的。

一般来说，药物诱导的嗜酸性粒细胞性肺炎是在接触一种药物或有毒物质后出现肺部浸润和外周血嗜酸性粒细胞升高，呼吸道的症状从轻度的伴有呼吸困难、咳嗽和发热的类 Löffler 样综合征到严重的暴发性的 AEP 样综合征都可见到。2/3 的患者可闻及湿啰音。一些药物或有毒物质临床上可导致急性嗜酸性粒细胞性肺炎，出现急性发热、弥漫性肺泡浸润、严重的低氧血症和 BALF 嗜酸性粒细胞升高，除了停用可疑药物，往往还需要使用糖皮质激素，症状改善迅速。某些药物如丹曲林和白三烯受体拮抗剂与嗜酸性粒细胞性胸腔积液和嗜酸性粒细胞性血管炎有关。药物诱导的嗜酸性粒细胞性肺炎一旦脱离药物接触，症状和肺部浸润很快可以缓解。

药物诱导的嗜酸性粒细胞性肺炎的病理组织学表现是非特异性的，往往和其他类型的嗜酸性粒细胞肺浸润无法区别，表现为嗜酸性粒细胞和巨噬细胞在肺泡腔聚集，还通常伴随着嗜酸性粒细胞、淋巴细胞和浆细胞在肺泡间隔和邻近间质的浸润。

胸部 X 线表现通常是多变的和非特异性的，包括实变影、肺门淋巴结肿大、胸腔积液、细网状阴影。胸部 CT 可以更清楚地显示病变的形态和范围，包括磨玻璃影、实变影、结节影和不规则线影。实变影和磨玻璃影常常以周边和上叶分布为主。其他表现包括小叶中央性结节、小叶间隔增厚和网状影。

药物或毒素诱导的嗜酸性粒细胞性肺炎与特发性急性或慢性嗜酸性粒细胞性肺炎在临床、影像学和病理学方面常常很难区别，诊断主要是根据病史和外周血或 BALF 嗜酸性粒细胞增多。以下几点可以帮助诊断：①存在单纯性、急性或慢性嗜酸性粒细胞性肺炎的临床表现；②有接触药物或毒素的病史；③排除其他原因的嗜酸性粒细胞性肺炎（如寄生虫、真菌感染）；④停用可疑药物后临床症状缓解；⑤重新接触可疑药物或毒素后症状复发。

药物或毒素诱导的嗜酸性粒细胞性肺炎大多数预后良好，脱离药物接触，症状和肺部病变，嗜酸性粒细胞在 1 个月内可缓解；对于严重或症状持续的病例，短期应用糖皮质激素可加速其康复。

>> 四、支气管中心性肉芽肿病

支气管中心性肉芽肿病（bronchocentric granulomatosis，BG）临床少见，首先由 Liebow 在 1973 年报道，特点是支气管和细支气管的坏死性肉芽肿性炎症，伴周围肺实质的慢性炎症改变。本病多局限于肺部，很少有肺外累及。其临床、影像学或免疫学均无特异性，确诊需依据病理诊断。

BG 的病因未明，可能与病毒、细菌、衣原体、侵袭性真菌感染及免疫复合物沉积有关。Katzenstein 等将 BG 分为伴哮喘与不伴哮喘两型。

（1）伴发哮喘型：发病年龄通常较轻（9～50 岁），多有胸部症状（如咳嗽、咯血、哮鸣、呼吸困难和胸痛）。外周血嗜酸性粒细胞增多，痰培养有曲霉菌生长，曲霉菌属皮试呈立即强阳性反应，血清学检查可测出烟曲霉菌或白色念珠菌的血清沉淀素，IgE 明显升高，提示该型患者的病变可能是由于吸入真菌引起的高敏反应。

（2）不伴哮喘者：发病年龄较大（32～76 岁），症状无特异性（如无力、疲倦及发热）。外周血中性粒细胞中度升高，嗜酸性粒细胞不增多，支气管黏液、痰检查中亦见真菌。两组红细胞沉降率均升高。

BG 的病理表现：在光镜下，可见所有的肉芽肿均累及小支气管和细支气管。与其临床分型相一致，Koss 等 1981 年提出两组在组织学上的区别：①并发哮喘型（约占 1/3）：病灶内有大量嗜酸性粒细胞，小支气管内可见黏液栓，活检有真菌菌丝，嗜酸性粒细胞肺炎累及远端肺泡，坏死灶内见有夏科-雷登晶体，这些患者有 ABPA 的病理成分；②临床上无哮喘型患者（约占 2/3），病灶区肉芽肿的坏死区内中性粒细胞占绝大多数，嗜酸性粒细胞极少，肺间质中有时亦可见到散在的肉芽肿。另外，支气管壁的软骨可有软骨炎和软骨破坏。在许多情况下，支气管癌、肺棘球囊肿、类风湿关节炎、ABPA 等都可见到像 BG 一样的组织学改变。因此，BG 可能是在支气管腔内对某种刺激包括真菌或不明微生物的反应。

BG 的 X 线表现也是非特异性的，有两种主要模式：结节或团块样病灶（60%）和肺炎实变（27%）。病变通常是单侧（73%），而且多在上叶（60%）。胸部 CT 表现为局灶性团块或肺叶实变合并肺不张，大多数为孤立性病灶。胸膜受累时有发生，但空洞和肺门淋巴结肿大较为罕见。

当肉芽肿位于细支气管，患者有哮喘和特异体质，支气管内有黏液栓，周围血及组织有嗜酸性粒细胞增多，对曲菌抗原具有高度敏感性，将有助于 BG 的诊断。若临床疑有 BG 存在，应行纤维支气管镜检查及病变处活检做病理检查，这是目前诊断该病最可靠的方法。治疗可应用糖皮质激素，如泼尼松 20～40mg/d，患者的症状多能缓解，肺部 X 线阴影亦可逐渐吸收。若症状改善不明显，可加用硫唑嘌呤等免疫抑制剂。一般预后良好。

（曹　敏）

参 考 文 献

1. Jeong YJ, Kim KI, Seo IJ, et al. Eosinophilic lung diseases: A clinical, radiologic, and pathologic over-

view. Radiographics, 2007, 27: 617-639.

2. Janz DR, O'Neal HR Jr, Ely EW. Acute eosinophilic pneumonia: A case report and review of the literature. Crit Care Med, 2009, 37: 1470-1474.

3. Katz U, Shoenfeld Y. Pulmonary eosinophilia. Clin Rev Allergy Immunol, 2008, 34: 367-371.

4. Wechsler ME. Pulmonary eosinophilic syndromes. Immunol Allergy Clin North Am, 2007, 27: 477-492.

5. Alam M, Burki NK. Chronic eosinophilic pneumonia: a review. South Med J, 2007, 100: 49-53.

6. Solomon J, Schwarz M. Drug-, toxin-, and radiation therapy-induced eosinophilic pneumonia. Semin Respir Crit Care Med, 2006, 27: 192-197.

7. Allen J. Acute eosinophilic pneumonia. Semin Respir Crit Care Med, 2006, 27: 142-147.

8. Marchand E, Cordier JF. Idiopathic chronic eosinophilic pneumonia. Semin Respir Crit Care Med, 2006, 27: 134-141.

9. Kuzucu A. Parasitic diseases of the respiratory tract. Curr Opin Pulm Med, 2006, 12: 212-221.

10. Al-Alawi A, Ryan CF, Flint JD, et al. Aspergillus-related lung disease. Can Respir J, 2005, 12: 377-387.

11. Johkoh T, Muller NL, Akira M, et al. Eosinophilic Lung Diseases: Diagnostic Accuracy of Thin-Section CT in 111 Patients. Radiology, 2000, 216: 773-780.

12. Cheon JE, Lee KS, Jung GS, et al. Acute eosinophilic pneumonia: Radiographic and CT Findings in Six Patients. Am J Roentgenol, 1996, 167: 1195-1199.

13. Allen JN, Davis WB. Eosinophilic lung diseases. Am J Respir Crit Care Med, 1994, 150: 1423-1438.

14. Bain GA, Flower CD. Pulmonary eosinophilia. Eur J Radiol, 1996, 23: 3-8.

15. Philit F, Etienne-Mastroianni B, Parrot A, et al. Idiopathic acute eosinophilic pneumonia: a study of 22 patients. Am JRespir Crit Care Med, 2002, 166: 1235-1239.

16. Tazelaar HD, Linz LJ, Colby TV, et al. Acute eosinophilic pneumonia: histopathologic findings in nine patients. Am J Respir Crit Care Med, 1997, 155: 296-302.

17. King MA, Pope-Harman AL, Allen JN, et al. Acute eosinophilic pneumonia: radiologic and clinical features. Radiology, 1997, 203: 715-719.

18. Samman YS, Wali SO, Abdelaal MA, et al. Chronic eosinophilic pneumonia presenting with recurrent massive bilateral pleural effusion. Chest, 2001, 119: 968-970.

19. Choi YH, Im JG, Han BK, et al. Thoracic manifestation of Churg-Strauss syndrome: radiologic and clinical findings. Chest, 2000, 117: 117-124.

20. Winn RE, Kollef MH, Meyer JI. Pulmonary involvement in the hypereosinophilic syndrome. Chest, 1994, 105: 656-660.

21. Franquet T, Muller NL, Gimenez A, et al. Spectrum of pulmonary aspergillosis: histologic, clinical, and radiologic findings. RadioGraphics, 2001, 21: 825-837.

22. Im JG, Kong Y, Shin YM, et al. Pulmonary paragonimiasis: clinical and experimental studies. Radio Graphics, 1993, 13: 575-586.

23. Souza CA, Muller NL, Johkoh T, et al. Drug-induced eosinophilic pneumonia: high-resolution CT findings in 14 patients. Am J Roentgenol, 2006, 186: 368-373.

24. 陈广源, 陈汉威, 邓宇, 等. 变应性支气管肺曲霉菌病的 HRCT 表现. 中国 CT 和 MRI 杂志, 2009, 7: 32-34.

25. 徐凌, 蔡柏蔷, 徐凯峰, 等. 变态反应性支气管肺曲菌病 23 例分析. 中华内科杂志, 2007, 46: 208-212.

26. 李惠萍, 何国钧, 褚海青, 等. 肺吸虫病 17 例的诊断和治疗. 中国抗感染化疗杂志, 2001, 1: 32-33.

27. Ashok S, Chandramani P. Allergic aspergillosis of the respiratory tract. Eur Respir Rev, 2014, 23: 8-29.

第十八章

肺泡蛋白沉着症

肺泡蛋白沉着症（pulmonary alveolar proteinosis，PAP）是以肺泡及终末呼吸性细支气管内富含类似于肺泡表面活性物质的脂蛋白样物质沉积为特点的肺部少见疾病。虽然其病变主要位于肺泡腔内，文献及书籍习惯将其归在间质性肺疾病之中。1958 年由 Rosen 等首先报道 PAP，然而公认的第 1 例病例由麻省总医院的 Benjamin Castleman 在 1953 年 7 月发现。国内 1964 年侯杰医师首次对本病进行了综述介绍，1976 年北京协和医院报道了国内首例 PAP 病例。

【流行病学】

PAP 是一种罕见疾病，国外统计患病率约为 3.7/100 万，每年发病率为 0.36/100 万。诊断时中位年龄 39 岁，以 30～50 岁多见，约占病例的 80%，大多为男性，男女比例为 2:1～4:1，72% 患者有吸烟史。

【病因和发病机制】

虽然本病的病因及发病机制尚未完全阐明，但近 20 年来对 PAP 的病因及发病机制的认识取得了长足进步。根据有无关联疾病及其相关发病机制，PAP 分为获得性 PAP、先天性 PAP 和继发性 PAP。

1. 获得性 PAP 以往称特发性 PAP，文献报道 90% 以上 PAP 病例为获得性 PAP。大多数获得性 PAP 患者体内存在抗粒细胞-巨噬细胞集落刺激因子（granulocyte- macrophage colony- stimulating factor，GM-CSF）自身抗体，使得 GM-CSF 活性下降，导致肺泡巨噬细胞成熟障碍，对表面活性物质的清除能力下降，使得正常的表面活性物质在肺泡内积聚过多，发生肺泡蛋白沉着症。目前认为获得性 PAP 是一种自身免疫机制参与发病的疾病，越来越多的文献和书籍使用自身免疫性 PAP 取代获得性 PAP。

2. 先天性 PAP 约占 2%，为常染色体隐性遗传疾病，主要与表面活性物质 B、C 或 GM-CSF 受体 βc 链的基因突变有关，或由 *SLC7A7* 基因突变导致的赖氨酸尿性蛋白耐受不良引起。

3. 继发性 PAP 占 5%～10%，有相关疾病或可能致病因子，如职业相关粉尘的吸入，包括二氧化硅、水泥粉尘、铝粉尘、二氧化钛、二氧化氮及玻璃纤维等。血液系统的恶性肿瘤疾病、细胞毒性药物、免疫抑制治疗及免疫功能损害等，均可引起类似的表面活性物质在肺泡内积聚。

【病理改变】

大体标本，肺的体积多数正常，但重量增加 3～4 倍。切面见斑片状黄色实变区，可

265

有油状物质从切面流出。

1. **组织学特点**　显微镜下病变与正常肺组织界限清楚，肺泡结构保持完好，小叶间隔可有水肿，伴淋巴细胞浸润。主要组织学特征为肺泡腔及细支气管腔内充满大量颗粒状、块状嗜伊红蛋白样物质（图 18-1），并有针状裂隙（图 18-2）；多种特殊染色方法对显示肺泡腔内物质的性质有帮助，用淀粉酶将糖蛋白消化后（图 18-3），PAS 阳性（PAS-D）可说明肺泡腔内或 BALF 中的蛋白性物质为脂蛋白。经淀粉酶消化后，黏卡染色阴性，奥新蓝（AB）染色阴性，进一步说明蛋白性物质是脂蛋白，才可以诊断 PAP。Masson 染色法可显示肺泡腔内蛋白样物质呈块状，肺泡壁纤维组织中胆固醇结晶堆积，肺泡腔内胆固醇结晶形成块状，或胆固醇结晶呈现裂隙状结构。

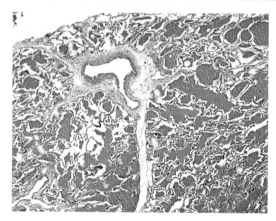 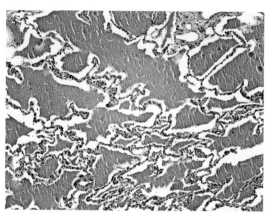

图 18-1　肺泡蛋白沉着症
肺泡腔见颗粒状、块状嗜伊红蛋白样物质沉积，小叶间隔水肿，HE，低倍放大

图 18-2　肺泡蛋白沉着症
肺泡腔内嗜伊红蛋白样物质见针状裂隙，胆固醇结晶，肺泡壁基本正常，HE，高倍放大

肺泡壁多正常，也可因纤维组织增生及淋巴细胞浸润而增厚。蛋白性物质中夹杂有多少不等的退变的肺泡上皮细胞及脱落的肺泡上皮细胞。或有 II 型肺泡上皮细胞增生；肺泡间隔毛细血管充血，间质炎症不明显；在病变周围肺组织可出现代偿性肺气肿。

2. **支气管肺泡灌洗液**　灌洗液（BALF）呈乳白色（图 18-4），不透光豆渣样，或呈米汤样外观，静置数分钟后有乳白色泥浆样物质沉着。BALF 沉渣经石蜡包埋切片后，显微镜下观察，也能见到片状嗜伊红性细颗粒状蛋白性物质及针状裂隙，这种蛋白性物质PAS-D 阳性，黏卡阴性，AB 弱阳性或阴性。BALF 涂片，PAS 染色可见大量无定形 PAS 染色阳性蛋白物质（图 18-5）；还可见细胞质内粉红色颗粒状蛋白样物质，PAS 染色阳性的吞噬细胞和泡沫样吞噬细胞（图 18-6）。

3. **电子显微镜**　透射电镜可见肺泡腔内和 BALF 中有大量板层样小体，扫描电镜显示上述板层小体呈类圆形小球体状。在电子显微镜下，肺泡腔内可见大量的细胞碎屑和同心圆排列的层状结构（板层小体）。这种板层小体可以是隔开的层状结构，也可以是有或没有致密的嗜锇核心性不规则螺纹状结构，为磷脂，与正常肺泡 II 型上皮细胞的内容物相同。肺泡内另可见少量增大、内含大量磷脂蛋白的巨噬细胞。

【临床表现】

部分患者早期可无症状，仅表现为胸片上明显异常。部分患者的症状轻微，随病情发

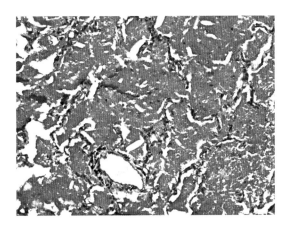

图18-3　肺泡蛋白沉着症
病理示肺泡腔内蛋白样物质 PAS-D 染色阳性，高
倍放大

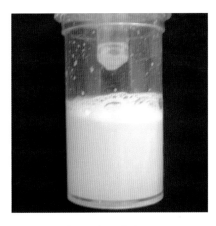

图18-4　肺泡蛋白沉着症
支气管肺泡灌洗液呈乳白色

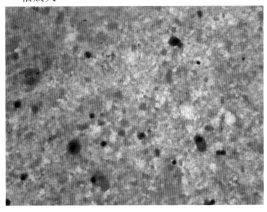

图18-5　肺泡蛋白沉着症
BALF 涂片 HE 染色见大量无定形蛋白样物质，泡
沫样吞噬细胞，高倍放大

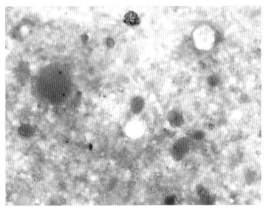

图18-6　肺泡蛋白沉着症
BALF 涂片见无定形蛋白样物质 PAS-D 阳性，见吞
噬细胞和泡沫样吞噬细胞，高倍放大

展，可逐渐出现咳嗽、咳少量黏痰，活动后胸闷、气促，以至于后期休息时亦出现呼吸困
难，甚至呼吸衰竭。其他少见的症状有低热、疲劳等。伴肺部感染时，可出现明显的
发热。

体格检查：双肺无干、湿性啰音，伴感染时可闻及湿啰音。杵状指（趾）很少见。因
此，临床症状与影像学改变不平行是 PAP 临床特点之一。

【实验室检查】

PAP 患者血常规多数正常，伴发感染时血白细胞可升高。其他检查中最常见的是乳酸脱
氢酶（LDH）升高，62.5%～77.8% 患者的 LDH 可升高，多为轻度，但缺乏特异性。血清
LDH 同工酶谱正常。血清 IgG、IgM、IgE 及某些肿瘤标志物如 CEA、CA125 等可轻度升高。

绝大多数获得性 PAP 患者血清中存在特异性抗 GM-CSF 自身抗体，该指标在获得性
PAP 患者中有很高的敏感性（100%）和特异性（98%），其检测可作为获得性 PAP 较好
的血清学诊断指标。近期文献报道，在少数健康人、自身免疫性疾病和接受 GM-CSF 治疗
无免疫缺陷的患者血清中也可存在低滴度（1:100）的抗 GM-CSF 抗体。

肺功能检查可评价疾病的严重程度、有无进展和对治疗的反应。最常见的生理异常为轻度限制性通气障碍（肺活量、功能残气量减少）和一氧化碳弥散能力的下降。阻塞性通气障碍可出现在吸烟的 PAP 患者。病情严重者会出现动脉血氧分压和血氧饱和度的下降。

【胸部影像学】

PAP 的胸片与胸部高分辨 CT（HRCT）上的表现呈多样化，其影像改变取决于肺泡蛋白沉积的分布及程度。其主要影像表现形态可有地图样分布、肺水肿样、铺路石样、间质纤维化样、肺实变样改变等。

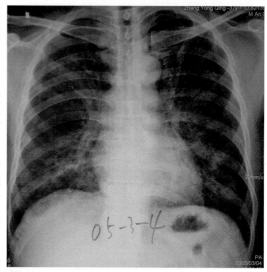

图 18-7　肺泡蛋白沉着症
X 线胸片示双中下肺及心缘旁见斑片状磨玻璃影

（一）X 线胸片

胸片早期表现为斑片样阴影，范围较小，酷似肺炎，肺体积正常；随着病变的发展，斑片状阴影逐渐融合，范围逐渐增大，以两中、下肺野为主，呈肺水肿样改变，晚期出现类似肺纤维化的影像改变，肺体积缩小。

1. 磨玻璃影　在病变早期，双中下肺淡薄较均匀的"云雾"状影，也可在上肺野出现（图 18-7），也可表现两侧肺门向外放散的弥漫细小的羽毛状或网结节状阴影，似间质性肺水肿表现。

2. 肺炎样阴影　较广泛分布的不规则斑片状或大片状致密阴影，以两下肺为著，边缘模糊，类似肺部炎症（图 18-8 和图 18-9）。

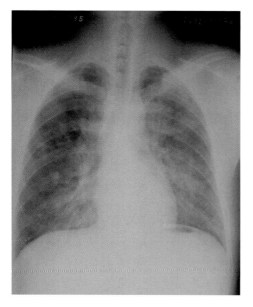

图 18-8　肺泡蛋白沉着症
X 线胸片示双肺心缘旁见磨玻璃影

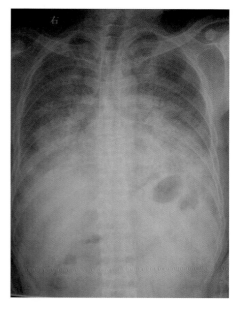

图 18-9　肺泡蛋白沉着症
X 线胸片示两中下肺实变影及磨玻璃影，以肺门为中心，对称性分布

3. 肺水肿样阴影　以肺门为中心向外放射的对称或不对称大片状致密影，典型呈"蝶翼"状，类似肺泡性肺水肿（图18-10）。有时可见空气支气管征。

4. 结节状影　两肺广泛分布的结节状阴影，其密度不均匀，大小不等，直径为1~6mm，边缘模糊，部分结节状病变融合成片状，并有小透光区。

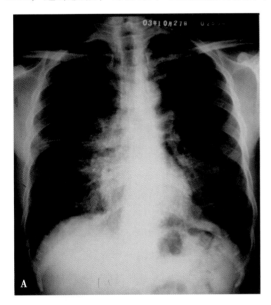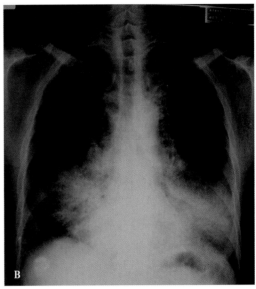

图18-10　肺泡蛋白沉着症

A. X线胸片示两肺门边缘见磨玻璃影，右肺门明显；B. 6个月后，X线胸片示两肺病变进展以肺门为中心，两下肺基本对称性大片实变影，类似肺水肿

（二）胸部 CT 和 HRCT

与 X 线表现相比，PAP 的胸部 CT，特别是 HRCT 显示的某些特定征象和分布，对提示 PAP 的诊断有重要的价值；如地图样分布、铺路石征（图18-11至图18-13），对 PAP 的诊断颇有帮助。PAP 的胸部 CT 和 HRCT 主要表现如下。

1. 磨玻璃影　斑点或斑片状阴影，两肺见较淡的云雾状斑点或斑片状阴影，边缘大多较清楚（图18-13），部分边缘有成角现象，也有的边缘呈弧形，病变在周围正常的肺组织衬托之下，如地图样分布。

2. 铺路石征　两肺弥漫性分布的斑片状或大片状磨玻璃影与小叶间隔增厚交织成铺路石样改变（crazy paving），称为铺路石征（图18-11至图18-13）。该征象采用 HRCT 可显示相当清楚，而常规 CT 则要逊色得多（图18-14）；有时实变影密度掩盖小叶间隔增厚，不能识别，则在实变影周围有磨玻璃阴影处可能发现铺路石征（图18-15）。

3. 实变影　在常规 CT 扫描，形状多样，斑片状，类圆形或大叶性肺炎样等实变影（图18-15）；部分实变区内可见空气支气管征，支气管其边缘清晰、锐利。部分肺泡实变融合成密度较高的斑片状影，也可能部分肺泡实变与含气肺泡混杂并存，在实变区内可见"蜂窝"样透光区。

多数 PAP 患者的病变以肺门为中心向外分布（图18-11），而肋膈角，基底部胸膜下，肺尖病变比较少，通常无胸腔积液，纵隔、肺门均无肿大淋巴结，心脏大小在正常范围。

部分 PAP 患者胸部 CT 表现和分布不符合以上特点。如少数获得性 PAP 患者的病变分布以胸膜下及肺外周分布（图 18-16），而非肺门为中心向外分布；或 PAP 患者胸部 HRCT 病灶相对较少，病变形态呈现非典型表现（图 18-17）。

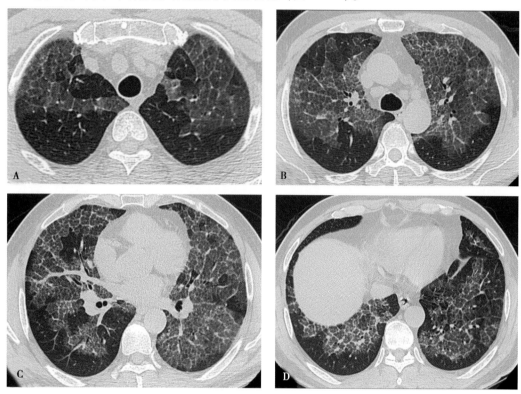

图 18-11 肺泡蛋白沉着症典型 HRCT 表现
胸部 HRCT 示两肺磨玻璃影及小叶间隔增厚，呈铺路石征，地图样分布

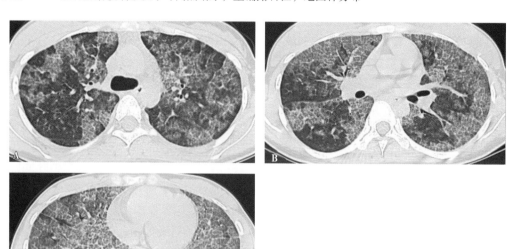

图 18-12 肺泡蛋白沉着症典型 HRCT 表现
胸部 HRCT 示两肺见磨玻璃影，小叶间隔增厚，地图样分布

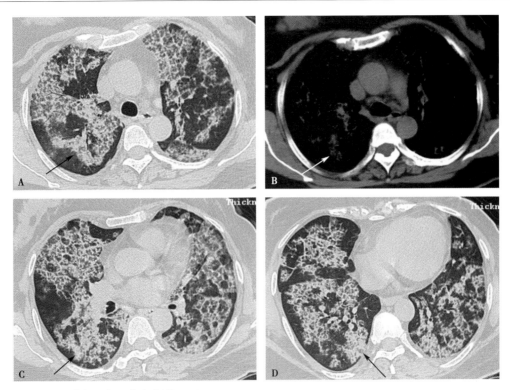

图 18-13　肺泡蛋白沉着症典型 HRCT

胸部 HRCT 示两肺见磨玻璃影，小叶间隔增厚，地图样分布，部分病灶实变（箭头）

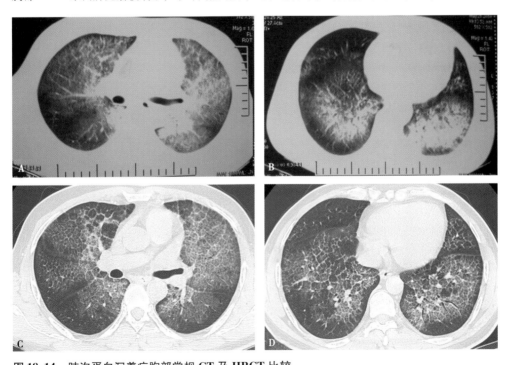

图 18-14　肺泡蛋白沉着症胸部常规 CT 及 HRCT 比较

A、B. 常规 CT 肺窗窗宽 1000HU，窗位 −700HU；A. 支气管血管束增粗；B. 两下肺气腔实变影；C、D. 同一患者，原两下肺气腔实变影，HRCT 肺窗（窗宽 1600HU，窗位 −600HU）示，小叶间隔增厚，磨玻璃影，即铺路石征，提示 PAP

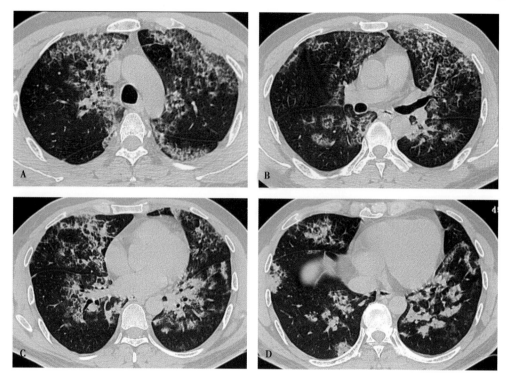

图 18-15　肺泡蛋白沉着症

A、B. HRCT 肺窗示两上肺小叶间隔增厚，磨玻璃影，局部磨玻璃影融合；C、D. HRCT 肺窗示两肺主要病变为斑片状及条索状实变影，少量磨玻璃影及小叶间隔增厚

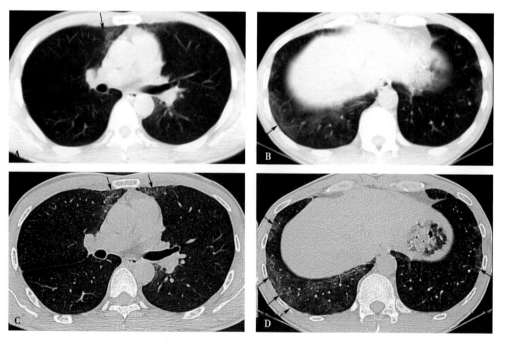

图 18-16　肺泡蛋白沉着症

A、B. CT 肺窗肺上叶层面示胸膜下磨玻璃影；下肺层面肺外周磨玻璃影分布（黑箭），类胸膜下线；C、D. HRCT 示肺上叶层面示胸膜下磨玻璃影，肺外周磨玻璃影分布（黑箭），小叶间隔增厚

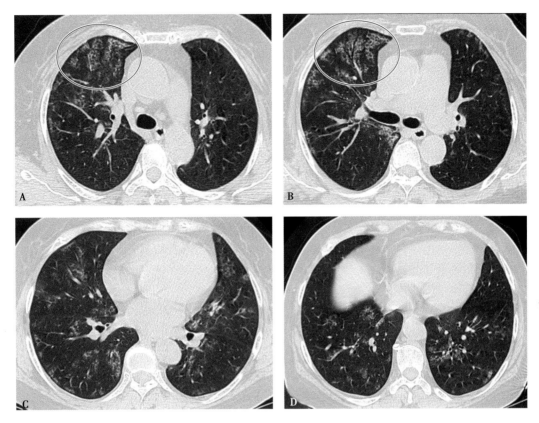

图 18-17　肺泡蛋白沉着症

A、B. HRCT 肺窗示两上肺斑片状磨玻璃阴影，局部见铺路石征（红圈内）；C、D. HRCT 肺窗示两下肺散在分布斑片状磨玻璃影，局部见类胸膜下线改变（C）

胸部 HRCT 主要表现为弥漫性小结节影及网状阴影在获得性 PAP 少见，但在某些职业相关的继发性 PAP 可见弥漫性小结节影，如大量粉尘吸入引起的 PAP，铺路石征背景中可见弥漫的小结节阴影（图 18-18）。

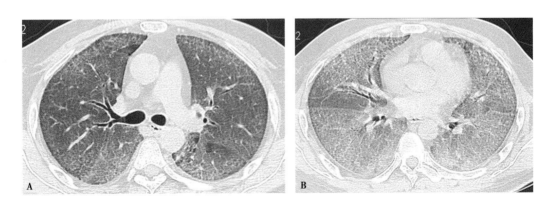

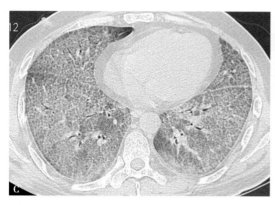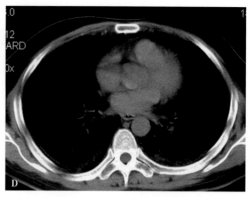

图 18-18 职业粉尘吸入继发性肺泡蛋白沉着症

HRCT 示两肺（A、B、C）小叶间隔增厚，磨玻璃影，弥漫性微小结节影；HRCT 纵隔窗位示（D）两下叶背侧见密度高的小叶间隔增厚，胸膜肥厚

【诊断和鉴别诊断】

当患者具有以下特点时，考虑 PAP 诊断。

（1）胸部影像学：胸部 X 线片表现为双侧肺门周围的、呈片状或弥漫性的肺泡实变影。HRCT 见磨玻璃影与小叶间隔增厚交织形成铺路石样改变，或在肺泡实变与正常的肺实质之间出现很明显的分界线，形成地图样分布。

（2）临床表现与胸部影像学改变不平行。临床无症状，或症状相对轻微，而影像学表现则较广泛且弥漫。

胸部 HRCT 特征结合临床可提示 PAP 的诊断，确诊需肺活检病理学检查。通过不同肺活检方法，病理检查发现肺泡腔内充满颗粒状或块状嗜伊红物质，PAS 染色呈阳性，是确定 PAP 诊断的可靠方法。

最初大多数 PAP 的确定诊断依赖开胸肺活检，但目前开胸肺活检已经很少用于 PAP 的诊断。确立 PAP 诊断的基本手段包括 X 线胸片和胸部 HRCT，结合支气管肺泡灌洗术、支气管肺活检（TBLB）和临床表现。75% 临床怀疑为 PAP，可通过 BAL 检查确定诊断。在国内，TBLB 进行病理组织学诊断是明确 PAP 最主要诊断方法，应注意 TBLB 在大多数情况下获得的病理标本较小，并由于操作过程中标本被挤压后组织标本容易变形，有时会影响病理诊断的结果；虽然开胸肺活检所得肺病理组织是诊断 PAP 的"金标准"，但 PAP 病灶呈斑片状，取样误差，同样会导致诊断的假阴性。

大多数 PAP 患者为获得性 PAP，患者血清中存在特异性抗 GM-CSF 自身抗体，越来越多的文献和书籍使用自身免疫性 PAP 取代获得性 PAP，但诊断自身免疫性 PAP 需要检查患者血清特异性抗 GM-CSF 自身抗体。此外，尚应注意排除职业相关粉尘的吸入，血液系统的恶性肿瘤疾病等导致的继发性 PAP（图 18-19）。

虽然铺路石征对 PAP 诊断具有重要的提示作用，但应注意导致 HRCT 表现为铺路石征病因诸多（表 18-1），如某些特殊的感染（肺孢子菌肺炎、巨细胞病毒性肺炎等）、左心衰竭、肺泡出血、肿瘤（支气管肺泡癌和淋巴管转移癌）、吸入性肺疾病、急性呼吸窘迫综合征、过敏性肺炎及肺静脉闭塞症等。

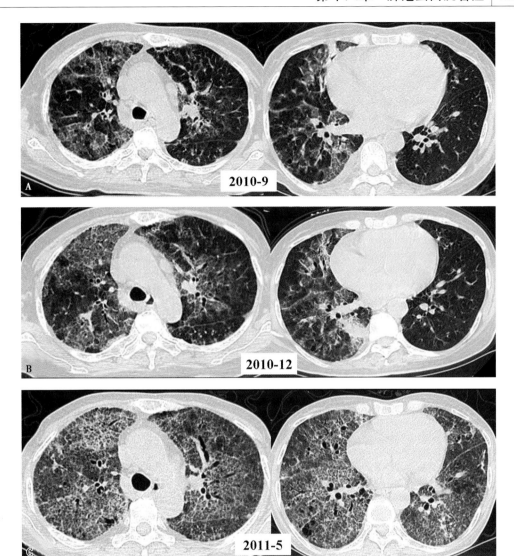

图 18-19　血液系统肿瘤继发性肺泡蛋白沉着症

患者，女性，54 岁，确诊慢性粒细胞白血病 6 年；1 年前骨髓细胞学示慢性粒细胞白血病加速期；反复间断性发热。胸部 HRCT 示，小叶间隔增厚，磨玻璃阴影，及局部实变影；局部实变影游走；C 与 A、B 比较，小叶间隔增厚，磨玻璃影范围增加，并出现牵拉性支气管扩张

表 18-1　HRCT 表现为铺路石征的肺疾病

间质性肺疾病	感染
急性间质性肺炎	支原体肺炎
非特异性间质性肺炎	肺孢子菌肺炎
脂质性肺炎	病毒性肺炎（如巨细胞病毒）
结节病	组织胞浆菌肺炎
过敏性肺炎	其他
肿瘤	急性呼吸窘迫综合征/弥漫性肺泡损伤
细支气管肺泡细胞癌	肺水肿（左心衰竭等）
淋巴管转移癌	肺泡出血综合征
血液系统恶性肿瘤	药物引起的肺损伤

以下主要介绍 PAP 与肺泡性肺水肿、肺部特殊病原体感染、肺泡细胞癌及肺泡出血综合征等鉴别诊断要点。

1. **肺泡性肺水肿**　PAP 患者 X 线胸片及 HRCT 显示以肺门为中心的蝶翼状阴影时，易误诊为肺泡性肺水肿（图 18-20）。肺泡性肺水肿多有心脏病等病史；急性起病，突发呼吸困难、咳嗽，重者咳粉红色泡沫样痰，肺部可闻及湿啰音，心脏体检异常；经强心、利尿、扩血管等治疗，病情迅速缓解；X 线胸片显示心影增大，CT 显示胸腔积液，对鉴别诊断有帮助。

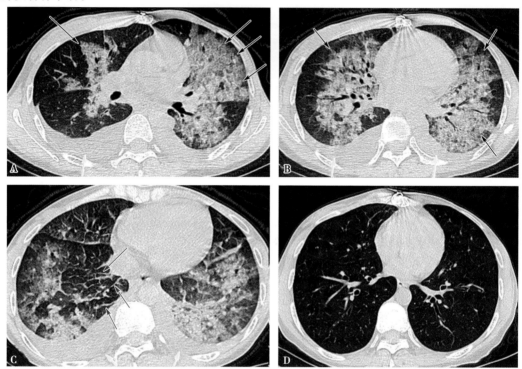

图 18-20　急性肺水肿
胸部 HRCT 肺窗（A、B、C）见磨玻璃影；小叶间隔增厚（红箭），铺路石征（黑箭），蝶翼状分布（B）；两侧胸腔积液（黄箭）；符合肺水肿；利尿治疗 1 周，复查胸部 HRCT 示两肺病灶和胸腔积液吸收（D）

2. **特殊病原体感染**　PAP 患者胸部影像学显示双肺斑片状和大片浸润影，同时有发热时，应注意与肺孢子菌肺炎（伊氏或卡氏肺孢子菌）、巨细胞病毒性肺炎等肺部特殊病原体感染进行鉴别。明显的临床症状（如发热和呼吸困难）、相关的病史和抗 HIV 抗体对肺孢子菌肺炎（图 18-21）的鉴别诊断有帮助。巨细胞病毒性肺炎在免疫力低下人群，如器官移植受者、艾滋病患者等出现。在肾移植术后第 2 个月和第 3 个月为巨细胞病毒性肺炎高发期。胸部影像学可表现为双肺斑片状和大片磨玻璃影或实变影，以肺门为中心（图 18-22），同时患者可出现发热，明显的呼吸困难等症状，病情进展迅速，巨细胞病毒-IgM 和巨细胞病毒-DNA 检测等对鉴别诊断有帮助。

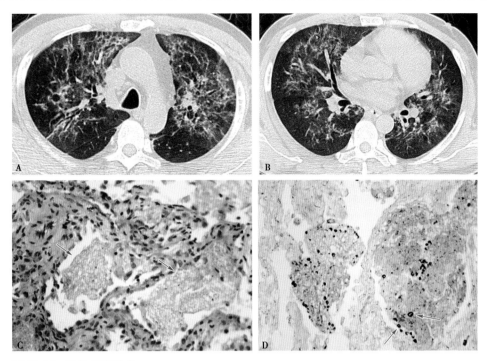

图 18-21　肺孢子菌肺炎

患者，男性，53 岁，咳嗽伴活动后气喘 1 个月余，HRCT（A、B）示两肺小叶间隔增厚，斑片状磨玻璃影，病变向心性分布，部分病变与正常肺境界清楚。HIV 抗体阳性，经 TBLB 病理诊断肺孢子菌肺炎。C. 肺泡腔内填充着泡沫状嗜伊红物质，肺泡壁见淋巴细胞、浆细胞等炎性细胞的浸润；D. 六胺银染色见肺泡腔内囊泡状的肺孢子菌

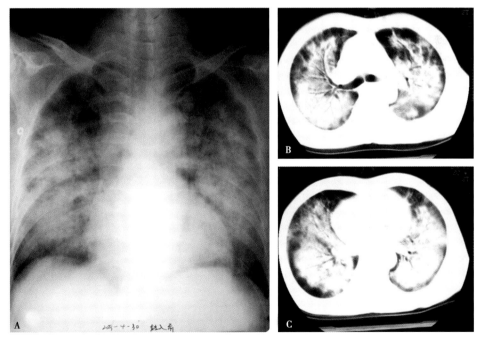

图 18-22　巨细胞病毒性肺炎，肾移植术后 3 个月，发热，呼吸困难

A. 胸片示以肺门为中心的对称大叶实变阴影；B. CT 示两上肺对称性实变阴影，类似蝶翼状改变；C. CT 示以肺门为中心的对称性实变阴影及磨玻璃影，典型蝶翼状改变

3. 细支气管肺泡细胞癌　PAP 患者胸部影像学显示双肺多发性斑片状或大叶实变阴影时，需与细支气管肺泡细胞癌鉴别。后者常临床症状明显，咳嗽，部分患者咳大量泡沫痰，病情进行性加重，常伴有食欲缺乏、消瘦等；除磨玻璃影、小叶间隔增厚及铺路石征（图 18-23）外，HRCT 表现更多的实变阴影，还可见弥漫性小结节（图 18-24）或肿块影，纵隔淋巴结肿大等表现，提示需要肺活检病理帮助鉴别诊断。

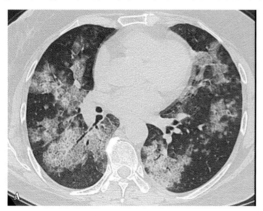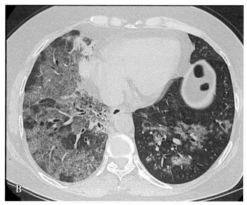

图 18-23　细支气管肺泡细胞癌
A. HRCT 示两肺多发性斑片状磨玻璃影，小叶间隔增厚（铺路石征），周边见小结节状磨玻璃影；
B. 左下肺多发性小结节状磨玻璃影。TBLB 病理诊断细支气管肺泡细胞癌

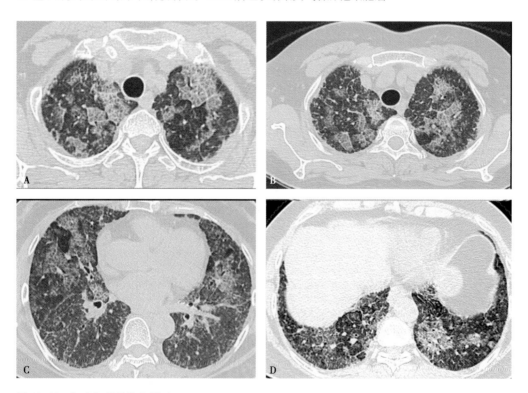

图 18-24　细支气管肺泡细胞癌
A、B. HRCT 示两上肺多发性斑片状磨玻璃影，小叶间隔增厚（铺路石征）；C、D. 两下肺弥漫性多发性小结节多于磨玻璃影。TBLB 病理诊断细支气管肺泡细胞癌

4. 肺泡出血综合征　HRCT 多数表现为弥漫性腺泡样小结节影及实变影，以铺路石征为主要表现者少见（图 18-25），影像学与 PAP 之间的鉴别困难。与 PAP 患者不同的是，肺泡出血综合征患者有相关疾病的临床表现如发热、贫血、关节肿痛等；呼吸困难、咯血等呼吸道症状较明显；实验室检查见血红蛋白进行性下降；支气管镜检查 BALF 呈血性，TBLB 病理肺泡腔内见吞噬含铁血黄素的巨噬细胞有助于与 PAP 的鉴别诊断。其次，导致肺泡出血综合征原因较多，识别原发病的临床表现可以帮助鉴别诊断。

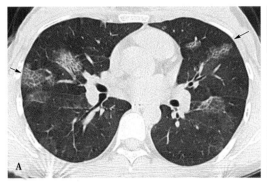
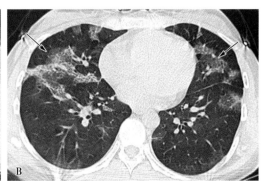
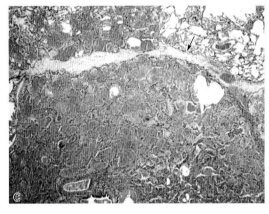

图 18-25　肺泡出血综合征
A、B. 胸部 HRCT 示两肺斑片状磨玻璃影，小叶间隔增厚，呈铺路石征（黑箭）；C. 胸腔镜肺活检病理肺泡腔内见大量红细胞，小叶间隔水肿及增宽（黑箭）

【治疗】

PAP 诊断后，是否需要治疗与疾病严重程度有关。对无症状、肺功能轻度（弥散功能轻度下降）或无异常的患者，尽管存在明显的影像学病变，可选择定期观察临床症状，肺功能，影像学变化。对有症状、较轻、休息时血氧正常、运动时有低氧血症的患者，给予吸氧等对症处理或 GM-CSF 替代疗法；对有严重的呼吸困难和低氧血症的患者，推荐在双腔气管插管下行全肺灌洗。以往文献报道对 PAP 患者多种药物的治疗，诸如使用糖皮质激素、饱和碘化钾溶液及雾化吸入胰蛋白酶、乙酰半胱氨酸和肝素等药物的治疗现均被认为无效。

全肺灌洗仍然是 PAP 最为有效和标准的治疗方法。GM-CSF 替代疗法和针对抗 GM-CSF 抗体抑制治疗，对部分获得性 PAP 患者有较好的治疗效果，有临床应用前景。

有关 PAP 治疗方法，具体介绍如下。

1. 肺灌洗　是治疗本病的有效方法。通过肺灌洗清除肺泡内的脂蛋白物质，使肺泡功能得到恢复，可明显缓解症状。灌洗方法包括经气管镜支气管肺泡灌洗和全麻下全肺灌洗。

（1）经支气管镜支气管肺泡灌洗：灌洗前需局部麻醉，每次分段灌洗一侧肺，每一肺段或亚段分次灌入温生理盐水 50～100ml，重复数次，全肺灌洗液总量可达 400～2000ml，灌洗过程需 1～2 小时。其优点是安全、简便、易操作。缺点是需反复多次灌洗，费时，患者易咳嗽，灌洗不易彻底。

（2）全肺灌洗：是目前治疗 PAP 最有效的方法。全肺灌洗的指征包括明显的呼吸困难症状；活动后明显低氧血症；分流率 > 10%。一般在全麻下经 Carlens 双腔气管内导管进行全肺灌洗。每次灌注 500～1000ml，然后吸出灌洗液，每次丢失量不能超过 150～200ml，如多于 200ml，应警惕液体流入另一侧肺或流入同侧胸膜腔。经反复灌洗，直至洗出液完全清亮为止。每侧肺需要 10～20L。约 1 周后，再次灌洗对侧肺。虽然目前全麻技术已经相当安全，但全肺灌洗有一定的危险性。最大的危险是支气管内插管放置不当，导致灌洗液溢入通气侧肺。另外，灌洗液排出时，肺内分流会进一步增加，加剧缺氧。此时，可通过吸入高浓度氧或在灌洗时采用体外循环或高压氧舱内进行肺灌洗来缓解低氧血症状况。

2. GM-CSF 替代治疗 对于获得性 PAP 患者，可以给予 GM-CSF 替代疗法，一般给予皮下注射重组人 GM-CSF，常用剂量为 5～9μg/（kg·d），疗程 3 个月左右。国外临床资料显示，GM-CSF 对部分获得性成人 PAP 能产生较好的效果，主要获益人群为 GM-CSF 自身抗体阳性的患者。1/2～1/3 患者取得满意的临床疗效，临床症状和胸部异常的影像改善，生活质量改善。但皮下注射 GM-CSF 的副作用较多。

近年来，文献报道采用每隔 1 周，雾化吸入 GM-CSF 治疗 PAP。剂量从 250μg，每日 2 次开始，若 12 周后无效，再增加到 500μg，每日两次。治疗后，12 例患者的临床症状，特别是咳嗽症状明显减轻，肺功能获得不同程度改善；3 例患者胸部异常的影像完全吸收；8 例患者部分改善。笔者使用 GM-CSF（商品名：特尔立）125μg 加生理盐水 2ml，雾化吸入，每日 2 次，使用 1 周，停 1 周治疗方案；大约 70% PAP 患者的临床症状、胸部影像学（图 18-26）及肺功能指标改善。

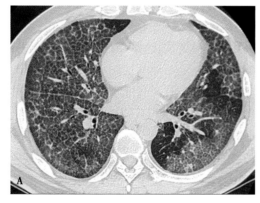 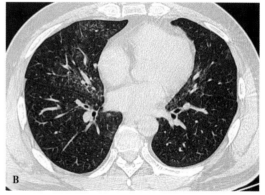

图 18-26 肺泡蛋白沉着症治疗前后
雾化吸入粒细胞-巨噬细胞集落刺激因子（GM-CSF，商品名：特尔立）后，与治疗前图 A 比较，HRCT 示两肺病灶大部分吸收（B）

3. 针对抗 GM-CSF 抗体治疗　抗 GM-CSF 抗体在获得性 PAP 发病机制中具有关键的作用，通过抑制体内抗 GM-CSF 抗体的产生和清除体内抗 GM-CSF 抗体等方法也初步用于获得性 PAP 治疗。利妥昔单抗是一种针对 B 淋巴细胞表面 CD20 抗原的单克隆抗体。有小样本病例系列报道，通过静脉输注利妥昔单抗治疗特发性 PAP，治疗后患者 PaO_2、胸部 HRCT 均有改善，BALF 中抗 GM-CSF IgG 抗体水平显著下降。有个案报道，通过血浆置换降低抗 GM-CSF 抗体的水平，PAP 患者的胸部 CT 及 PaO_2 均得到显著改善，并且可延长全肺灌洗的间隔时间。

4. 肺移植　对于晚期已发生严重肺纤维化的患者，有报道可进行肺移植，但移植肺仍可再发生 PAP。

【预后】

按不同的年代分析 PAP 患者的 5 年存活率，1958—1967 年、1968—1977 年、1978—1987 年和1988—1997 年分别为52%、72%、93%和100%。全肺灌洗技术的应用后，2/3 的 PAP 患者接受全灌洗，其中80% PAP 患者获得明显的改善，10% ~ 15% 的 PAP 患者症状进行性加重，大部分死于低氧血症、继发肺部感染或肺纤维化；仅 7.9% 的 PAP 患者临床表现自行缓解。

（张英为　蔡后荣）

参 考 文 献

1. Rosen SH, Castleman B, Liebow AA. Pulmonary alveolar proteinosis. N Engl J Med, 1958, 258: 1123-1142.

2. Seymour JF, Presneill JJ. Pulmonary alveolar proteinosis: progress in the first 44 years. Am J Respir Crit Care Med, 2002, 166: 215-235.

3. Trapnell BC, Whitsett JA. GM-CSF regulates pulmonary surfactant homeostasis and alveolar macrophage-mediated innate host defense. Annu Rev Physiol, 2002, 64: 775-802.

4. Holbert JM, Costello P, Li W, et al. CT features of pulmonary alveolar proteinosis. Am J Roentgenol, 2001, 176: 1287-1294.

5. Bonfield TL, Russell D, Burgess S, et al. Autoantibodies against granulocyte macrophage colony-stimulating factor are diagnostic for pulmonary alveolar proteinosis. Am J Respir Cell Mol Biol, 2002, 27: 481-486.

6. Kitamura T, Uchida K, Tanaka N, et al. Serological diagnosis of idiopathic pulmonary alveolar proteinosis. Am J Respir Crit Care Med, 2000, 162: 658-662.

7. Lin FC, Chang GD, Chern MS, et al. Clinical significance of anti-GM-CSF antibodies in idiopathic pulmonary alveolar proteinosis. Thorax, 2006, 61: 528-534.

8. Uchida K, Beck DC, Yamamoto T, et al. GM-CSF autoantibodies and neutrophil dysfunction in pulmonary alveolar proteinosis. N Engl J Med, 2007, 356: 567-579.

9. de Vega MG, Sanchez-Palencia A, Ramirez A, et al. GM-CSF therapy in pulmonary alveolar proteinosis. Thorax, 2002, 57: 837-838.

10. Seymour JF, Presneill JJ, Schoch OD, et al. Therapeutic efficacy of granulocyte-macrophage colony-stimulating factor in patients with idiopathic acquired alveolar proteinosis. Am J Respir Crit Care Med, 2001, 163: 524-531.

11. Parker LA, Novotny DB. Recurrent alveolar proteinosis following double lung transplantation. Chest, 1997,

111：1457-1458.

12. Lee CH. The crazy-paving sign. Radiology, 2007, 243：905-906.

13. Yusen RD, Cohen AH, Hamvas A. Normal lung function in subjects heterozygous for surfactant protein-B deficiency. Am J Respir Crit Care Med, 1999, 159：411-414.

14. 蔡后荣，周贤梅，侯杰，等. 肺泡蛋白沉着症影像学分析. 中国医学影像技术，2004，20：127-129.

15. 蔡后荣，张英为，侯杰，等. 碎石路征在肺弥漫性疾病影像诊断中的意义. 国际呼吸杂志，2006，26：525-528.

16. 蔡后荣，崔苏阳，金陵，等. 体外循环膜氧合支持下全肺灌洗治疗肺泡蛋白沉着症一例并文献复习. 中华结核和呼吸杂志，2005，27：242-244.

17. 丁晶晶，肖永龙，代静泓，等. 雾化吸入粒细胞-巨噬细胞集落刺激因子对特发性肺泡蛋白沉着症的疗效及安全性. 中华医学杂志，2015，95：2766-2769.

18. Tazawa R, Trapnell BC, Inoue Y, et al. Inhaled granulocyte/macrophage-colony stimulating factor as therapy for pulmonary alveolar proteinosis. Am J Respir Crit Care Med, 2010, 181：1345-1354.

第十九章

原发性细支气管病

细支气管病变是气流受限的重要原因之一，自从1901年Lange等首次报道2例闭塞性细支气管炎（bronchiolitis obliterans，BO）后，人们逐渐开始认识细支气管疾病，研究发现烟雾吸入和感染是细支气管病变的重要原因，以后陆续报道结缔组织疾病、骨髓移植和器官移植均可引起细支气管损害，最近还认识到间质性肺病也可以累及细支气管。

细支气管是内径≤2mm、管壁不含有软骨和黏膜下腺的小气道。这些气道由膜性细支气管、终末细支气管和呼吸性细支气管组成。肺大约有30 000个终末细支气管，位于11～16级、直径0.6mm的末端传导性小气道。终末细支气管一般分支成2～3个呼吸性细支气管，肺内大约有224 000个呼吸性细支气管。由于细支气管数量巨大，总横截面积大，气流速度慢，与体内外有害因素暴露时间长，很容易受到一些致病因子损害而发病。

【细支气管疾病的分类】

细支气管的炎症、纤维瘢痕和管腔阻塞是常见的病理变化，多种弥漫性肺疾病也经常累及到细支气管。由于多种疾病状态都可表现为细支气管损害，故以往多建议使用"小气道疾病"这个术语。小气道疾病是临床上常见疾病，以往多从组织病理学或者临床角度对小气道疾病进行分类。这些分类方法各有不足之处，也有一些混乱，给临床医师认识这类疾病带来困难，这也反映出人们对该病认识的角度和过程。从病理学角度进行分类难以将病理上的亚型与临床或者影像对应起来。从临床角度进行分类已经不能满足目前临床上的需要，因为不断发现新的病因和病理状况。近年来随着检查手段提高，尤其是高分辨率CT（HRCT）的广泛应用，对细支气管疾病有了较为深刻的认识，目前多根据Ryu等推荐的方法进行分类（表19-1），本文仅介绍其中几种常见的原发性细支气管炎。

表 19-1　细支气管疾病的分类

分类	疾病名称
原发性细支气管炎	呼吸性细支气管炎
	急性细支气管炎
	闭塞性细支气管炎
	滤泡性细支气管炎
	弥漫性泛细支气管炎
	矿物粉尘气道疾病
	其他类型细支气管病：吸入性、感染性、药物性及特发性等

续表

分类	疾病名称
间质性肺病累及的小气道疾病	呼吸性细支气管炎-间质性肺病
	脱屑性间质性肺炎
	隐原性机化性肺炎
	过敏性肺炎
	其他间质性肺病（朗格汉斯细胞组织细胞增生症、结节病、特发性肺纤维化等）
大气道累及的小气道疾病	慢性支气管炎
	支气管扩张
	支气管哮喘

【细支气管炎影像学特征】

常规 CT 只能看到直径≥2mm 的气道，所以正常情况下细支气管在 CT 上是看不到的，只有在病理情况下细支气管腔扩张（内径≥2mm）、管壁增厚、管腔黏液嵌塞才能辨认。当临床上怀疑到小气道疾病时应做 CT 检查，尤其是 HRCT，通过吸气相和呼气相 HRCT，可以为诊断细支气管疾病提供重要线索。

细支气管炎 HRCT 表现可以广义地分为直接征象和间接征象。直接征象表现为细支气管壁增厚、细支气管扩张、小叶中央性结节影和树芽征（图 19-1）。细支气管腔被分泌物或纤维组织嵌塞表现为直径 2～4mm 的结节和线状分支样小叶中央性结节即树芽征。树芽征由累及管壁的炎症、管腔内渗出、黏液嵌塞细支气管所致，见于急性细支气管炎、误吸和弥漫性泛细支气管炎（diffuse panbronchiolitis，DPB）。边界不清楚的磨玻璃样小叶中央性结节影见于呼吸性细支气管炎或者过敏性肺炎，并且伴有细支气管周围肺泡的炎症。

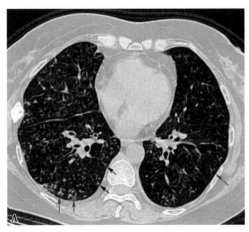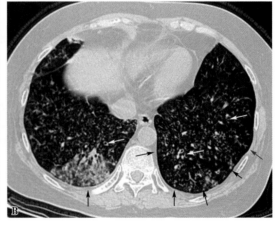

图 19-1　细支气管炎 CT 直接征象

A. 胸部 HRCT 示小叶中央性结节影（黑箭）和树芽征（红箭）；B. CT 示小叶中央性结节影（黑箭）和树芽征（红箭），细支气管壁增厚及扩张（白箭），右下肺片状磨玻璃影

　　间接征象表现为亚段肺不张和病变部位的气体潴留。由于小气道病变引起气体潴留在 HRCT 上表现为马赛克征，后者是细支气管阻塞狭窄后其远端肺泡低通气，继发局部血管收缩，血液减少，在 CT 上表现为密度减低区；此时正常肺组织血液灌注正常或者增加，CT 表现为密度正常或者密度增强区。采用投影技术处理，如使用最小密度投影技术处理后可见密度正常区和密度增强区的鲜明对照，显示马赛克征（图 19-2）；同时做吸气相和呼气相 CT 比较，有助于鉴别细支气管疾病、肺血管病和引起马赛克征表现的某些弥漫浸润性疾病。发生细支气管炎时，吸气相低密度区在呼气相密度不增加和体积不缩小，这种情况恰好与原发性肺血管疾病表现不同。伴有明显气体潴留的细支气管疾病包括 BO、DBP、滤泡性细支气管炎、呼吸性细支气管炎和过敏性肺炎等。

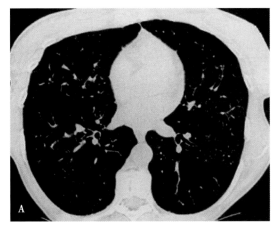 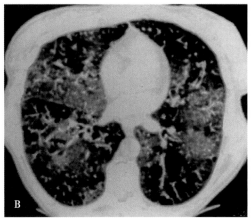

图 19-2　闭塞性细支气管炎，CT 间接征象
A. 常规 HRCT 显示两肺多发小结节影；B. 使用最小密度投影技术处理后可见密度正常区和密度增强区的鲜明对照，即马赛克征

【常见细支气管炎的特点和处理方法】

（一）呼吸性细支气管炎

　　长期吸烟导致细支气管多种病变，这些病理变化可以从轻微的、可逆的炎症反应，到严重纤维瘢痕形成。呼吸性细支气管炎是与吸烟相关的小气道疾病，由 Niewoehner 在 1974 年对年轻吸烟者进行尸检时发现外周气道炎症后报道的。这些病理变化与吸烟高度相关（图 19-3），在非吸烟但有粉尘及各种有害气体吸入的人中很少见到，组织学上主要表现为呼吸性细支气管黏膜下单核细胞浸润的炎症和管壁纤维化。其特征性改变是含有大量炭末的巨噬细胞在呼吸性细支气管及其附近肺泡腔内沉积，并且伴有呼吸性细支气管壁的轻度间质炎症、纤维化、平滑肌细胞增生及其邻近肺泡壁增厚。

　　多数患者除了有吸烟相关的咳嗽外，一般无其他临床症状。当病变累及肺泡并伴有间质炎症时，则会出现肺实质受损的症状，此时病变已经演变为呼吸性细支气管炎间质性肺炎（respiratory bronchiolitis associated interstitial lung disease，RB-ILD）。如果此时患者停止吸烟，那么间质性病变就不再进展，甚至开始消退。如果继续吸烟，呼吸性细支气管炎的区域可以进展到肺气肿。

　　呼吸性细支气管炎在胸片上可以无明显肺浸润或者气道异常表现，在 HRCT 上表现为弥漫性小叶中心性结节影（图19-4），这些小结节形态类似过敏性肺炎的小结节影。急性呼吸性细支气管炎的小结节影边缘模糊，而慢性呼吸性细支气管炎的小结节影及周围与其相连的线条影边缘更加清晰。小片状磨玻璃影也是常见的影像学改变，上述异常主要分布在两肺上叶。

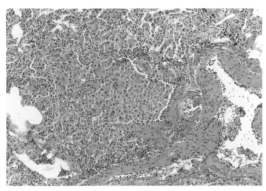

图 19-3　呼吸细支气管炎

含有色素的巨噬细胞填充末端气腔及其邻近的呼吸性细支气管腔，HE×200

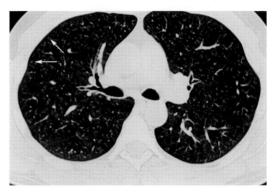

图 19-4　呼吸性细支气管炎

HRCT 示弥漫性边缘模糊小叶中央性结节（白箭）

当吸烟者 HRCT 出现肺实质小结节影时应怀疑到呼吸性细支气管炎。临床上需要与呼吸性细支气管炎鉴别的是 RB-ILD 和脱屑性间质性肺炎。这 3 种疾病虽然都是吸烟相关性疾病，而且病理上均存在肺泡内巨噬细胞集聚，但是临床病理特点各有不同，因此分别属于不同的疾病实体。绝大多数呼吸性细支气管炎是无症状的，通常是由于其他原因进行肺活检或肺切除术后病理确诊的。RB-ILD 有明显的临床症状和呼吸功能异常，炎症和纤维化较呼吸性细支气管炎更明显，其纤维化从细支气管周围一直延伸到肺泡间隔。脱屑性间质性肺炎以弥漫性肺泡间隔增厚、Ⅱ型肺泡上皮细胞增生和肺泡内巨噬细胞积聚为特点，与呼吸性细支气管炎、RB-ILD 不同的是其累及肺间质范围更加广泛，可以弥漫性、均匀性地累及肺间质，而不是像呼吸性细支气管炎和 RB-ILD 那样以细支气管为中心。

矿物粉尘吸入同样会引起小气道异常和气流限制。矿物粉尘沉积在小气道周围，伴相关纤维化（图19-5）。如电焊工尘肺，在 HRCT 上表现为弥漫性边缘不清小叶中心性结节，与吸烟相关的呼吸性细支气管炎类似，职业史收集和必要时气管镜肺活检帮助鉴别诊断（图19-6）。

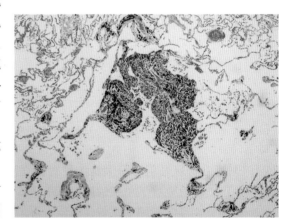

图 19-5　矿物性粉尘相关小气道疾病

岩石开采工患者，肺组织病理示，细支气管黏膜下见大量黑色粉尘沉积，细支气管周的间质扩张，含尘巨噬细胞和细胞外的粉尘沉积伴轻度纤维化，HE×100

吸烟相关的呼吸性细支气管炎预后良好，治疗措施是忌烟，除此之外一般不需要其他治疗。

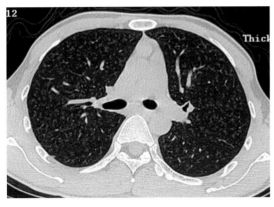
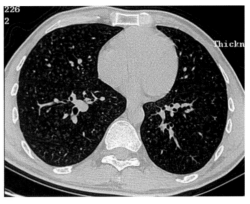

图 19-6 电焊工尘肺病

HRCT 示两肺弥漫性边缘模糊的小叶中央性小结节，树芽状改变

（二）急性细支气管炎

临床上急性细支气管炎最常用于描述婴儿和儿童呼吸道病毒感染后以急性喘息为特征的病症，1 岁以内儿童最常见，也是每年冬季反复发作的儿童呼吸道感染性疾病。绝大多数由呼吸道合胞病毒引起，其他病毒（腺病毒、流感病毒、副流感病毒）及非病毒病原体（支原体、衣原体）也可引起。成人有症状的急性细支气管炎较儿童少见，可由呼吸道合胞病毒、误吸、毒性气体吸入、结缔组织疾病、肺和骨髓移植、Stevens-Johnson 综合征引起。

在组织学上病变损害主要累及细支气管，引起管壁水肿、增厚，管壁和管周淋巴细胞浸润，纤毛柱状细胞和上皮细胞坏死。腺体增生，黏液分泌增多，分泌物排出困难，与坏死脱落细胞及炎症细胞形成痰栓，导致细支气管不同程度的阻塞（图 19-7）。

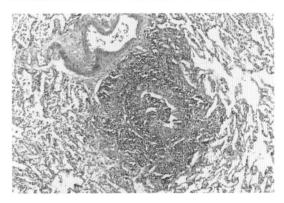

图 19-7 急性细支气管炎

细支气管壁可见密集的急性和慢性炎症细胞浸润，管腔内有富含中性粒细胞的渗出物，HE×100

因通气障碍、肺泡弥散功能障碍及肺内分流，导致不同程度的缺氧而引起一系列临床表现。

多数儿童患者在上呼吸道感染后出现剧烈咳嗽、发作性呼吸困难、阵发性喘憋、低热或中等程度的发热，发热时呼吸浅快，伴有喘鸣，有明显鼻扇及三凹征，胸部叩诊呈过清音，肺部可闻及广泛的哮鸣音。严重病例可有烦躁不安、面色苍白或发绀，呼吸音明显减低或消失。可合并急性呼吸衰竭、脑水肿、心力衰竭甚至窒息。由于成人小气道阻力仅占气道总阻力的一小部分，因此成人感染性急性细支气管炎的临床表现不像婴幼儿那样严重。

在急性细支气管炎急性期，肺功能大多呈中度以上阻塞性通气障碍，主要为小气道阻塞，并伴有弥散功能障碍，导致低氧及高碳酸血症。

胸片表现多种多样，典型表现为肺过度充气，还可见小结节影、线条影、片状磨玻璃影、实变影及肺不张。急性感染性细支气管炎 HRCT 表现为边界不清的小叶中心性结节影、周围可见 Y 形或线状高密度影与其相连，呈树芽状、局灶性实变（图 19-8）。

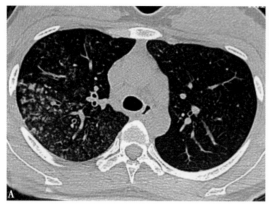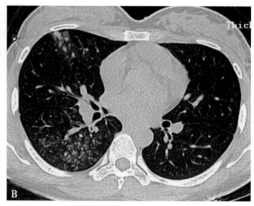

图 19-8　急性细支气管炎

A. HRCT 示右上肺弥漫分布地边缘模糊的小结节，见 Y 形或线状高密度影与其相连呈树芽状；

B. HRCT 示右下肺边缘模糊的小结节，中叶见斑片状实变影

临床上根据起病急，有发热、咳嗽、呼吸困难、喘憋、肺部啰音、肺功能受损及细支气管炎症的影像学改变，病程短、预后好，可以做出急性细支气管炎的诊断。由于成人急性细支气管炎呼吸道症状轻微，故多数可以在家中进行支持治疗，症状严重的患者需要住院治疗，考虑使用氧疗、支气管扩张剂、糖皮质激素及抗病毒药物。

（三）BO

1901 年 Lange 等报道了 2 例死于进行性呼吸窘迫的患者，根据病理表现诊断为 BO，此后这一名称一直被临床医师使用。但现在认定这 2 例患者的病理表现等同于闭塞性细支气管炎伴机化性肺炎。1973 年 Gosink 等报道了 52 例 BO，从此病理学家认识到 BO 包含闭塞性和增殖性细支气管炎两种不同的病理表现。目前所谓的 BO 通常仅指前者。增殖性细支气管炎目前常与闭塞性细支气管炎伴机化性肺炎混在一起。

BO 的病因包括结缔组织疾病（最常见）、病毒及支原体感染后、吸入性损伤（有毒烟雾如氯气、二氧化氮等）、慢性过敏性肺炎、器官移植（如肺移植和骨髓移植等）、无机粉尘吸入、炎症性肠病、弥漫性特发性神经内分泌细胞增生症、毛细血管扩张性共济失调症、使用青霉胺及金制剂、胃食管反流等。也有无明确病因的 BO，称为特发性或隐原性 BO。

BO 的病理变化包括细支气管黏膜下或外周炎性细胞浸润和纤维化致管腔狭窄，而管腔内无肉芽组织形成。早期仅在细支气管黏膜、黏膜下和管壁外周有轻度炎性细胞浸润，细支气管上皮细胞可坏死。随着病变进展，管壁胶原组织产生，逐渐发生纤维化和瘢痕收缩，导致管腔的缩窄与扭曲（图 19-9），严重时管腔可完

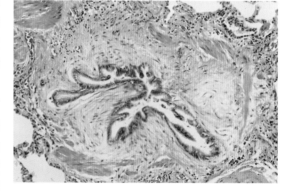

图 19-9　闭塞性细支气管炎

黏膜下水肿、成纤维细胞增生伴胶原沉积使管壁增厚导致管腔闭塞，HE×200

全闭塞。支气管狭窄、闭塞远端气体吸收后肺萎陷，分泌物滞留继发感染，导致支气管扩张。由于 BO 的病理特点是管壁增厚管外瘢痕形成引起管腔缩窄，而非管腔内阻塞，因此又称缩窄性细支气管炎（constrictive bronchiolitis）。

BO 的临床表现依据支气管肺损伤的严重程度、范围和病程不同而表现各异，可急性或亚急性起病，临床表现从轻微哮喘样症状到快速进行性恶化及死亡不等。主要临床表现为慢性咳嗽、喘息、运动耐受性差，重者可有三凹征、哮鸣音和湿啰音。初期临床表现与急性细支气管炎或病毒性肺炎难以区别，但此后以上症状、体征及异常影像学表现迁延不愈达数月至数年，并可合并呼吸道感染而加重，重症患者可在一两年内死于呼吸衰竭。BO 的喘息症状为不可逆性，支气管扩张剂无效。

BO 的胸片可以是正常或者呈非特异性表现，包括不同程度的过度充气、外周血管影稀疏，有时表现为结节影或网状结节影。动态胸片比较，可见肺容积进行性增加，偶尔还可见到支气管壁增厚和支气管扩张。HRCT 在各种原因所致 BO 的诊断中非常有意义，其主要表现有：①马赛克征：是 BO 的典型表现，即肺密度减低区与高密度区镶嵌分布，是小气道损伤最重要的征象（图 19-2）；②支气管壁增厚或伴支气管扩张：支气管扩张在BO 中常见，出现于病程稍晚阶段，是 BO 的直接表现（图 19-10）；③呼气相空气滞留征：是 BO 的重要征象，目前被认为它在 BO 的诊断中敏感性和特异性最高；④病变肺段实变或不张：常提示存在感染。

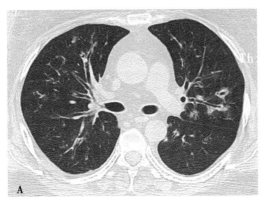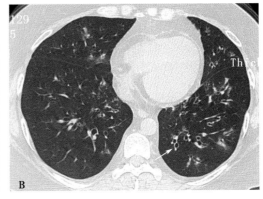

图 19-10　骨髓移植物抗宿主病，闭塞性细支气管炎
A. 胸部 HRCT 示两上肺支气管壁增厚，支气管扩张，呈双轨征；B. 胸部 HRCT 示舌叶及两下肺见柱状支气管扩张及印戒征（白箭）

患者的肺功能常表现为阻塞性通气障碍，或 FEV_1 下降超过基础值的 20%。近年研究发现 $FEF_{25\%\sim75\%}$ 在检测早期气道阻塞方面比 FEV_1 更敏感。$FEF_{25\%\sim75\%}$ 是用来评价小气道疾病的指标，在 BO 患者明显降低，可小于 30% 预计值。约有 40% BO 患者有不同程度的低氧血症。

有器官移植、刺激性气体吸入等诱因者 BO 的诊断比较容易，但是由其他原因所致者容易被忽视。所以当出现咳嗽、呼吸困难、肺功能提示持续的阻塞性通气障碍，并且在治疗的同时病情仍然进展时，应考虑 BO 的可能。以下几点为临床诊断 BO 依据：①急性感染或急性肺损伤后数周以上的反复或持续气急、喘息或咳嗽、喘鸣，对支气管扩张剂无反应；②临床表现与胸 X 线片轻重不符，临床很重，但胸片多为过度通气；③胸部 CT 提示支气管壁增厚、支气管扩张、肺不张及马赛克灌注；④肺功能示阻塞性通气障碍。⑤排除其他阻塞性肺疾病。目前 BO 的诊断主要是临床诊断，开胸肺活检是诊断的金标准，但通常不必要，只适用于治疗后仍进行性恶化的患者。因为 BO 的病变常呈补丁样分布，肺活检可因取不到病变部位而不能确诊。

目前还缺乏有效的治疗方法，主要是对症支持治疗。通常 BO 倾向于进行性发展，对糖皮质激素反应差。进行性气流受限可以导致呼吸衰竭甚至死亡。

（四）滤泡性细支气管炎

早在 1973 年 Bienerstock 等详细描述了肺内淋巴组织的解剖分布，即沿支气管树、小叶间隔和胸膜下分布。当这些淋巴组织受到刺激时，细支气管周围发生淋巴滤泡多克隆样增生，导致细支气管壁炎性增厚，使得细支气管腔受压、狭窄，这种情况称为滤泡性细支气管炎。

滤泡性细支气管炎是一个组织病理学诊断，细支气管壁以伴生发中心形成的淋巴样滤泡增生为特征。常见于慢性感染和炎症性气道疾病如囊性纤维化、支气管扩张、慢性误吸、结缔组织疾病及包括 AIDS 在内的免疫缺陷综合征。组织学表现为伴有反应性生发中心的增生性淋巴细胞样滤泡位于细支气管和小动脉之间，使得细支气管腔受压（图 19-11），也可以侵犯或阻塞细支气管腔。部分患者可见轻度淋巴细胞性肺间质浸润，通常气道周围更明显，肺泡壁周围也可见少量浸润。这些浸润的炎症细胞包括小淋巴细胞、浆细胞和组织细胞。

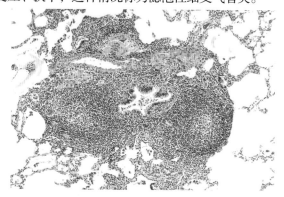

图 19-11　滤泡性细支气管炎
细支气管周围大量淋巴细胞聚集，并有次级生发中心形成，HE×200

患者通常表现为呼吸困难、咳嗽、咳痰、间断发热、咯血。肺部听诊可有湿性啰音。

胸 X 线表现为两侧小结节影和网状影，伴有胸腔内淋巴结肿大。最常见 HRCT 表现为两肺小叶中心性结节影和磨玻璃影。小结节影为两肺弥漫性分布，结节直径为 1~12mm，多数为 3mm，结节影呈小叶中心性，可表现为小树芽征。少数患者小结节影对称性地分布在两上肺或下肺。这些小结节影还可位于支气管周围或胸膜下。磨玻璃影也是常见 CT 表现，见于 75% 的患者，一般呈两肺非肺段性、片状分布。一般来讲磨玻璃影的区域小结节影分布较密集。少见 CT 表现包括支气管扩张、支气管壁增厚、肺气肿、肺结构扭曲、小叶间隔增厚和支气管血管束增粗。由于管壁淋巴组织增生形成活瓣作用阻塞细支气管腔，故 HRCT 可见薄壁囊性结构形成（图 19-12）。

肺功能检查表现为非特异性或者限制性通气障碍，没有阻塞性通气障碍的表现。

多数滤泡性细支气管炎病例伴随基础疾病如结缔组织疾病，特别是类风湿关节炎和干燥综合征，还可伴有免疫缺陷性疾病（如 HIV 感染）或过敏反应。因此存在上述基础疾病且肺内出现相应影像学改变时应该怀疑到滤泡性细支气管炎，确诊需要外科肺活检。组织学上存在增生性淋巴滤泡仅限于软骨气道远端以及细支气管而没有恶性淋巴瘤的组织学或免疫学表型依据时可以确诊。

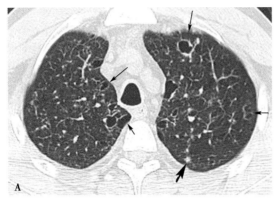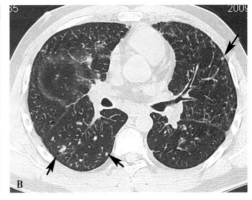

图 19-12 滤泡性细支气管炎

A. 胸部 HRCT 示两上肺多个囊状阴影（细箭），左上肺见小结节影（粗箭）；B. 胸部 HRCT 示两肺见散在分布的小叶中央型结节影（粗箭）

需要与滤泡性细支气管炎鉴别的是 BALT 相关淋巴瘤和淋巴细胞性间质性肺炎。淋巴瘤以淋巴上皮病变和单克隆性淋巴细胞增殖为特点可资鉴别。淋巴细胞性间质性肺炎在组织学上与滤泡性细支气管炎有许多相似之处，并且也多见于自身免疫性疾病特别是干燥综合征和免疫缺陷患者，这两种疾病在组织学上可以根据肺实质受累及的范围来鉴别。滤泡性细支气管炎主要累及支气管、细支气管周围，而淋巴细胞性间质性肺炎呈弥漫性浸润。这种病理特点可以解释为什么滤泡性细支气管炎 HRCT 上的结节影呈小叶中心性和支气管周围分布。

治疗滤泡性细支气管炎主要是针对已经存在的基础疾病。对于原因不明的滤泡性细支气管炎，可以使用糖皮质激素。滤泡性细支气管炎对糖皮质激素有很好的反应，预后良好。

近年来，Hayakawa 等报道长期使用红霉素治疗，可以治疗风湿性关节炎所致滤泡性细支气管炎，这是利用大环内酯类药物的免疫调节作用而不是抗菌作用。

（五）DBP

DBP 是主要发生在亚洲尤其是日本成年人、原因未明的细支气管炎，它以细支气管炎和慢性鼻窦炎为特征，在美国和欧洲也有少数病例报道。一般中年发病，表现为亚急性起病的咳嗽、咳痰、呼吸困难和气流受限。典型病理表现是呼吸性细支气管壁有淋巴细胞、浆细胞、泡沫样细胞浸润。呼吸性细支气管壁、肺泡管壁和肺泡内泡沫样细胞积聚是 DBP 的病理特征。胸片上表现为直径 5mm 大小、边界不清的结节影，主要分布于肺下野，两侧对称。晚期表现为柱状支气管扩张和肺容积增大。HRCT 根据期次不同，可以表现为小叶中央性结节影、树芽征（见图 19-1，图 19-13）、细支气管壁层增厚、支气管扩张以及远端气体潴留。

DBP 肺功能呈现进行性损害，伴有间断性细菌感染，晚期常见铜绿假单胞菌感染。未治疗的患者 5 年存活率为 50%。红霉素是治疗 DBP 最有效的药物，目前研究表明大环内酯类药物具有免疫调节作用，并抑制气道高分泌。长期小剂量红霉素治疗，可以改善症状、肺功能、CT 异常和生存期。

【结语】

细支气管疾病是相对常见疾病，本文只讲述了原发性细支气管炎。但是临床上还有一些继发性的细支气管炎，例如大气道病（慢性支气管炎、支气管扩张和支气管哮喘）、间

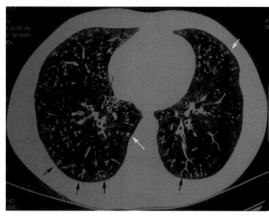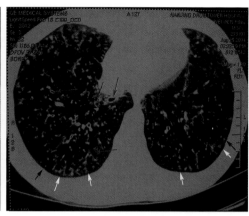

图 19-13 弥漫性泛细支气管炎

两肺见弥漫性分布小叶中央型结节影（黑箭），树芽征（黄箭），细支气管管壁增厚及扩张（红箭）

质性肺疾病（过敏性肺炎、隐原性机化性肺炎、朗格汉斯细胞组织细胞增生症、RB-ILD和脱屑性间质性肺炎）都可以继发细支气管疾病，临床遇到细支气管疾病时一定要注意鉴别是原发性还是继发性。另外，细支气管对于有害刺激的反应类型有限，有些病理表现对某一特定的疾病来说仅仅具有相对特征性，临床医师在面对这类疾病时需要将临床、病理、影像及肺功能结合起来，综合考虑。

（致谢：经 *American Journal of Respiratory and Critical Care Medicine* 书面同意，本文图片19-3、19-4、19-5、19-7、19-9、19-11 引自文献3；经 *European Respiratory Journal* 书面同意，本文图片 19-2 引自文献5，特致谢！）

（王利民）

参考文献

1. Ryu JH. Classification and approach to bronchiolar disease. Curr Opin Pulm Med, 2006, 12：145-151.

2. 任振义，白春学. 原发性细支气管疾病的诊断和治疗. 中国呼吸与危重监护杂志，2007，6：226-229.

3. Ryu JH, Myers JH, Swensen SJ. Bronchiolar disorders. Am J Respir Crit Care Med, 2003, 168：1277-1292.

4. Gosink BB, Friedman PJ, Liebow AA. Bronchiolitis obliterans：roentgenologic-pathologic correlation. AJR Am J Roentgenol, 1973, 117：816-832.

5. Hansell DM. Small airways diseases：detection and insights with computed tomography. Eur Respir J, 2001, 17：1294-1313.

6. 樊晓红，许文兵. 闭塞性细支气管炎. 中国呼吸与危重监护杂志，2007，6：70-73.

7. Estenne M, Maurer JR, Boehler A, et al. Bronchiolitis obliterans syndrome 2001：an update of the diagnosis of the diagnostic criteria. J Heart Lung Transplant, 2002, 21：297-310.

8. Aernia MR, Vassalloa R, Myers JL, et al. Follicular bronchiolitis in surgical lung biopsies：Clinical implications in 12 patients. Respir Med, 2008, 102：307-312.

9. Sarah JH, David MH, Athol U, et al. Follicular bronchiolitis：Thin-section CT and histologic findings. J Thoracic Imaging, 1999, 212：637-642.

10. 李惠萍，范峰，李霞. 弥漫性泛细支气管炎72例临床分析. 中国实用内科杂志，2009，29：328-332.

第二十章

肺肿瘤性病变

间质性肺疾病是一组以肺泡单位的炎症和间质纤维化为基本病变的异质性非肿瘤和非感染性肺部疾病的总称。按其严格的含义，由肿瘤或感染所致的间质性"样"肺疾病，并不属于间质性肺疾病的范畴。但在临床实际工作中，有些类型的肿瘤如肺淋巴管癌病、肺淋巴瘤和细支气管肺泡细胞癌等，或特殊病原体所致的肺内感染也表现"类"间质性肺疾病的临床-放射学表现，在间质性肺疾病的诊断及鉴别诊断中要充分重视。本章节主要对"类"间质性肺疾病特殊类型的肿瘤临床-放射学表现进行介绍。

第一节　肺淋巴管癌病

肺内转移癌常常表现为肺内多发结节、肺门和纵隔淋巴结肿大及胸膜转移等形式。肿瘤在肺内的多发转移常经血行和淋巴管途径进行，主要来源于肺癌和肺外远隔脏器肿瘤的播散，其中以血行转移为主，而肿瘤细胞经淋巴管转移并在肺淋巴管内弥漫生长者，临床较少发生，而且尚未引起临床医师的足够重视，后者称之为肺淋巴管癌病（pulmonary lymphangitic carcinomatosis，PLC）。其临床表现为咳嗽，活动后呼吸困难；胸部影像学表现为肺间质性改变，时常被误诊为间质性肺炎。淋巴管内转移性腺癌主要来源于乳腺、胃、胰腺、肺、甲状腺、卵巢及肾等部位的肿瘤，其中乳腺和胃来源的肺淋巴管转移最为常见；鳞状细胞癌主要来源于宫颈、口咽部和肺等部位的肿瘤。肉瘤肺转移所致的肺内淋巴管转移，尽管也属于 PLC 的一部分，但应称之为肺淋巴管肉瘤病（pulmonary lymphangitic sarcomatosis，PLS）。PLC 最早是由 Andral 于 1829 年报道的 1 例死于子宫癌肺淋巴管转移的患者，之后的临床研究发现 PLC 占肺内转移瘤的 6% ~ 8%。在临床上，尤其是影像学表现，PLC 极易与肺间质纤维化等其他弥漫性间质性肺疾病相混淆，临床确诊较困难，尤其对无确定原发性癌灶、无放疗和（或）化疗史的患者，PLC 的诊断则更为棘手。

【分类】

根据 PLC 在肺间质内转移的部位分局灶性和弥漫性两种，前者主要见于肺癌发生的局部淋巴管转移，后者主要发生于肺外远隔脏器肿瘤的转移。根据 PLC 肿瘤细胞在淋巴管内可能的生长方式分为逆行性和顺行性两种，逆行性 PLC 是指肿瘤首先转移至局部段叶支气管旁或肺门淋巴结及纵隔淋巴结，使局部淋巴回流障碍，远端淋巴管扩张，继之肿瘤细胞脱落，并沿淋巴管逆行生长，甚至达周边脏层胸膜间皮下淋巴管起始部位，主要见于原发性肺癌的直接浸润或在肺门和纵隔淋巴结转移，故在 PLC 早期即发现肺门淋巴结肿大；而顺行性 PLC 是指肿瘤细胞经血行转移，直接种植于脏层胸膜间皮下及肺内的淋巴管内，再沿淋巴管顺行向中心淋巴管生长，最后导致肺门和（或）纵隔淋巴结肿大，故此类型 PLC 在早期并不一定伴有肺门淋巴结肿大，可发生于任何部位的肿瘤。但肿瘤细胞这种在脏层胸膜间皮细胞层下淋巴管内和肺间质淋巴管内的生长倾向在发病机制上尚不完全明确，仍有待进一步研究证实。常见于乳腺癌、胃癌和肺癌等，也可见于胰腺癌、结肠癌、前列腺癌、胆囊癌、头颈部肿瘤（如甲状腺癌和口腔癌）和宫颈癌等部位肿瘤的肺内转移，其病理类型以腺癌居多，鳞癌及神经内分泌性肿瘤次之。

【病理改变】

由于肺淋巴引流位于支气管血管束、小叶间隔及脏层胸膜内，故 PLC 在大体上可见前述结构增厚和胸膜结节形成，显微镜下表现为以脏层胸膜间皮细胞层下和肺间质中的淋巴管内肿瘤细胞呈团块状生长为特征，部分癌栓周围可见不同程度的水肿、淋巴细胞浸润和（或）间质纤维组织增生，可见小叶间隔和叶内间隔增厚（图 20-1-1 和图 20-1-2）。

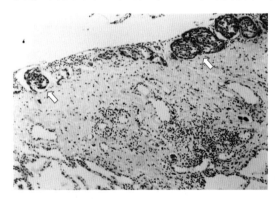

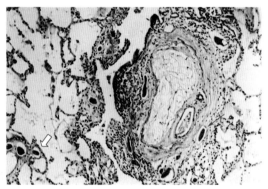

图 20-1-1　脏层胸膜下及肺组织淋巴管扩张，其内可见大量癌栓（空心箭）

图 20-1-2　肺间质中（空心箭）和血管壁周围（实心箭）的淋巴管内可见大量癌栓

【临床特点】

PLC 的发生以女性多见，PLC 常表现为无诱因的渐进性呼吸困难，在个别情况下也会出现急性呼吸困难；由于支气管内黏膜下淋巴管受累，临床上常常表现为干咳；如果肺内弥漫性淋巴管转移癌来源于结肠癌或分泌性腺癌，则表现为咳大量黏液痰，但这一临床表现非常少见；其他症状表现可见食欲缺乏伴消瘦等。这些症状可以先于胸部 X 线改变出现。患者呼吸困难的程度与胸部 X 线改变往往不成比例。一般无发热、寒战及盗汗，除非有胸壁浸润，否则胸膜症状并不明显。咳嗽症状较难控制，即使应用强力镇咳药物，反应仍较差，往往呈进行性加重，有时可表现为哮喘样症状。咯血罕见，但如伴支气管内膜损伤也可出现痰中带血或少量咯血。

除原发部位肿瘤的改变外，可伴有锁骨上窝或腋下浅表淋巴结肿大，肺体积减小不明显，有时可闻肺叶段局部或双下肺吸气相细小水泡音，如伴明显肺间质纤维化则可闻及 Velcro 音（即爆裂音）。部分患者存在胸腔积液的体征。除非同时合并有原发性肺癌，极少见杵状指（趾）。

【辅助检查】

（一）实验室检查

1. 痰细胞学检查　痰细胞学检查痰找瘤细胞既简单、经济、无创，又实用可行，对诊断 PLC 具一定价值，可进行多次检查。

2. 血清学检查　血清学检查往往无特异性，有时可发现血清和（或）胸腔积液中肿瘤标志浓度增高，如 CEA、CA125 和 CA19-9 等。

3. 肺功能往往显示正常或呈轻度限制性通气障碍，不伴或伴有弥散功能障碍。部分患者表现为气道高反应性。

4. 动脉血气分析与肺部受累程度密切相关，累及范围较小或程度较轻时，可仅表现轻度过度通气，$PaCO_2$ 下降，呈呼吸性碱中毒，PaO_2 下降不明显；随着病情进一步加重，继之可出现 PaO_2 下降，肺泡动脉氧分压差 D（A-a）O_2 增大。

（二）有创介入性检查

1. 肺组织活检　经纤维支气管镜、胸腔镜或开胸取材进行肺组织活检有助于及早明确诊断。相对而言，经胸腔镜或小开胸肺组织活检取材较为确实。PLC 和特发性肺间质纤维化一样都存在支气管肺泡灌洗液中Ⅵ型胶原相关抗原和Ⅲ型前胶原前肽水平异常增高。

2. 肺动脉导管　一方面可表现为急性肺动脉高压；另一方面经肺动脉漂浮导管取血分析肺微小血管内的细胞成分，如发现癌性细胞，也支持该病的诊断。

【胸部影像学】

（一）X 线胸片

X 线胸片可见网状、网状结节状或结节状弥漫性等间质性肺疾病改变（图 20-1-3，图 20-1-4，），有时可见 Kerley 线及叶间裂增厚，但心功能正常。30%～40% 的患者可见单侧

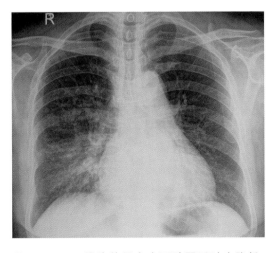

图 20-1-3　X 线胸片见右中下肺野透过度降低，见网状阴影

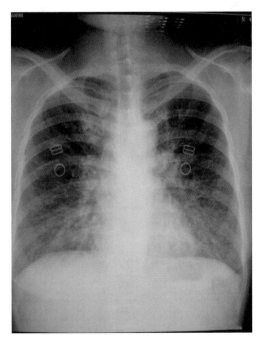

图 20-1-4　X 线胸片见两下肺野透过度降低，网结节状阴影

或双侧肺门淋巴结肿大，近30%的患者伴有单侧或双侧胸腔积液，但这种X线发现并无特异性，即使是症状明显的患者X线胸片仍可正常。胸片表现的肺间质纤维化样改变，易与特发性肺纤维化（idiopathic pulmonary fibrosis，IPF）相混淆。Schaberg等总结的以双肺弥漫性肺间质病变为主的45例临床资料中IPF占21例（46.7%），结节病占13例（28.9%），PLC占11例（24.4%）。由此可见，PLC在双肺弥漫性肺间质病变中占有很大的比例。但与PLC不同的是，在IPF和结节病中，肺间质病变同时伴有胸腔积液、肺门和（或）纵隔淋巴结肿大者少见，而PLC除了伴有肺门和（或）纵隔淋巴结肿大外，往往合并有不同程度的胸腔积液，这可能与胸膜转移、胸膜下淋巴回流受阻有关。所以，在临床上对胸片表现为IPF合并有胸腔积液者应进行胸部CT和HRCT检查，以了解肺间质和实质的情况及是否伴纵隔淋巴结肿大。

（二）胸部CT

胸部CT、特别是HRCT检查有助于鉴别间质性肺炎、肺间质纤维化、结节病及PLC等弥漫性肺疾病。PLC时，胸部普通CT可见不均一的支气管血管束结节状增厚，从肺门向外周呈放射状，部分分支末梢直达胸膜（图20-1-5），纵隔窗可见肺门和（或）纵隔淋巴结肿大。而HRCT清晰显示与PLC有关的次级肺小叶改变，能为有经验临床医师诊断PLC提供重要帮助。

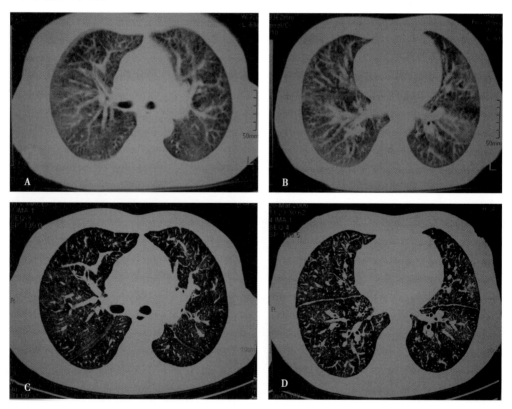

图20-1-5　肺淋巴管癌病胸部普通CT与HRCT比较

A、B. 胸部普通CT见支气管血管束增厚，从肺门向外周呈放射状，部分分支末梢直达胸膜，部分结节状改变；C、D. 同一患者，胸部HRCT表现为肺野内细小结节影，小叶间隔增厚，叶间裂不规则结节状增厚，支气管血管束增厚

HRCT 在 PLC 的表现上较具特征性（图 20-1-6），可提示 PLC 的诊断。其表现：①小叶间隔的不均匀增厚，表现为肺野内细小网状结节影，以肺野中外带和肺底多见，另外，相邻增厚的肺小叶间隔连接形成不规则多边形（类鱼网样改变），内见小叶核心影增粗（图 20-1-7，图 20-1-8）。②肺内可见以淋巴管局限或弥漫分布的周边型结节。③胸膜（包括叶间胸膜）不规则结节状增厚，不少患者伴有胸腔积液（图 20-1-9）。④纵隔窗可见肺门和（或）纵隔淋巴结肿大（图 20-1-8）。肺癌所致的淋巴管癌多发生在病灶同侧肺内淋巴管转移，表现为周边型结节伴网状改变（图 20-1-10，图 20-1-11），可伴有同侧胸腔积液和纵隔淋巴结肿大。Mathieson 等研究报道 118 例弥漫性浸润性肺疾病的胸部 CT 和胸部 X 线片，在没有临床资料和病理资料的情况下，CT 对 PLC 的正确诊断率为 85%，尘肺为 93%，间质性肺炎为 89%，结节病为 77%，所以，对弥漫性浸润性肺疾病的患者在肺活检之前行 HRCT 检查十分必要。

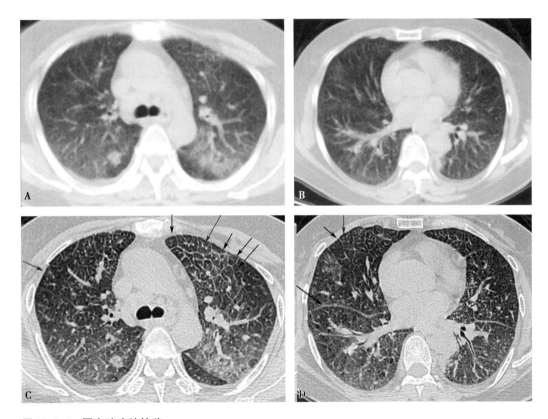

图 20-1-6 胃窦腺癌肺转移

A、B. 胸部普通 CT 见支气管血管束增厚，近背部局部及斑片状磨玻璃影改变；C、D. 同一患者，胸部 HRCT 示肺野内细小结节影，小叶间隔增厚（黑箭），围成大网格（C），叶间裂不规则结节状增厚（D，长黑箭），小叶核心数增多及增厚（红箭），近背部磨玻璃影

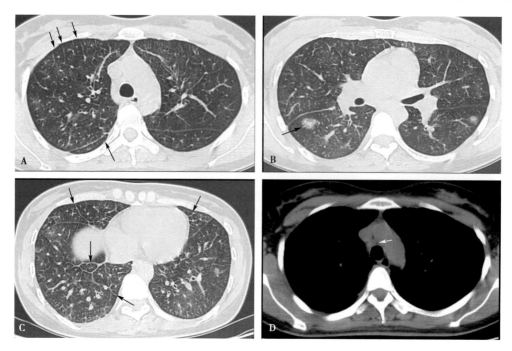

图 20-1-7 肺淋巴管癌病

HRCT（A、B）示肺野内细小结节影，局部斑片状磨玻璃影（黑箭），小叶间隔增厚（黑箭），相邻增厚的肺小叶间隔连接形成不规则多边形（黑箭）的网状结构，内见小叶核心增粗（C）；淋巴结肿大（D）

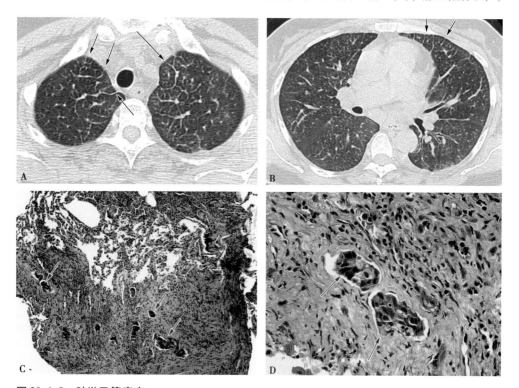

图 20-1-8 肺淋巴管癌病

HRCT（A、B）示肺内小叶间隔的增厚（黑箭），弥漫分布细小结节影；TBLB 病理（C、D）示淋巴管内可见癌细胞（红箭）

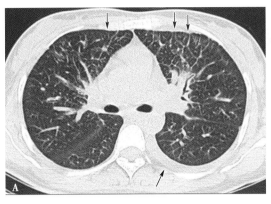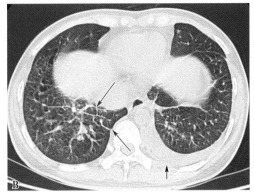

图 20-1-9　肺淋巴管癌病

HRCT（A、B）示肺内小叶间隔的增厚（红箭），左侧胸腔积液（黑箭）

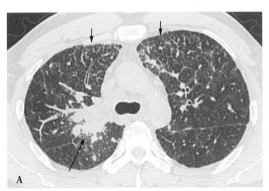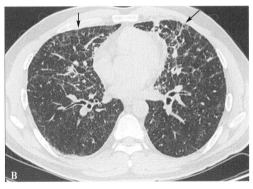

图 20-1-10　肺癌肺内淋巴管转移

A. HRCT 见右上肺肿块影（长黑箭），周围散在小结节影；两肺（A、B）见增厚的小叶间隔相连，形成网状阴影（短黑箭）

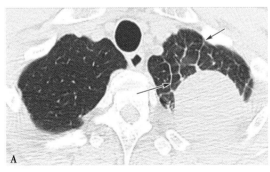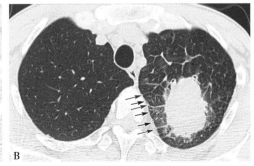

图 20-1-11　肺腺癌肺内淋巴管转移

A. HRCT 见左上肺肿块影，周围见增厚的小叶间隔相连大网格状影（长红箭）；B. HRCT 见左上肺肿块影，周边小叶间隔增厚（红箭），形成网格影，内见细线状和微小结节影（黑箭）

【诊断要点】

PLC 的病史采集十分重要，一定要询问患者既往是否患有肿瘤，以及发病以来的症状和诊疗情况等。PLC 在体征上并无特异性，但系统体格检查仍十分必要，如能发现浅表淋巴结肿大，可及时予以淋巴结活检，进行病理诊断。PLC 的胸部影像学在胸片上主要表现为肺内弥漫性间质性改变；胸部 HRCT 检查十分重要，可见小叶间隔增厚，部分形成呈不规则多边形，叶间胸膜和支气管血管束呈结节样增厚；部分患者可见纵隔淋巴结肿大和胸腔积液。此时应高度怀疑 PLC 之可能。PLC 时呼吸生理的检查往往基本正常。但在临床上有时诊断 PLC 十分困难，我们的体会是经胸腔镜活检或开胸进行活检取材确实、确诊率高，但有时寻找原发灶较为困难。

然而，PLC 在整体间质性肺疾病中毕竟占很小的比例，应与其他间质性肺疾病加以鉴别，诸如特发性间质性肺炎、理化因素引起的间质性肺疾病（尘肺、放射性肺炎等）和药物性间质性病变（胺碘酮等），因上述间质性肺疾病的临床特征和诊断在其他章节已有详尽叙述，故此不再赘述。

【治疗和预后】

PLC 为晚期肿瘤的一种特殊转移形式，除姑息手术外，一般已无手术指征，治疗上以化疗和对症为主，以缓解症状。

PLC 预后差，诊断 PLC 后的生存期为 10~30 个月，平均约 13 个月，5 年存活率极低。

（高占成）

参 考 文 献

1. Maulitz RM, Sahn SA. Pulmonary lymphangitic carcinomatosis from the cervix. Arch Intern Med, 1979, 134: 708-709.

2. Yamamoto T, Nakane T, Kimura T, et al. Pulmonary lymphangitic carcinomatosis from an oropharyngeal squamous cell carcinoma. Oral Oncol, 2000, 36: 125-128.

3. Liau CT, Jung SM, Lim KE, et al. Pulmonary lymphangitic sarcomatosis from cutaneous angiosarcoma: an unusual presentation of diffuse interstitial lung disease. Jpn J Clin Oncol, 2000, 30: 37-39.

4. Harold JT. Lymphangitis carcinomatosa of the lungs. QJM, 1952, 21: 353-360.

5. Goldsmith HS, Baily HD, Callahan EL, et al. Pulmonary lymphangitic carcinomatosis from breast cancer. Arch Surg, 1967, 94: 483-488.

6. 高占成, 邓晓梅, 曹兆龙, 等. 肺淋巴管癌病. 中华结核和呼吸杂志, 1998, 21: 739-741.

7. 范国华, 徐剑松, 钱铭辉. 周围型原发性肺癌肺-胸膜广泛性淋巴管转移的 CT 诊断. 临床放射杂志, 1994, 13: 154-157.

8. Sood N, Bandarenko N, Paradowski LV. Acute respiratory failure secondary to lymphangitic carcinomatosis. J Clin Oncol, 2000, 18: 229-232.

9. Shimura S, Takishima T. Bronchorrhea from diffuse lymphangitic metastasis of colon carcinoma to the lung. Chest, 1994, 105: 308-310.

10. Schaberg T, Orzechowski K, Oesterling C, et al. Simultaneous measurement of collagen type-VI-related antigen and procollagen type-III-N-propeptide levels in bronchoalveolar lavage. Eur Respir J, 1994, 7: 1221-1226.

11. Masson RG, Krikorian J, Lukl P, et al. Pulmonary microvascular cytology in the diagnosis of lymphangitic carcinomatosis. N Engl J Med, 1989, 321: 71-76.

12. Johkoh T, Ikezoc J, Tomiyama N, et al. CT findings in lymphangitic carcinomatosis of the lung: correlation with histologic findings and pulmonary function tests. Am J Roentgenol, 1992, 158: 1217-1222.

13. Mathieson JR, Mayo JR, Staples CA, et al. Chronic diffuse infiltrative lung disease: diagnostic accuracy of

computed tomography versus chest radiology. Radiology, 1989, 171: 111-116.

14. Biswas A, Sriram PS. Getting the whole picture: lymphangitic carcinomatosis. Am J Med, 2015, 128: 837-840.

15. Prakash P, Kalra MK, Sharma A, et al. FDG PET/CT in assessment of pulmonary lymphangitic carcinomatosis. Am J Roentgenol, 2010, 194: 231-236.

16. Yang SP, Lin CC. Lymphangitic carcinomatosis of the lungs. The clinical significance of its roentgenologic classification. Chest, 1972, 62: 179-187.

第二节 细支气管肺泡细胞癌

细支气管肺泡细胞癌（bronchioloalveolar carcinoma，BAC）是肺腺癌的一种特殊亚型，占肺癌的 3%~20%，占腺癌的 20%~46%，多见于女性。近年来由于肺腺癌的发病率明显上升及胸部高分辨率 CT（HRCT）的广泛应用和健康体检增加，BAC 的发病率有所增高。其发生与瘢痕或肺间质纤维化或先天性肺囊性畸形等多因素有一定关系，癌细胞起源于终末细支气管上皮基底细胞，特别是无纤毛的 Clara 细胞，部分起源于Ⅱ型肺泡上皮细胞及黏液细胞。病变开始在呼吸性细支气管-肺泡形成单个病灶，沿肺泡壁生长蔓延到细支气管，较晚期经支气管树先段后叶的蔓延，最后经支气管、血道、淋巴道扩散到对侧肺部。影像学表现为结节型、弥漫型及肺炎型。早期结节型可多年无症状，病程较长，较易经手术切除治疗；弥漫型病变范围广，常有频繁咳嗽、痰多而黏稠、胸闷及喘息等症状，预后差，病程短，难以治疗。

【病理改变】

BAC 起源于细支气管末端的上皮基底细胞和肺泡，是一种异源性肿瘤，起源细胞包括无纤毛的 Clara 细胞、Ⅱ型肺泡上皮细胞及化生的黏液细胞，尤以 Clara 细胞癌变多见，也可见以上 3 种细胞中的 2~3 种细胞混合组成。BAC 呈非侵袭性鳞片状生长，保留正常肺泡间隔结构完整，并不侵袭肺间质、淋巴管、血管和胸膜；一旦 BAC 癌细胞侵犯间质、脉管和胸膜，则归为混合型侵袭性腺癌，临床上实际后者远远多于前者。

根据 WHO 肺癌分类，将 BAC 分为 3 个组织学亚型，即非黏液型、黏液型、非黏液和黏液混合型或中间型，其中非黏液型多见，黏液型次之，混合型或中间型很少见。

1. 非黏液型 最常见。来源于 Clara 细胞或Ⅱ型肺泡上皮细胞或两种细胞混合，其中约 90% 非黏液型 BAC 起源于 Clara 细胞。多由立方上皮、柱状上皮和鞋钉样细胞构成，胞质淡红色，细胞核大，染色较深，核仁明显。来源于 Clara 细胞的瘤细胞呈高柱状，胞核凸向腔缘似鞋钉样，胞核位于细胞顶端，而来源于Ⅱ型肺泡上皮细胞的瘤细胞则呈立方形或圆形，胞核圆形，胞核内可见 PAS 染色包涵体。肺泡腔内覆有单层或多层的癌细胞形成腺腔样结构（图 20-2-1），或大小不等的乳头状增生突入肺泡腔内（图 20-2-2）。

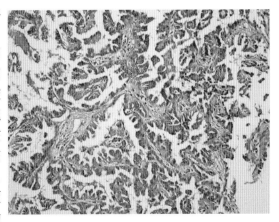

图 20-2-1 非黏液型癌细胞沿肺泡壁生长，未见明确间质浸润

2. 黏液型 较少见，约占 BAC 的 25%。来源于黏液上皮细胞。癌性肺泡腔壁上衬覆的癌细胞分化程度较好，呈柱形或立方形，细胞顶端胞质多含黏液，胞质淡染或透明，胞核多位于基底部，核仁清楚，染色质颗粒粗（图 20-2-3），分裂象罕见。一般肺泡间隔正常，可间断有正常肺组织。大范围的癌性肺泡腔内常含有黏液细胞分泌的多量黏液，其中可见少量的中性粒细胞浸润和多核巨细胞，肺泡管、终末细支气管或细支气管常因黏稠分泌物和癌细胞脱落物阻塞而异常扩张。

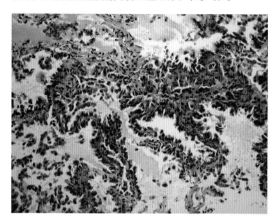

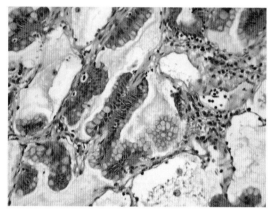

图 20-2-2 非黏液型癌细胞沿肺泡壁生长，部分呈乳头状突入腔内

图 20-2-3 黏液型癌细胞沿肺泡壁生长，肺泡腔内见大量黏液填充

3. 非黏液和黏液混合型或中间型 罕见。按照 WHO 诊断 BAC 的组织病理学标准，BAC 仅是癌细胞单纯沿肺泡壁呈附壁生长，必须排除 BAC 癌细胞肺间质浸润，因此，支气管镜活检和经皮肺穿刺活检的小标本，以及细胞学检测的标本，诊断 BAC 需慎重。

【临床表现】

BAC 的临床表现差异较大，主要与其细胞来源和形态学类型有关。

1. 外周结节型常无症状，多为普查或健康检查发现，其肺部病灶常可几年无变化，预后较好。弥漫型常有频繁咳嗽，初始为干咳、痰少，偶有少量血丝或小血点，或见少许血色黏痰，数周后咳嗽明显加重，常呈阵咳、痰量随之增多、胸闷、喘息，进而出现呼吸困难。

2. 体检可发现肺部局限性干、湿啰音，可有发绀，无发热，仅在阻塞性肺炎时出现发热，并可因治疗退热，有时肺部感染性阴影可部分或全部吸收，而癌性病变不会因抗感染治疗消失，偶可触及锁骨上淋巴结或发现少量胸腔积液。

【胸部影像学】

支气管肺泡细胞癌胸部影像学表现呈多样性，根据 SEER（the Statistics，Epidemiology and End Results，SEER）数据库，38% 的支气管肺泡细胞癌为孤立型，7%～25% 为多病灶型，37%～55% 为肺炎型（单叶或多叶）。对于多病灶型的支气管肺泡细胞癌，65% 位于单一肺叶内，23% 为一侧肺的多个肺叶，12% 为双侧肺的多结节。

（一）X 线胸片

1. 孤立型 指单个周围型结节。表现为孤立的小球状结节阴影（图 20-2-4），密度淡而不均匀，有时阴影淡如磨玻璃样、云絮状，阴影内部有时可见到空泡征和细支气管充气征。结节边缘模糊不清，可向外伸出细短毛刺，个别伴有长而直的光芒状毛刺。靠近脏层胸膜的结节可累及脏层胸膜，由于病灶内部坏死、固缩、瘢痕形成或肺内结缔组织增生可出现胸膜凹陷征，或结节伸出索条状致密影引向胸膜，形成兔耳征或尾巴征。

2. 多结节病灶型　指 3 个以上病灶。表现为多发结节状（图 20-2-5）、粟粒状或斑片状浸润影（图 20-2-6），密度淡，并可见肺纹理增粗、增多、延长、僵直等细支气管病态影像。病变广泛分布于一侧或两侧肺野，以双下肺野内带居多，亦可局限于一叶肺或某一肺区内。随着病程延长和病情加重，结节性阴影增大、增多，进而可融合成大片絮状阴影，或因肺泡细胞癌痰液黏稠而阻塞细支气管形成嵌塞以下小叶或段不张、或阻塞性肺炎样改变，部分肺泡或细支气管因充气而呈现空泡征和（或）支气管充气征。

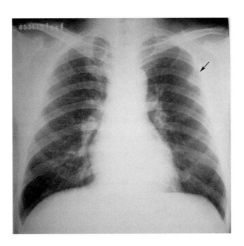

图 20-2-4　X 线胸片示左上肺孤立的小球状结节阴影（黑箭）

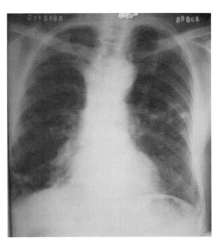

图 20-2-5　X 线胸片示右下肺、左中下肺野见多个球状小结节阴影

3. 肺炎型　最少见，表现为肺炎样浸润影，轮廓模糊，可呈小叶性或大叶性分布（图 12-2-7 至图 20-2-10），是由于沿气道生长的大量腺泡结节病灶集中融合而成，肺泡管及肺泡为癌细胞所充填。

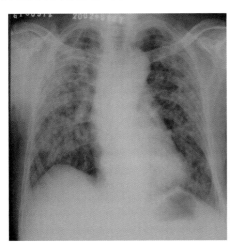

图 20-2-6　X 线胸片双肺可见弥漫性小结节影，部分融合斑片状浸润影

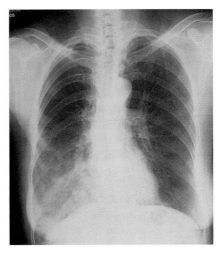

图 20-2-7　X 线胸片示双中下肺可见斑片状磨玻璃影，其内隐约可见小结节阴影

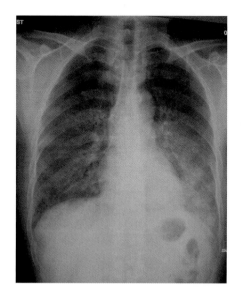

图 20-2-8　细支气管肺泡癌
X 线胸片示双中下肺可见斑片状磨玻璃
影，其内隐约可见小结节阴影

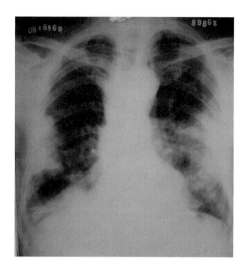

图 20-2-9　细支气管肺泡癌
X 线胸片见双肺外周弥漫性大片状浸润实
变影，密度较高

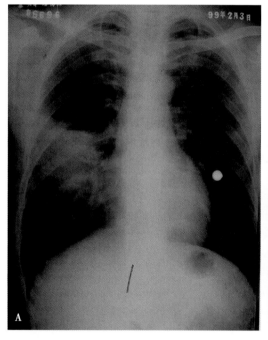

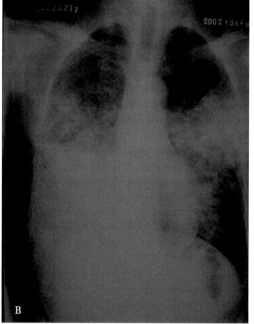

图 20-2-10　细支气管肺泡癌
A. X 线胸片示右中肺片状浸润影；B. 3 年 7 个月后，X 线胸片示两中、下肺野大片实变影，边缘处
可见多发性小结节状阴影

（二）胸部 CT

根据 BAC 的细胞起源和生长方式，与组织病理学相对应的胸部 CT 可表现为磨玻璃影
（ground glass opacity，GGO）、混合磨玻璃影（mixed GGO，mGGO）、实变影和结节影，再

根据其癌细胞的组成不同，又可表现为单发病变或是多发病变。

1. **局限性磨玻璃影**　常出现在肺野外带。单纯磨玻璃影表现为云雾状模糊影，其内可见血管与支气管影和数量不等的空泡，纵隔窗常常不能显示病灶，其病理类型多为单纯BAC（图20-2-11A）。而混合磨玻璃影（图20-2-11B）则表现为云雾状模糊影与密度较高的实变影或结节影并存，其病理类型多为含BAC的混合型腺癌。

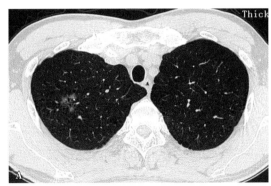
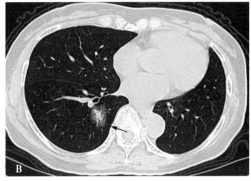

图20-2-11　细支气管肺泡癌

A. 胸部HRCT肺窗示右上肺数个磨玻璃结节影聚集，内见细支气管；B. 胸部HRCT肺窗示右下肺磨玻璃影与实变影混合（黑箭）

2. **孤立型**　常为含BAC成分的混合性腺癌。癌灶多位于肺野外周脏层胸膜下，病变密度不均匀，CT值常小于160HU，病灶常有多个或单个小卵圆形低密度空泡征（图20-2-12）及（或）细条状细支气管充气征与结节增强征，病灶边缘不规则呈星形或分叶状，边缘可有毛刺，稍大癌灶与胸膜之间可有肺小叶部分不张和纤维增生、牵拉而呈胸膜凹陷征（图20-2-12）。

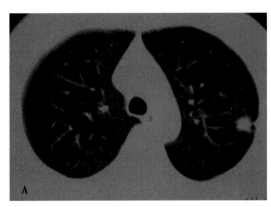
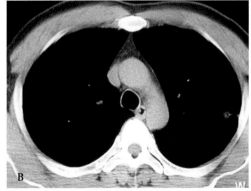

图20-2-12　细支气管肺泡癌

A. 胸部CT肺窗示左上肺单个结节影，边缘有多个长毛刺，见胸膜凹陷征；B. 胸部CT纵隔窗位见空泡征

3. **多结节病灶型**　病理基础多为BAC或含BAC成分的肺腺癌。胸部CT表现为结节状、多发性粟粒状（图20-2-13）或斑片状浸润影。两肺弥漫性结节大小不相等，结节直径为0.5～2.0cm，结节分布不均匀（图20-2-14），形态多样，境界模糊，边缘可见深分

叶、毛刺和棘突征。病变累及肺段或肺叶甚至一侧全肺或两侧全肺，以中下肺野中内带居多。支气管血管束增粗、增多、延长、僵直。文献报道，一个大结节合并多个小结节为肺泡细胞癌的特点（图 20-2-14）。

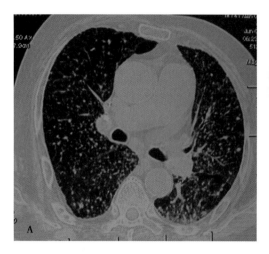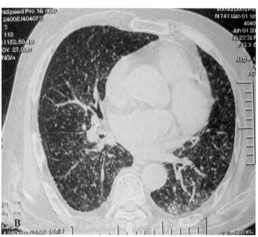

图 20-2-13　细支气管肺泡癌
胸部 CT 示双上中下肺见弥漫性粟粒状影

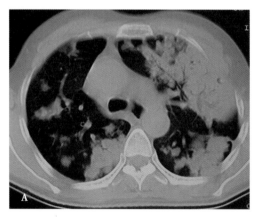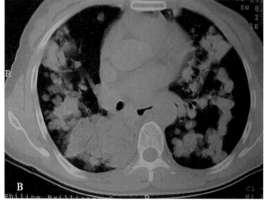

图 20-2-14　细支气管肺泡癌
胸部 CT 示两肺见弥漫性结节影，部分融合；大片实变影内见支气管充气征

4. 肺炎型　对应的病理类型多为黏液型或混合型 BAC。胸部 CT 表现为斑片状浸润影，密度增高均匀一致（图 20-2-15），纵隔窗可见由多个结节聚集而成，在实变边缘区或邻近肺内有散在或成簇的小结节，病变以小叶、肺段、肺叶分布，各个肺段均可被累及。由于肺泡细胞癌多发生于肺外周，可侵及水平裂和斜裂，表现出边缘的局限性和波浪状外凸或凹陷；由于癌细胞沿肺泡壁及细支气管壁"伏壁生长"，肺泡间隔结构呈不规则增厚，而肺泡及细支气管腔不同程度存在，构成支气管充气征（图 20-2-16）或枯树征以及蜂窝样透亮区（蜂房征，图 20-2-17）；另外，由于肺泡上皮被癌细胞所置换和充填引起癌性肺泡炎，呈磨玻璃阴影（图 20-2-18 和图 20-2-19）。

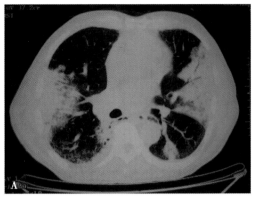
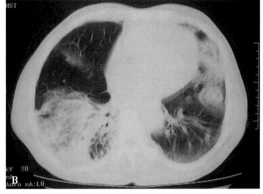

图 20-2-15 细支气管肺泡癌

胸部 CT 示双上、下肺弥漫性大小不一的片状实变及局灶性磨玻璃影

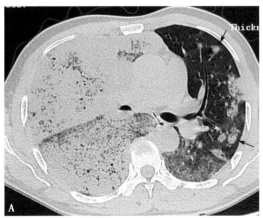
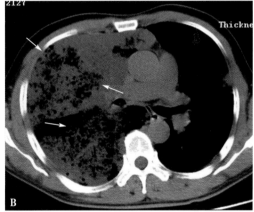

图 20-2-16 细支气管肺泡癌

A. 胸部 HRCT 肺窗示右肺大片状实变影，左肺磨玻璃影及多个结节影（黑箭）；B. 纵隔窗实变影内见蜂房征（白箭）

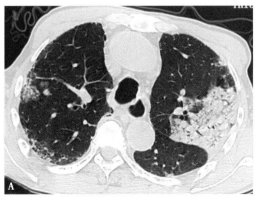
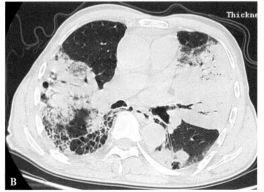

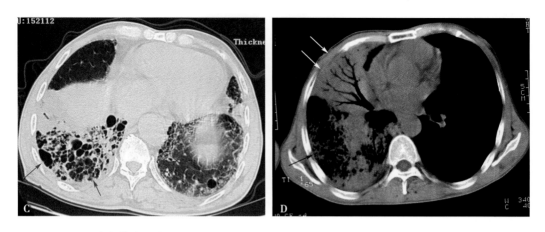

图 20-2-17 细支气管肺泡癌

胸部 CT 示两肺大片实变影及磨玻璃影，支气管充气征，右下叶见囊状阴影（红箭），左下叶见局部囊状阴影；D. 右肺实变影中的枯树征（白箭）及蜂房征（黑箭）

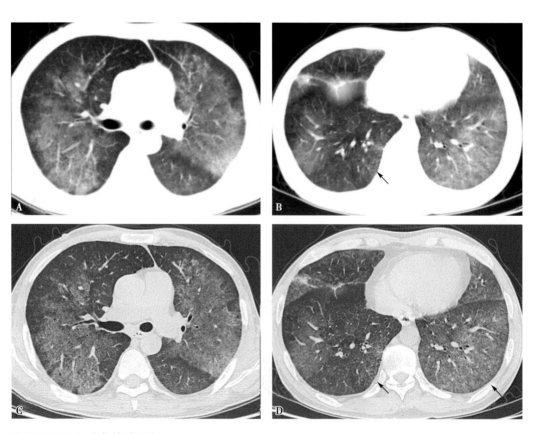

图 20-2-18 细支气管肺泡癌

A、B. 常规胸部 CT 示两肺对称性、向心性分布弥漫性磨玻璃影；C、D. 同一患者，胸部 HRCT 示两肺对称性、向心性分布弥漫性磨玻璃影，其内见腺泡样小结节影

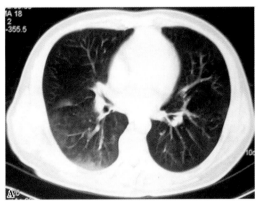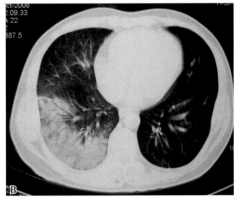

图 20-2-19 细支气管肺泡癌
胸部 CT 示右下肺大片状、斑片状磨玻璃影及实变影，类似肺炎表现

以磨玻璃影及实变影主要影像表现的 BAC（见图 20-2-15 至图 20-2-19）在临床上易被误诊为肺部感染而长期给予抗感染治疗，除上述 BAC 特点外，仔细阅读胸部 CT 尚可发现磨玻璃影及实变影病灶周围或对侧肺内可见小结节影或小片状影（图 20-2-20 至图 20-2-22），增强后可见病灶内结节影或肿块影强化明显，在均匀一致的病灶内可见树枝状血管影。

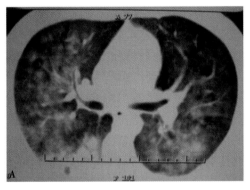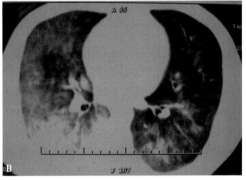

图 20-2-20 细支气管肺泡癌
胸部 CT 示双上、下肺弥漫性大小不一片状实变阴影及类结节状边界不清的磨玻璃影

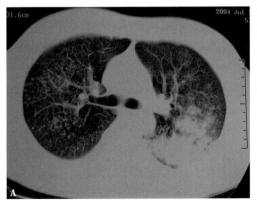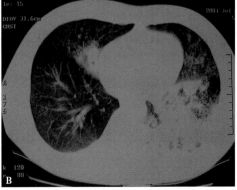

图 20-2-21 细支气管肺泡癌
胸部 CT 示左肺大片状实变阴影，同侧及对侧肺见弥漫性边界不清的小结节影

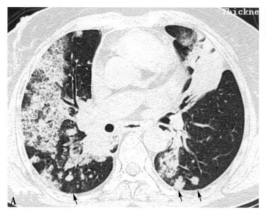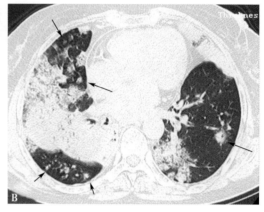

图 20-2-22 细支气管肺泡癌

胸部 HRCT 示两肺大片及斑片状磨玻璃影和实变阴影，周围见密度及大小不一的多发性结节影（黑箭）

（三）胸部正电子发射断层显像-CT

正电子发射断层显像（PET）-CT 已广泛应用于临床，常用[18]氟-脱氧葡萄糖（[18]F-FDG）反映糖代谢状况。BAC 是一种异源性和多形态肿瘤，在胸部 CT 上主要表现为局限磨玻璃影、孤立结节、多发或弥漫性结节和肺炎样改变。有报道显示，FDG PET-CT 诊断多发性 BAC 的灵敏度可达 86%，而对孤立性病灶的灵敏度仅为 38%。标准化摄取比值（SUV）是 PET-CT 常用的半定量分析指标，反映肿瘤摄取放射性物质的程度，在鉴别诊断良、恶性病变、疗效随访和预后分析方面有一定的参考价值。BAC 病灶的 SUV 值（图 20-2-23）显著低于非小细胞肺癌、小细胞肺癌和其他类型肺癌，甚至 SUV 值低于 2.5，出现假阴性，提示结节型 BAC 组织中葡萄糖代谢相对较弱。以首次检查 SUV 2.5 为阈值，以延迟相 SUV 增加 10% 为标准，延迟 SUV 升高可能是阳性也可能存在假阳性，延迟 SUV 下降者常有助于除外恶性肿瘤，然而 BAC 仍然可以出现延迟 SUV 下降。因此，FDG PET-CT 诊断 BAC 的阳性率低于其他类型肺癌，特别是结节型 BAC 的阳性率更低，可出现假阳性。

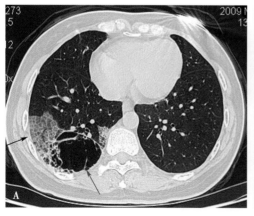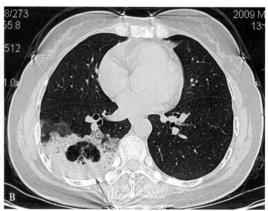

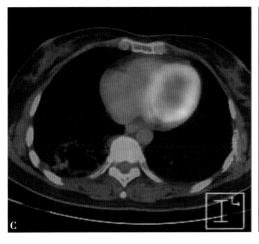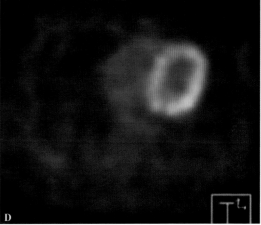

图 20-2-23 细支气管肺泡癌

A. 胸部 CT 示肺窗示右下肺空洞（红箭），周围磨玻璃影及铺路石征（黑箭）；B. 胸部 CT 示右下肺空洞，周围实变影；C. PET-CT 示右下肺空洞及实变影代谢轻度增加；D. PET-CT 示右下肺空洞及实变影代谢轻度增加

【诊断及鉴别诊断】

（一）诊断要点

1. **临床特点** 临床上主要表现为咳嗽、咳痰和胸痛，继发肺部感染时出现发热。早期和病变局限者，症状出现较晚和较轻，可以数月甚至数年无症状，常常在健康体检或其他原因行胸部影像学检查时发现。随着病情进展，临床症状加重，可出现咯血、胸闷和进行性呼吸困难，特别是在疾病晚期和弥漫性患者，出现进行性气促和难以纠正的低氧血症。临床上约 5% BAC 患者咳大量无色透明黏液痰或水样痰，是 BAC 显著特点之一，排痰量可达 100ml/d 以上，甚至可达 2000ml/d，这一般见于弥漫性 BAC，癌细胞多起源于黏液细胞。

2. **胸部影像学特点** 表现多种多样，可出现局限性磨玻璃影或混合性磨玻璃影，或孤立结节影，或弥漫性粟粒状、结节状及斑片状影，或肺炎样改变。部分 BAC 具有惰性发展趋势，早期生长可相当缓慢（见图 20-2-10），尤其是老年人，影像学可稳定数年不变化，需密切随访。

3. **肺组织病理学特点** 手术后组织病理学检查是诊断 BAC 的金标准，表现为癌细胞沿肺泡壁附壁生长，无间质、脉管和胸膜侵犯，分为非黏液型、黏液型和混合型 BAC。BAC 是非浸润性肿瘤，需要大块肺组织标本才能明确有无浸润，因此常需要开胸肺活检或胸腔镜肺活检或手术标本而确诊。支气管镜检查和经皮肺穿刺活检，仍然是目前更常用的检查手段，尤其对于晚期不能手术者或弥漫性病变者。但有时组织标本小，不能发现局限性浸润，BAC 的癌细胞本身核异形性不明显，诊断困难。仅凭支气管肺泡灌洗或痰细胞学检查阳性，难以区别是 BAC 还是混合 BAC 成分的混合型腺癌或腺癌。

（二）鉴别诊断

本病依据胸部影像学表现不同鉴别诊断考虑重点有所区别，主要与粟粒型肺结核、转移性肺癌、肺泡蛋白质沉着症（图 20-2-24）、矽肺等鉴别。

1. 胸部 CT 表现为局限性磨玻璃影的 BAC 应与局部炎症、局限性肺泡出血、局限性纤维组织增生性病变、不典型腺瘤样增生（AAH）和肺腺癌鉴别。由于上述病变在临床上都

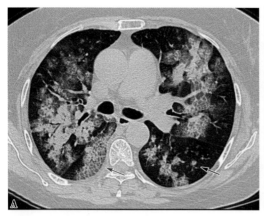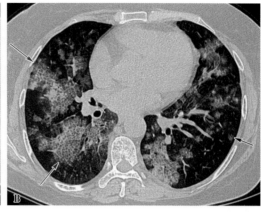

图 20-2-24 细支气管肺泡癌

胸部 CT 示肺窗示铺路石征（红箭）及实变影，散在分布小结节影（黑箭）

无特征性症状和体征，因此其临床鉴别主要依赖于胸部 CT 的随访观察。对于肺局部炎症常在正规治疗后短时间内消失或明显扩大；局限性肺泡出血如果出血停止，病灶亦会在 1 周左右吸收消散；局限性纤维组织增生性病变则在随访过程中无变化。关于 AAH、BAC 和肺腺癌之间的鉴别，由于三者多在健康体检时发现，早期无明显临床症状，因此只能仔细分析和观察胸部 CT 以鉴别。在胸部 CT 上表现为局限性磨玻璃影者，若病灶直径 <1cm，则可见于 AAH、BAC 和肺腺癌，AAH 占有一定比例；若局限性磨玻璃影直径 >1cm，AAH 所占比例减少，绝大多数为 BAC 和肺腺癌。混合性磨玻璃影表现者，无论病灶直径大小，多为 BAC 和肺腺癌（图 20-2-11），很少为 AAH。虽然在胸部 CT 上不同病变有其相应的改变，但是确诊常需组织病理学检查。

2. 胸部 CT 表现为孤立或多发结节的 BAC 应与肺结核和转移性肺癌等疾病相鉴别。①肺结核：结核结节的临床症状无特异性，胸部 CT 表现为孤立结节病灶周围常有卫星灶，或其他肺叶、肺段类似播散病灶；病灶内多种形态并存，包括渗出、增殖、干酪坏死和空洞等，但无结节堆积；病灶多有钙化，常从中央延向周围，可呈小颗粒状或大片状，钙化总容积 >20%；CT 增强扫描，病灶强化不明显。②转移性肺癌：恶性肿瘤晚期可通过血行播散、淋巴系统转移或邻近器官的直接侵犯转移至肺，其中以血行转移多见。常见原发肿瘤有绒毛膜癌、乳腺癌和肠癌，其次是肝癌、肾癌和甲状腺癌。血行转移癌在胸部 CT 上可表现为单发和多发结节或肿块，单发病灶为圆形、密度均匀、直径为 2~10cm，常有分叶，边缘光滑，无毛刺；多发结节或肿块则多位于肺外周胸膜下，结节大小不等，密度均匀，边缘光滑，无毛刺，少数可出现空洞。淋巴系统转移则除有纵隔、肺门淋巴结增大外，可沿着肺纹理走向有异常条状和小结节影；当非小叶间隔的淋巴管淤积、水肿和增厚时，则可在肺外带近胸膜缘出现 Kerley A、B、C 线。转移性肺癌的诊断多依据原发肿瘤的病史而确立。

3. 胸部 CT 表现为肺炎型的 BAC 应与慢性肺炎相鉴别。慢性肺炎包括经过急性肺炎演变而形成的和一发病就是慢性的两种情况，前者在临床上往往有畏寒、发热、咳嗽等急性肺炎症状，而后者则常常无明显感染中毒症状，仅有咳嗽、咯血和气促等呼吸道症状。胸部影像学表现可以是弥漫性分布于两肺的实变，也可以是局限于肺叶或肺段的实变或肿块，常见病灶内空气支气管征。如果实变内见支气管狭窄，需行支气管镜检查；如病灶位于肺周边，可行 CT 引导下经皮肺穿刺活检，必要时行胸腔镜活检或剖胸探查。

【治疗要点】

BAC 是肺腺癌的一个亚型，归属于腺癌，但由于其仅沿肺泡结构附壁生长，不侵犯基质、脉管和胸膜，因此 BAC 不同于非小细胞肺癌，具有其独特的治疗疗效和预后。

1. 手术治疗　对单结节病灶型和能做到完全性切除的同一肺叶或同一侧肺的多结节病灶型 BAC 都应积极手术治疗。根据临床分期，对所有 0、Ⅰ、Ⅱ、Ⅲa 期的 BAC，只要没有手术禁忌证，都应采取手术治疗。对无淋巴结转移、无胸腔积液的Ⅲb、在同侧肺不同肺叶内的多发结节型Ⅳ期 BAC 也可施行扩大根治手术。

2. 化学治疗　对完全性切除术后的单纯 BAC，不推荐辅助化疗和辅助放射治疗。对不能手术切除的晚期 BAC，化学治疗时可考虑一线治疗方案。根据 BAC 瘤细胞生长方式和生物学特性，传统认为 BAC 对化学治疗不如非小细胞肺癌（non small-cell lung cancer，NSCLC）敏感，但其生存期却长于其他类型的 NSCLC。化疗方案与 NSCLC 相同。

3. 生物靶向治疗　对有突变的晚期的 BAC，可采用表皮细胞生长因子受体酪氨酸激酶抑制剂（EGFR-TKI）吉非替尼（gefitinib）和埃罗替尼（erlotinib）一线治疗方案（图20-2-25）。研究表明东方人群、女性、非吸烟、腺癌（包括 BAC）是 EGFR-TKI 治疗的

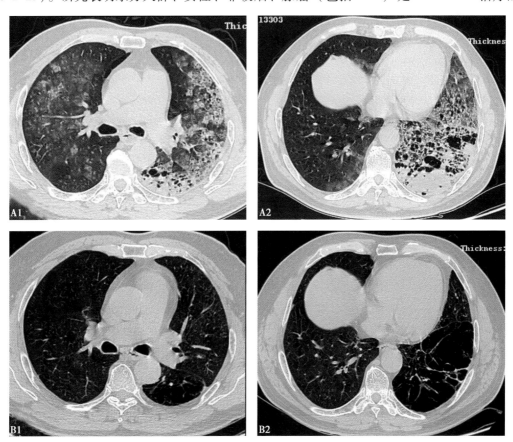

图 20-2-25　细支气管肺泡癌

胸部 CT 示治疗前（A1、A2），吉非替尼治疗后（B1、B2）磨玻璃影及实变影吸收，残留囊状阴影

优势人群，然而 EGFR-TK 信号通路突变是疗效判断的重要指标。EGFR 在癌组织中高表达，如果 EGFR 发生突变，则预示着癌细胞对 EGFR-TKI 敏感，疗效好。

4. 放射治疗 对不宜手术的孤立型或局部复发的单病灶 BAC，首选适形放射治疗。

（周贤梅）

参考文献

1. Arenberg D. Bronchioloalveolar lung cancer：ACCP evidence-based clinical practice guidelines（2nd edition）. Chest，2007，132：306S-313S.

2. Anami Y，Iijima T，Suzuki K，et al. Bronchioloalveolar carcinoma（lepidic growth）component is a more useful prognostic factor than lymph node metastasis. J Thorac Oncol，2009，4：951-958.

3. Wislez M，Beer DG，Wistuba I，et al. Molecular biology，genomics，and proteomics in bronchioloalveolar carcinoma. J Thorac Oncol，2006，1：8-12.

4. Travis WD，Garg K，Franklin WA，et al. Bronchioloalveolar carcinoma and lung adenocarcinoma：the clinical importance and research relevance of the 2004 World Health Organization pathologic criteria. J Thorac Oncol，2006，1：13-19.

5. Lee HY，Lee KS，Han J，et al. Mucinous versus nonmucinous solitary pulmonary nodular bronchioloalveolar carcinoma：CT and FDG PET findings and pathologic comparisons. Lung Cancer，2009，65：170-175.

6. Infante M，Lutman RF，Imparato S，et al. differential diagnosis and management of focal ground-glass opacities. Eur Respir J，2009，33：821-827.

7. 韩一平，李强. 细支气管肺泡细胞癌. 上海：第二军医大学出版社，2009.

8. Goudarzi B，Jacene HA，Wahl RL. Diagnosis and differentiation of bronchioloalveolar carcinoma from adenocarcinoma with bronchioloalveolar components with metabolic and anatomic characteristics using PET/CT. J Nucl Med，2008，49：1585-1592.

9. Oda S，Awai K，Liu D，et al. Ground-glass opacities on thin-section helical CT：differentiation between bronchioloalveolar carcinoma and atypical adenomatous hyperplasia. Am J Roentgenol，2008，190：1363-1368.

10. 吴一龙，蒋国樑，陆舜，等. 支气管肺泡细胞癌之中国共识. 循证医学，2006，6：227-230.

11. Kris MG，Giaccone G，Davies A，et al. Systemic therapy of bronchioloalveolar carcinoma：results of the first IASLC/ASCO consensus conference on bronchioloalveolar carcinoma. J Thorac Oncol，2006，1：32-36.

12. Gandara DR，Aberle D，Lau D，et al. Radiographic imaging of bronchioloalveolar carcinoma：screening，patterns of presentation and response assessment. J Thorac Oncol，2006，1：20-26.

13. Raz DJ，Zell JA，Karnezis AN，et al. Misclassification of bronchioloalveolar carcinoma with cytologic diagnosis of lung cancer. J Thorac Oncol，2006，1：943-948.

14. Jackman DM，Chirieac LR，Jänne PA. Bronchioloalveolar carcinoma：a review of the epidemiology，pathology，and Semin. Respir Crit Care Med，2005，26（3）：342-352.

15. Breathnach OS，Ishibe N，Williams J，et al. Clinical feature of patients with stage ⅢB and Ⅳ bronchioloalveolar carcinoma of the lung. Cancer，1999，86：1165-1173.

第二十一章

弥漫性肺泡出血综合征

第一节　弥漫性肺泡出血综合征概述

弥漫性肺泡出血综合征（diffuse alveolar haemorrhage syndrome，DAH）是由不同病因导致肺泡微血管损害，肺微血管的血液进入肺泡，引起咯血和呼吸困难、贫血，X线胸片表现为双侧弥漫性浸润影，并可导致呼吸衰竭的致命性临床综合征。DAH比较罕见，临床症状及影像学表现无特异性，给临床诊断带来困难，常常延误病情。因此，提高临床医师识别DAH能力，及时诊断和治疗，对DAH的预后具有重要的意义。

【病因】

从本质上看，DAH是临床综合征，并不是单一疾病。导致DAH的病因广泛，大体分为免疫性疾病和非免疫性疾病两大类。引起DAH常见的免疫性疾病有小血管炎，如坏死性肉芽肿性多血管炎（以往称Wegener肉芽肿）、显微镜下多血管炎（MPA）、系统性红斑狼疮及Goodpasture综合征等；而非免疫性疾病引起DAH的病因有二尖瓣狭窄、感染、药物中毒、吸入毒物及凝血功能障碍等。临床研究报道，导致DAH最常见的病因是坏死性肉芽肿性多血管炎（32%），随后为肺出血-肾炎（Goodpasture）综合征（13%）、特发性肺含铁血黄素沉积（IPH，13%）、结缔组织病（13%）和显微镜下多血管炎（MPA，9%）。DAH为跨学科综合征，多数发病急骤，病因复杂，认识不足，往往丢失抢救时机。弥漫性肺泡出血综合征的病因和疾病详见表21-1-1。

表21-1-1　弥漫性肺泡出血综合征病因和疾病

病因	常见疾病	罕见疾病
系统性血管炎	坏死性肉芽肿性多血管炎、显微镜下多血管炎（MPA）	亨诺赫-舍恩莱茵病、白塞病、丘-施综合征（Churg-Strauss syndrome）、孤立性肺毛细血管炎肺血管（伴或不伴ANCA）、与丙型肝炎病毒相关混合性冷球蛋白血症、结节性多动脉炎与B型肝炎及大动脉炎综合征
结缔组织病	系统性红斑狼疮	类风湿关节炎、系统性硬化症、多发性肌炎、混合性结缔组织病
其他免疫性疾病	抗肾小球基底膜抗体病	寡免疫性肾小球肾炎、免疫复合物肾小球肾炎、溶血性尿毒综合征、免疫球蛋白A肾病、腹部疾病及炎性肠疾病

续表

病因	常见疾病	罕见疾病
感染	钩端螺旋体病	侵袭性曲菌病、全身性念珠菌病、类圆线虫病、葡萄球菌、军团杆菌病、支原体病、巨细胞病毒、单纯性疱疹病毒、汉坦病毒属、获得性免疫功能缺陷综合征、H1N1流行性感冒、疟疾、粪类圆线虫及葡萄穗霉
药物	丙硫氧嘧啶	阿仑单抗、阿昔单抗、氨鲁米特、胺碘酮、硫唑嘌呤、卡比马唑（甲亢平）、卡马西平、环孢霉素A、舒经酚、阿糖胞苷、右旋糖酐、双肼苯达嗪、青霉胺、依维莫司、氟达拉滨、吉西他滨格列本脲、甲氨蝶呤、丝裂霉素、拉氧头孢、呋喃妥因、氧化亚氮、奎尼丁、苯妥英、利妥昔单抗、西罗莫司、舒尼替尼及替罗非班
移植	骨髓移植	实体器官移植
中毒	可卡因	苯偏三酐、苯均四酸二酐、异氰酸酯、碳氢化合物的衍生物
血管内肿瘤转移		血管肉瘤、卡波西肉瘤、绒毛膜癌、上皮样血管内皮瘤、多发性骨髓瘤、肾细胞癌
凝血功能障碍	弥散性血管内凝血	血小板减少（症）、抗磷脂综合征、血小板减少性紫癜、血友病、口服抗凝血药、口服血栓溶解剂
肺血管疾病		特发性肺动脉高压、血栓性肺动脉高压、肺静脉闭塞性疾病、肺毛细血管瘤样增生病
心脏病	二尖瓣狭窄	左心衰竭、左心房黏液瘤
其他	特发性肺含铁血黄素沉着症	急性呼吸窘迫综合征、淀粉样变、淋巴管肌瘤病

【临床表现】

DAH 既可以起病骤急，也可以慢性发展，可发生在任何年龄，一经发作，大都进展迅速，常危及生命。

DAH 典型表现包括咯血、胸片弥漫性肺泡浸润性阴影和贫血三联征。但许多患者并不出现三联征，如出现其中两项时应怀疑 DAH 可能。

40%~80% 的 DAH 患者出现咯血，大多患者仅为少量咯血，可能突然发生，也可能需要数天，至数周时间的不断进展。大咯血临床不多见，一旦发生，一次咯血量超过 200ml 或咯血时伴面色苍白、呼吸急促、发绀等症状，危险性极大，死亡率高达 70%。

1/3 的患者起始症状无咯血，表现出缺铁性贫血或短期内贫血加重。患者可出现不同程度呼吸困难，与出血肺泡充填通气灌注比例失调和贫血有关。患者表现引起 DAH 疾病或某一潜在系统性疾病的症状，如发热、胸痛、咳嗽、皮疹、关节疼痛等。体检患者呈贫血貌，两肺闻及捻发音。

【胸部影像学】

急性肺泡出血时，胸部 X 线表现肺泡浸润性阴影及实变阴影（图 21-1-1）。慢性或复发性出血可形成细小的间质纤维化，在胸片上表现为网状阴影。

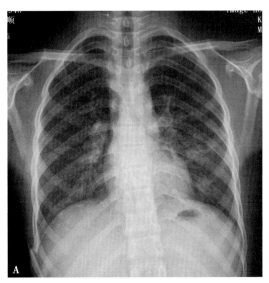
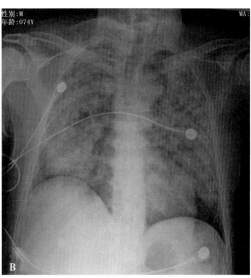

图 21-1-1　弥漫性肺泡出血综合征

A. X 线胸片示两肺心缘边见斑片状磨玻璃影；B. X 线胸片示两肺实变影，向心性分布

出血多时，胸部 HRCT 表现为广泛的磨玻璃影或实变阴影，其中可见支气管气影，病变向心性分布，而肺外周相对较少（图 21-1-2）；或 HRCT 示磨玻璃影或实变阴影背景下，见广泛分布的均匀一致的直径为 1～3mm 腺泡状小结节影（图 21-1-3）；小结节影可融合形成斑片状实变影及磨玻璃影，沿支气管血管束散在分布（图 21-1-4 和图 21-1-5）；胸部 HRCT 显示同时出现的其他病变如结节影及肿块影（图 21-1-6）对 DAH 病因诊断提供有价值的线索。

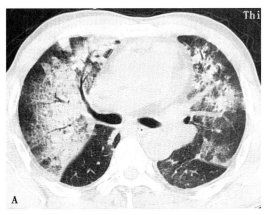
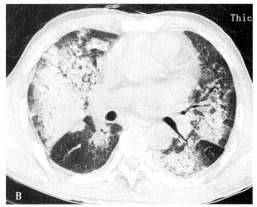

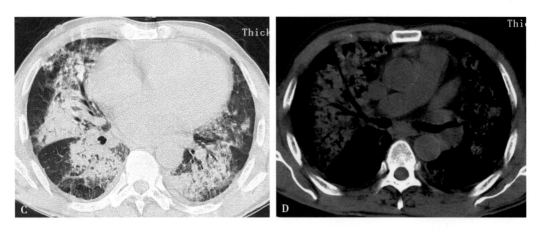

图 21-1-2 弥漫性肺泡出血综合征
胸部 HRCT 肺窗（A、B、C）示两肺实变影和磨玻璃影，向心性分布；胸部 CT 纵隔窗示实变影，见支气管空气征（D）

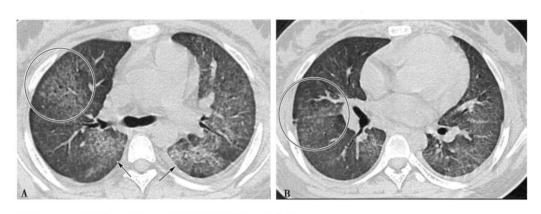

图 21-1-3 系统性红斑狼疮合并弥漫性肺泡出血综合征
胸部 HRCT 示两肺弥漫性分布腺泡样小叶中央型小结节影（红圈），部分融合成磨玻璃影（黑箭）

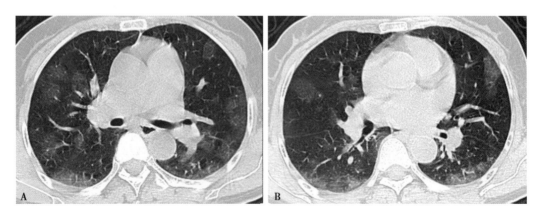

图 21-1-4 血管炎合并弥漫性肺泡出血
胸部 HRCT 示斑片状磨玻璃影，近胸膜下及支气管血管束散在分布

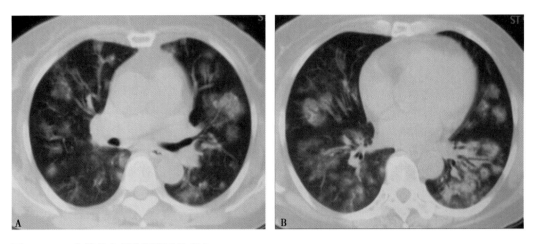

图 21-1-5 血管炎合并弥漫性肺泡出血
胸部 CT 示斑片状磨玻璃影（A、B），沿支气管血管束散在分布，左下肺部分实变影（B）

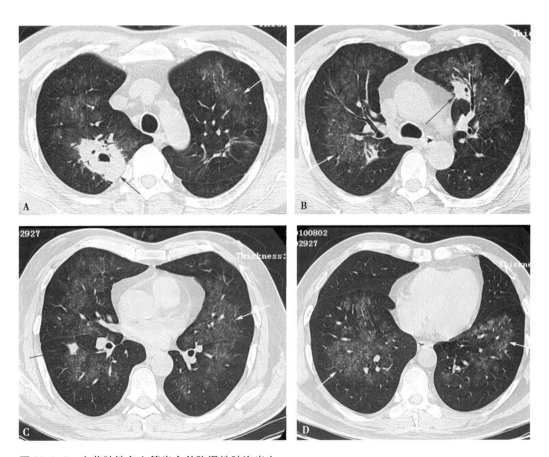

图 21-1-6 肉芽肿性多血管炎合并弥漫性肺泡出血
胸部 HRCT 两肺对称性以肺门为中心，蝴蝶状磨玻璃影（白箭），背景中腺泡状小结节影；图 A 见肿块状实变（红箭），内见空洞；图 B、C 见结节状实变影（红箭）

【实验室检查】

急性起病者血红蛋白在 1～2 天内快速下降 20～40g/L。慢性起病者有缺铁性贫血。如果患者出现肺部阴影同时连续数天内进行性血红蛋白下降，应该怀疑 DAH。在与免疫性疾病相关的 DAH 患者，常见 C 反应蛋白和红细胞沉降率增加；有肾损害时，表现为镜下血尿、蛋白尿及肌酐升高；出现相应的结缔组织病和系统性血管炎的血清学试验改变对 DAH 的病因诊断有帮助。

【诊断和鉴别诊断】

对怀疑 DAH 患者有支气管镜检查指征。对无咯血的患者须接受支气管肺泡灌洗（BAL）确立 DAH 的临床诊断和排除感染。支气管肺泡灌洗见多肺段回收液呈血性；出血 36～72 小时后出现吞噬含铁血黄素肺泡巨噬细胞计数，普鲁士蓝染色（＋）＞20%，可诊断 DAH。支气管镜肺活检组织肺泡腔见吞噬含铁血黄素肺泡巨噬细胞对 DAH 诊断有一定的帮助。

DAH 尚无公认的诊断标准；通常依据 5 条诊断 DAH：①咯血、不同程度的呼吸困难；②缺铁性贫血，24 小时内血红蛋白降低＞20g/L 以上；③胸部 X 线片弥漫肺实变阴影；④肺功能检测示限制性通气障碍，低氧血症伴过度通气，肺弥散功能增高，超过基线值 30%；⑤支气管肺泡灌洗：多肺段回收液为血性灌洗液。或吞噬含铁血黄素的巨噬细胞＞20%。普鲁士蓝染色阳性。亦有少数 DAH 患者需要通过胸腔镜或开胸肺活检等创伤性检查确定 DAH。DAH 诊断须排除呼吸道异物、支气管扩张、肺脓肿、肺肿瘤、肺炎、肺结核、肺血栓等引起的咯血。

【治疗】

DAH 治疗原则，首要治疗目标是尽可能维持呼吸状况稳定，包括吸氧、机械通气及输血等措施。其次，依据病因选择治疗方法，对免疫性疾病有关的 DAH 治疗主要是早期激素冲击加免疫抑制剂，常用药物为环磷酰胺。此外还有丙种球蛋白及血浆置换等手段，但至于能否改善 DAH 患者的预后情况，目前尚无定论。

（丁晶晶　蔡后荣）

参 考 文 献

1. Collard HR, Schwarz MI. Diffuse alveolar hemorrhage. Clin Chest Med, 2004, 25：583-592.

2. Milman N, Pedersen M. Idiopathic pulmonary haemosiderosis. Epidemiology, pathogenic aspects and diagnosis. Respir Med, 1998, 92：902-907.

3. Picard C, Cadranel J, Porcher R, et al. Alveolar haemorrhage in the immunocompetent host：a scale for early diagnosis of an immune cause. Respiration, 2010, 80：313-320.

4. Lin Y, Zheng W, Tian X, et al. Antineutrophil cytoplasmic antibody-associated vasculitis complicated with diffuse alveolar hemorrhage：a study of 12 cases. J Clin Rheumatol, 2009, 15：341-344.

5. Rabe C, Appenrodt B, Hoff C, et al. Severe respiratory failure due to diffuse alveolar hemorrhage：clinical characteristics and outcome of intensive care. J Crit Care, 2010, 25：230-235.

6. Ohtsuka M, Yamashita Y, Doi M, et al. Propylthiouracil-induced alveolar haemorrhage associated with antineutrophil cytoplasmic antibody. Eur Respir J, 1997, 10：1405-1407.

第二节　特发性肺含铁血黄素沉着症

特发性肺含铁血黄素沉着症（idiopathic pulmonary hemosiderosis，IPH）是一种病因未明的反复引起弥漫的肺泡出血的一种少见疾病。长期反复的肺泡出血引起肺含铁血黄素沉着，最后可以导致肺纤维化。绝大多数肺泡出血引起的肺含铁血黄素沉着症是可以查找到原因的，而最后经过临床及实验室的仔细检查找不到原因的肺含铁血黄素沉着症即称为特发性肺含铁血黄素沉着症。因此，目前有些学者建议用特发性肺出血（idiopathic pulmonary hemorrhage）这一名词来替代 IPH。

【流行病学】

1864 年，Virchow 首先在病理上描述了为"棕色硬肺"；Ceelen 在 1931 年报道了 2 例 IPH 的临床表现，后来在 1944 年由 Waldenstrom 第一次在患者死前诊断 IPH，此后，临床上就有较多关于 IPH 的报道。尽管如此，IPH 仍是一种少见疾病，估计其发病率为（0.24 ~ 1.23）/100 万。有报道 4 个月 ~62 岁均可发病，但是主要影响儿童，成年人只占 15%，大部分患者是在 10 岁以前即诊断有 IPH。主要表现是"三联征"，即贫血、咯血和 X 线胸片有双肺浸润影。

【病因及发病机制】

1955 年，Probst 提出在弹性纤维上有异常的酸性黏液多糖，后来，Heiner 等提出可能是对牛奶过敏而引起发病，但是在 1974 年和 1975 年 Irwin 和 Donlan 等发现毛细血管基底层是正常的。1976 年 Gonzales-Crussi 等提出可能是毛细血管基底膜增生致病，而上皮基底膜正常，不管怎么说，经过许多年的研究目前在 IPH 患者的肺组织中仍未发现有肺血管的上皮或基底膜的损伤。后来在美国俄亥俄州的克利夫兰连续出现 10 例儿童弥漫性肺泡出血，经调查发现这些儿童均接触了葡萄穗霉（Stachybotrys chartarum）污染的水，因此有些学者认为环境因素在 IPH 的发病中或许有某些促发作用。截至目前，多数学者认为可能存在一种尚未可知的免疫因素引起发病，遗传因素也可能起一定的作用。

【病理改变】

晚期 IPH 的肺标本在肉眼检查时重量增加，呈现明显的棕色（图 21-2-1），表面及切面有散在的出血斑，可以有不同程度的纤维化。

显微镜下检查发现肺泡的毛细血管通常扩张、扭曲，可突向肺泡腔内，而在组织学和免疫组化上均没有肺毛细血管炎的迹象。其组织学特点为肺泡中有大量含铁血黄素颗粒的巨噬细胞（图 21-2-2、图 21-2-3、图 21-2-4），同时有肺泡出血时则有大量的红细胞，这种改变并无特异性。肺泡壁增厚，Ⅱ型肺泡上皮细胞肿胀、变性、脱落和增生，肺泡毛细血管反复出血可致肺泡间质、血管的弹力纤维变性，含铁血黄素沉着，内膜纤维化，支气管动脉肌层轻度增厚，在淋巴管周围有淋巴细胞、浆细胞和含铁血黄素巨噬细胞浸润，淋巴管扩张，慢性阶段最后可导致弥漫性肺间质纤维化、肺气肿、支气管扩张、肺动脉高压和肺心病。电镜检查可以发现肺泡上皮细胞肿大并含有空泡，肺泡毛细血管基底膜可以有局限性的增厚，但是没有免疫复合物在上面沉积。

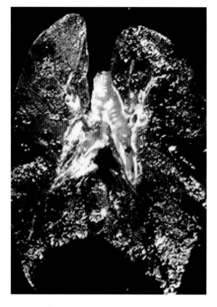

图 21-2-1 肺出血呈暗红色，实性

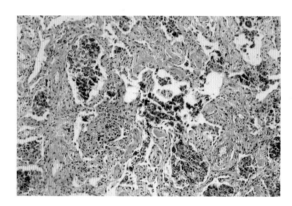

图 21-2-2 特发性肺含铁血黄素沉着症
肺泡腔内有吞噬细胞积聚，伴肺泡隔增厚纤维组织增生，HE，中倍放大

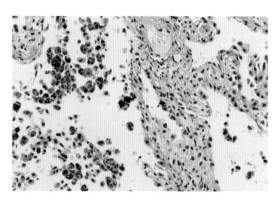

图 21-2-3 特发性肺含铁血黄素沉着症
肺泡内见吞噬棕色含铁血黄素颗粒的巨噬细胞沉积，伴间质纤维组织增生和慢性炎症细胞浸润，HE，高倍放大

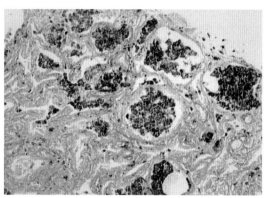

图 21-2-4 特发性肺含铁血黄素沉着症
肺铁反应（普鲁士蓝）显示肺泡内有蓝染的颗粒沉着，中倍放大

【临床表现】

IPH 通常在 10 岁以前发病，成人发病只占 15%，主要临床表现是反复出现咳嗽、咯血和呼吸困难，发病的初始阶段通常是刺激性咳嗽，以后出现咯血，可以是痰中带血或整口咯血，有时由于患者年龄小，将痰吞咽而不出现咯血，出现黑粪，肺泡出血经常是自限性的。所有患者都出现缺铁性贫血，面色苍白，乏力，有时可能是唯一的临床症状，患儿发育迟缓。心跳加快，双肺底可闻及细湿啰音。临床表现因病变时期、程度不同而表现各异，急性出血期表现为突然发病，轻咳，咳少量新鲜血液或小血块，也可出现大量咯血，

患者出现气短、胸痛、心悸、心率加快、乏力和低热。肺部体检可正常，重者可出现呼吸音减低，可闻哮鸣音。

慢性反复发作期，上述症状反复发生，肺泡反复出血，最后导致广泛肺间质纤维化，患者常有慢性咳嗽、气短，活动后明显，病程后期可出现肺动脉高压、肺心病和呼吸衰竭。

体格检查：贫血貌，肺间质纤维化时可有爆裂音，部分患者可有杵状指，20%的患者出现肝脾大和（或）轻微的淋巴结增大。

【辅助检查】

IPH 最主要的实验室结果异常是贫血，同时可以伴有其他一些异常，详述如下。

1. 血常规检查出现小细胞低色素性贫血，在急性期，网织红细胞数可以增加，嗜酸细胞可以增加，红细胞沉降率增快，有时可以出现大便潜血阳性。由于肺中的血红蛋白的重吸收，血浆中胆红素水平可以增高，同时尿胆原排出增加，血清 IgA 增高，直接 Coomb 试验、冷凝集试验、嗜异凝集试验可以阳性。因此 IPH 在许多方面酷似溶血性贫血，转铁饱和度低于15%，血清铁水平下降，但有报道极个别的 IPH 患者存在有缺铁性贫血而血清铁水平正常。由于肺组织损伤、红细胞破坏时的血清乳酸脱氢酶水平增高。骨髓检查显示红系增生活跃，可染铁缺乏。

2. 痰、胃液、支气管肺泡灌洗液或肺活检组织中可找到典型的含铁血黄素巨噬细胞，这对诊断有重要意义。

3. 纤维支气管镜检查　对 IPH 的诊断有决定性的意义，在肺泡出血较多时可以在支气管中观察到血液，肺泡灌洗液可呈现粉红色（有较多血液时），镜检可有含铁血黄素细胞，通过纤维支气管镜肺活检可以确定诊断。

4. 肺功能检查及血气分析　在急性期，由于肺泡中有大量的红细胞，红细胞中的血红蛋白可以与 CO 结合，因此 $D_L CO$ 升高，当肺泡中的血红蛋白降解以后，$D_L CO$ 下降。到了疾病的晚期出现肺纤维化，可以出现限制性通气障碍，如 FEV_1 和 VC 降低，FEV_1/VC 正常或增加，TLC 下降，$D_L CO$ 下降。早期患者血气分析结果多正常，合并有大量肺泡出血时或晚期出现有肺纤维化时 PaO_2 下降，$PaCO_2$ 正常或降低，合并有肺气肿和肺心病时，$PaCO_2$ 可以升高。

【胸部影像学表现】

1. 胸部 X 线表现　肺部可以出现细小结节影或斑片样浸润影（图 21-2-5，图 21-2-6），或出现磨玻璃样改变。严重时可出现实变影，伴有明显的支气管气影。可在肺门周围或全肺出现。最常累及的部位是肺门周围或中、下肺野，而肋膈角和肺尖较少累及。有时肺部浸润影可以出现游走，这种阴影可以在 2~3 天内完全吸收，或部分吸收，也可以遗留下纹理增重或网状影。如果反复发生肺泡出血，则会遗留下肺纤维化的改变。

2. 肺部 CT 表现　在普通常规 CT 检查时两肺可以出现边界不清的细小结节影及磨玻璃影改变，可以是对称性的分布（图 21-2-7）；严重时可出现实变影（图 21-2-8），伴有明显的支气管空气征。利用 HRCT 可以较好地观察到 1~3mm 的细小结节影，亦称腺泡结节影（图 21-2-9，图 21-2-10），两肺对称性分布，有时为磨玻璃影改变，小叶间隔增厚。疾病的晚期则出现肺纤维化的改变。

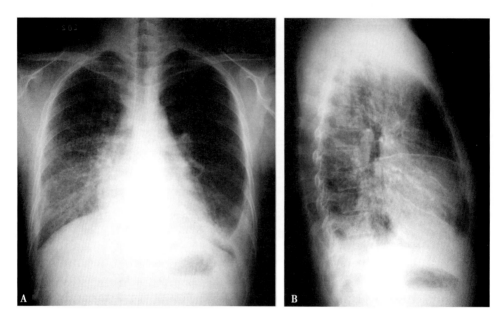

图 21-2-5 特发性肺含铁血黄素沉着症

胸部正位片（A）及侧位片（B）示双肺弥漫分布的细小结节影，以两下肺为主，右侧较左侧为重，左肋膈角变钝，有外高内低的弧形影

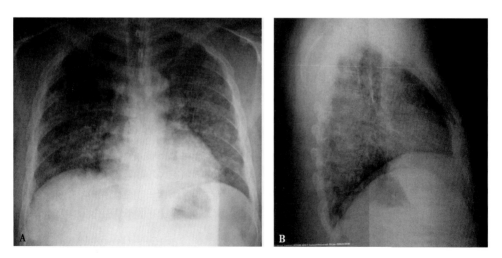

图 21-2-6 特发性肺含铁血黄素沉着症

胸片正侧位示双中下肺野弥漫分布的小结节影，左侧较右侧为重

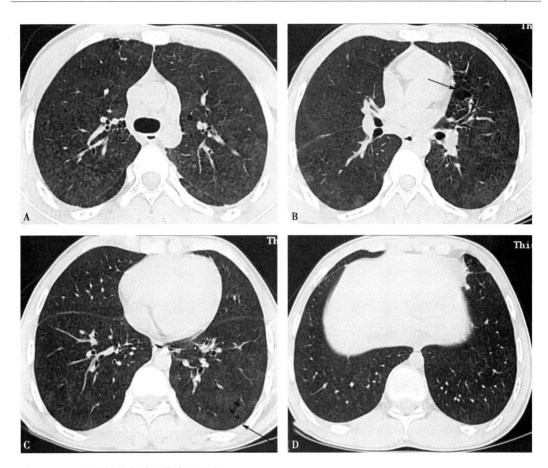

图 21-2-7　特发性肺含铁血黄素沉着症

胸部 HRCT 示两肺对称性的分布弥漫性细小结节影，少许磨玻璃影，散在囊状阴影（黑箭）

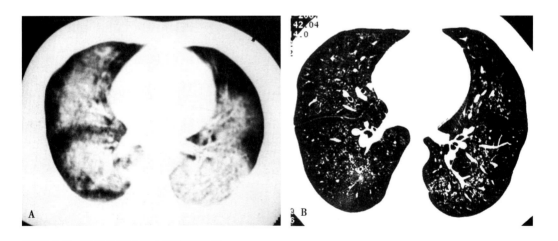

图 21-2-8　特发性肺含铁血黄素沉着症

A. 胸部 CT 两肺对称性以肺门为中心呈蝴蝶状实变阴影；B. 2 周后胸部 HRCT 复查，实变影吸收好转，残留小结节影及少许磨玻璃影

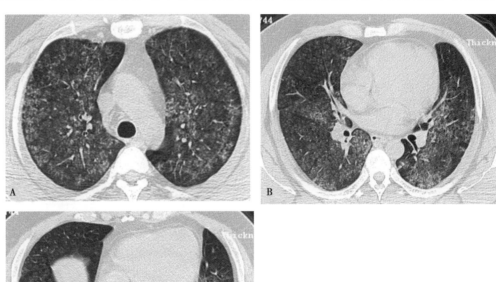

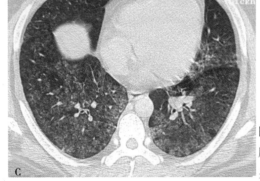

图 21-2-9 特发性肺含铁血黄素沉着症
胸部 HRCT 示两肺弥漫性对称性分布腺泡样小叶中央型小结节影，部分区域见树芽状改变（A、B）

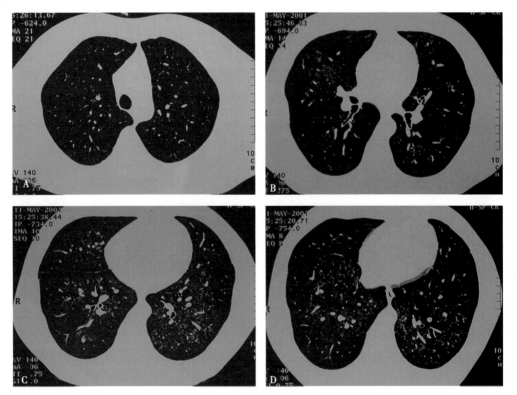

图 21-2-10 特发性肺含铁血黄素沉着症
胸部 HRCT 示双下肺广泛腺泡样小结节影，右中叶少量小结节影

【诊断和鉴别诊断】

如果患者出现反复咯血（尤其是儿童）、不明原因的缺铁性贫血和肺部浸润性阴影应该考虑到 IPH 的可能，IPH 的诊断必须排除其他引起肺部出血的疾病。反复的广泛肺泡出血可以引起继发性肺含铁血黄素沉着症，在临床表现上非常相似，可以有贫血、咯血和肺部浸润性阴影，因此在诊断 IPH 时必须除外其他可能的原因（见表21-1-1），发现有这些症状的患者应该进一步反复检查痰液、胃液及进行支气管肺泡灌洗和肺活检，如果找到有典型的含铁血黄素巨噬细胞，纤维支气管镜肺活检缺乏小血管炎的表现并且能除外其他引起肺泡出血的疾病，即可确诊为 IPH。

各种可以引起弥漫性肺泡出血的疾病均可以出现肺含铁血黄素沉着，如坏死性肉芽肿性血管炎、Goodpasture 综合征及系统性红斑狼疮等，此时肺含铁血黄素沉着症是继发出现的。IPH 的诊断必须除外其他可以引起类似表现的疾病。临床上经常需要与下列疾病进行鉴别。

1. Goodpasture 综合征　除有肺泡出血引起的呼吸系统的临床表现外，并且有急进性肾小球肾炎的表现，出现血尿、少尿，肾功能进行性减退，最有特征性的改变是血清中抗-GBM 抗体阳性，肾活检有特异性的改变（详见 Goodpasture 综合征），临床上不难诊断。

2. ANCA 相关性小血管炎　可表现有咯血、呼吸困难，肺部出现浸润性阴影，但是经常伴有肾受累的表现，出现血尿、蛋白尿、少尿，肾功能受损的表现，血清中 ANCA 阳性，肾活检有小血管炎的改变。

3. 其他原因所致肺泡出血疾病　包括系统性红斑狼疮、坏死性肉芽肿性血管炎、白塞病、特发性冷球蛋白血症及药物等，这些疾病除肺泡出血外，均有本病的特征，还有其他器官的损害和临床表现，组织病理学也有明显不同，临床上不难做出诊断。

【治疗】

目前对于 IPH 没有特效的治疗方法，可以进行对症治疗。咯血患者可以给予镇咳剂、止血剂和铁剂，大量咯血必要时需输血。越来越多的学者认为糖皮质激素治疗 IPH 有效，具体用法如下。

1. 对 IPH 相关的急性肺泡出血可给予全身糖皮质激素治疗。口服泼尼松龙剂量是 0.5 ~ 0.75mg/（kg·d），至肺出血停止和胸部影像学上新出现浸润影消散，通常需要 1 ~ 2 个月；此后，以每隔 1 周减 5mg/d，将激素调整到维持剂量 10 ~ 15mg/d。维持量可用至 1 ~ 2 年。

2. 严重肺泡出血导致呼吸衰竭患者，初始可静脉甲泼尼龙 1 ~ 2mg/（kg·d）治疗。

3. 如起病初即表现重度；或反复发作肺泡出血的患者；或全身糖皮质激素减量困难；可全身糖皮质激素联合其他免疫抑制剂（如硫唑嘌呤、羟氯喹、6-巯基嘌呤或环磷酰胺）。

4. 有文献报道，口服低剂量泼尼松 10 ~ 15mg/d 有助于减少急性肺泡出血发生频率，延缓肺纤维化发展或每月 1 次静脉注射地塞米松棕榈酸酯 0.8mg/kg，作为维持治疗和预防肺泡出血发生。

糖皮质激素及免疫抑制剂长期使用需要关注药物相关副作用预防和处理。

【预后】

多数学者认为儿童预后较成人差，在成人病程一般较长，症状不明显，预后较好。Soergel 和 Sommers 的统计观察发现，IPH 从出现症状到死亡的时间从数天到数年，平均为

2.5 年。也有报道应用糖皮质激素治疗后 5 年存活率可达到 86%，开始的贫血程度及起始症状的轻重并不影响疾病的最后结果，似乎男性的预后较差。

（聂立功）

参 考 文 献

1. Collard HR, Schwarz MI. Diffuse alveolar hemorrhage. Clin Chest Med, 2004, 25: 583-592.

2. Milman N, Pedersen M. Idiopathic pulmonary haemosiderosis. Epidemiology, pathogenic aspects and diagnosis. Respir Med, 1998, 92: 902-907.

3. Kiper N, Gocmen A, Ozcelik U, et al. Long-term clinical course of patients with idiopathic pulmonary hemosiderosis (1979-1994): prolonged survival with low-dose corticosteroid therapy. Pediat Pulmonol, 1999, 27: 180-184.

4. Cohen S. Idiopathic pulmonary hemosiderosis. Am J Med Sci, 1999, 317: 67-74.

5. Clainche LL, Bourgeois ML, Fauroux B, et al. Long-term outcome of idiopathic pulmonary hemosiderosis in children. Medicine, 2000, 79: 318-326.

6. Saeed MM, Woo MS, MacLaughlin EF, et al. Prognosis in pediatric idiopathic pulmonary hemosiderosis. Chest, 1999, 116: 721-725.

7. Torres MJ, Giron MD, Corzo JL, et al. Release of inflammatory mediators after cow's milk intake in a newborn with idiopathic pulmonary hemosiderosis. J Allergy Clin Immunol, 1996, 98: 1120-1123.

8. Bavry AA, Knoper S, Alpert JS. Segmental wall motion abnormalities in an individual with idiopathic pulmonary hemosiderosis. Cardiology, 2000, 93: 201-204.

9. Paul G, Bhatnagar SK, Maskary SA, et al. Idiopathic pulmonary haemosiderosis. J Tropi Pediatr, 2000, 46: 243-245.

10. Koh DM, Hansell DM. Computed tomography of diffuse interstitial lung disease in children. Clin Radiol, 2000, 55: 659-667.

11. Specks U. Diffuse alveolar hemorrhage syndromes. Curr Opin Rheumatol, 2001, 13: 12-17.

12. Godoy I, Leite RMP, Yoo HHB, et al. Idiopathic pulmonary hemosiderosis with cystic lesions: a rare presentation. Am J Med Sci, 2000, 319: 411-413.

13. Yao TC, Hung IJ, Jaing TH, et al. Pitfalls in the diagnosis of idiopathic pulmonary haemosiderosis. Arch Dis Child, 2002, 86: 436-439.

14. Susarla SC, Fan LL. Diffuse alveolar hemorrhage syndromes in children. Curr Opin Pediatr, 2007, 19: 314-320.

15. Yao TC, Hung IJ, Huang JL, et al. Idiopathic pulmonary haemosiderosis: an oriental experience. J Paediatr Child Health, 2003, 39: 27-30.

16. Ioachimescu OC, Sieber S, Kotch A. Idiopathic pulmonary haemosiderosis revisited. Eur Respir J, 2004, 24: 162-170.

17. Luo XQ, Ke ZY, Huang LB, et al. Maintenance therapy with dose-adjusted 6-mercaptopurine in idiopathic pulmonary hemosiderosis. Pediatr Pulmonol, 2008, 43: 1067-1071.

18. Khorashadi L, Wu CC, Betancourt SL, et al. Idiopathic pulmonary haemosiderosis: spectrum of thoracic imaging findings in the adult patient. Clin Radiol, 2014, 15: 83-93.

第三节　Goodpasture 综合征

在 1919 年，Goodpasture 第一次描述了急进肾小球肾炎合并肺出血的现象，后来将有相同临床特点的一组疾病称为 Goodpasture 综合征，有时也称为肺出血-肾炎综合征。随着对该组疾病认识的不断提高，发现肺出血-肾炎综合征这组疾病可以由许多不同病因所组成，例如，肾衰竭合并急性心功能衰竭时也可以出现肾病变和肺出血，而自身免疫性疾病（小血管炎、系统性红斑狼疮等）及由于抗肾小球基底膜抗体阳性所致病变均可以出现相同的临床表现，对这些疾病称为 Goodpasture 综合征显然有不妥之处。目前有学者提出对有肺出血同时有肾炎表现者，不管由何种原因所致，统称为肺出血-肾炎综合征；而 Goodpasture 综合征这一名称，只适用于表现有肺出血、肾小球肾炎和抗肾小球基底膜（GBM）抗体阳性者；如果只有后两者表现，则称为 Goodpasture 病（抗肾小球基底膜病），而不能称为 Goodpasture 综合征。

【流行病学】

该病的发病率不高，在欧洲人群中每年（$0.5 \sim 1$）/100 万人，而亚洲人和黑人的发病率更低，只占肺出血-肾炎综合征的 $20\% \sim 40\%$，占有急进性肾小球肾炎表现的急性肾衰竭的 $5\% \sim 10\%$，是由抗肾小球基底膜（GBM）抗体引起的自身免疫性疾病。

【病因和发病机制】

Goodpasture 病的病因目前尚不清楚，但是流感病毒、碳氢化合物、青霉胺及尚不清楚的遗传因素均可以刺激抗 GBM 抗体的产生。

在 Goodpasture 病患者的血清及肾的洗脱液中可以检测到抗 GBM 抗体，经过后来的研究证明，该病是由于产生了自身抗体而引起发病。抗体的主要成分是 IgG1，但是也有 IgA 和 IgM 的报道。抗原成分是存在与基底膜的Ⅳ型胶原纤维 α3 链羧基端的非胶原的 NC1 区（α3［Ⅳ］NC1），也叫做 Goodpasture 抗原。

在实验性自身免疫性肾小球肾炎的动物模型上抗体所识别的致肾炎的抗原决定簇与 α3［Ⅳ］NC1 相对应；而基底膜缺乏 α3［Ⅳ］NC1 时，可以产生抗 GBM 抗体，但并不引起肾小球肾炎；α3［Ⅳ］NC1 的二聚体和单聚体可以在动物中产生肾小球肾炎，而Ⅳ型胶原其他链的 NC1 区并无此种现象；重组 α3［Ⅳ］NC1 可以在大鼠引起实验性自身免疫性肾小球肾炎；上述 4 点强有力地支持 α3［Ⅳ］NC1 在此病发生中的关键作用。Ⅳ型胶原是哺乳动物基底膜主要的组成蛋白，由 3 条 α 链组成，此种胶原主要存在于肺泡、肾小球等组织中。在 α 链羧基端的 36 个氨基酸是抗原决定簇。这种免疫反应是 T 细胞依赖性的。另外，该病与 HLA 有较强的相关性，80% 以上的患者带有 *HLA DR15* 或 *DR4* 等位基因。

【病理改变】

肉眼发现肺丰满胀大，湿重增加表面有较多出血斑点，显微镜下观察可以发现肺泡中有大量的红细胞（图 21-3-1），并且可见较多的含铁血黄素细胞；如果病程较长，则可见肺泡壁局灶性增厚、纤维化、肺泡上皮细胞增生、肥大；电子显微镜观察肺泡基底膜增厚及断裂，内皮下有电子致密物呈斑点样沉积，免疫荧光检查可见毛细血管壁有 IgG 及补体 C3 呈连续性线样沉积（图 21-3-2）。

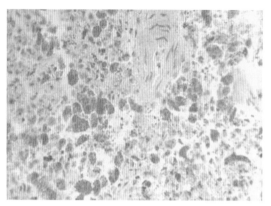

图 21-3-1 Goodpasture 综合征，肺泡内有大量吞噬含铁血红素的组织细胞

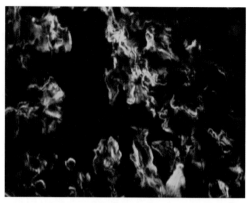

图 21-3-2 Goodpasture 综合征，IgG 的免疫荧光染色为抗肺泡基底膜线性荧光

肉眼观察肾增大柔软，呈灰白色，表面可见小出血点；光镜下发现肾小球有新月体形成（图 21-3-3，图 21-3-4）；电镜下发现球囊上皮细胞增生，系膜基质增生，基底膜断裂，偶可见内皮下有电子致密物呈斑点样沉积，免疫荧光可见有 IgG 沿肾小球毛细血管壁呈线样沉积（图 21-3-5），60%～70% 的病例可见 C3 沉积。

【临床表现】

Goodpasture 综合征在各个年龄组均可发生，但是有两个发病高峰期，20～40 岁为第一个高峰，此时主要为男性发病（男女之比为 7∶1），第二个发病高峰为 50～70 岁，在这个高峰男女发病基本相等。

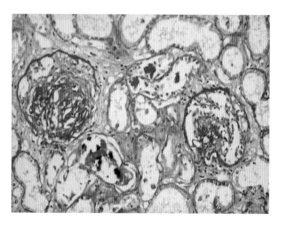

图 21-3-3 Goodpasture 综合征，肾小球球囊细胞增生，呈新月体改变

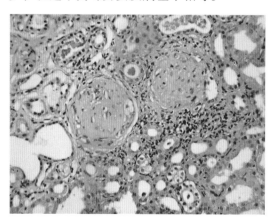

图 21-3-4 Goodpasture 综合征
肾穿刺活检病理见两个肾小球球囊细胞增生，呈细胞纤维性新月体改变

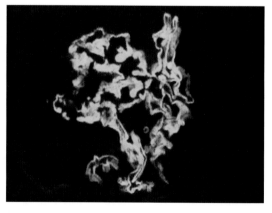

图 21-3-5 Goodpasture 综合征，IgG 的免疫荧光染色，呈抗肾小球基底膜型

1. 全身症状　患者可以出现疲乏、无力，有时可以体重下降，经常出现贫血，从而表现为苍白、眩晕、心慌、气促等。

2. 肺部表现　2/3 的患者肺部病变出现在肾病变之前数日至数年，在发病之前患者往往有呼吸道感染的迹象，如感冒样症状。最主要的表现是咯血，可痰中带血，也可是整口鲜血，伴有咳嗽、气促、呼吸困难，有时出现胸痛和发热，体格检查肺部叩诊呈浊音，听诊有湿啰音。

3. 肾受累的表现　80%～99% 的患者有血尿，可以发展至肉眼血尿和红细胞管型，有中等度的蛋白尿，可以有轻度水肿，仅 20% 的患者有轻度高血压。轻者只有尿检异常，重者有急进肾小球肾炎的表现，很快发展为肾衰竭。

【辅助检查】

1. 一般检查　患者可以出现低色素性贫血，痰液中可有大量含铁血黄素细胞，尿常规检查有蛋白、红细胞甚至红细胞管型等。

2. 血清学检查　可以出现肾功能损害的表现，如血尿素氮升高、血肌酐升高，肌酐清除率下降；最主要的表现是在血清中通过酶联免疫吸附法（ELISA）可以检测到抗 GBM 抗体，有少数患者可以出现抗中性粒细胞胞浆抗体（ANCA）。

3. 肺功能检查　血气分析显示有低氧血症，由于肺泡出血而表现为肺的弥散功能增加，$D_L CO$ 升高，有学者认为此项指标是提示肺泡出血的特异性指标。

4. 特殊检查　纤维支气管镜检查可以发现肺有出血，肺泡灌洗液检查为粉红色，镜检有大量的红细胞及含铁血黄素细胞，支气管镜肺活检可发现肺泡腔中有大量的红细胞和含铁血黄素细胞。肾活检病理有特异性的表现，是最后诊断的"金标准"。

【胸部影像学检查】

1. X 线胸片　出现肺泡出血时表现为小结节样浸润影（图 21-3-6），出血量较大时可以融合成片状实变影（图 21-3-7），病变的范围随着出血量的大小而不定，可以是广泛分布，也可以是肺门周围，呈蝴蝶样改变，或主要集中在中肺野或下肺野，其中可见支气管气影，在某些情况下，实变影可以"游走"，或呈毛玻璃样表现，而肋膈角及肺尖较少累及。实变影可以在 2～3 天内消失，可以完全吸收或部分吸收，遗留有线样或网状影，这些改变也可以在发病的 10～12 天后消失。较少的表现可有肺门淋巴结肿大，如果合并有感染或其他

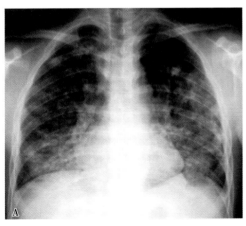
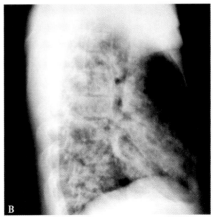

图 21-3-6　Goodpasture 综合征

胸部正位片（A）和侧位片（B）示双肺以肺门为中心分布的小结节影，有些融合成片

情况也可出现胸腔积液。如果反复发生肺泡出血，则可遗留有纤细的网状结节改变，或小结节影（直径 2～3mm）。

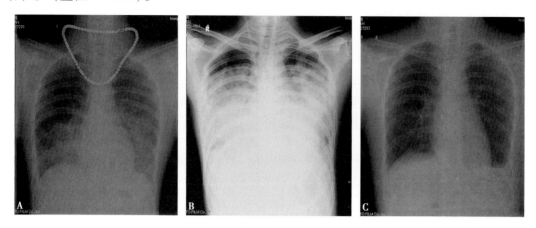

图 21-3-7 Goodpasture 综合征

A. 入院时，胸片正位片示双下肺分布的磨玻璃影；B. 入院后 4 天，临床症状加重，胸片示双肺大片实变影；C. 治疗 1 个月后，双肺实变影吸收，左肋膈角变钝

2. 胸部 CT 表现　胸部 CT 表现为广泛的磨玻璃样模糊影，其中可见支气管气影。在高分辨 CT（HRCT）上有较特征性的改变，出现广泛分布的均匀一致的直径为 1～3mm 腺泡状小结节影（图 21-3-8），小结节影可融合形成斑片状实变影（图 21-3-9）及磨玻璃影（图 21-3-10），周围仍然可识别出小结节影。有时形成"碎石路"样表现（crazy paving pattern）。也可以表现为双侧弥漫分布的网状结影。但有许多肺部其他病变可出现类似的 HRCT 改变，包括各种原因引起的弥漫性肺泡出血，临床医师需要结合临床与实验室相关检查，解析 HRCT，对提示临床诊断有重要的帮助。

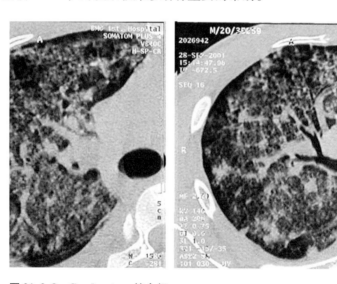

图 21-3-8 Goodpasture 综合征

胸部 HRCT 示双上肺弥漫分布的腺泡状小结节影及斑片状实变影

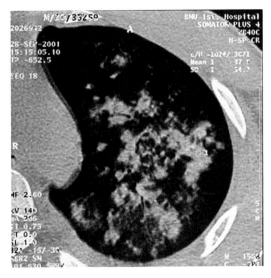
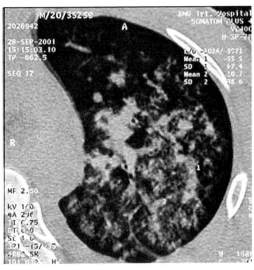

图 21-3-9　Goodpasture 综合征

胸部 HRCT 示双肺弥漫分布的斑片状的磨玻璃影及实变影，见支气管空气征

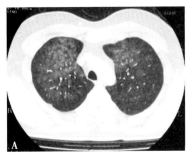
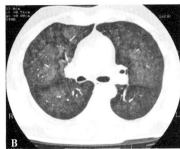
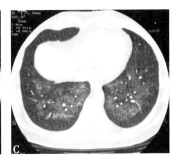

图 21-3-10　Goodpasture 综合征

胸部 HRCT 示双上肺（A）、中肺（B）、下肺（C）野弥漫分布的腺泡样小结节影，融合成片状磨玻璃影，以肺门为中心

【诊断及鉴别诊断】

Goodpasture 综合征的早期症状无特征性，并且进展很快，而对该病进行及时有效地治疗对预后有较大的帮助，因此，要做到早期诊断、早期治疗。该病的主要临床表现是咯血、肾损害，如果遇到有这些表现的患者应该想到该病的可能性，检查抗 GBM 抗体，同时检查 ANCA，因为小血管炎的临床表现与该病相似，应进行鉴别诊断。ELISA 测定抗 GBM 抗体会出现假阴性（2% ~ 3%），可以通过其他更敏感的方法进行检查，有时该病可以合并 ANCA 阳性，这时就需要进行肾活检，此为 Goopasture 综合征诊断的"金标准"。

许多原因均可以出现咯血及肾损害（见表 21-1-1），需要通过仔细的临床观察及血清学的检查，必要时进行肾活检等方法，与 Goodpasture 综合征进行鉴别诊断。

【治疗】

治疗目的有 3 个，首先是清除循环中的自身抗体，其次是抑制自身抗体的产生，再次是消除诱发因素。通过血浆置换可以清除循环中的自身抗体，应用免疫抑制剂和糖皮质激素可以抑制自身抗体的产生。

治疗方法如下。

1. 血浆置换 血浆置换可去除血循环中抗肾小球基底膜抗体，减少血清中抗原、补体和某些炎性介质的含量，从而降低免疫反应的致病作用。至于血浆置换的时间和次数，目前尚无统一标准。常用的方案是血浆置换 2 ~ 4L/h，每天或隔天 1 次，持续 2 ~ 4 周，也可依据血清中是否检测出抗肾小球基底膜抗体和临床症状改善程度确定。同时，联合免疫抑制剂常用泼尼松（40 ~ 60mg/d）加用环磷酰胺（每天 2mg/kg），对年龄 > 60 岁患者，环磷酰胺每天不超过 100mg。

2. 药物治疗 主要有糖皮质激素和环磷酰胺。糖皮质激素为首选药物，由于本药可抑制抗原抗体反应和减少抗体生成，故多数学者认为应尽早使用，可使一些病例的肺、肾症状减轻，并对病变进展起一定的缓解作用。常规剂量为泼尼松 40 ~ 60mg/d，直到循环中抗肾小球基底膜抗体滴度转阴 6 个月后才可停药。近年来多数学者主张用甲泼尼龙冲击疗法，该方法对大咯血的止血效果明显，常规剂量为甲泼尼龙 1g/d，连续 3 天；后口服常规剂量泼尼松，同时联合环磷酰胺。对环磷酰胺不能耐受者可选择硫唑嘌呤，但这两种药单独使用疗效不大，与糖皮质激素合用效果较好。常规剂量同上。

3. 对症治疗 出现肾衰竭时应进行血液或腹膜透析，对贫血的应给予输血及补充铁剂治疗；患者有咯血时应进行止血。应该注意相关药物治疗的副作用处理，如感染、高血糖、水钠潴留、消化道出血、精神症状等。

【预后】

在血浆置换和免疫抑制剂使用之前，本病的死亡率超过 90%，中位生存期仅 4 个月。近年来由于血浆置换和免疫抑制剂的联合使用，5 年生存率已达到 80%。早期诊断和治疗是关键，对患者预后影响非常大，因此临床工作者必须对该病有所认识，以期做到早期诊断和积极治疗，改善患者的预后，提高存活率；如果患者表现无尿，或血肌酐 > 600μmol/L 或肾脏穿刺活检显示 50% 以上的肾小球有新月体形成则提示预后较差。

（聂立功）

参 考 文 献

1. Salama AD, Levy JB, Lightstone L, et al. Goodpasture's Disease. Lancet, 2001, 358: 917-920.

2. Reisli I, Ozel A, Caliskan U, et al. Pathological case of the month. Arch Pediatr Adolesc Med, 2001, 155: 1383-1384.

3. Luo AM, Fox JW, Chen L, et al. synthetic peptides of Goodpasture's antigen in antiglomerular basement membrane nephritis in rats. J Lab Clin Med, 2002, 139: 303-310.

4. Salama AD, Dougan T, Levy JB, et al. Goodpasture's disease in the absence of circulating anti-glomerular basement membrane antibodies as detected by standard techniques. Am J Kidney Dis, 2002, 39: 1162-1167.

5. Gallagher H, Kwan JTC, Jayne DRW. Pulmonary renal syndrome: a 4-year, single-center experiencee. Am J Kidney Dis, 2002, 39: 42-47.

6. Kalluri R. Goodpasture syndrome. Kidney Int, 1999, 55: 1120-1122.

7. Gunnarsson A, Hellmark T, Wieslander J. Molecular properties of the Goodpasture epitope. J Bio Chem, 2000, 275: 30844-30848.

8. Dougan T, Levy JB, Salama A, et al. Charaterization of autoantibodies from patients with Goodpasture's disease using a resonant mirror biosensor. Clin Exp Immunol, 2002, 128: 555-561.

9. 赵明辉, 丁焦生, 刘玉春, 等. 41 例抗肾小球基底膜抗体相关疾病的临床和病理分析. 中华内科杂志, 2001, 40: 316-320.

10. Levy JB, Turner AN, Rees AJ, et al. Long-term outcome of anti-glomerular basement membrane antibody disease treated with plasma exchange and immunosuppression. Ann Intern Med, 2001, 134: 1033-1042.

11. Turner AN. Goodpasture's disease. Nephrol Dial Transplant, 2001, 16: 52-54.

12. Stern EJ, Swensen SJ. High-resolution CT of the chest, comprehensive atlas. 2nd ed. Philadephia: Lippincott Williams &Wilkins, 2001: 29-33.

13. Amstrong P, Wilson AG, Dee P, et al. Imaging of diseases of the chest. 3rd ed. London: Harcourt Publishers Limited, 2000: 581-586.

14. 王海燕. 肾脏病学. 第 2 版. 北京: 人民卫生出版社, 1998: 912-922.

15. Mayberry JP, Primack SL, Muller NL. Thoracic manifestations of systemic autoimmune diseases: radiographic and high-resolution CT findings. RadioGraphics, 2000, 20: 1623-1635.

16. Vigier RO, Trummler SA, Regula LE, et al. Pulmonary renal syndrome in childhood: a report of twenty-one cases and review of the literature. Pediatr Pulmonol, 2000, 29: 382-388.

17. Shan MK, Hugghins SY. Characteristics and outcomes of patients with Goodpasture's syndrome. South Med J, 2002, 95: 1411-1418.

18. Borza DB, Neilson EG, Hudson BG. Pathogenesis of Goodpasture's syndrome: a molecular perspective. Semin Nephr, 2003, 23: 522-531.

19. Papiris SA, Manali ED, Kalomenidis I, et al. Bench-to-bedside review: Pulmonary-renal syndrome—an update for the intensivist. Crit Care, 2007, 11: 213-223.

20. Sinclair D, Stevens JM. Role of antineutrophil cytoplasmic antibodies and glomerular basement membrane antibodies in the diagnosis and monitoring of systemic vasculitides. Ann Clin Biochem, 2007, 44: 432-442.

21. Pedchenko V, Bondar O, Fogo AB, et al. Molecular architecture of the Goodpasture autoantigen in anti-GBM nephritis. N Engl J Med, 2010, 363: 343-354.

第二十二章

肺血管炎

肺血管炎是指原发于肺或主要累及肺的系统性坏死性血管炎，其中以抗中性粒细胞胞质抗体（anti-neutrophil cytoplasm antibody，ANCA）相关性小血管炎最为常见，包括显微镜下多血管炎（microscopic polyangiitis，MPA）、肉芽肿性多血管炎（granulomatosis polyangiitis，GPA，原称 Wegener 肉芽肿，WG）和嗜酸细胞性肉芽肿性多血管炎［eosinophlia granulomatosis polyangiitis，EGPA，原称变应性血管炎和肉芽肿病（Churg-Strauss 综合征，CSS）］等。累及肺的继发性血管炎包括系统性红斑狼疮、类风湿关节炎、药物所致血管炎（如丙硫氧嘧啶等）及抗肾小球基底膜抗体病（Goodpasture 病）等。肺血管炎多与系统性血管炎的其他症状并存，是系统性血管炎同时或先后累及其他多个器官或系统的一部分，孤立性肺血管炎临床少见。肺血管炎多累及小血管，也可累及大血管，如肺动脉及其大的分支，出现肺动脉高压的临床表现。本章主要叙述肺小血管炎，其临床表现复杂、多样，易引起误诊和漏诊。如果能够及时明确诊断，则有可能避免因为诊断延误所造成的呼吸功能和（或）肾功能严重恶化所造成的恶劣预后。

【分类】

系统性坏死性血管炎（systemic necrotizing vasculitis）是一类以坏死性血管炎伴或不伴肉芽肿为主要病理改变，累及多个系统和脏器血管的系统性疾病。肺是这组疾病的重要靶器官。系统性血管炎的临床表现多样，且多有重叠，传统分类是按照主要受累血管的大小进行（表 22-1 血管炎分类，Chapel Hill，1993）。

表 22-1　血管炎分类

累及血管	疾病
大血管	大动脉炎、巨细胞动脉炎
中等血管	结节性多动脉炎、川崎病
小血管	Wegener 肉芽肿病
	Churg-Strauss 综合征
	显微镜下多血管炎
	原发性冷球蛋白血症
	过敏性紫癜
	皮肤白细胞碎裂性血管炎

随着对血管炎发生机制的不断阐明，2012 年在美国 Chapel Hill 会议上，公布了新的命名和分类（表 22-2）。与 1993 年的分类相比较的主要变化为：①将小血管炎按照发病机制不同，分为 ANCA 相关性小血管炎和免疫复合物相关性血管炎两类，进一步强调了 ANCA 在小血管炎诊断中的重要作用；②增加了多个血管炎的类型，使得血管炎的临床诊断更加系统；③将原先以人名命名的血管炎改为基于疾病的特点命名。

表 22-2　2012 年 Chapel Hill 血管炎分类

大血管炎	大动脉炎、巨细胞动脉炎
中等血管炎	结节性多动脉炎、川崎病
小血管炎	ANCA 相关性血管炎（AAV） 显微镜下多血管炎（MPA）、肉芽肿性多血管炎（GPA，Wegener's）、嗜酸细胞性肉芽肿性多血管炎（EGPA，CSS） 免疫复合物相关性小血管炎 抗 GBM 抗体病、冷球蛋白血管炎、IgA 血管炎低补体荨麻疹性血管炎（抗 C1q 血管炎）
多血管血管炎	白塞病、Cogan 综合征
单器官血管炎	皮肤白细胞碎裂性血管炎、皮肤动脉炎、原发性 CNS 血管炎、孤立性主动脉炎、其他
系统性疾病相关性血管炎	狼疮性血管炎、类风湿性血管炎、结节病性血管炎、其他
可能病因相关性血管炎	丙肝病毒相关性冷球蛋白血管炎、乙肝病毒相关性血管炎、梅毒相关性血管炎、药物相关性免疫复合物血管炎、药物相关性 ANCA 相关性血管炎、肿瘤相关性血管炎、其他

其中，ANCA 相关性血管炎具有共同的临床特征：血清 ANCA 阳性；病理表现为免疫阴性的血管炎（病变组织免疫病理检查微量或没有免疫复合物沉积）；局灶性节段性坏死性肾小球肾炎（新月体肾炎）；对激素和免疫抑制剂治疗反应较好等。

【流行病学】

不同的区域，不同的研究报道的 ANCA 相关性小血管炎年发病率差异较大。国外文献报道估计的年发病率为 GPA（4~23）/100 万；MPA（3~25）/100 万；EGPA（2~9）/100 万；以上发病年龄高峰在 30~50 岁。GPA 或 EGPA 无性别差异，而 MPA 患者男性略多。国人的资料显示，MPA 是最常见的类型，约 80%；其次为 GPA，约 20%；EGPA 少见。MPA 多见于中老年人。后两种类型以中青年多见。

【病因及发病机制】

环境因素如硅尘、细菌或病毒感染、药物和遗传易感性共同参与 ANCA 相关性血管炎的发病。其中金黄色葡萄球菌可能主要和抗蛋白酶 3（proteinase-3，PR3）阳性的血管炎相关，而硅尘主要和抗髓过氧化物酶（myeloperoxidase，MPO）阳性的血管炎相关。但是，并非每个环境因素的暴露都将引发疾病，而且这些因素如何引起疾病的发生尚不清楚。

ANCA 是以中性粒细胞和单核细胞胞质成分为靶抗原的自身抗体，于 1982 被发现，其后 ANCA 和原发性血管炎之间的关系受到广泛的关注和研究。20 世纪 90 年代初随着其靶抗原的发现，其对原发性小血管炎诊断的特异性进一步增加。目前 ANCA 的检测是将间接免疫荧光法（IIF）和 ANCA 抗原检测的 ELISA 法结合起来。其中 cANCA 的靶抗原为蛋白酶 3（proteinase-3，PR3），p-ANCA 的主要靶抗原为髓过氧化物酶（myeloperoxidase，MPO）。抗 MPO 抗体和抗 PR3 抗体的 ELISA 检查法已在临床上广泛开展，这两种抗原也是诊断 ANCA 相关性血管炎最重要的抗原。如果只进行 IIF 检测，则 ANCA 检测的特异性较差，因为有多种抗原成分可表现为 p-ANCA 阳性，可见于狼疮、炎症性肠病、感染等情况。

ANCA 可能通过下述机制直接参与小血管炎的发病：①激活循环的中性粒细胞和单核细胞，使中性粒细胞产生氧自由基，释放溶菌酶，引起呼吸爆发和脱颗粒，造成内皮细胞损伤，引起炎症和坏死；②和细胞因子共同作用，使白细胞黏附在内皮细胞上，造成内皮细胞的损伤和溶解。另外，抗内皮细胞抗体也参与血管炎的发生。

【病理改变】

系统性小血管炎主要累及微小静脉，毛细血管和微小动脉，也可累及小动脉和小静脉。

在肺组织学上，坏死性肉芽肿、肉芽肿炎症和（或）血管炎是主要的病理改变。另外可见肺间质明显中性粒细胞和淋巴细胞聚积、浸润，水肿，纤维素沉着与坏死。肺泡毛细血管炎可导致毛细血管损伤，红细胞渗入肺泡腔，形成肺泡出血。同时可见小血管血栓，出血，机化，Ⅱ型肺泡上皮细胞增生。后期巨噬细胞增多，并吞噬含铁血黄素。

肾病理改变可见局灶性节段性坏死性肾小球肾炎，多数病例有新月体形成。

【临床表现】

临床表现复杂，大多具有多脏器受累的特点，病程急缓、长短不一，轻重差异甚大。常见的全身表现包括发热、无力、体重下降及关节肌肉痛等。其他临床表现则因受累的系统和器官不同而不同，不同类型之间常常有交叉。

呼吸道症状为非特异性症状，如咳嗽、气短、喘息及咯血等。其中咯血是较重要的症状，大部分开始咯血量不大，或痰中带血，或持续小量咯血。随着病情进展可出现大咯血，也有开始即大咯血，甚至威胁生命性大咯血。亦有少数病例，X 线胸片显示肺泡弥漫浸润影，但并无咯血，支气管肺泡灌洗，则为血性灌洗液。出血后可出现进行性贫血。肺 HRCT 对于弥漫性肺泡出血的诊断具有重要的提示意义。弥漫性肺泡出血亦可合并感染，使临床症状更加复杂，容易误诊为肺部感染。迁延反复发作弥漫性肺泡出血，可以发展为肺纤维化。另外，部分患者可出现肺纤维化，是患者出现进行性呼吸困难的主要原因之一。EGPA 患者几乎都有哮喘病史。

肾是 AAV 最常累及的器官，常表现为不同程度的肾炎，重症出现急进性坏死性肾小球肾炎。除肺、肾外，皮肤、周围神经受累机会较多。累及皮肤时可出现紫癜、网状青斑、皮下结节或坏死；累及周围神经，发生多发性单神经炎，出现感觉和运动的异常；累及眼部，出现框内假瘤；累及软骨，造成鞍鼻；累及鼻腔和鼻窦造成黏膜溃疡、出血及鼻窦炎；累及耳部造成听力障碍；累及气管造成声门下气管狭窄；累及肠系膜动脉致肠坏死；累及心脏致心肌损害和心力衰竭等。上述表现多数是由于血管阻塞或出血直接所致，部分与免疫损伤有关，如肺纤维化、嗜酸性粒细胞浸润等。

【实验室检查】

1. 血常规及血生化检测 血常规检测多见白细胞增高，中性粒细胞比例增多，血小板计数增高，以及不同程度的贫血。部分患者嗜酸性细胞增多，以 EGPA 最为明显。有弥漫性肺泡出血者多呈进行性贫血。红细胞沉降率增快，CRP 增高。肾受累时可有血尿、尿蛋白，血尿可多镜检血尿，位相显微镜检查可见变形红细胞。应动态监测肾功能，包括血肌酐、尿素氮等，有助于评价肾功能的损害程度和速度。

2. ANCA 测定 c-ANCA 和 GPA 关系密切，特异性约 90%。累及肾（系统性疾病）时，ANCA 的阳性率可高达 90%；局限性 GPA，其阳性率为 30%～70%。c-ANCA 和疾病的活动性相关，可作为监测疾病活动和复发的指标。MPA 患者 ANCA 的阳性率为 75%～90%，其中 60% 为 p-ANCA，15% 为 c-ANCA，最常见的为抗 MPO 抗体阳性。抗 MPO 抗体与 MPA 的相关性不如抗 PR3 抗体与 GPA 的相关性好。EGPA 与 ANCA 密切相关，70% 的患者为阳性。60% 为 p-ANCA 阳性，10% 为 c-ANCA。ANCA 水平可作为疾病活动性判断的参考，但有时关系并不密切。

【胸部影像学】

肺小血管炎的胸片和胸部 CT 表现根据不同的类型，呈现出不同的特点。MPA 以弥漫性肺泡出血多见，可表现为典型的双侧以肺门为中心分布的磨玻璃影，或是部分肺野的渗出性大片状阴影；部分患者可出现肺纤维化，且非常类似于 UIP 的表现，也可呈现没有确定特征的间质性改变。GPA 则最常表现为单发或多发的结节影或团块影，多数有空洞形成，病变可游走。亦可出现弥漫性肺泡出血。EGPA 则可表现为结节或团块影，或是靠近胸膜分布的斑片状阴影（嗜酸性粒细胞肺浸润）。部分肺部阴影缺乏特征性，胸腔积液少见。

当患者出现肾衰竭或继发肺部感染时，可能出现肺水肿、肺部渗出性病变、空洞性病变等，往往需要和疾病活动相鉴别。

【病理检查】

对于 AAV，目前倾向于如果可能，应获取病理活检标本，对诊断有重要价值，尤其是 GPA 和 EGPA。常用的活检部位包括肾、肺、上呼吸道黏膜、皮肤等。病理可见血管炎改变和（或）血管炎相关的病理改变。经支气管镜肺活检（TBLB）的标本太少，阳性率不到 10%，诊断作用有限。外科肺活检诊断率高于 TBLB，但创伤大，不易被患者所接受。对于肺部病变，经皮肺穿刺是易于选择的方法之一。Haffman 等报道 82 例小血管炎患者的开胸肺活检结果，89% 的患者病理有坏死和血管炎，90% 的患者病理有肉芽肿和坏死。而在 48 例小血管炎患者进行 59 次 TBLB 仅 4 份标本可见血管炎，3 份标本可见肉芽肿，提示 TBLB 的作用有限。对于疑诊弥漫性肺泡出血的患者，一般建议结合临床和 ANCA 的检查结果进行临床诊断，而对于表现为结节或团块影的肉芽肿性病变则可通过经皮肺穿刺活检、或外科肺活检等进行诊断。如有肾累及，可进行肾活检。对于有上呼吸道受累的患者，如 GPA，可通过鼻黏膜活检协助诊断。

【诊断及鉴别诊断】

对于 AAV 不同类型的诊断，目前采用的诊断标准为大家所熟知的美国风湿病学会（ACR）1990 年的 Wegener 肉芽肿和 CSS 的分类诊断标准，没有 MPA 的独立诊断标准。

2007 年英国风湿病学会（BSR）和风湿病专业协会（BHPR）提出关于 AAV 的诊断

标准见表 22-3。

表 22-3　2007 年英国风湿病学会（BSR）和风湿病专业协会（BHPR）提出关于 AAV 的诊断标准

A. 具有系统性血管炎的症状和体征

B. 至少具有下列表现之一

　1. 血管炎和（或）肉芽肿的组织学证据

　2. 血清 ANCA 阳性（cANCA/PR3 或 pANCA/MPO）

　3. 血管炎的特异性非直接证据包括血管造影、MRI、CT 及神经病变（多发性单神经炎或单神经病）

C. 没有可以造成上述症状或体征的其他可能诊断（如恶性肿瘤；全身感染，尤其是细菌性心内膜炎；药物如丙硫氧嘧啶、肼苯达嗪等；原发性结缔组织病相关的继发性血管炎，如 RF、SLE 等；其他类型的血管炎和血管炎表现类似的疾病，如抗心磷脂抗体综合征、胆固醇栓塞、心房黏液瘤等）

具备以上条件，可诊断为 AAV

　　由于 AAV 临床表现复杂且不典型，对于其保持警惕性非常必要。出现以下情况时应考虑 AAV 的诊断：①不明原因的发热、体重下降，尤其是老年人；②不明原因的单发或多发肺部结节或团块，尤其有空洞形成者；③不明原因的间质性肺病，类似于 UIP 或 NSIP 样表现者，或是弥漫性肺泡出血病例；④出现多系统受累者，如皮肤、关节肌肉、上呼吸道、肺、肾等 2 个或以上的器官同时受累者。应及时考虑进行 ANCA 检测或病理检查以帮助明确诊断。

　　对于疑诊 AAV 的病例还应注意询问有无丙硫氧嘧啶、肼苯达嗪和苯妥英钠等药物的使用史。

　　不同的 AAV 与肺部疾病的鉴别诊断应结合患者的临床特征、血清学及组织学特点等进行（表 22-4）。如：①肺部结节或团块状病变：应鉴别肿瘤、感染性肉芽肿性病变（如结核、真菌、奴卡菌等）；②弥漫性肺泡出血：应鉴别抗肾小球基底膜抗体病（部分合并 AAV）、SLE、特发性含铁血黄素沉着症及其他病因所致肺泡出血，还需要同肺孢子菌肺炎、急性左心衰竭等鉴别；③间质性肺炎：应鉴别特发性间质性肺炎、结缔组织病所致间质性肺炎等。双下肺斑片影应鉴别感染、机化性肺炎等。

表 22-4　肺血管炎的组织学-临床-血清学特点比较

肺血管炎	血管大小	肉芽肿	嗜酸性粒细胞	肾病变	血清学
GPA	毛细血管、微动脉、微静脉	明显	罕见	无免疫复合物肾小球肾炎 70%～80%	ANCA（70%～93%）PR3 > MPO
MPA	毛细血管、微动脉、微静脉	无	无	无免疫复合物肾小球肾炎 >90%	ANCA（50%～90%）MPO > PR3
EGPA	毛细血管	有	明显	不常见（<10%）	ANCA（40%～73%）MPO > PR3

【治疗】

　　AAV 的病情严重程度差别较大，尽管疾病严重度和预后取决于多种因素，但通常根据器官受累数目、肾病程度、弥漫性肺泡出血的存在与否，来判断疾病活动的严重度。据此，BSR/BHPR 结合循证医学研究结果提出的病情严重程度分级（表 22-5）旨在指导

AAV 的治疗。

表 22-5　AAV 病情严重程度分级及治疗推荐

病情分级	全身症状	ANCA	重要脏器功能受损	肌酐水平	治疗方案
局限性/早期病变	有	阳性/阴性	无	<150	激素 + MTX/CTX
系统性/器官功能受损	有	阳性	有	<500	激素 + CTX
重症/危及生命	有	阳性	有	>500	激素 + CTX + PE

注：MTX：甲氨蝶呤；CTX：环磷酰胺；PE：血浆置换

其中重症血管炎是指存在肾功能严重受损、弥漫性肺泡出血或其他危及生命的情况。治疗方案为环磷酰胺（CTX）+ 激素 + 血浆置换。与大剂量激素冲击相比，血浆置换对于肾功能的维持效果更好，目前倾向于在肾功能受损的更早期使用血浆置换。血浆置换适应证：肌酐 >250μmol/L、需要透析、肺泡出血或抗 GBM 抗体阳性者。

近年来的临床研究显示，利妥昔单抗（rituximab，抗 CD20 单抗）对 AAV 具有良好的治疗作用，因此对于上述治疗方案进行以下补充：①MTX 治疗无效者，换用 CTX/利妥昔单抗；②后两个分级可采用激素 + CTX/利妥昔单抗。妊娠者宜选用糖皮质激素、硫唑嘌呤（AZA）、环孢素 A、他克莫司。不宜使用 CTX 或利妥昔单抗。

AAV 的具体治疗分为诱导缓解和维持治疗两个阶段。

1. 诱导缓解　所使用的激素和免疫抑制剂剂量较大，以较迅速地控制疾病的活动。糖皮质激素的常用量为泼尼松 1mg/（kg·d），持续使用 4 ~ 8 周，然后逐渐减量。CTX 的剂量为 2mg/（kg·d），或采用间断静脉大剂量治疗，剂量一般为每次 10 ~ 15mg/kg（或 0.7 ~ 0.75g/m²），开始每 2 ~ 3 周 1 次，缓解后的维持阶段可减量至每月 1 次或更长的间隔，在维持疾病缓解的同时，可避免出现更多的副作用。CTX 使用过程中应注意监测外周血白细胞的变化以及肾功能的损害情况，以调整用量。老年患者更应减少 CTX 的用量。

采用利妥昔单抗治疗者，使用方法为每周 375mg/m²，用 4 周，或者开始使用 1g，14 天后再使用 1g。

血浆置换一般每次 60ml/kg，2 周共 7 次。没有出血或近期肾活检者推荐使用白蛋白。有出血或肾活检的情况，在置换最后用 1 ~ 2L 新鲜冰冻血浆替代白蛋白，以改善置换所造成的凝血因子缺乏。有出血的患者宜使用冰冻血浆。

2. 维持治疗　有关活动性血管炎的研究显示，诱导缓解治疗后常常在 3 ~ 6 个月内获得临床缓解，此时转为维持治疗，可将 CTX 替换为 AZA 等进行治疗。和传统 CTX + 激素方案具有相同的疗效，并且不增加疾病的复发率，肾功能维持也较好。在维持治疗开始一段时间后免疫抑制剂可减量，同时，激素也应逐渐减量。总疗程 1.5 ~ 2 年。MTX 一般为 15mg 每周 1 次口服，如果耐受性好，也可加至每周 20mg 左右；为了减少毒性，常与叶酸（1mg/d）一起使用。如果患者不能耐受 AZA 或 MTX，可试用二线药物，如霉酚酸酯、来氟米特及环孢素 A 等。

ANCA 相关性血管炎的总复发率为 20% ~ 40%，GPA 略多于 MPA。复发常常在停止治疗后 1 年内发生。在维持治疗期间复发者，可考虑增加激素和免疫抑制剂的剂量。如果在停药后复发，可按照上述分级（见表22-5）重新开始诱导缓解治疗。

第一节 显微镜下多血管炎

显微镜下多血管炎（microscopic polyangiitis，MPA）主要累及小血管的坏死性血管炎，也可累及中等血管。MPA的显著特点是无肉芽肿病变，90%的患者出现无或微量免疫复合物沉积的肾小球肾炎，15%~40%的患者有肺毛细血管炎，是导致发病和死亡的重要原因。

【病理表现】

MPA的肺表现以微小动脉、微小静脉及毛细血管受累为主，也可累及小动脉。组织病理改变有毛细血管炎（图22-1-1，图22-1-2）、弥漫性肺泡出血（图22-1-3），肺泡隔及间质中大量的中性粒细胞（图22-1-3，图22-1-4）浸润导致肺泡壁增厚。小血管内血栓形成和纤维素样坏死毛细血管炎少见。可见到弥漫性肺泡损伤和肺纤维化改变。

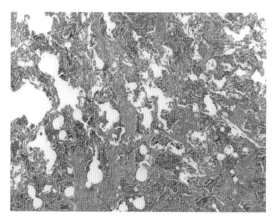

图22-1-1 系统性血管炎肺组织病理
病理示在肺泡出血的背景上，斑片状炎性细胞浸润和毛细血管中性粒细胞浸润

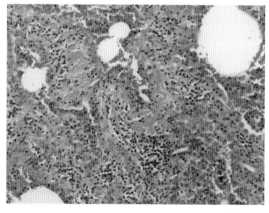

图22-1-2 肺血管炎
病理示肺泡隔增厚，肺毛细血管内多量中性粒细胞浸润，见肺泡腔内红细胞渗出

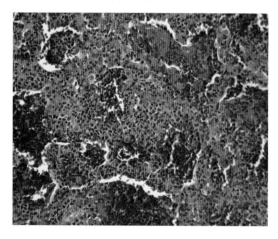

图22-1-3 肺血管炎
病理示肺泡隔增厚，大量中性粒细胞浸润，肺泡腔内见大量红细胞填充

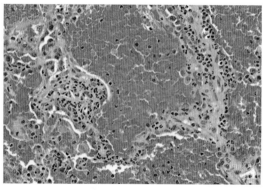

图22-1-4 肺血管炎
病理示肺泡腔内被大量红细胞填充，肺泡间隔增宽，见沿肺毛细血管壁分布中性粒细胞浸润

MPA 的肾病变为局灶性、节段性肾小球肾炎，伴肾小球的毛细血管壁纤维素样坏死，导致新月体形成，伴有中性粒细胞和单核细胞浸润，无肉芽肿形成。慢性改变有肾间质纤维化，肾小管的肥大，部分患者有肾小球硬化，特别是 MPO-ANCA 阳性患者。病变区域免疫荧光检查往往无或仅有微量免疫复合物沉积。

【临床表现】

男女之比 1:1.8，平均发病年龄为 50 岁。首发症状包括关节痛、发热、乏力、体重下降等全身症状。急进性肾小球肾炎（RPGN）是 MPA 的主要特点，大多数患者在入院时即有肾损害，如不及时治疗肾功能可迅速恶化。肺也是主要的受累器官，可以是 MPA 的首发表现，可表现为呼吸困难、咳嗽及程度不等的咯血，从痰中带血到大量咯血，以弥漫性肺泡出血综合征的临床和影像学首发表现，严重时可出现呼吸衰竭。部分患者的临床经过和影像学表现酷似特发性肺纤维化，在特发性肺纤维化诊断后数年，方出现符合 MPA 诊断的临床、血清学特征及肾损害。

MPA 的其他器官系统受累的表现包括肌痛、关节痛、关节炎（可呈游走性）；紫癜、条状出血；腹痛、消化道出血；周围神经病变（多发性单神经炎）；葡萄膜炎、结膜炎、视网膜炎、球后视神经炎；以及耳、鼻和喉病变等。

【胸部影像学】

（一）X 线胸片

主要表现为程度不一的肺泡出血。典型表现为以肺门为中心分布的磨玻璃影（图 22-1-5），肺泡出血多时可形成实变影（图 22-1-6），部分患者可出现单侧为主的分布。少数患者可出现肺间质病变（图 22-1-7）。

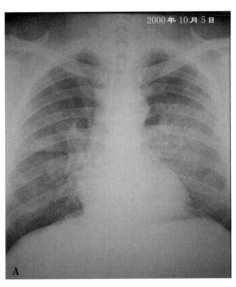
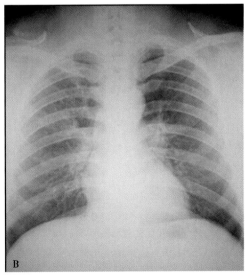

图 22-1-5 MPA，弥漫性肺泡出血

A. X 线胸片示双肺以肺门为中心分布的磨玻璃影，左肺明显；B. X 线胸片示经治疗后双肺磨玻璃影明显吸收

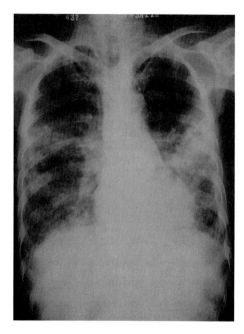 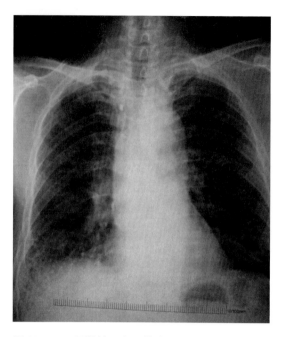

图 22-1-6 显微镜下多血管炎
X 线胸片示两中下肺斑片状实变影，下肺腺泡小结节阴影

图 22-1-7 显微镜下多血管炎
X 线胸片示两下肺网状阴影，以右下肺明显

（二）胸部 HRCT

胸部 HRCT 表现的实变影及磨玻璃阴影，与血管炎引起的肺泡出血有关。弥漫性肺泡出血在 HRCT 上具有一定的特征性，主要表现为靠近中内带弥漫分布的"腺泡样"小结节影，周围有晕征，可融合成磨玻璃样影（图 22-1-8 和图 22-1-9）。胸膜附近（近胸壁和

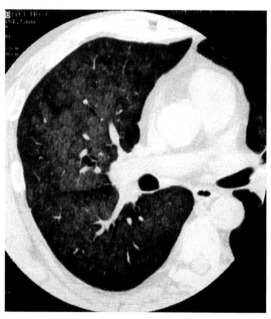 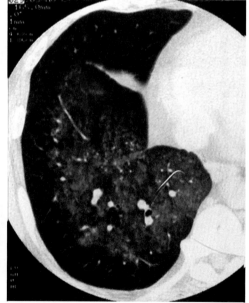

图 22-1-8 弥漫性肺泡出血，MPA
胸部 CT 示双肺弥漫分布的小结节影，中心点状高密度影，周围有晕征，相互融合成磨玻璃影

叶间裂处）常常不受累。支气管血管束无增粗（藉此可与心源性肺水肿相鉴别，后者也可表现为类似弥漫性肺泡出血，但支气管血管束常增粗）。肺泡出血量多时，表现为实变影和磨玻璃样阴影同时存在（图 22-1-10 和图 22-1-11），但仍然可识别出其周围有小结节影（图 22-1-10）。

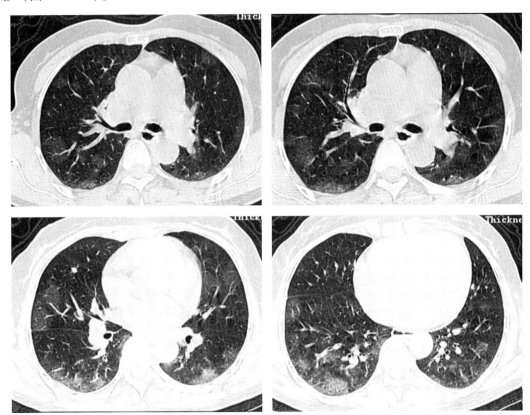

图 22-1-9 显微镜下多血管炎并弥漫性肺泡出血
胸部 CT 示两肺见斑片状磨玻璃影，支气管血管束及胸膜下分布

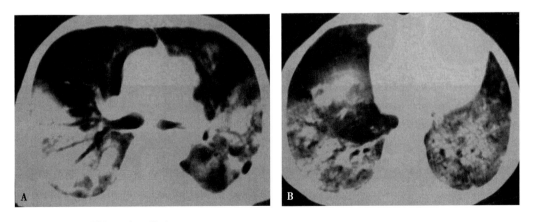

图 22-1-10 显微镜下多血管炎
A. 胸部 CT 示两上肺斑片状和大叶性实变阴影，内见支气管空气征，散在分布的磨玻璃影；B. 胸部 CT 示两下肺斑片状实变阴影，弥漫分布的边界模糊的小结节影

　　少数患者的 HRCT 表现可有小叶及小叶内间隔增厚或不规则的索条影（图 22-1-12）。部分患者表现为靠近下肺和胸膜分布的蜂窝肺，类似于典型 UIP 型 HRCT 表现（图 22-1-12，图 22-1-13）。

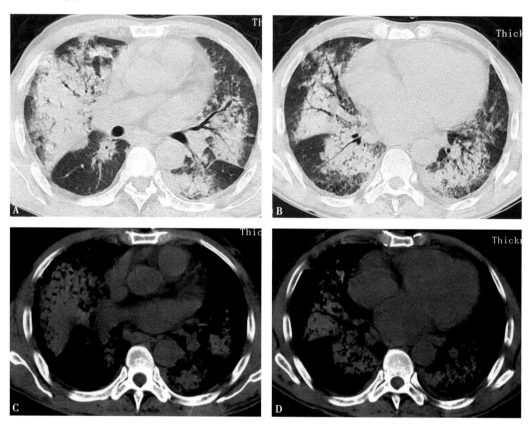

图 22-1-11　MPA，肺泡出血
胸部 HRCT 肺窗（A、B）示两肺斑片状和大叶性实变阴影，内见支气管空气征，散在分布的磨玻璃影；胸部 HRCT 纵隔窗（C、D）示两肺斑片状和大叶性实变阴影，支气管空气征

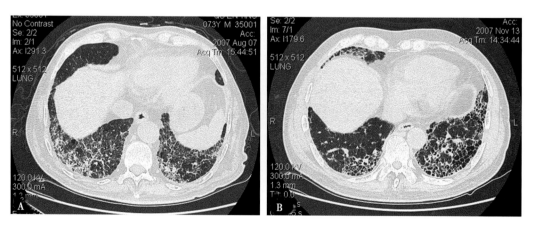

图 22-1-12　MPA 肺纤维化改变
A. HRCT 示双下肺胸膜下小叶间隔及小叶内间隔增厚，呈细网格状，部分区域有少量磨玻璃影；
B. HRCT 示 UIP 样改变，双下肺外周带蜂窝肺，伴牵拉性支气管扩张

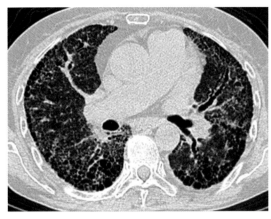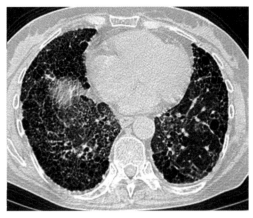

图 22-1-13　MPA 肺纤维化改变

HRCT 示胸膜下及双下肺的蜂窝肺，伴牵拉性支气管扩张

【实验室检查】

血常规可见 WBC、血小板计数增加，少数患者可有嗜酸性粒细胞比例增高，血红蛋白（Hb）下降，ESR 多显著增加。多数患者有镜下血尿和蛋白尿。

MPA 患者的 ANCA 阳性率为 75% ~ 90%，多为 p-ANCA。最常见者为抗 MPO（髓过氧化物酶）抗体阳性。抗 MPO 抗体与 MPA 的相关性不如抗 PR3 与 WG 的相关性好。p-ANCA 对疾病活动和复发的判断有一定的参考价值。

【诊断和鉴别诊断】

在 MPA 的诊断中，发热、皮肤损伤、多系统损伤及相应 X 线胸片和 CT 改变，可列为 MPA 重要的诊断线索，有上述表现者应及早查 ANCA 及病变处活检，这是尽快明确诊断的关键，早期诊断及治疗与预后密切相关。

美国风湿病学会没有单独列出 MPA 的诊断标准。目前对于 MPA 的诊断常常是结合临床表现、ANCA 和活检病理等资料进行确定。尤其病理（常常是肾脏病理）表现为坏死性的血管炎，且病变主要累及小血管，免疫荧光检查少或没有免疫复合物沉积是其重要特征。抗 MPO 抗体阳性的特异性较高。因此如果出现肺、肾等的损害，抗 MPO 抗体阳性，同时除外了肉芽肿性多血管炎等肉芽肿性血管炎后，可考虑 MPA 的诊断。1996 年日本厚生省提出显微镜下多血管炎的诊断标准亦可参考（表 22-1-1）。

表 22-1-1　日本厚生省显微镜下多血管炎的诊断标准

1. 症状
   （1）急进型肾小球肾炎
   （2）肺泡出血
   （3）其他器官症状：紫癜、皮下出血、消化道出血和多发性神经炎

2. 组织学发现
   小动脉、小静脉、毛细血管以及血管周围炎性细胞浸润

3. 实验室检查

（1）MPO- ANCA：阳性

（2）C- 反应蛋白：阳性

（3）血尿、蛋白尿、血尿素氮和血肌酐升高

诊断

1. 确诊

（1）两项或以上症状，和阳性的组织学发现

（2）两项或以上症状，包括第 1 和第 2 项症状和 MPO- ANCA 阳性

2. 可能诊断

（1）三项症状阳性

（2）一项症状阳性和 MPO- ANCA 阳性

本病需要鉴别的主要疾病有以下几种。

（1）结节性多动脉炎："经典"的结节性多动脉炎是一种限于中等大小血管的病变，几乎不累及肺，且 ANCA 阳性率很低。

（2）肉芽肿性多血管炎（GPA）：其主要区别在于 GPA 常为 c- ANCA 合并抗 PR3 抗体阳性且有肉芽肿形成。

（3）EGPA：其与显微镜下多血管炎的主要区别在于本病常有哮喘及外周血嗜酸细胞增高，有肉芽肿形成。

其他类型的疾病包括急性进展性肾小球肾炎（RPGN）、Goodpasture 病、肺泡出血的鉴别（尿毒症肺、心源性肺水肿）和肺部感染等。

【预后】

MPA 复发较常见，复发率接近 1/3。获完全缓解 2 年内 25%～36% 会复发，且可多次复发。复发时的表现不一定与首次症状相似，可以侵犯新的器官。

MPA 目前 1 年生存率为 70%，5 年生存率为 65%，病死率为 25%～45%。5 年实际存活率和无肾衰竭的存活率分别为 65% 和 55%。2/3 的患者死于活动性的小血管炎所造成的肾衰竭、肺出血或是治疗的副作用。年龄 > 50 岁及血肌酐 > 500μmol/L 是预后恶劣的因素。

第二节　肉芽肿性多血管炎

肉芽肿性多血管炎（granulomatosis polyangiitis，GPA），原称 Wegener 肉芽肿（WG），是一种坏死性肉芽性血管炎，病变累及小动脉、静脉及毛细血管，是多系统性疾病。典型的患者主要累及上呼吸道、肺和肾等脏器，也可累及其他器官。GPA 是肺肉芽肿性血管炎中常见的类型。1936 年 Wegener 首先报道 3 例表现为上、下呼吸道的肉芽肿性炎症、系统性血管炎和局灶性坏死性肾小球炎的患者，Wegener 当时将其称为鼻源性肉芽肿或肺源性肉芽肿病。因为 Wegener 的纳粹背景，2012 年该疾病正式更名为 GPA。

【病理表现】

GPA 的主要组织病理学特点为坏死性血管炎、肉芽肿炎症和地图样分布的坏死（图22-2-1，图22-2-2）。累及的器官组织常见多核巨细胞、上皮样组织细胞及组织细胞的聚集。肉芽肿的中央主要为中性粒细胞，上皮样组织细胞如栅栏样排列，栅栏样组织细胞的核与肉芽肿的边缘垂直，这种病变也可称为微脓肿。但境界清楚的结节病样肉芽肿并不常见。坏死性炎症为大小不一的地图样坏死，周围可见组织细胞和多核巨细胞，另外可见不典型的肉芽肿和散在分布的多核巨细胞（图22-2-3，图22-2-4），很少形成如结节病样边界清楚的肉芽肿；有中性粒细胞、淋巴细胞、浆细胞、组织细胞和嗜酸性细胞等多种细胞参与肉芽肿形成。

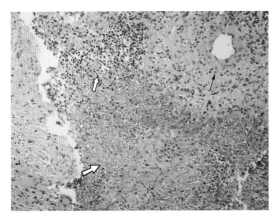

图22-2-1 肉芽肿性多血管炎（GPA）肺组织病理

镜下见肺组织肺实质坏死性肉芽肿，伴微脓肿形成（细白箭），可见血管壁炎性细胞浸润（右上），小动脉壁显著增厚，管腔狭窄呈瘢痕样改变，炎性细胞浸润（黑箭）

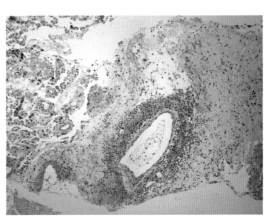

图22-2-2 肉芽肿性多血管炎-肺小动脉炎

肺组织病理示小动脉管壁大量淋巴细胞和组织细胞浸润

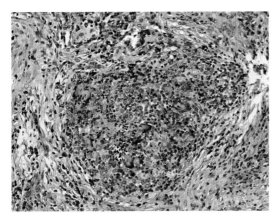

图22-2-3 肉芽肿性多血管炎

肺组织病理示肉芽肿炎症，多核巨细胞及散在分布的嗜酸性粒细胞

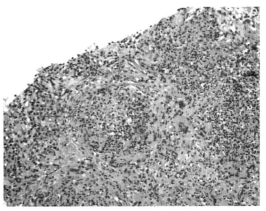

图22-2-4 肉芽肿性多血管炎

经皮穿刺肺活检肺组织病理示肉芽肿炎症，部分呈坏死样改变，周边少量多核巨细胞及嗜酸性粒细胞

GPA 的肺血管炎（见图 22-2-2 和图 22-2-5）可累及微小动脉、微小静脉和毛细血管，血管炎改变为非特异性改变。早期见血管腔的纤维素样坏死和血栓形成，晚期血管壁纤维化，导致的血管腔狭窄和闭塞。弥漫性肺泡出血的病理基础为肺毛细血管炎。

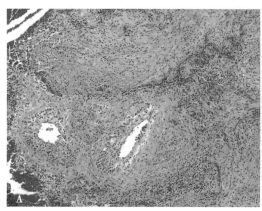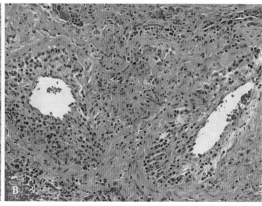

图 22-2-5　肉芽肿性多血管炎肺组织病理

A. 低倍镜下见小动脉、小静脉慢性炎性细胞浸润，血管周围纤维组织增生；B. 局部放大，见小动脉、小静脉慢性炎性细胞浸润，血管周围纤维组织增生

肾受累的典型表现为局灶性节段性肾小球肾炎，免疫荧光显示为微量或无免疫复合物沉积。暴发性起病的患者，可见急进性肾小球肾炎（RPGN），有坏死。GPA 患者仅有 6%～15% 肾活检标本有肉芽肿性血管炎病理表现。

【临床表现】

GPA 临床表现变化多端，与累及的器官组织有关。GPA 的首发临床表现缺乏特异性，可以有发热、乏力、体重下降、关节痛等。GPA 可仅仅表现为呼吸系统受累，称为局限性 GPA，累及肾时称为系统性 GPA。

呼吸系统病变包括上、下呼吸道和肺部病变，是 GPA 最常见且有一定特征性的病变。90% 有上呼吸道病变，以鼻部受累最为常见，可表现为脓性和血性涕（鼻黏膜溃疡）、慢性鼻窦炎（软组织或骨破坏）、鼻中隔穿孔、鞍鼻（鼻软骨破坏）等，还可出现口腔黏膜溃疡、咽部溃疡和复发性中耳炎等。气管溃疡见于 30% 的未治疗患者。治疗过程中或治疗后可出现气管、支气管狭窄。肺实质病变包括多发结节或单发结节，伴空洞形成（30%～50%），可呈游走性；局限性或弥漫性浸润影；胸腔积液（20%）；肺纤维化以及肺泡出血，少数患者可出现弥漫性肺泡出血，导致急性呼吸衰竭。

肾病变的发生率远远小于 MPA，可表现为程度不同的肾小球肾炎，出现血尿、蛋白尿、红细胞管型、肾功能损害。重症患者可出现 RPGN。

其他还可见到皮肤［多种类型的皮疹、隆起性紫癜、雷诺征、指（趾）端坏疽等］、眼（葡萄膜炎、眶后假瘤）、关节（关节肿痛）、神经系统（周围神经病变）、腮腺及前列腺病变等。

【胸部影像学】

（一）X 线胸片

肺部结节或团块状阴影是 GPA 最常见的 X 线胸片表现，40%～70% 患者出现单个、多个结节样或团块状阴影（图 22-2-6 和图 22-2-7），结节样阴影可随时间变大或变小。30%~50% 的可形成空洞，空洞可为薄壁或厚壁，空洞病灶大小为 1.5~10cm，空洞出现迅速，呈中心坏死溶解，时隐时现。病变可游走。部分出现肺部局限性（图 22-2-8）或弥漫性渗出性病变（图 22-2-9）。气腔实变影是 GPA 较常见的胸片表现，通常在局部受累区域，多由肺泡内出血，少数由肾累及引起的继发性肺水肿，有时发现中间有空洞类似于肺脓肿。

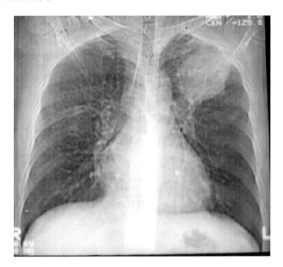

图 22-2-6 肉芽肿性多血管炎
胸片示左上肺尖后段圆形阴影

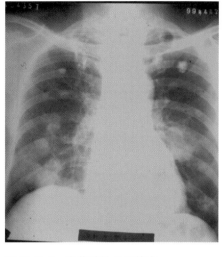

图 22-2-7 肉芽肿性多血管炎
X 线胸片示肺内多发结节和团块影

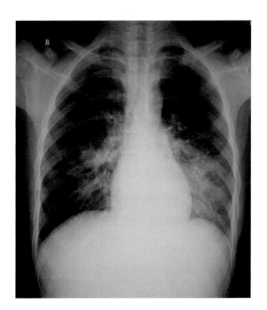

图 22-2-8 肉芽肿性多血管炎
X 线胸片示两肺心脏边缘见片状的磨玻璃影和气腔实变影

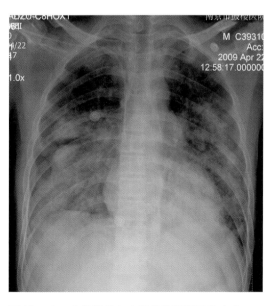

图 22-2-9 肉芽肿性多血管炎弥漫性肺泡出血
X 线胸片示两中下肺弥漫性气腔实变影

其他较少见的肺部表现有肺不张，弥漫性间质性阴影；累及气管或支气管会引起气管狭窄，在胸片偶可发现。胸腔积液不到10%，肺门及纵隔淋巴结肿大少见。约20%的患者的胸片检查正常。

（二）胸部 CT

胸部 CT 或 HRCT 最常见的表现为单个或多个结节样或团块阴影（图 22-2-10 至图 22-2-12），大小为 0.5～10cm，可表现为气腔实变影（图 22-2-13）及磨玻璃阴影，气腔实变影与肺泡出血有关，呈弥散性分布，散在分布的肺实质病变，融合大叶实变（图 22-2-13 至图 22-2-16），边界不清，其中有时可见空气支气管树。结节影或实变影常伴有空洞（图 22-2-17），空洞多为厚壁、偏心，少有液平；空洞多发，超过10个以上少见；空洞有时周围磨玻璃阴影形成光环状，可能是继发性出血引起。可表现为弥漫性肺泡出血改变（图 22-2-15）。多发结节影与气腔实变影等多种 CT 表现可同时出现在同一患者，随着病程，动态变化（图 22-2-18）。

胸部 CT 或 HRCT 有助于发现间质性病变。弥漫性间质性阴影如小叶间隔增厚，胸腔渗出性积液或胸膜肥厚。

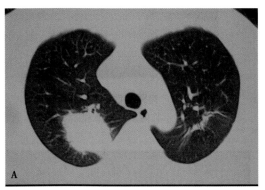
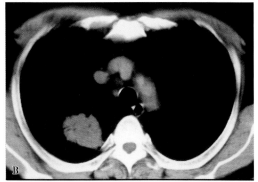

图 22-2-10　肉芽肿性多血管炎
A. 胸部 CT 纵隔窗示右上肺肿块阴影；B. 胸部 CT 肺窗见肿块状阴影

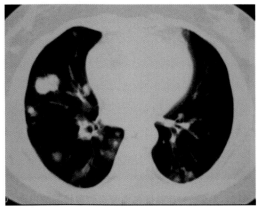
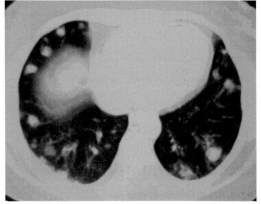

图 22-2-11　肉芽肿性多血管炎
胸部 CT 肺窗示两肺多发大小不一结节影

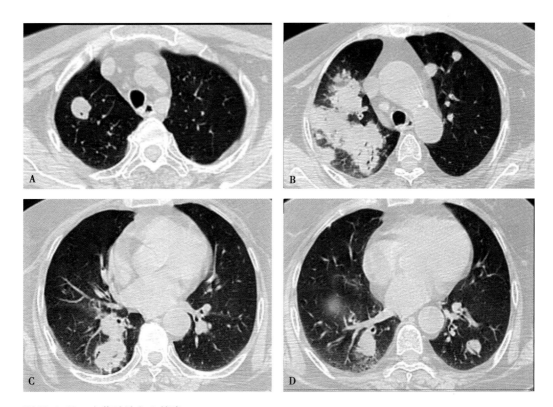

图 22-2-12　肉芽肿性多血管炎
胸部 CT 肺窗示两肺内多发大小不一的结节影，右上肺结节影见小空洞（A），部分融合大片实变影（B）

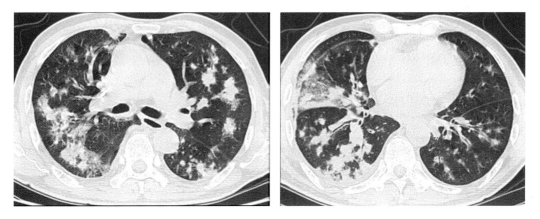

图 22-2-13　肉芽肿性多血管炎
胸部 HRCT 肺窗示两肺斑片状实变阴影，部分呈类结节影

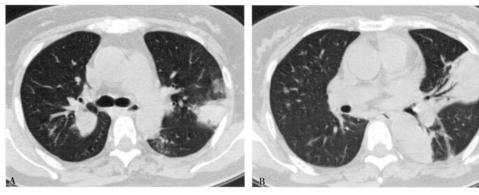

图 22-2-14　肉芽肿性多血管炎
胸部 HRCT 肺窗示两肺斑片状及叶性实变影，见支气管空气征（A），局部磨玻璃影

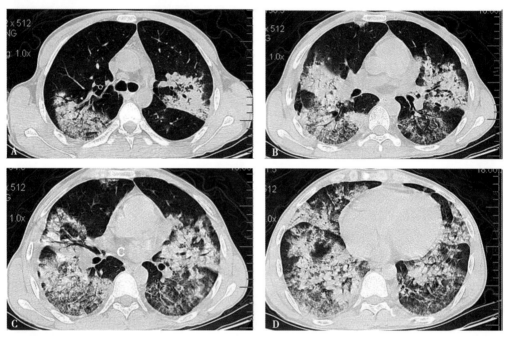

图 22-2-15　肉芽肿性多血管炎
胸部 HRCT 见两上、中、下肺（A～D）弥漫性气腔实变影及磨玻璃影

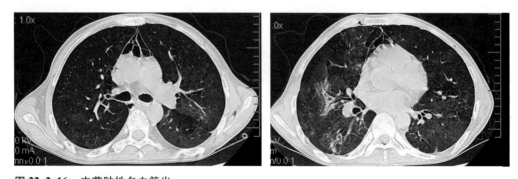

图 22-2-16　肉芽肿性多血管炎
为图 22-2-15 同一患者，治疗后气腔实变影及磨玻璃影明显吸收，出现纵隔气肿

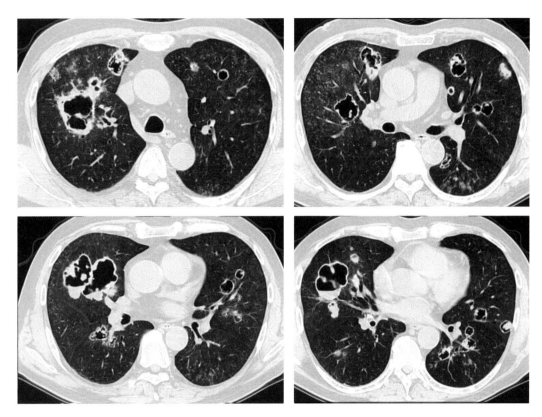

图 22-2-17　肉芽肿性多血管炎

胸部 HRCT 见两肺多发性大小不一空洞影；同时见结节影，部分结节影内见小空洞

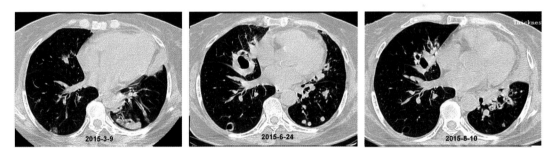

图 22-2-18　肉芽肿性多血管炎

HRCT 示肉芽肿性多血管炎肺部病变的形态及部位在病程中呈现动态变化

累及气管可出现气管、支气管狭窄（图 22-2-19）。

病变累及上呼吸道时，CT 检查可有助于发现鼻腔、鼻窦、腮腺等部位的病变。可见鼻黏膜及鼻窦黏膜增厚、伴骨质破坏或成骨性改变（图 22-2-20）。

【实验室检查】

轻度到中度的正细胞正色素贫血，红细胞沉降率增加；白细胞、血小板计数轻度增高；嗜酸性粒细胞可增加。

c-ANCA 对诊断 GPA 有较高的敏感性和特异性。其对应的抗原为蛋白酶 3（PR3），若 ANCA 抗原检测示抗 PR3 抗体阳性，则特异性可达 97%。累及肾（系统性疾病）时，

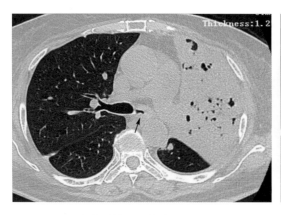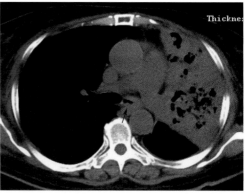

图 22-2-19 肉芽肿性多血管炎累及气管

HRCT 示肉芽肿性多血管炎累及左主气管，气管壁增厚，管腔变小（黑箭）；左上肺大叶实变影，内见多个小空洞影

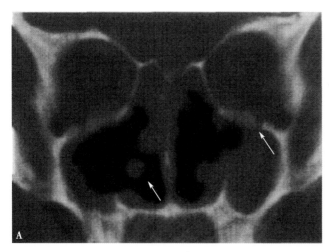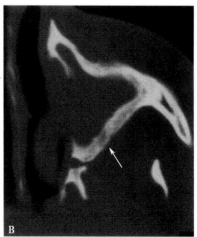

图 22-2-20 Wegener 肉芽肿的鼻窦病变

A. 鼻窦 CT 示上颌窦内黏膜增厚，骨皮质增生呈双层改变（白箭）；B. 鼻黏膜及鼻窦黏膜增厚、骨及肉组织破坏严重（白箭）

c- ANCA 的阳性率可高达 90%；局限性 GPA，ANCA 阳性率仅为 30%～70%。c- ANCA 和疾病的活动性相关，可作为监测疾病活动和复发的指标。国人 GPA 中，p- ANCA 有较高的阳性率。陈旻等报道，一组 89 例符合 GPA 诊断标准国人病例中，抗 MPO 阳性者高达 60.7%，而抗 PR3 阳性者仅为 38.2%。和抗 PR3 阳性者相比，抗 MPO 阳性者女性更多见，疾病初期血肌酐水平增高者更为常见，而关节痛、皮疹和眼耳病变则相对少见。

【诊断和鉴别诊断】

1990 年 ACR 所提出的 WG 标准为：①鼻或口腔炎症：痛或无痛性口腔溃疡、脓性或血性鼻分泌物；②胸部 X 线：结节、固定性浸润灶或空洞；③尿常规：镜下血尿（>5/HP），或 RBC 管型；④动脉壁、动脉周围或血管外部区域有肉芽肿性炎症。2 项阳性者即可诊断。该标准的敏感性和特异性分别是 88.2% 和 92.0%。

ANCA 对于 GPA 的诊断有重要意义，尤其是系统性 GPA。但局限性 GPA 的阳性率较低，往往需要结合上呼吸道或下呼吸道的活检进行诊断。活检标本可来自于鼻窦、鼻黏膜、咽部黏膜和肺组织等。这些部位表现为典型血管炎和坏死性肉芽肿的仅见于少部分患者，其他的病变包括小脓肿和包绕着肉芽肿性炎症的微脓肿等。

鉴别诊断：包括上呼吸道局限性病变（慢性鼻窦炎、中耳炎等）、肺部单发结节和多发结节的鉴别诊断（恶性肿瘤、感染性脓肿或其他肉芽肿性疾病）、其他系统性血管炎、抗肾小球基底膜抗体病等。

【预后】

使用 CTX 治疗几周内病情即可缓解，缓解可维持 12~24 个月。Fauci 等报道 85 例 WG 患者随访 21 年，平均随访 51 个月，使用上述方案，93% 缓解。Hoffman 等（1992 年）133 例 WG 接受这种方案，随访 6 个月~24 年，91% 显著改善，75% 完全缓解，80% 存活。

也有文献报道使用复方磺胺甲噁唑片治疗可降低复发率。

未治疗者的系统性 WG，平均存活时间为数月到 1 年。局限性者预后相对较好。使用免疫抑制剂治疗后预后显著改善。部分患者可长期维持缓解。主要死亡原因为肾衰竭和肺出血。

第三节　嗜酸细胞性肉芽肿性多血管炎

嗜酸细胞性肉芽肿性多血管炎（eosinophlia granulomatosis polyangiitis，EGPA），原称变应性血管炎和肉芽肿病（Churg-Strauss 综合征，CSS）。EGPA 是一类病因不明，主要累及中小动脉的系统性坏死性血管炎。在 1939 年 Rackemann 和 Greene 注意到部分结节性动脉炎患者表现为哮喘、周围血嗜酸性粒细胞增高、肺弥漫性浸润阴影的三联征，认为可能是结节性动脉炎的一种特殊形式。Harkavy 在 20 世纪 40 年代初，发现本病具有肉芽肿病理特征，1951 年 Churg 和 Strauss 认为这些患者并不是结节性动脉炎的一种特殊形式，应是另一类血管炎，首先命名为过敏性血管炎和肉芽肿病（allergic angiitis granulomatosis）。

此后，又将此病称为 Churg-Strauss 综合征（Churg-Strauss syndrome，CSS），或 Churg-Strauss 血管炎；2012 年改名为 EGPA。典型的 EGPA 具有三联综合征，即重度哮喘；肺和肺外脏器有中、小动脉及静脉炎及坏死性肉芽肿；周围血嗜酸性粒细胞增高。

【病理表现】

本病典型的病理表现累及小动脉和小静脉的坏死性血管炎（图 22-3-1 和图 22-3-2），伴嗜酸性粒细胞浸润和肉芽肿成分。血管壁及血管外组织主要为嗜酸性粒细胞浸润，也可出现少量的单核细胞、中性粒细胞、多核巨细胞和栅栏样组织细胞。

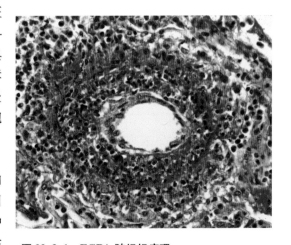

图 22-3-1　EGPA 肺组织病理

病理示小动脉纤维素样坏死性血管炎，伴嗜酸性粒细胞浸润

肺典型病理表现为肺组织的嗜酸性粒细胞浸润（包括间质、血管和肺泡），小血管的坏死性血管炎，以及血管周围和间质的嗜酸性肉芽肿改变（图 22-3-3）。嗜酸性粒细胞浸润肺泡腔、胸膜、细支气管壁，类似于嗜酸细胞性肺炎、嗜酸细胞性胸膜炎、嗜酸细胞性支气管炎的病理改变。明显的嗜酸性粒细胞浸润和肉芽肿（图 22-3-3）是与其他血管炎组织学鉴别的要点。

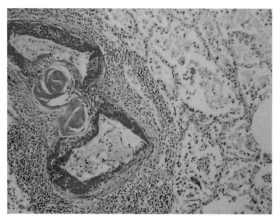

图 22-3-2　EGPA 肺组织病理
病理示血管纤维素性坏死，血管周围大量嗜酸性粒细胞浸润

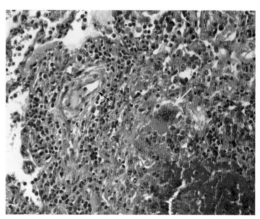

图 22-3-3　EGPA 肺组织病理
病理示肺组织中弥漫性的嗜酸性粒细胞浸润，可见坏死性肉芽肿，中央为红染坏死组织（白箭），周围多量慢性炎症细胞和嗜酸性粒细胞浸润，可见多核巨细胞（黄箭），小血管（细黑箭）周围嗜酸性粒细胞浸润

心脏可出现心肌嗜酸性粒细胞浸润以及由于冠状动脉血管炎所造成的缺血性心肌病。神经系统可表现为多发性单神经炎，可累及颅神经。可有脑出血和脑梗死。

【临床表现】

几乎所有 EGPA 的患者都有哮喘或过敏性鼻炎病史。女性略多，发病年龄为 7～74 岁，平均 38 岁。哮喘是 EGPA 的主要特点，几乎均发生于系统性病变前。

上呼吸道病变有鼻窦炎、过敏性鼻炎或鼻息肉。患者往往有多年的哮喘或过敏性鼻炎病史，哮喘发病年龄偏晚，血管炎形成前发作较重，而一旦到血管炎阶段部分患者的哮喘发作反而减轻也是其特点，多数患者哮喘症状的缓解是在接受激素治疗后。肺部累及为嗜酸性粒细胞血症相关，表现为短暂的非叶、段分布的斑片状阴影浸润表现。累及心脏可以出现充血性心力衰竭、心包积液或限制型心肌病，是死亡的主要原因。其他表现还包括紫癜、皮下结节、多发性单神经炎；少部分患者可有肾损害，甚至表现为急进性肾小球肾炎。可出现多关节痛和关节炎。

【胸部影像学】

（一）X 线胸片

约 72% EGPA 患者的 X 线胸片可发现异常阴影，表现为移行性、斑片气腔实变影，或呈弥漫性肺间质浸润改变。少数患者可有单侧或双侧胸腔积液。

（二）胸部 CT

胸部 CT 可发现磨玻璃影到气腔实变阴影（图 22-3-4），主要呈外周分布，斑片状非节段性实变阴影。其他少见异常变化：单个或多个大小不等的结节样阴影和网状阴影。网状和网结节状阴影主要是嗜酸性粒细胞浸润引起支气管血管束、小叶间隔增厚和气管管壁肥厚（图 22-3-5，图 22-3-6）；胸膜改变可见胸腔渗出性积液或胸膜肥厚。

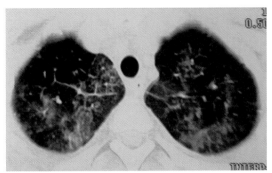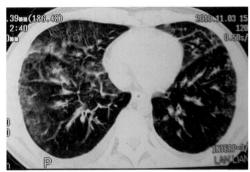

图 22-3-4　EGPA

胸部 CT 见两肺斑片状磨玻璃影，支气管血管束增粗，小叶间隔增厚，边界不清小结节阴影

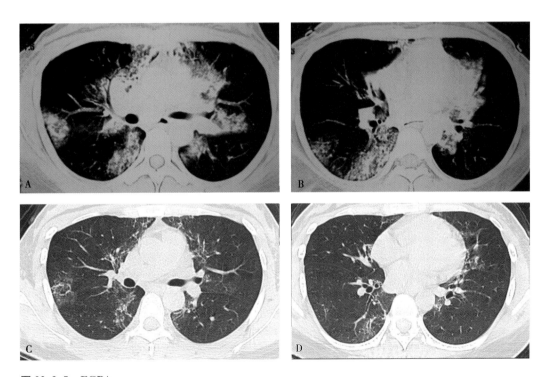

图 22-3-5　EGPA

胸部 CT 见两肺斑片状实变影（A、B），治疗后（C、D），胸部 HRCT 示原实变影大部吸收

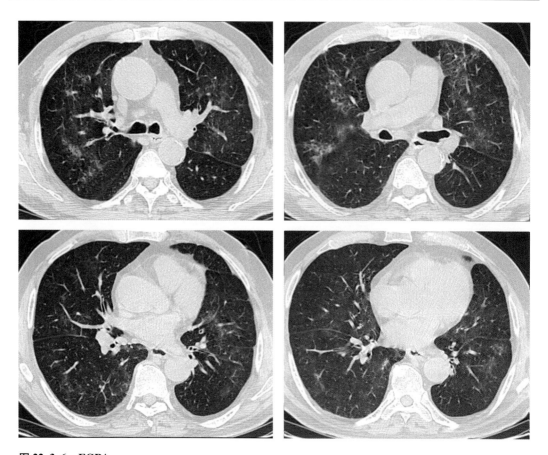

图 22-3-6　EGPA

胸部 HRCT 见两肺散在斑片状磨玻璃影；局部见支气管血管束增粗，小叶间隔增厚

【实验室检查】

活动期常有贫血和 ESR 增高；嗜酸性粒细胞增加，IgE 水平常升高。EGPA 的肾损害的主要表现为镜下血尿和或蛋白尿，可自行消退，较少出现肾衰竭。70% 的 EGPA 患者 ANCA 阳性，多数为 p-ANCA。ANCA 水平与疾病活动性的关系不确定。

【诊断和鉴别诊断】

1990 年 ACR 的分类/诊断标准为：①哮喘史；②外周血嗜酸性粒细胞增高 > 10%；③单神经炎、多发性单神经炎；④游走性或一过性肺浸润；⑤鼻窦炎；⑥病理：血管壁及周围嗜酸性粒细胞浸润或肉芽肿形成。具备 4 条可诊断。该标准的敏感性和特异性分别为 85% 和 99.7%。活检组织部位可以选择腓肠肌、腓神经、皮肤、肺及肾等。

鉴别诊断：需要与 GPA、慢性嗜酸性粒细胞性肺炎和特发性高嗜酸性粒细胞综合征等鉴别。

【治疗和预后】

法国血管炎研究组织提出 5 因素分级评分（five-factor score，FFS）来判断疾病严重程度，以下 5 点中如果存在 1 点即计 1 分：①蛋白尿 > 1g/d；②消化道出血、穿孔、梗死或胰腺炎；③肾功能不全；④心肌病；⑤中枢神经系统受累。并建议根据分级评分来选择初始的治疗方案，患者无以上危险因素存在（如 FFS = 0），可以单用激素治疗；当患者有

1个或1个以上危险因素时，必须使用激素加环磷酰胺治疗。但目前的观点倾向于开始治疗时即联合糖皮质激素和免疫抑制剂。

初始糖皮质激素泼尼松剂量每日 0.5 ~ 1.5mg/kg，6 ~ 12 周；后视病情控制，逐步减量。

FFS 评分 >1 分以上，特别是心脏，中枢神经系统受累，应用免疫抑制剂联合糖皮质激素治疗，可选择环磷酰胺（CTX），诱导缓解后，用硫唑嘌呤替代环磷酰胺，免疫抑制剂治疗维持 12 ~ 18 个月。对硫唑嘌呤不适用患者，选择甲氨蝶呤或来氟米特替代。

与 GPA、MPA 不同，绝大多数 EGPA 患者预后良好。有报道 1 年生存率为 90%，5 年生存率为 62%。主要死亡原因为心肌梗死和充血性心力衰竭。死亡率的高低与分级评分有关，当 FFS = 0 时，5 年死亡率为 12%；FFS = 1 时，5 年死亡率为 26%；而 FFS > 2 时，5 年死亡率则高达 46%。

（李海潮）

参 考 文 献

1. Jennette JC, Falk RJ, Bacon PA, et al. 2012 revised International Chapel Hill Consensus Conference Nomenclature of Vasculitides. Arthritis Rheum, 2013, 65: 1-11.

2. de Lind van Wijngaarden RA, van Rijn L, Hagen EC, et al. Hypotheses on the etiology of antineutrophil cytoplasmic autoantibody associated vasculitis: the cause is hidden, but the result is known. Clin J Am Soc Nephrol, 2008, 3: 237-252.

3. Jennette JC, Xiao H, Falk RJ. Pathogenesis of vascular inflammation by anti-neutrophil cytoplasmic antibodies. J Am Soc Nephrol, 2006, 17: 1235-1242.

4. Mukhtyar C, Guillevin L, Cid MC, et al. EULAR recommendations for the management of primary small and medium vessel vasculitis. Ann Rheum Dis, 2009, 68: 310-317.

5. Chen M, Yu F, Zhang Y, et al. Characteristics of Chinese patients with Wegener's granulomatosis with anti-myeloperoxidase autoantibodies. Kidney Int, 2005, 68: 2225-2229.

6. Seo JB, Im JG, Chung JW et al. Pulmonary vasculitis: the spectrum of radiological findings. Br J Radiol, 2000, 73: 1224-1231.

7. Choi YH, Im JG, Han BK, et al. Thoracic manifestation of Churg-Strauss syndrome: radiologic and clinical findings. Chest, 2000, 117: 117-124.

8. Worthy SA, Muller NL, Hansell DM. Churg-Strauss syndrome: the spectrum of pulmonary CT findings in 17 patients. Am J Roentgenol, 1998, 170: 297-300.

9. Masi AT, Hunder GG, Lie JT: The American College of Rheumatology 1990 criteria for the classification of Churg-Strauss syndrome (allergic granulomatosis and angiitis). Arthritis Rheum, 1990, 33: 1094-100.

10. Jayne D. Challenges in the management of microscopic polyangiitis: past, present and future. Curr Opin Rheumatol, 2008, 20: 3-9.

11. Guillevin L, Cohen P, Gayraud M, et al. Churg-Strauss syndrome. Clinical study and long-term follow-up of 96 patients. Medicine (Baltimore), 1999, 78: 26-37.

12. Bosch X, Guilabert A, Font J. Antineutrophil cytoplasmic antibodies. Lancet, 2006, 368: 404-418.

13. Jennette JC, Falk RJ, Andrassy K, et al. Nomenclature of systemic vasculitides: proposal of an international consensus conference. Arthritis Rheum, 1994, 37: 187-192.

14. Jennette JC, Falk RJ. New insight into the pathogenesis of vasculitis associated with antineutrophil cytoplasmic autoantibodies. Curr Opin Rheumatol, 2008, 20: 55-60.

15. Carruthers D, Sherlock J. Evidence-based management of ANCA vasculitis, Best Pract Res Clin Rheumatol, 2009, 23: 367-378.

16. Stone JH, Merkel PA, Spiera R, et al. Rituximab versus cyclophosphamide for ANCA-associated vasculitis. N Engl J Med, 2010, 363: 221.

17. Schulte-Pelkum J, Radice A, Norman GL, et al. Novel clinical and diagnostic aspects of antineutrophil cytoplasmic antibodies. J Immunol Res, 2014, 14: 148.

第二十三章

肺泡微结石症

肺泡微结石症（pulmonary alveolar microlithiasis，PAM）是以双肺广泛肺泡内存在弥漫分布钙化的含钙、磷盐为主的微小结石为特点的少见慢性肺弥漫性疾病。早在 1686 年，意大利人 Malpighi 首先对该病进行了简要而精确的大体描述；多年之后，1918 年挪威人 Harbitz 报告第 2 例 PAM 的精确解剖和放射学表现。1932 年德国人 Schildknecht 报道第 3 例，直到 1933 年匈牙利的病理学家 Puhr 提出了该病正式命名为 PAM。意大利人在 1947 年描述了 PAM 的临床和放射学特征。保加利亚的 Mickailov 等首先报道一个家庭多例 PAM。Sosman 在 1957 年对文献发表的 45 例 PAM 进行了全面地综述；至 2005 年文献综述统计，累积报道的 PAM 病例已经达 576 例。

【病因】

肺泡内存在弥漫分布的微小结石，经化学和能量分散 X 线分析表明微结石由钙和磷组成，考虑为钙、磷代谢异常性疾病。近年来发现，基因 *SLC34A2*（编码磷酸钠协同转运蛋白），在人体的多种组织中表达，以肺组织表达最高。肺组织主要是 Ⅱ 型肺泡上皮细胞高表达，该基因主要参与无机磷的代谢，与 PAM、睾丸微石症等多种代谢性疾病发病相关。2006 年 Corut 等首先通过纯合子基因定位，将 PAM 的候选致病基因定位在 4P，指出 *SLC34A2* 基因突变可能导致了 PAM 的发生。其后，Huqun 等用单核苷酸多态性检测方法，直接在 PAM 患者的肺组织和血中检测到该基因的突变，其突变方式为纯合子突变。因此，*SLC34A2* 是 PAM 致病基因，*SLC34A2* 的基因突变引起 SLC34A2 的功能障碍，减少磷酸盐清除，导致微结石形成。

【病理改变】

大体观察见肺变硬，呈实体状，重量增加。切开肺脏，有沙粒摩擦感，露出弥漫分布的细沙粒结石。沙粒结石以双肺底部较多。镜下检查：微结石的直径 0.02 ~ 3mm。30% ~ 80% 的肺泡内含有洋葱皮样物体，大部分呈致密性钙化（图 23-1，图 23-2）。形态上表现为两种，典型结石呈单个圆形同心板状结构，用 HE 或 PAS 染色，中央部染色较深暗，与遗传有关。另一种表现肺泡内结石呈不规则的，板层状，钙化与细胞融合一体呈小圆凸形状，与遗传无关。结石的主要成分是磷酸钙盐。结石之间有纤维索条状组织间隔，结石周围可见巨噬细胞浸润。肺组织早期一般无炎症反应（图 23-1），晚期则可见不同程度的白细胞浸润，不同程度的肺间质纤维化。

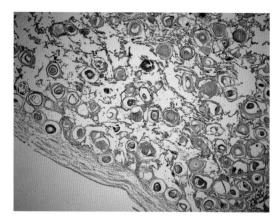 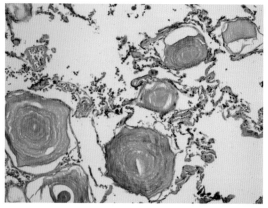

图 23-1　肺泡微结石症，低倍镜下示肺泡腔内大量同心圆样钙化小体沉积　　图 23-2　肺泡微结石症，高倍镜下见层状钙化小体

【临床表现】

本病可发生于任何年龄。从婴幼儿到 80 岁均有发病，但多数发生于出生至 40 岁。国外报道，男性 208 例，女性 168 例；国内报道男女比例为 3∶1。

早期可无任何症状。患者多因其他原因 X 线胸片检查发现胸部病变。

当出现轻度干咳、胸闷症状，患者往往未能注意。随着病情的发展，渐渐出现胸闷、气短，活动后的呼吸困难，咳嗽加剧，伴有少量黏液性痰，咯血者少见。少数患者结石咳出，症状可多年无明显变化，也可稍增多。晚期患者上述症状加重，静息时呼吸困难、明显发绀；如继发肺部感染，则有发热、咳嗽加剧、脓痰、咯血等症状。后期可致肺纤维化、肺气肿、肺大疱，并可导致肺动脉高压、慢性肺心病和呼吸衰竭。

辅助检查：痰液或支气管肺泡灌洗液有时可查见微结石。肺功能改变也是渐进性的。早期肺功能一般无异常；随着疾病的进展，可出现弥散功能减退和低氧血症；病情进一步恶化，逐渐出现了限制性通气障碍，晚期则进入呼吸衰竭。

【胸部影像学】

胸部影像学检查是发现和诊断本病的主要手段，其影像学表现具有特征性，对有家族史的患者简单标准的 X 线胸片足以准确诊断 PAM。此外，患者的临床症状与胸部影像学表现往往不平行，也是其特点之一。

（一）X 线胸片

PAM 在 X 线胸片上有如下特征。

（1）密度高的细小结节影：两肺弥漫，散在，主要中、下肺野分布的细沙样钙质斑点，密布细小的结节影，直径约 1mm，密度高，边缘清楚，但形状不规则（图 23-3，图 23-4）。

（2）分布特点：结节的分布以中下肺野、中内带明显；胸片见上肺野清晰，代偿性通气过度。中下肺野有广泛弥漫性细沙状或星花样钙质斑点，斑点之间界限分明，小结节影过度密集，病灶重叠时表现为磨玻璃或片状阴影。

（3）纤细的钙质纹理由肺门向肺尖和四周放射（图 23-4）。

（4）中下肺野磨玻璃阴影"暴风沙样"改变或大片钙化密度的阴影，使心脏外形、肋膈角、横膈轮廓消失，甚至一片模糊，出现所谓"心脏消失征"（图 23-5，图 23-6）。

对重叠病灶如用放大摄影技术仍然常可分辨每个结节轮廓。

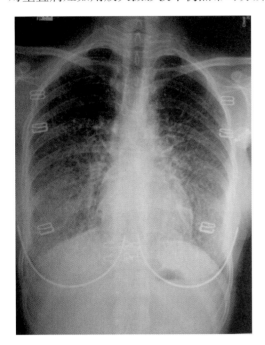

图 23-3　肺泡微结石症
X 线胸片示中下肺野弥漫性细砂状、钙化密度影。心脏外形、肋膈角、横膈轮廓存在

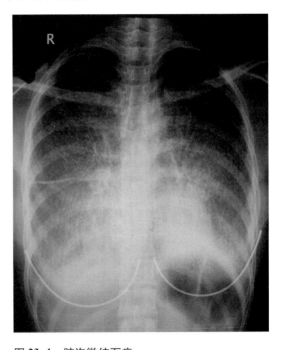

图 23-4　肺泡微结石症
X 线胸片示中下肺野弥漫性细砂状、钙化密度影，水平裂增厚。两肺尖代偿性通气过度，心脏外形、肋膈角、横膈轮廓消失

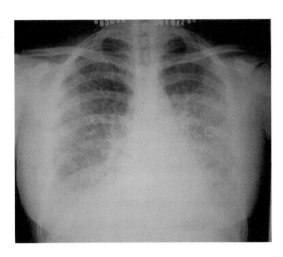

图 23-5　肺泡微结石症
X 线胸片示中下肺野密度增高阴影，其内见由肺门向肺尖和四周放射纤细的纹理

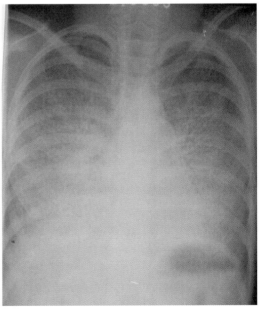

图 23-6　肺泡微结石症
X 线胸片示两肺野弥漫性细砂状、钙化密度影，如"暴风沙样"改变

其他表现可有不规则的肺纹理增多；肺尖部肺大疱；水平裂、斜裂增厚钙化，胸膜增厚钙化等。有的患者在肋骨与胸膜增厚肺实质之间有透明带状阴影，胸部 CT 更容易显示透明带状阴影。

（二）胸部 CT

胸片所见大部分可反映在胸部 CT 图像上，CT 在显示具体病变的形态、性质和范围要明显优于胸片。HRCT 对本病的诊断可起决定性作用，HRCT 表现典型不需肺活检即可确诊。

胸部 CT 常显示两肺弥漫性小结节（图 23-7，图 23-8），同时有融合和弥漫性钙化的结节阴影，钙化密度阴影使整个肺野增白致密。结节阴影密度平均 CT 值可达 90 ~ 100HU。

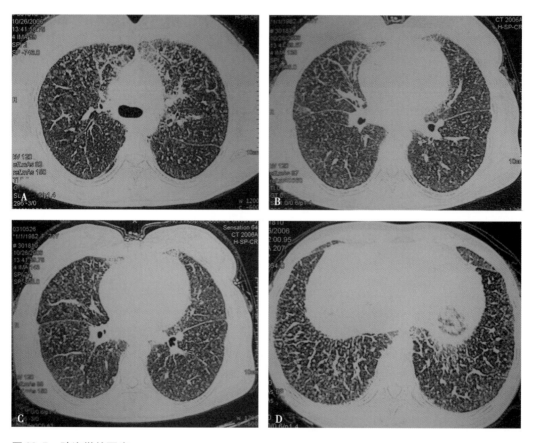

图 23-7　肺泡微结石症
胸部 CT 肺窗示（A ~ D）两侧肺见弥漫性均匀，境界清晰的小结节影，小叶间隔、水平裂、斜裂、支气管血管增厚

早期时，胸部 CT 主要表现为累及全肺的弥漫性分布的粟粒结节状钙化密度阴影，直径多在 1mm 左右，进一步发展可融合成片（图 23-7 至图 23-12），成片的病变以中、下肺野明显，最常见部位是心缘及下叶后部（图 23-11，图 23-12），但在未成片的肺野，可辨认出结节状钙化密度阴影。微结石沿脏层胸膜、纵隔胸膜和叶间胸膜下分布形成薄层清楚

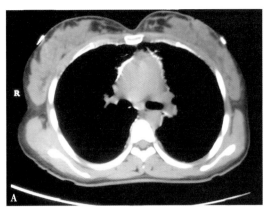
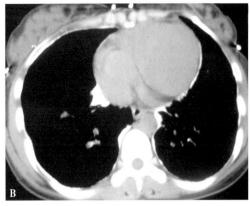

图 23-8　肺泡微结石症

A. 胸部 CT 纵隔窗见纵隔胸膜线条状高密度钙化影；B. 纵隔窗见两侧胸膜，心包膜线条状高密度钙化影，部分呈斑片状

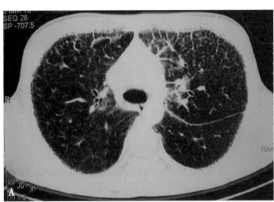
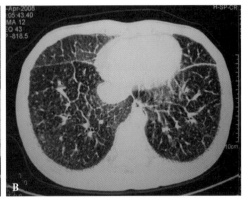

图 23-9　肺泡微结石症

胸部 CT（A、B）肺窗见肺内弥漫性细砂样小结节阴影，小叶间隔增厚，水平裂、斜裂增厚；肺实质内形成线状钙化影或多角钙化线影（B）

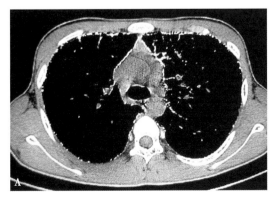
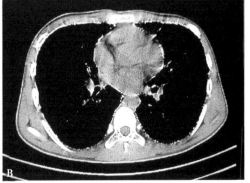

图 23-10　肺泡微结石症

A. 胸部 CT 纵隔窗气管层面见脏层胸膜、纵隔胸膜线状或点状的高密度钙化影；B. 胸部 CT 纵隔窗右中叶层面见脏层胸膜、心脏外膜线状或点状的高密度钙化影

的钙化线状阴影（图 23-13，图 23-14）。微结石沿支气管血管和肺小叶分布沉积，在胸部 CT 表现为肺实质内形成线状钙化影或多角钙化线影（图 23-13，图 23-14）。在肺实质内，线状阴影有两个病变好发区，线状钙化影在舌叶和中叶前外侧面及上叶前面（图 23-14）。多角钙化线影多在下叶基底部（图 23-11 和图 23-13）。

　　胸部 CT 和 HRCT 可发现小叶间隔增厚、水平裂、斜裂增厚钙化，胸膜钙化（图 23-13）纤维化和邻近内脏受累情况；并显示 X 线胸片不能发现的胸膜下带状薄壁小囊肿（图 23-14）。

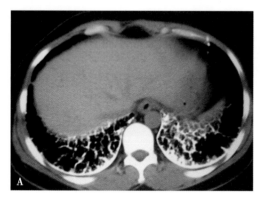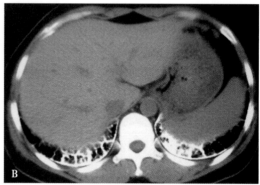

图 23-11　肺泡微结石症
HRCT 纵隔窗（A、B）下叶基底部背侧见多角性钙化线影，部分融合成片，背侧胸膜见线条状高密度钙化影

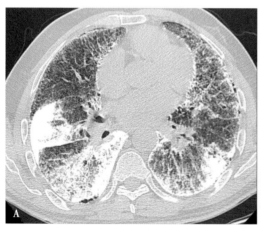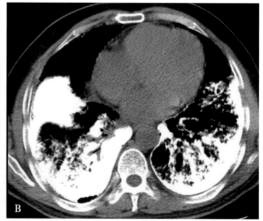

图 23-12　肺泡微结石症
A. HRCT 肺窗见细砂样小结节阴影，胸膜下带状薄壁小囊肿，大片高密度钙化影；B. 胸部 CT 纵隔窗见大片高密度钙化影

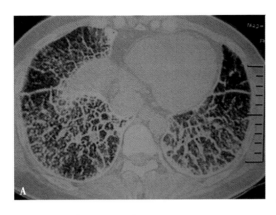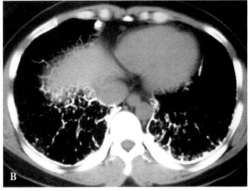

图 23-13 肺泡微结石症

A. HRCT 肺窗两侧肺见小结节影及沿支气管血管和肺小叶分布的线状或多角钙化线影；B. HRCT 纵隔窗肺内小结节状，线状或多角状的高密度钙化影，两侧背部的胸膜，部分纵隔胸膜心包膜见线条状高密度钙化影

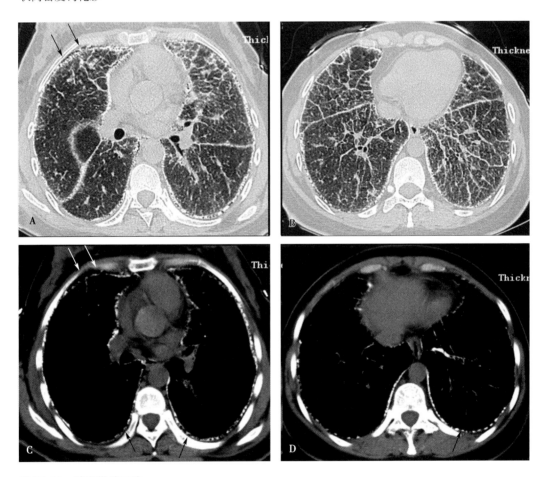

图 23-14 肺泡微结石症

HRCT 肺窗（A、B）见小结节影，小叶间隔及叶间裂增厚，胸膜下带状薄壁小囊肿（黑箭）胸部 CT 纵隔窗（C、D）见胸膜肥厚，钙化小结节影

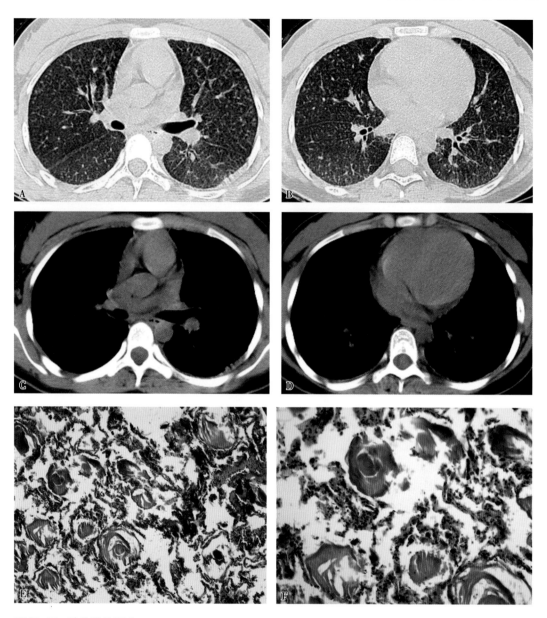

图 23-15　肺泡微结石症
A、B. HRCT 肺窗见弥漫性微小结节影，边界清楚；C、D. 纵隔窗未见钙化影；E、F. 肺活检示肺泡腔内圆形钙化小体沉积

【诊断和鉴别诊断】

根据典型 X 线、胸部 CT 和 HRCT 影像学表现，结合病史，PAM 临床诊断一般不难。少数患者有胸部 CT 和 HRCT 影像学表现异常，但未形成钙化阴影，需要经痰液、BALF 中获得结石或经肺活检来证实（见图 23-15）。

由于有些肺疾病胸部影像学也出现类似的肺弥漫性小结节或粟粒状阴影，如粟粒型肺结核、矽肺、电焊工尘肺病、特发性肺含铁血黄素沉着症等疾病，临床表现，职业史有助于与 PAM 进行鉴别诊断。继发于其他疾病的血液钙磷代谢紊乱，如甲状旁腺功能亢进、

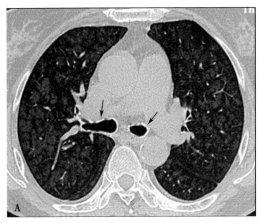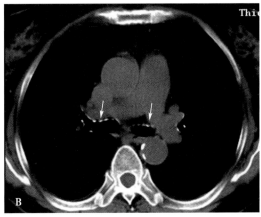

图 23-16 转移性肺钙化

慢性肾病患者，长期血液透析。A. 胸部 HRCT 肺窗示两肺弥漫性斑片状及小结节状密度增高影，边界清楚；气管壁钙化（箭头）；B. 纵隔窗见气管壁钙化（白箭），气管镜肺活检病理证实钙化

慢性肾功能不全长期血液透析（见图 23-16）等亦可导致弥漫性肺钙化。

【治疗】

PAM 无满意治疗方法。肾上腺糖皮质激素对本病无效。应避免或减少粉尘、烟雾吸入，避免主动和被动吸烟，以免加重肺部损害。要预防和及时治疗感冒、下呼吸道和肺部感染。缺氧时应给予氧疗，以延缓肺动脉高压和慢性肺心病的发生。患者的死亡主要与心肺功能衰竭有关。国外报道，有条件者晚期可进行肺移植术治疗。

（张湘燕）

参考文献

1. Harbitz F. Extensive calcification of the lungs as a distinct disease. Arch Intern Med，1918，21：139-146.

2. Mariotta S，Ricci A，Papale M，et al. Pulmonary alveolar microlithiasis：report on 576 cases published in the literature. Sarcoidosis Vasc Diffuse Lung Dis，2004，21：173-181.

3. Castellana G，Lamorgese V. Pulmonary alveolar microlithiasis：World cases and review of the literature. Respiration，2003，70：549-555.

4. Mariotta S，Guidi L，Papale M，et al. Pulmonary alveolar microlithiasis：review of Italian reports. Eur J Epidemiol，1997，13：589-590.

5. Edelman GD，Bavaria，Kaiser LR，et al. Bilateral sequential lung transplantation for pulmonary alveolar microlithiasis. Chest，1997，112：1140-1144.

6. Moran CA，Hochholzer L，Hasleton PS，et al. Pulmonary alveolar microlithiasis. A clinicopathologic and chemical analysis of seven cases. Arch pathol Lab Med，1997，121：607-611.

7. Hoshino H，Koba H，Inomata S，et al. Pulmonary alveolar microlithiasis：high-resolution CT and MR findings. J Comput Assist Tomogr，1998，22：245-248.

8. Korn MA，Schurawitzki H，Klepetko W，et al. Pulmonary alveolar microlithiasis：findings on high-resolution CT. Am J Roentgenol，1992，158：981-982.

9. Helbich TH，Wojnarovsky C，Wunderbaldinger P，et al. Pulmonary alveolar microlithiasis in children：radio-

graphic and high-resolution CT findings. Am J Roentgenol, 1997, 168: 63-65.

10. Castellana G, Gentile M, Castellana R, et al. Pulmonary alveolar microlithiasis: clinical features, evolution of the phenotype, and review of the literature. Am J Med Genet, 2002, 111: 220-224.

11. Weinstein DS. Pulmonary sarcoidosis: calcified micronodular pattern simulating pulmonary alveolar microlithiasis. J Thorac Imaging, 1997, 14: 218-220.

12. Hoshimo H, Koba H, Imomata S, et al. Pulmonary alveolar microlithiasis: high-resolution CT and MR findings. J comput Assis Tomogr, 1998, 22: 245-248.

13. Barbolini G, Rossi G, Bisetti A. Pulmonary alveolar microlithiasis. N Engl J Med, 2002, 347: 69-70.

14. Corut A, Senyigit A, Ugur S, et al. Mutations in SLC34A2 cause pulmonary alveolar microlithiasis and are possibly associated with testicular microlithiasis. Am J Hum Genet, 2006, 79: 650-656.

15. Huqun, Izumi S, Uchiyama B, et al. Mutations in the SLC34A2 gene are associated with pulmonary alveolar microlithiasis. Am J Respir Crit Care Med, 2007, 175: 263-268.

16. 绍华 肺泡微结石症//周燕发. 胸部 X、CT、MRI 诊断学. 北京: 科学出版社, 1998: 417-418.

第二十四章

结缔组织病肺部表现

结缔组织病（connective tissue diseases，CTDs），也称为胶原血管病（collagen vascular diseases，CVDs）是一组异质性、免疫介导的、可以累及多个器官的炎性疾病。主要包括类风湿关节炎（RA）、系统性红斑狼疮（SLE）、多发性肌炎/皮肌炎（PM/DM）、系统性硬化症（SSc）、干燥综合征（SS）、混合性结缔组织病（MCTD）及系统性血管炎等。

CTD 起病大多缓慢，常有不规则发热、关节痛；病程长，缓解与加重交替反复出现。血中丙种球蛋白增高并出现各种自身抗体。可有一种以上的 CTD 同时存在，或可能互相转化。可累及多个系统，其主要病理改变为疏松结缔组织发生黏液性水肿、类纤维蛋白变性、小血管坏死和组织损伤。由于支气管、肺血管和肺间质及胸膜含有丰富的结缔组织，因此是 CTD 的重要靶器官。所有的呼吸系统结构如气道、血管、肺实质、胸膜及呼吸肌等均可受累。其发生率、临床表现、预后和对治疗的反应差异主要取决于结缔组织病本身和呼吸系统受累的类型。一项 2000 例 CTD 患者随访 20 年的研究表明，CTD-ILD 的预后比没有并发 ILD 的 CTD 患者预后差，肺疾病占 CTD 全部死因的 21.5%，其中 ILD 占 46.7%。在死亡的 SSc 患者中，33.3% 并发 ILD，而存活的 SSc 患者中 ILD 的发生率仅为 0.6%。可见 ILD 降低了 CTD 患者的生存率，并且同时合并肺动脉高压的患者预后更差。

CTD 可以呼吸系统受累为首发症状，也可以在病程中出现。各种不同的结缔组织病并发肺和胸膜病变类型很多，概括起来大致包括以下几种：①间质性肺疾病；②肺血管疾病；③弥漫性肺泡出血；④气道疾病；⑤肺实质结节；⑥胸膜疾病；⑦其他如呼吸肌无力，吸入性肺炎等。常见的结缔组织疾病累及呼吸系统并发症的发生率并不一样，表 24-1 进行了简要的概括。

表 24-1 不同结缔组织病肺部表现发生率比较

肺部表现	SLE	RA	SSc	PM/DM	SS	MCTD
间质肺疾病						
普通型间质性肺炎	+	+ +	+ +	+ +	+	+ +
非特异性间质性肺炎	+	+	+ + + +	+ + + +	+	+ + +
弥漫性肺泡损伤	+ +	+	+	+		
机化性肺炎	+		+	+ +	+	
淋巴细胞间质性肺炎	+	+ +			+ + +	+

续表

肺部表现	SLE	RA	SSc	PM/DM	SS	MCTD
肺血管疾病						
肺动脉高压	＋＋	＋	＋＋＋＋	＋＋＋		＋＋
肺血管炎	＋＋	＋＋		＋		＋
弥漫性肺泡出血（DAH）						
单纯性 DAH	＋＋					＋
毛细血管炎＋DAH	＋＋	＋	＋	＋	＋	＋
气道疾病						
细支气管炎	＋	＋＋	＋		＋＋	＋
闭塞性细支气管炎		＋＋			＋	
肺实质结节		＋＋			＋	
胸膜疾病	＋＋	＋＋＋	＋		＋	＋＋
其他						
呼吸肌功能障碍	＋＋			＋＋		＋
吸入性肺炎			＋＋＋	＋＋＋	＋＋	＋＋

注："＋～＋＋＋＋"表示发生的相对频度

结缔组织病并发肺和胸膜病变常常发生，呼吸系统各部分如呼吸肌、胸膜、肺实质、肺间质、肺血管均可受累。肺部病变大多发生在已确诊的 CTD 患者，发生在已确诊的 CTD 患者，诊断相对容易。应特别注意到，呼吸系统的侵犯为首发器官，呼吸困难、发热、咳嗽、咳痰、不同程度的咯血等呼吸系统症状为首发症状，同时有胸部 X 线阴影时，容易忽略 CTD 的诊断。如类风湿关节炎（RA）、多发性肌炎/皮肌炎（PM/DM）的间质性肺病变，可先发于关节和肌肉病变数月甚至数年。

对疑诊 ILD 患者，如具有以下特点时，应特别注意是否有潜在的 CTD。

（1）女性，50 岁以下患者。

（2）发热、雷诺现象，指端硬化；皮疹；技工手；关节痛；晨僵；肿胀；肌痛；肌无力；口干，眼干；反复口腔溃疡等。

（3）实验室检查示高滴度 ANA ＞1∶320 或类风湿因子 ＞60IU 或核型 ANA 阳性或特异性自身抗体阳性。

（4）肺组织病理示 NSIP 型、LIP 型或其他 ILD 型；同时，组织病理具有以下特点：①广泛胸膜炎；②血管周围致密胶原沉积；③淋巴细胞聚集，伴有生发中心形成；④明显浆细胞浸润。

（5）HRCT 表现为 ILD 型（表 24-2），同时具有食管扩张、胸膜下线、胸腔积液及胸膜肥厚、孤立的囊状阴影等表现。对具有以上特点患者，应邀请风湿免疫专科医师评价及诊断；对暂时不符合 CTD 诊断标准的患者，每年至少一次自身抗体复查。CTD 患者治疗过程中，发生社区获得性肺炎，免疫抑制相关的机会性肺部感染的概率增加；某些细胞毒制剂，特别是甲氨蝶呤（MTX）和金制剂可引起各种病理表现不同的间质性肺病变，与CTD本身造成的间质性肺病变很难区分。

表 24-2 CTD 相关间质性肺病的病理与 HRCT 表现

病理类型	X 线主要表现	HRCT 分布特点	HRCT 主要特点
UIP 型	网状阴影，肺体积缩小，基底部为重，蜂窝肺	外周、胸膜下、基底部	网状阴影，蜂窝肺，肺结构扭曲，牵拉性支气管扩张；局灶磨玻璃影
NSIP 型	磨玻璃影和网状阴影，基底部为主	外周、胸膜下、基底部，对称性分布	磨玻璃影与不规则线条状阴影，无或有牵拉性支气管扩张
OP 型	两侧斑片状实变阴影	胸膜下，支气管血管束周围	斑片状实变阴影，磨玻璃影
DAD 型	弥漫性磨玻璃影或实变阴影	弥漫性	弥漫性磨玻璃影或实变阴影，晚期肺结构扭曲，牵拉性支气管扩张
LIP 型	网状阴影，小结节状阴影	弥漫性	薄壁囊腔，小叶中央型结节阴影，磨玻璃影，小叶间隔和支气管血管束增厚

近年来，临床医师和研究者关注到部分 ILD 患者，有症状和体征提示 CTD，缺乏血清自身抗体；或血清中出现高度特异性抗体（如 anti-Jo-1），但无胸外的症状和体征；或放射学及组织学特点提示潜在 CTD，但患者无胸外累及及血清学异常；以上患者按现行 CTD 诊断标准病不能诊断具体的 CTD。如何分类，诊断及处理此类患者目前尚无共识，需要进一步的临床研究。

第一节　类风湿关节炎

类风湿关节炎（rheumatoid Arthritis，RA）是以多发性关节疼痛、变形及周围软组织肿胀等关节的慢性炎症和毁损为主的慢性全身性自身免疫性疾病，常伴有关节以外的其他脏器病变，如胸膜-肺病变。本病可见于任何年龄，以 20～50 岁青壮年居多，女性发病率较高，为男性的 2～3 倍，但是关节外病变却常见于男性患者。

【肺-胸膜病变表现】

RA 是最常累及肺-胸膜的结缔组织疾病，其发生率为 30%～50%。易发生于严重慢性关节炎、类风湿因子滴度高、有皮下类风湿结节及其他全身血管炎（如皮肤血管炎、心肌炎、心包炎、眼部炎症和 Felty 综合征）的患者，亦可发生于血清学检查阴性者。30% 的住院 RA 患者可出现胸部 X 线和肺功能异常，而不一定出现显著的呼吸系统症状。肺-胸膜病变可早于关节病变前数月或数年。类风湿关节炎的胸膜-肺表现见表 24-1-1。

表 24-1-1 类风湿关节炎的胸膜-肺表现

胸膜病变：干性或渗出性胸膜炎，无菌性或细菌性脓胸，渐进性坏死性类风湿结节伴支气管胸膜瘘，脓气胸，胸膜纤维化

肺实质病变：间质性肺病变：UIP、NSIP、DAD、OP、LIP、嗜酸细胞性肺炎
　　　　　　类风湿结节，与尘肺结节可并存（Caplan's syndrome）
　　　　　　肺尖纤维化，淀粉样变性

气道疾病：环杓关节炎，闭塞性细支气管炎，支气管扩张，滤泡性细支气管炎，弥漫性泛细支气管炎

肺血管病变：肺动脉高压，肺血管炎，弥漫性肺泡出血和毛细血管炎

继发病变：治疗药物的毒性反应、继发性感染、恶性肿瘤

（一）胸膜病变

虽然临床上有症状的胸膜炎发生率约为 20%，但尸检发现胸膜异常者可达 40%～70%，45 岁以上患者可高达 90%，男性较女性多见。约 1/3 胸膜病变同时伴肺内病变，常伴心包积液。多为单侧胸腔积液，亦可呈双侧，量少，可自行迅速吸收，亦可持续多年。

1. 临床表现　胸膜病变多在常规摄片时发现，常无症状或症状轻微为无痛性胸膜炎。典型的表现为不同程度的胸闷、胸痛或气促，偶有发热，大量积液可出现压迫症状。患者多伴有类风湿皮下结节。少数患者可以出现感染性胸腔积脓。若为类风湿结节破溃入胸膜腔可形成气胸，若为感染性胸膜结节坏死或空洞形成可导致脓气胸。晚期部分患者由于间质纤维化，甚至导致持续性的支气管胸膜瘘形成。

2. X线和CT表现　单侧和（或）双侧胸腔积液，可伴心包积液，极少为大量积液。亦有表现为轻度胸膜粘连、增厚者。还可有与肺部实变影同时存在。

3. 胸腔积液检查　胸腔积液检查有如下特点，可与其他胸腔积液鉴别：①胸腔积液为渗出性，pH 降低 < 7.2；②胸腔积液葡萄糖含量低，通常 < 1.96mmol/L，有 70%～80% 患者 < 1.66mmol/L（30mg/ml）；③乳酸脱氢酶（LDH）及胸腔积液类风湿因子滴度增高，甚至比血清的阳性率高；④胸腔积液有坏死性碎屑、梭形巨噬细胞和多核组织细胞是类风湿性积液的特征性表现。

4. 诊断和治疗　胸腔积液的确诊主要依靠病理学，并应排除感染和肿瘤，胸膜活检大多数仅表现为非特异性炎症和纤维病变，发现类风湿结节对诊断有意义。若胸液量少，且无症状或对肺功能无影响，可不处理；若量大且治疗后又复发，可抽液，并行激素治疗或胸腔粘连术。若为感染治疗包括正规的引流和抗生素治疗；若胸膜瘘形成，则需要置管引流或开胸手术治疗。

（二）间质性肺疾病

自 1948 年就开始认识到 RA 患者可以发生间质性肺疾病（ILD），其发生率的高低主要取于用于检查的方法的敏感性，标准的 X 线后前位胸片发现 RA 患者 ILD 发生率为 20%，而综合应用 HRCT、BAL、肺功能等检查发现，RA 患者 ILD 异常达 58%。2007 年一项研究显示，在 X 线胸片和肺功能均正常时，行 HRCT 仍可发现早期 RA 患者肺部异常改变，如局限性磨玻璃影。在这类患者中，吸烟似乎更容易导致临床 ILD。现在认为 RA 患者 ILD 的病理类型常为 UIP，亦可引起 OP、NSIP、DAD 和 LIP，嗜酸细胞性肺炎，继发性肺淀粉样变。这些改变与特发性间质性肺炎的病理类型类似，多无区别。而较为特异性

的病理改变为在肺泡间隔和邻近细支气管及小叶间隔的间质组织内可见淋巴细胞的结节样聚集，有时可形成生发中心；肺泡腔内巨噬细胞的数目增多；部分免疫荧光研究可发现肺泡壁和小血管内含有大量的 IgM 和 IgG。少数患者可有坏死性结节、胸膜纤维化等改变。RA 患者 ILD 不同的病理类型，与预后有一定关系，也可解释 RA 并发 ILD 患者有不同的临床疾病过程。

1. 临床表现　最多见于 50～60 岁的血清抗体阳性的男性 RA 患者。多数患者在胸部 X 线出现异常之前往往已有症状。急性或亚急性起病以 DAD 和 OP 多见，而 UIP 和 NSIP 慢性起病。UIP 表现为进行性呼吸困难、咳嗽和胸痛，两肺基底部可闻及 Velcro 音。可出现发绀和杵状指（趾），晚期可出现贫血和轻度淋巴细胞增多，缺氧性肺动脉高压和肺心病。重症可出现呼吸衰竭。LIP 常见于 RA 合并 SS 时，除呼吸困难和咳嗽外，还有口眼干燥。肺上叶纤维化者可有咳嗽、咳痰、咯血和继发感染。

2. 胸部 X 线和 CT 改变　UIP 显示不同程度的间质影像，典型表现为弥漫性肺基底部和周边部偏多，网状阴影，肺结构扭曲，蜂窝肺，牵拉性支气管扩张（图 24-1-1，图 24-1-2）。部分患者表现为两上肺为主的肺纤维化，两上肺叶有明显的纤维化及片状阴影，大小不等的单发和多发性囊状改变；严重时肺收缩，肺门上提。OP 胸片和 CT 为肺泡浸润影，局灶性、片状或弥漫性，外肺和胸膜下分布为主（图 24-1-3）。NSIP 表现为磨玻璃影或网状阴影为主，以胸膜下和肺基底部分布明显（图 24-1-4）。

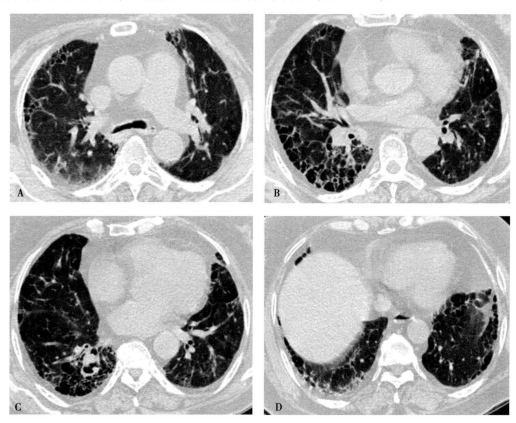

图 24-1-1　类风湿关节炎并肺纤维化

HRCT 示外周分布网状阴影，蜂窝肺改变（A～D），牵拉性支气管扩张，局灶磨玻璃影（A）

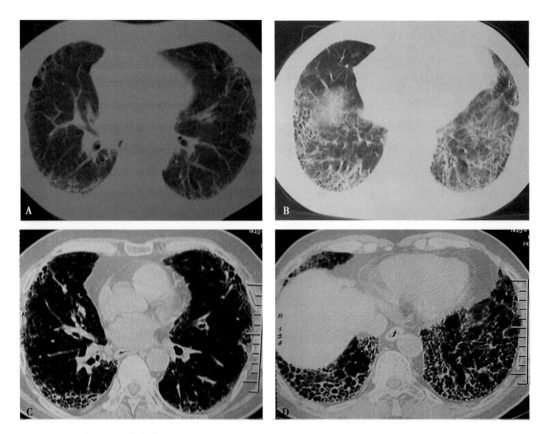

图 24-1-2 类风湿关节炎并 UIP

A、B. 胸部 CT 示外周分布网状阴影，蜂窝样改变，牵拉性支气管扩张以及少许磨玻璃影；C、D. 1 年后，HRC 示蜂窝病变较前胸部 CT（A、B）增加，符合 UIP

3. 肺功能改变　对于 RA 患者，肺功能检查可以早期发现其换气功能异常，主要为小气道异常，表现为肺顺应性和肺容量减少，弥散功能降低、静息 $PaCO_2$ 降低或正常，PaO_2 降低。RA 患者合并 ILD 时，主要是弥散功能减低和限制性通气障碍。但 X 线胸片、肺病理及肺功能改变三者间并不平行。

4. 诊断与鉴别诊断　治疗 RA 药物诱发的肺部病变需与原发性 ILD 鉴别。治疗 RA 药物诱发的肺部病变与 RA 相关性 ILD 和原发性 ILD 病理表现相似，可表现为 UIP 和 OP。例如金制剂诱发的肺病变通常发生在开始治疗后 4～6 周，患者出现呼吸困难和咳嗽，少数出现外周血嗜酸性粒细胞增加；胸部影像有时表现为上肺野混合性肺泡-间质浸润影像；BALF 淋巴细胞占优势。停用药物后病情可缓解，借此可与类风湿性 ILD 鉴别。RA 患者每周应用小剂量甲氨蝶呤（MTX）10～20mg 可导致 ILD，发生率为 1%～11%，与患者年龄、性别、患病时间及每周或累计剂量无相关性。临床起病相对较急，表现为咳嗽、发热、呼吸困难，胸片出现间质浸润阴影。外周血白细胞增加，嗜酸性粒细胞轻度增加，红细胞沉降率增快，血清 LDH 增高，BALF 淋巴细胞升高。停用 MTX 症状可减轻。

5. 治疗　有关 RA 相关性间质性肺病（RA-ILD）患者治疗目前缺乏临床对照试验研究指导临床治疗。

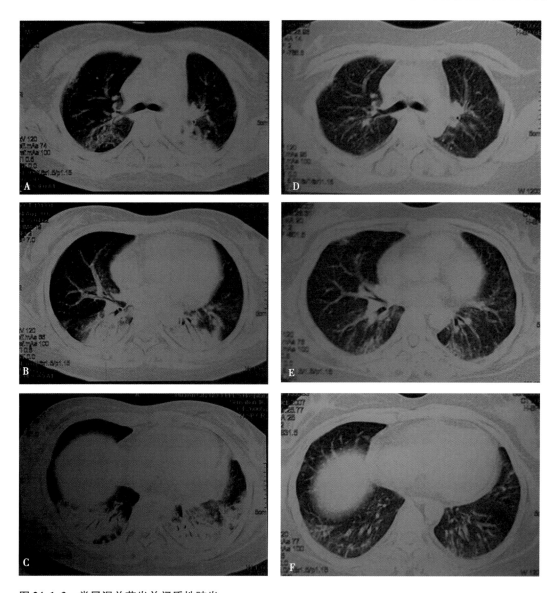

图 24-1-3 类风湿关节炎并间质性肺炎

A、B、C. HRCT 示斑片状或大片气腔实变阴影，其内见空气支气管征；D、E、F. 经激素和环磷酰胺治疗 2 个月后，HRCT 示病灶有明显吸收

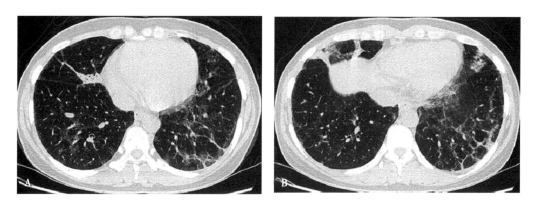

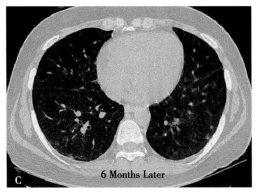 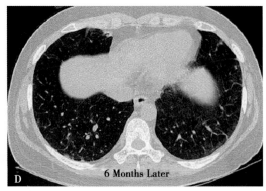

图 24-1-4　类风湿关节炎合并 NSIP

A、B. 胸部 HRCT 示两肺不规则实变影，磨玻璃影，小叶间隔增厚，肺外周分布；C、D. 6 个月后复查 HRCT 肺实变阴影减少

　　RA-ILD 治疗决策需要综合考虑患者年龄、间质性肺病变的病理类型、严重程度和疾病的进展速度，以及合并疾病等因素。对较年轻患者，病理类型或放射学表现为 NSIP、OP 或 LIP 而非 UIP 型的患者，则治疗可能是有益的（如患者的年龄 <60 岁，而不是 >70 岁）。1~3 个月内肺功能出现恶化，则药物干预的指征增强。

　　对治疗倾向于有反应，且没有证据表明存在肺部感染的 RA-ILD 患者，建议开始口服激素治疗。通常剂量泼尼松每天 0.5mg/kg（根据理想体重），早晨顿服。最大口服剂量不应超过 60mg/d。

　　对于初始全身糖皮质激素用药治疗失败的患者，通常需增加免疫抑制剂。具体免疫抑制剂选择与 ILD 的严重程度、治疗医师的用药习惯和具体药物的不良反应等有关，可选择麦考酚酯或硫唑嘌呤或环磷酰胺（如疾病重，偏向选环磷酰胺）。

　　对于严重快速进展 RA-ILD 的患者，在排除感染、药物引起肺损伤后，初始可给予大剂量糖皮质激素冲击（如甲泼尼龙 1g，每天或分次使用，持续 3~5 天）；常需加用免疫抑制剂（如环磷酰胺）。

　　经过几周到数月治疗后，评估有效，糖皮质激素逐渐减量，至维持剂量泼尼松 10mg/d。对于那些不能减少糖皮质激素用量至一定水平且未导致不可耐受副作用的患者，可增加另一种免疫抑制剂。此时，麦考酚酯与硫唑嘌呤是优先考虑药物。

　　治疗中，通常每 1~3 个月，要监测治疗的客观反应，包括临床评估，监测胸片和肺功能检查，包含脉搏血氧饱和度测量的六分钟步行试验。监测的一个重要组成部分是监测免疫抑制治疗的副作用，并在可能的情况下，实施预防措施。

　　RA-ILD 预后与病理组织学类型或放射学表现有关。总的来说，RA-UIP 患者预后似乎稍微好于特发性肺纤维化。然而，弥散能力小于 55% 预测值则是预后欠佳的指标之一。

　　（三）类风湿肺结节

　　少见，好发于中年以上男性。其发生率 <1%，但开胸肺活检时，类风湿性渐进性坏死性结节是常见的病变，是 RA 在胸膜-肺的唯一特异表现，见于叶间隔或胸膜下，也可出现于肺实质和心包。病理与皮下组织结节相似。胸膜-肺类风湿结节常发生于血清类风湿因子强阳性、活动性关节炎及伴有皮下结节的患者，结节可发生于关节炎之前。

1. 临床表现 通常没有明显症状。结节较大或继发感染时可出现相应症状，患者可有咳嗽，累及胸膜时可有胸痛。肺尖部较大的结节可压迫神经引起疼痛，也可侵犯肋骨。结节破裂时可有咯血、气胸、支气管胸膜瘘，出现持续性咳嗽、呼吸困难等。结节的出现、消失及空洞的愈合吸收与类风湿关节炎活动性和皮下结节的出现、消失相平行，多伴有高滴度的类风湿因子阳性。

2. X线胸片 结节影上中肺野偏多，大小不一，可在胸膜下肺实质内有单发或多发性结节阴影，单发为圆形，直径1~2cm，多发者可融合成块状，直径3~7cm，由于病变中有大量蛋白溶解酶，近50%出现空洞，但胸膜下结节形成的空洞很少导致气胸。X线胸片见结节影多呈圆形，密度均匀，边缘光滑、锐利，或可见光滑、厚壁的空洞，结节影及空洞的消长常与RA的活动性和皮下结节的消长相平行。还可并发胸膜炎、胸腔积液或支气管胸膜瘘。有时结节影和肺纤维化同时存在。这些结节与皮下类风湿结节相同，病理见其境界清楚，中心有纤维蛋白样变性和坏死，周围有栅栏状排列的成纤维细胞和纤维组织，有淋巴细胞和浆细胞浸润，多不需治疗而自愈。当患者缺乏关节炎病史时，孤立的结节影应与肺癌鉴别；多发性结节影应与韦格纳肉芽肿鉴别；有空洞形成时还应与癌性空洞、结核性空洞鉴别。

（四）类风湿尘肺

在患RA的煤矿工人出现，亦命名为类风湿尘肺（Caplan综合征）。约25%患者肺部除尘肺外还可见多发性圆形结节影，多见于煤矿、翻砂、石棉、陶瓷、纺织、锅炉清垢、铜矿、铁矿等职业工人的类风湿关节炎患者。类风湿尘肺的发生可能由于类风湿患者对吸入的粉尘发生过度的组织反应之故。尘肺结节发展很快，可出现于关节炎之前、同时或其后。

1. 病理变化 中心坏死区含不等量粉尘和胶原组织。坏死区外为成纤维细胞浸润，成纤维细胞的长轴与坏死区呈垂直角度，并可有单核细胞、多形核细胞，偶有多核巨细胞浸润。病理特点为病变中必须含有粉尘。

2. X线胸片 位于肺周边单个或多个边缘清楚的圆形结节阴影，主要分布在上肺野，直径为0.5~5cm，结节坏死可呈空洞，也可成液气胸，偶尔有支气管胸膜瘘。尘肺结节有时可在短期内成批出现，迅速扩大；可长期不变或钙化；也可完全消失或复发；还可形成大块纤维化。

（五）气道疾病

文献报道的与类风湿关节炎有关的气道疾病可以涉及上、下及远端细支气管，有环杓关节炎、支气管扩张、闭塞性细支气管炎、滤泡性细支气管炎、弥漫性泛细支气管炎等，以下就环杓关节炎、闭塞性细支气管炎进行叙述。

1. 环杓关节炎 因为环杓关节有一个真性滑膜面，因此在RA中经常受累。直接或间接喉镜及CT扫描可以发现约75%RA患者受累。主要的临床症状为咽喉部的异物感、声音嘶哑、呼吸困难、向耳部放射的疼痛感、打鼾、吞咽困难，甚至导致睡眠呼吸暂停综合征等。CT和喉镜检查是诊断环杓关节炎最为敏感的方法。喉镜下可见声带充血、水肿和活动受限，两侧不对称，黏膜增厚，触诊疼痛。CT显示环杓软骨糜烂、脱臼、隆起，声带位置异常。肺量计和流量容积环可示上气道阻塞。此类患者应密切随访病情变化，及时治疗。急性炎症可用抗炎药物治疗，慢性炎症且有明显上气道阻塞的患者需要手术治疗。

由于环杓关节受累后功能异常或强直，尽量避免急症手术，以免在行全身麻醉或气管插管时损伤声带或引起喉部水肿。

2. 闭塞性细支气管炎　闭塞性细支气管炎是以终末细支气管受累为主，表现为严重和不可逆的阻塞性通气障碍的一种小气道疾病。许多原因和疾病状态下可发生闭塞性细支气管炎。Katzenstein 等分析闭塞性细支气管炎的原因为：①病毒、细菌、真菌等感染；②氮、氧化物等刺激物质吸入；③异物和肿瘤引起支气管阻塞；④胃液等吸入；⑤慢性类风湿关节炎等结缔组织的损害；⑥原因不明（30%～40%）。

闭塞性细支气管炎主要病理表现为病变细支气管黏膜、黏膜下和管壁外周的轻度炎症细胞浸润（细胞性细支气管炎）；多由淋巴细胞和浆细胞组成，中性粒细胞有时可见；黏膜下的胶原化造成了细支气管黏膜的增厚，并逐步进展为中央性的纤维化及瘢痕形成，进而造成管腔的缩窄与扭曲；严重时细支气管管腔可完全闭塞。部分病例可见细支气管上皮细胞的坏死。

患者的主要临床症状有咳嗽、无痰和进行性呼吸困难，体格检查闻及高调的吸气中期的干鸣音。一般不会出现杵状指。

胸部 X 线片的表现通常是正常的，异常的表现主要为肺的过度充气和血管纹理的变细，而无浸润阴影。大多数患者常规 CT 和 HRCT 影像学可表现为分布比较广泛的密度增高或减低阴影，斑片状的不规则区域分布。在呼气相和吸气相分别常规 CT 和 HRCT 的检查时发现，吸气相马赛克样灌注（mosaic perfusion）或呼气相空气潴留征是闭塞性细支气管炎较具特征性的 HRCT 表现。部分闭塞性细支气管炎患者吸气相 HRCT 正常，仅呼气相 HRCT 表现有空气潴留征。随着病程推移，可出现支气管扩张 HRCT 表现（图 24-1-5）。

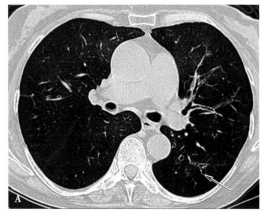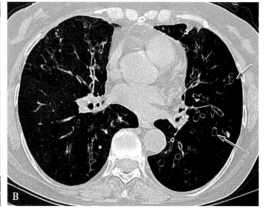

图 24-1-5　类风湿关节炎合并闭塞性细支气管炎
A. 两肺见散在支气管扩张（红箭）；B. 两肺支气管扩张（红箭）；中叶及舌叶见小结节影，斑片状实变影

（六）其他病变

RA 患者呼吸系统的其他异常包括肺血管病变，继发性病变如药物相关性肺部损害，感染以及恶性肿瘤。另外还有如支气管中心性的肉芽肿病、特发性含铁血黄素沉着症、慢性嗜酸性粒细胞性肺炎、淀粉样变。目前尚不清楚后者是 RA 在肺内的少见表现，还仅是偶发的合并症。部分 RA 患者胸壁的顺应性显著下降，还可能出现呼吸肌无力。

1. 肺部血管病变　RA 患者肺部血管病变较少见，主要包括血管炎、肺动脉高压及毛细血管炎合并弥漫性肺泡出血等。在疾病晚期，出现肺纤维化时，可出现肺动脉高压（图 24-1-6）。在出现肺肾综合征时，可出现肺泡出血和咯血。此外，肺泡出血也可见于抗中性粒细胞胞质抗体阳性的 RA 患者。

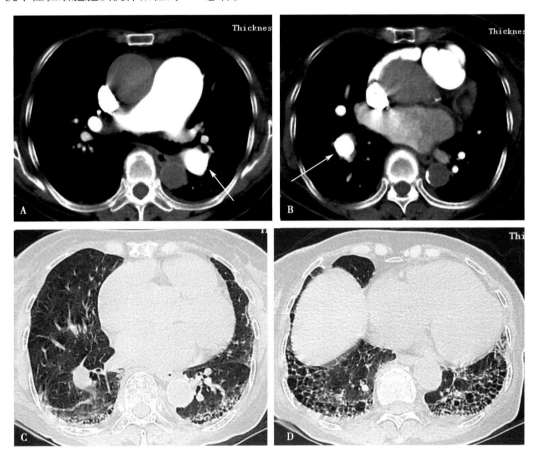

图 24-1-6　类风湿关节炎，合并肺纤维化，肺动脉高压
A. 胸部 CT 增强示肺动脉及左下肺动脉明显增宽（白箭）；B. 右下肺动脉明显增宽（白箭）；C、D. 胸部 HRCT 示两下肺胸膜下蜂窝，网状影，磨玻璃影，牵拉性支气管扩张

2. 药物相关性肺部损害　RA 患者的肺部病变也可能是治疗的并发症，例如用于控制 RA 的药物，包括非类固醇抗炎药物、甲氨蝶呤、金制剂和青霉胺均有这样的副作用。使用这些药物的副作用应与 RA 本身的肺部表现和免疫抑制所致的机会性感染或恶性肿瘤相区别。近年陆续有文献报道，来氟米特在亚裔人群中出现与药物有关的间质性肺炎（图 24-1-7），应引起重视，RA 患者已有肺部病变，应谨慎使用。

3. 继发性肺部感染　继发性肺部感染是 RA 患者重要的死亡原因之一，其确切的发生率在报道中各不相同。支气管扩张、气道畸形和实质性肺部疾病及免疫抑制剂治疗均增加了感染的发生率和病死率。与 RA 并发急性肺部病变，特别是 OP、闭塞性细支气管炎、快速进展的间质性肺疾病很难鉴别。对于发热伴肺部浸润的 RA 患者进行病因诊断时，必须考虑到上述的所有可能性，并进行相应的检查和评价。

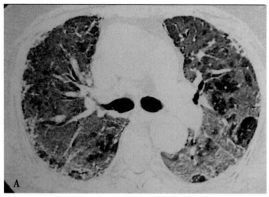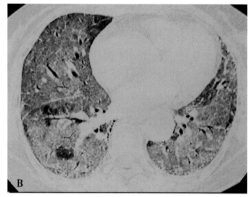

图 24-1-7 类风湿关节炎

口服来氟米特治疗后，胸部 CT 示两上肺（A）及两下肺（B）弥漫性磨玻璃影，气体陷闭征，牵拉性支气管扩张

（苗立云）

参 考 文 献

1. Kim EA, Lee K S, Johkoh T, et al. Interstitial lung diseases associated with collagen vascular diseases: Radiologic and histopathologic findings. Radio Graphics, 2002, 22: 151-165.

2. 中华医学会风湿病学分会. 类风湿关节炎诊断及治疗指南. 中华风湿病学杂志, 2010, 14: 265-270.

3. Massey H, Darby M, Edey A. Thoracic complications of rheumatoid disease. Clin Radiol, 2013, 68: 293-301.

4. Tsuchiya Y, Takayanagi N, Sugiura H, et al. Lung diseases directly associated with rheumatoid arthritis and their relationship to outcome. Eur Respir J, 2011, 37: 1411.

5. Lake F, Proudman S. Rheumatoid arthritis and lung disease: from mechanisms to a practical approach. Semin Respir Crit Care Med, 2014, 35: 222-238.

6. Crestani B. The respiratory system in connective tissue disorders. Allergy, 2005, 60: 715-734.

7. Daimon T, Johkoh T, Honda O, et al. Nonspecific interstitial pneumonia associated with collagen vascular disease: analysis of CT features to distinguish the various types. Intern Med, 2009, 48: 753-761.

8. Brown KK. Rheumatoid lung disease. Proc Am Thorac Soc, 2007, 4: 443-448.

9. Ishii H, Iwata A, Sakamoto N, et al. Desquamative interstitial pneumonia (DIP) in a patient with rheumatoid arthritis: is DIP associated with autoimmune disorders? Intern Med, 2009, 48: 827-830.

10. Balbir-Gurman A, Yigla M, Nahir AM, et al. Rheumatoid pleural effusion. Semin Arthritis Rheum, 2006, 35: 368-378.

11. Gochuico BR, Avila NA, Chow CK, et al. Progressive preclinical interstitial lung disease in rheumatoid arthritis. Arch Intern Med, 2008, 168: 159-166.

12. Lee HK, Kim DS, Yoo B, et al. Histopathologic pattern and clinical features of rheumatoid arthritis-associated interstitial lung disease. Chest, 2005, 127: 2019-2027.

13. Aquino SL, Webb RW, Golden J. Bronchiolitis obliterans associated with rheumatoid arthritis: findings on HRCT and dynamic expiratory CT. J Comput Assist Tomogr, 1994, 18: 555-558.

14. Yunt ZX, Solomon JJ. Lung disease in rheumatoid arthritis. Rheum Dis Clin North Am, 2015, 41: 225-236.

15. Chansakul T, Dellaripa PF, Doyle TJ, et al. Intra-thoracic rheumatoid arthritis: Imaging spectrum of typical findings and treatment related complications. Eur J Radiol, 2015, 84: 1981-1991.

16. Shaw M, Collins BF, Ho LA, et al. Rheumatoid arthritis-associated lung disease. Eur Respir Rev, 2015, 24: 1-16.

17. Perez T, Remy-Jardin M, Cortet B. Airways involvement in rheumatoid arthritis: clinical, functional, and HRCT findings. Am J Respir Crit Care Med, 1998, 157: 1658-1665.

18. Vij R, Strek ME. Diagnosis and treatment of connective tissue disease-associated interstitial lung disease. Chest, 2013, 143: 814-824.

第二节　系统性红斑狼疮

系统性红斑狼疮（systemic lupus erythematous，SLE）是自身免疫介导的、以免疫性炎症为突出表现的结缔组织病。其发病原因及机制不明，以血清中出现抗核抗体为代表，多种自身抗体和免疫复合物沉积并导致多器官损伤的系统性疾病。几乎各种自身免疫性疾病的临床表现可能发生在 SLE。因此，SLE 临床表现复杂，病程迁延反复，可累及皮肤、关节、心血管、肺、肾及神经等多个系统，特异的免疫学表现为抗核抗体、抗双链 DNA 抗体，抗 Sm 抗体，或抗磷脂抗体阳性。好发年龄为 20~50 岁，多见于年轻女性，男女发病比例为 1:10。

SLE 患者在其疾病过程中，50%~70% 伴有各种肺-胸膜病变，甚至可为 SLE 的首发症状。呼吸系统受累男性更为常见。肺部病变是 SLE 的诊断标准之一，肺部病变和死亡率上升相关。呼吸系统的所有结构均可受累（表 24-2-1），最常见的是胸膜病变，肺部病变少见。SLE 患者的肺部病变按起病的方式可分为急性和慢性病变两类，急性肺部病变有狼疮性肺炎、弥漫性肺泡出血和肺水肿；慢性病变有弥漫性间质性肺炎和纤维化及肺血管病变及肺动脉高压等，但与 RA 等其他结缔组织病相比，相对较少见。

表 24-2-1　系统性红斑狼疮的胸膜-肺病变表现

胸膜病变：胸膜炎，胸腔积液
肺实质病变：间质性病变：UIP、NSIP、DAD、OP、LIP 　　　　　　急性狼疮性肺炎（急性可逆性低氧血症） 　　　　　　弥漫性肺泡出血
气道疾病：闭塞性细支气管炎、支气管扩张
肺血管病变：肺血栓血管病变、肺动脉高压、肺血管炎
其他病变：呼吸机功能紊乱（肺萎缩综合征），纵隔淋巴结肿大
继发病变：感染、肺不张、相关的心、肾衰竭

一、胸膜病变

胸膜是 SLE 最为常见的胸部病变之一。胸膜炎发生率为 17%~60%，X 线胸片可以无表现。出现胸腔积液者为 33%~50%，尸检发现约 93%。胸膜病变可出现于 SLE 病程的各个阶段，也可能是 SLE 的首发症状，通常和心包炎伴发。

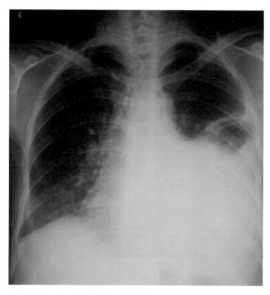

图 24-2-1 系统性红斑狼疮

X 线胸片示左侧胸腔积液，心影增大

1. 临床表现 少量胸腔积液时大部分临床表现不明显，仅于胸部 X 线检查时发现单侧（30%）或双侧（50%）胸腔积液，可自行吸收消退，或残留胸膜肥厚。胸痛是最为常见的症状，其他症状有发热、胸闷、呼吸困难、咳嗽等症状，胸腔积液、心包积液可同时存在或先后出现。胸腔积液常反复发作。

2. X 线和 CT 表现 单侧或双侧胸腔积液，常与心包积液同时存在，多为少量或中等量（图 24-2-1，图 24-2-2），少数可以是大量。

3. 胸腔积液检查 多为草黄色渗出液，外观透明，有时为混浊液，很少为血性。pH > 7.35，胸腔积液白细胞数增加，急性期以中性粒细胞为主，慢性期则多见单核细胞。胸腔积液乳酸脱氢酶（LDH）升高，与 RA 引起的胸水不同，SLE 患者胸腔积液葡萄糖含量与血糖水平基本相同，胸液 ANA 滴度超过 1∶60 强烈提示狼疮性胸膜炎。胸腔积液 ANA／血清 ANA ≥ 1.0，补体成分（C3、C4）降低和免疫复合物增高。DNA／抗 DNA 复合物亦偶见胸腔积液中。胸腔积液中找到狼疮细胞对 SLE 并发胸腔积液的诊断有很高的特异性，但阳性率低。胸膜活检，可见淋巴细胞和浆细胞浸润，一定程度的胸膜肥厚和纤维化，胸膜血管炎少见。胸膜活检可以帮助排除如结核或恶性肿瘤等病因引起的胸腔积液。

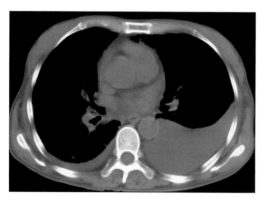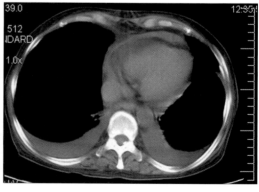

图 24-2-2 系统性红斑狼疮，胸部 CT 示双侧胸腔及少量心包积液

4. 治疗 取决于胸腔积液量及发展速度。无症状少量胸腔积液不必特殊处理，可自行吸收。若胸腔积液量多需给予抽液，非甾体抗炎药或小剂量糖皮质激素的治疗反应良好，胸腔积液通常可吸收。顽固持久不愈者可行胸膜固定术或胸膜部分切除术。

二、急性狼疮性肺炎

急性狼疮性肺炎发生率为 1%~4%，而尸检报告则超出 5%。通常是在既往未诊断的 SLE 患者中（约 50% 的患者），也可是在疾病进程中。狼疮性肺炎为肺泡-毛细血管单位的急性损伤，病变发展迅速，预后差，可引起急性呼吸衰竭，短期死亡率高达 50%。可能与免疫复合物沉积于肺泡，激活补体，造成组织损害有关。

1. 病理组织学 除了少数情况可以看到狼疮细胞或苏木素伊红小体外，组织学多无特异性。病理表现为弥漫性肺泡损伤（DAD），见肺泡壁水肿、坏死，引起包括单核细胞和多核细胞浸润肺部非特异性炎症改变，同时可见肺泡内出血，透明膜形成。在肺泡上皮、间质和毛细血管壁有 IgG、C3 和 DNA 抗体颗粒沉积，有时可见苏木素小体。大血管炎症少见。电镜下可见肺泡壁间质内和毛细血管壁内致密物沉积。

2. 临床表现 没有特异性，急性起病，类似于急性感染性肺炎，伴有咳嗽、进行性呼吸困难和发热。咯血也可见到。严重者可出现低氧血症，发绀。伴胸膜炎者有胸痛，两肺底湿啰音，亦有病变范围小而无明显症状者。绝大多数患者在出现急性狼疮性肺炎的同时伴有 SLE 病情活动的表现。

急性可逆性低氧血症综合征患者胸片、胸部 CT 均正常，对激素迅速反应。主要是由白细胞在肺部毛细血管内浸润有关。相应的组织病理学的资料非常有限，但是可能在肺泡腔内存在放射学检测不到的炎症。有学者认为这一综合征不是一个独立的疾病实体而是狼疮性肺炎不严重的一种表现形式。

3. X 线和 HRCT 表现 狼疮性肺炎的临床放射学表现完全没有特异性，类似于肺部感染、肺栓塞或其他急性肺部疾病。主要表现为单侧或双侧肺弥漫性肺泡浸润影，好发于肺下野，可呈节段分布、或表现为不规则、密度不同、界限不清和大小不等的片状气腔实变影，外周或基底部分布为主，伴或不伴胸膜炎和胸腔积液，有时可见心包积液或心肌炎引起的心影增大。肺部病变有时呈游走性，部分可出现肺不张。

4. 实验室检查 血白细胞升高，红细胞沉降率增快，血清补体浓度降低，血清抗 DNA 抗体阳性。痰培养和血细菌培养阴性，动脉血气示不同程度的低氧血症和低二氧化碳血症。

5. 诊断和鉴别诊断 SLE 患者如出现发热、咳嗽以及新的肺浸润，应考虑是否存在感染性肺炎、急性狼疮性肺炎和弥漫性肺泡出血。Dubois 等研究 520 例 SLE 患者后发现，感染性肺部浸润高达 31%，因此在诊断狼疮性肺炎时，首先需排除由各种微生物所致的感染性疾病，但鉴别诊断较困难，尤以 SLE 肺部病变为首发症状者易与各种肺部急性感染相混淆，血清抗 DNA 抗体阳性、痰及血培养阴性可助诊断。有时需行 BAL 及肺活检。高度怀疑为狼疮性肺炎时，可用大剂量糖皮质激素同时合用广谱抗生素。如果组织活检除外感染且患者对上述治疗反应不满意时，可使用免疫抑制剂或进行血浆置换治疗。

6. 治疗 抗生素治疗无效，糖皮质激素治疗肺局部浸润很快消失，激素包括泼尼松及甲泼尼龙。激素冲击治疗无效时，可加用硫唑嘌呤或环磷酰胺。

三、弥漫性肺泡出血

急性弥漫性肺泡出血在临床中并不常见，在尸体检查时弥漫性肺泡出血是常见的病理现象，可继发于吸入、充血性心力衰竭，感染、肾衰竭，急性狼疮性肺炎等多种病因。相对于其他结缔组织病，SLE 患者急性弥漫性肺泡出血发生率明显要高于其他结缔组织病。弥漫性肺泡出血发生率为 3.7% ~5%，但死亡率高，约 60%。有些患者在反复弥漫性肺泡出血多年后才被诊断为 SLE，但大多数出现在诊断明确的 SLE 病例。在同一患者，病理改变既可有急性狼疮性肺炎，又可有弥漫性肺泡出血。肺泡出血主要是由于免疫复合物在肺内沉积，导致白细胞在肺内聚集，白细胞进一步损害肺泡和毛细血管基底膜，从而导致肺泡出血，病理表现与急性狼疮性肺炎相似，同时伴有明确的小血管炎改变。

1. 临床表现　肺泡出血的量个体差异很大，可以从无临床症状到致命性大咯血，有明确咯血症状者占所有 SLE 的 8% ~15%。慢性肺泡出血临床症状与特发性肺含铁血黄素沉着症相似，而急性咯血和快速进展的呼吸困难临床表现与急性狼疮性肺炎相似。

急性者，起病急骤，有突发性呼吸困难、发热、咳嗽、不同程度的咯血，也可出现大咯血并迅速出现低氧血症、心动过速和严重贫血。慢性者，轻度的肺泡出血，患者血细胞比容下降，仅于 BAL 检查时发现 BALF 为浆液血性，BALF 有大量含铁血黄素巨噬细胞。由于病变发生在肺的腺泡部，所以咯血量与肺泡出血严重程度并不相关，甚至在大量出血时也可能无咯血，所以有时诊断十分困难。

2. 胸部影像学表现　X 线和 HRCT 表现为两肺弥漫性肺泡小结节影（图 24-2-3、图 24-2-4，图 24-2-5），或斑片状浸润性阴影，边界模糊。少见的表现为网结节状阴影。阴影的特点是可移动性，出现和消失迅速。

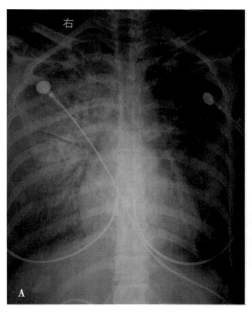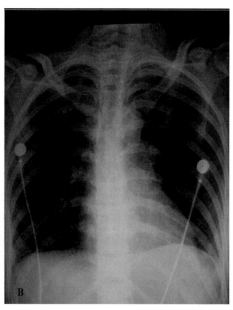

图 24-2-3　系统性红斑狼疮并弥漫性肺泡出血
A. X 线胸片见两肺弥漫性肺泡浸润阴影，边界模糊，以右肺更为明显；B. 治疗后复查 X 线胸片病变明显吸收

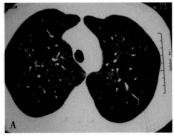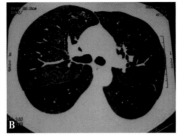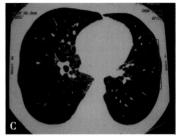

图 24-2-4 系统性红斑狼疮并弥漫性肺泡出血

与图 24-2-3 为同一患者，胸部 HRCT 见两肺腺泡样小结节影及磨玻璃影改变

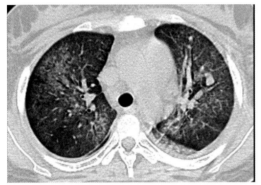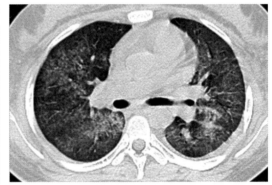

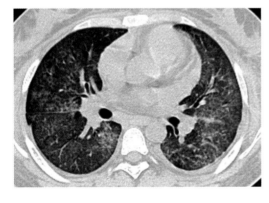

图 24-2-5 系统性红斑狼疮并弥漫性肺泡出血

胸部 HRCT 示两上、中、下肺野弥漫性腺泡样小结节影及磨玻璃影

3. 诊断与鉴别诊断 当 SLE 患者咯血，有肺部浸润性病变时，同时血细胞比容急剧下降，应考虑到弥漫性肺泡出血可能。支气管肺泡灌洗检查容易诊断弥漫性肺泡出血，并可寻找可能合并的感染病原体。在 1/3 的患者中可以发现其合并细菌、真菌或病毒感染，这类患者通常预后不佳。肺活检，无论是经支气管肺活检还是外科肺活检，在已经确诊的 SLE 患者中并无益处，反而增加这类患者的危险性。超声心动图检查可明确心脏功能以及瓣膜病变的情况。应注意排除其他较常见的咯血原因。

4. 治疗 除氧疗、输血等支持治疗外，需大剂量糖皮质激素如甲泼尼龙 1.0 ~ 2.0mg/（kg·d）、环磷酰胺 1.5 ~ 2.0mg/（kg·d）或硫唑嘌呤 2 ~ 3mg/（kg·d）治疗。血浆置换主要用于对激素和环磷酰胺反应不佳的患者。存活的患者有发展为肺纤维化的危险性。有肺泡出血的 SLE 患者提示预后不良。

》》 四、间质性肺疾病

SLE 患者可出现间质性肺疾病，与类风湿关节炎和硬皮病相比，出现明显的间质性肺炎以及肺纤维化均非常少见。有 1% ~ 6% SLE 患者的临床和胸片有间质性肺疾病的证据。有临床症状的 60% SLE 患者，38% 无临床症状和胸片正常的 SLE 患者，但在尸检和 HRCT 发现存在间质性肺疾病。在未经选择的 SLE 患者中 32% 有间质性肺疾病。HRCT 有异常表现的患者中，有 50% 的肺功能检查异常，但是 HRCT 改变与肺功能异常并不相关。

1. **病理表现** 文献报道，SLE 患者的间质性肺疾病病理类型有 UIP、NSIP、LIP 及 OP 型等，其中 NSIP、LIP 型多见。

2. **临床表现** SLE 间质性肺疾病大多起病隐匿，干咳、活动时气短，有进行性呼吸困难。间质性肺疾病急性发作时大多死亡，少数可好转。UIP 可发生于急性狼疮性肺炎之后，也可作为独立病变隐匿出现，患者往往已患 SLE 数年，才出现临床症状。

3. **胸部 X 线和 CT 表现** 胸部 X 线可见弥漫性网状或网结节状阴影，以两下肺野及胸膜下明显。同时可见浸润性阴影和盘状肺不张，严重者表现蜂窝肺和膈肌升高。胸部 X 线检查无异常者进行胸部 HRCT 检查，发现异常者可达 38% ~ 45%。早期可呈磨玻璃样改变，小叶间隔增厚，以中下肺及外带为明显（图 24-2-6 和 24-2-7）；晚期呈蜂窝肺。UIP 型的 HRCT 表现网状阴影，小叶间隔增厚，蜂窝肺（图 24-2-8）。

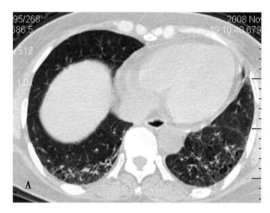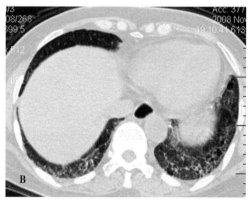

图 24-2-6 系统性红斑狼疮并间质性肺炎
HRCT 示两下肺胸膜下分布的网状阴影、磨玻璃影、牵拉性细支气管扩张，肺活检病理符合 NSIP

4. **肺功能检查** 典型限制性通气障碍，肺总量、肺活量均降低，弥散功能障碍。SLE 患者的肺功能检查可发现无临床症状和胸片未见异常的早期肺间质病变。

5. **治疗** 根据间质性肺疾病病理类型，单独使用糖皮质激素或联合硫唑嘌呤或环磷酰胺治疗，对部分病例有一定疗效，肺纤维化严重者疗效欠佳。对 SLE-ILD 最常见的类型（如 NSIP 及 LIP），通常起始糖皮质激素剂量泼尼松（泼尼松）0.5 ~ 1mg/（kg·d），1 ~ 3 个月，病情改善或稳定后，逐渐减量。但长期全身性糖皮质激素治疗可引起如感染，骨质疏松症，肾上腺皮质功能不全等不良反应，患者往往需要给予其他药物替代激素治疗。

替代激素治疗药物如环磷酰胺、硫唑嘌呤、麦考酚酯及利妥昔单抗等已经在其他结缔

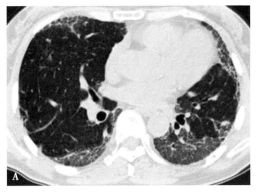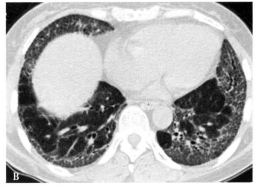

图 24-2-7 系统性红斑狼疮并间质性肺炎

A. HRCT 示胸膜下分布的磨玻璃影，网状阴影；B. 见牵拉性支气管扩张和细支气管扩张

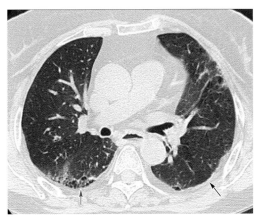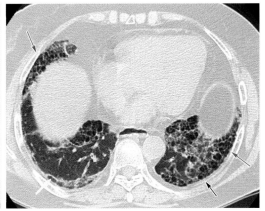

图 24-2-8 系统性红斑狼疮并肺纤维化

胸部 HRCT 示蜂窝肺改变（红箭），胸膜下线（黄箭），胸膜肥厚（黑箭），局部磨玻璃影

组织疾病相关性 ILD 患者中应用，但系统性红斑狼疮的相关数据有限。药物的选择需要考虑肺功能损伤程度、以前的治疗、合并症和患者的偏好。对轻至中度 SLE-ILD 患者，麦考酚酯或硫唑嘌呤是合理的选择；而重度患者倾向于选择环磷酰胺。

五、气道疾病

在 SLE 中，上气道受累并不常见。病变累及喉部的发生率报道为 0.3% ~13%。声门和环杓关节病变报道的最多。当然会厌和声门下也常报道。喉部症状很少是孤立的表现。声嘶、喉部疼痛、呼吸困难这些症状的出现依赖病变涉及的部位。SLE 相关的脉管炎可以直接累及咽喉部导致声门下狭窄。

与 SLE 有关的小气道疾病文献报道的主要有闭塞性细支气管炎，支气管扩张（图 24-2-9）。闭塞性细支气管炎胸部 X 线片的表现通常是正常的，异常的表现主要为肺的过度充气和血管纹理的变细，而无浸润阴影。呼气相 HRCT 空气潴留征（图 24-2-10）是闭塞性细支气管炎较具特征性的 HRCT 表现。

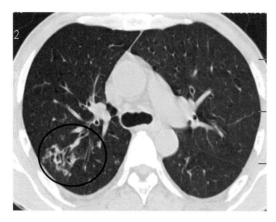

图 24-2-9 系统性红斑狼疮，右肺局部支气管扩张伴感染

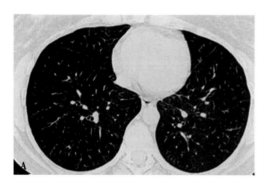 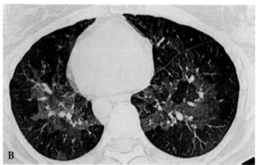

图 24-2-10 系统性红斑狼疮合并闭塞性细支气管炎
A. 吸气相 HRCT 见少量毛玻璃阴影；B. 呼气相 HRCT 示空气潴留征

六、肺血管病变

（一）肺动脉高压

在 SLE 中的肺动脉高压较为常见，其发生率为 5%～14%，且随着病程延长而增加，与预后有关，一项研究中显示肺动脉高压与 2 年死亡率 >50% 相关。

尸检病理发现肺动脉中膜肥大、内膜纤维化和丛状病变。这些改变与特发性肺动脉高压一样。肺动脉高压的病理生理学还不清楚。抗磷脂抗体、抗内皮细胞抗体、脉管炎、血管痉挛和炎症均为易患因素。

在合并肺动脉高压 SLE 患者的雷诺现象（75%）和抗磷脂抗体（60%）更为常见，间质性肺疾病发生率为 60%，而在无肺动脉高压中仅有 19%。因此，大多数学者认为肺动脉高压的形成可能与缩血管物质增加有关，而不是肺血管炎所致。SLE 发生肺动脉高压的另一重要因素可能与肺动脉血栓栓塞有关。

胸片对肺动脉高压的诊断有提示作用，但敏感性差。在超声心动图怀疑时进行心导管确认。必须做通气灌注扫描来排除慢性血栓栓塞性肺动脉高压。

治疗主要是口服抗凝剂和血管扩张剂。静脉用依前列醇具有一定的疗效。新的血管扩张剂如西地那非在一些患者中可能有用。

（二）肺栓塞及抗磷脂抗体综合征

在 SLE 中合并抗磷脂抗体综合征（antiphospholipid syndrome）常见。抗心磷脂抗体同种型 IgG 或 IgM 分别见于 24% 和 13% 的 SLE 患者中，并且和肺栓塞高发率相关（IgG 型 30%，IgM 型 31%，无抗心磷脂抗体的则为 9%）。抗磷脂抗体综合征可以在 50% ~ 70% 的 SLE 合并抗磷脂抗体阳性的患者中在 20 年的随访中出现。

危重型抗磷脂抗体综合征（catastrophic antiphospholipid syndrome）非常少见。但临床表现均非常严重，主要特征为全身同时发生的多发性血管闭塞。66% 的患者可有肺部受累，表现为 ARDS、肺栓塞、肺动脉血栓形成、肺部微血栓形成或肺泡出血，有时可合并存在。因此这类患者需要抗凝治疗。

七、肺萎缩综合征

肺萎缩综合征（shrinking lung syndrome）用于描述 SLE 患者出现进行性加重的呼吸困难，X 线胸片示小肺容积，单侧或两侧膈肌抬高或两侧肺基底部不张，肺功能为限制性通气障碍和 D_LCO 降低。

该综合征与吸气肌力量减弱导致的膈肌功能异常有关。也有报道该综合征是由于膈肌神经麻痹导致。

应用激素治疗可以使一些患者呼吸困难和限制性通气障碍得到改善，但是多数患者仅能维持稳定。

八、肺部感染

在 SLE 中，肺部感染的发病率和死亡率均很高，有超过 50% 的 SLE 患者死于肺部感染。肺部感染可以是继发于疾病本身导致的免疫抑制，也可是由激素和免疫抑制剂造成，可导致不典型的临床和影像学表现。

SLE 患者肺部感染的病原体可以是常见病原体也可以是机会感染的病原体，结核分枝杆菌（图 24-2-11，图 24-2-12）、奴卡菌等。与其他结缔组织病相比，SLE 合并肺结核机会较其他结缔组织病高。

由于 SLE 患者肺部感染的发生率高，因此对于 SLE 患者出现肺部浸润影应推荐进行侵入性检查来明确，在诊断未明前，经验性抗感染治疗是必须的。经验性抗感染治疗无效时，侵入性检查如支气管镜检查、经皮肺活检结果，对诊断和治疗有重要指导作用。

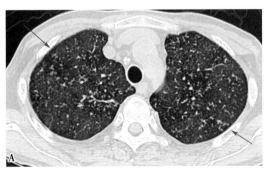
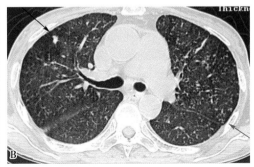

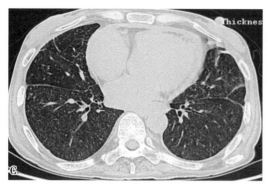
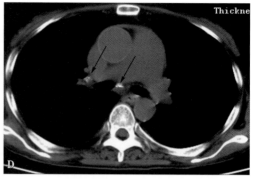

图 24-2-11　系统性红斑狼疮并肺结核

患者，女性，54 岁，SLE 病史 3 年，泼尼松及硫唑嘌呤治疗。低热、咳嗽 1 个月；HRCT 见两肺多发性微小结节影，见树芽状改变（红箭），肺内及纵隔部分淋巴结钙化（黑箭）。支气管镜检支气管肺泡灌洗液结核杆菌阳性

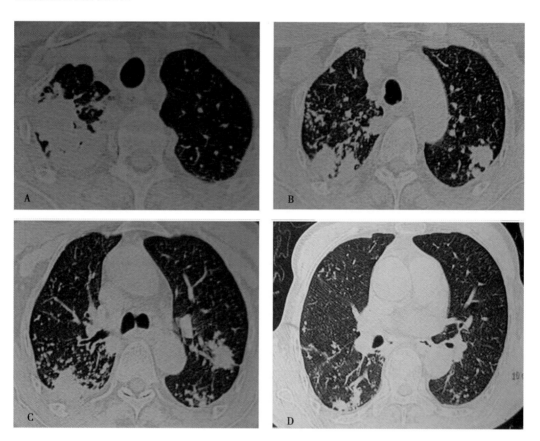

图 24-2-12　系统性红斑狼疮并肺结核

患者，女性，43 岁，SLE 病史 5 年，近 1 个月因精神异常诊断为 SLE 脑病，用地塞米松治疗 20 ～ 30mg/d 半个月后，发热，咳嗽，咳黄痰；HRCT 见两肺多发性块状实变影，小结节影及树芽状改变；痰查抗酸杆菌阳性（＋＋＋＋）

（苗立云）

参 考 文 献

1. Crestani B. The respiratory system in connective tissue disorders. Allergy, 2005, 60: 715-734.

2. 中华医学会风湿病学分会. 系统性红斑狼疮诊断及治疗指南. 中华风湿病学杂志, 2010, 14: 342-346.

3. Kim EA, Lee KS, Johkoh T, et al. Interstitial lung diseases associated with collagen vascular diseases: radiologic and histopathologic findings. Radiographics, 2002, 22: S151-165.

4. Vij R, Strek ME. Diagnosis and treatment of connective tissue disease-associated interstitial lung disease. Chest, 2013, 143: 814-824.

5. Mayberry JP, Primack SL, Müller NL. Thoracic manifestations of systemic autoimmune diseases: radiographic and high-resolution CT findings. Radiographics, 2000, 20: 1623-1635.

6. Keane MP, Lynch JP 3rd. Pleuropulmonary manifestations of systemic lupus erythematosus. Thorax, 2000, 55: 159-166.

7. Swigris JJ, Fischer A, Gillis J, et al. Pulmonary and thrombotic manifestations of systemic lupus erythematosus. Chest, 2008, 133: 271-280.

8. Bucciarelli S, Espinosa G, Asherson RA, et al. The acute respiratory distress syndrome in catastrophic antiphospholipid syndrome: analysis of a series of 47 patients. Ann Rheum Dis, 2006, 65: 81-86.

9. Pan TL, Thumboo J, Boey ML. Primary and secondary pulmonary hypertension in systemic lupus erythematosus. Lupus, 2000, 9: 338-342.

10. Tansey D, Wells AU, Colby TV, et al. Variations in histological patterns of interstitial pneumonia between connective tissue disorders and their relationship to prognosis. Histopathology, 2004, 44: 585-596.

第三节 系统性硬化症

系统性硬化症（systemic sclerosis, SSc）是一种原因不明的临床上以局限性或弥漫性皮肤增厚和纤维化为特征的炎症-纤维性病变，特点是皮肤和某些内脏器官的细胞外基质过多沉积。主要侵犯皮肤，其次是消化道和呼吸道，呈多系统、多器官性损害。SSc 预后不良，死亡常与肾、心血管、肺的受累有关。尸检材料证实，70%～100% 累及肺，肺是仅次于食管的受累脏器，但是肺部并发症是导致 SSc 死亡的第一位原因。

【临床分型】

SSc 有多种亚型，它们的临床表现和预后各不相同。中华医学会风湿病学会 2004 年制订的《系统性硬化诊断治疗指南》中依据皮肤受累范围为主要指标将系统性硬化症分为以下几种。

1. 弥漫性硬皮病（diffuse scleroderma） 除面部、肢体远端和近端外，皮肤增厚还累及躯干。

皮肤受累的同时出现雷诺现象。30% 患者的抗拓扑异构酶抗体（Scl-70）阳性，而抗着丝粒抗体多数阴性（3% 阳性）。肺纤维化在弥漫型中常见。生存率较差：1 年 80%，6 年 30%，12 年 15%，但是最近资料有所改善。

2. 局限性硬皮病（limited scleroderma） 皮肤增厚限于肘（膝）的远端，但可累及面部、颈部。

患者在诊断前有较长时间的雷诺现象和抗着丝粒抗体阳性（70%的患者）。在 CREST 综合征（C, calcinosis；R, raynaud's phenomenon；E, esophageal dysmotility；S, sclerodactyly；T, telangiectasia）中其典型表现为皮下钙质沉着、雷诺现象、食管活动不良、指端硬化和面部及胸部毛细血管扩张。局限性 SSc 中肺动脉高压较为明显，与预后有关。在诊断后 1 年生存率为 98%，6 年为 80%，12 年为 50%。

3. 无皮肤硬化的硬皮病（sine scleroderma） 临床无皮肤增厚的表现，但有特征性的内脏表现和血管、血清学异常。

4. 重叠综合征（in overlap syndrome） 上述 3 种情况中任一种与诊断明确的类风湿关节炎、系统性红斑狼疮、多发性肌炎/皮肌炎同时出现。

5. 未分化结缔组织病（undifferentiated connective tissue disease） 雷诺现象伴系统性硬化的临床和（或）血清学特点，但无系统性硬化的皮肤增厚和内脏异常。

【病理变化】

皮肤病理组织学改变包括表皮和真皮胶原纤维增生、肥厚，尤其以皮下层为明显。SSc 尸检肺病发生率为 74%～95%。

肺部主要组织病理学变化有：①肺血管病变：29%～40% 患者显示小动脉及中等大小肺动脉内膜增生和中膜黏液瘤样变化，产生血管狭窄或闭塞致肺动脉高压及右心衰竭；②间质性肺病变：肺泡、间质和支气管周围组织呈弥漫性纤维化及不同程度的炎性细胞浸润。

【临床表现】

本病多发年龄为 40～60 岁，女性是男性的 3 倍。SSc 最多见的初期表现是雷诺现象和隐袭性肢端和面部肿胀，并有手指皮肤逐渐增厚。雷诺现象可先于硬皮病的其他症状（手指肿胀、关节炎、内脏受累）1～2 年或与其他症状同时发生。患者起病前可有不规则发热、食欲缺乏、体重下降等。

皮肤损害：几乎所有病例都从手开始，手指、手背发亮、紧绷，手指褶皱消失，汗毛稀疏，继而面部、颈部受累。通常皮肤受累范围和严重程度在 3 年内达高峰。

临床上皮肤病变分水肿期、硬化期、萎缩期。水肿期皮肤呈非可凹性肿胀，触之有坚韧的感觉；硬化期皮肤呈蜡样光泽，紧贴于皮下组织，不易捏起；萎缩期浅表真皮变薄变脆，表皮松弛。

多关节痛和肌肉疼痛常为早期症状，也可出现明显的关节炎、侵蚀性关节病。表现为关节挛缩和功能受限。

胃肠道功能紊乱（胃烧灼感和吞咽困难）偶尔也是本病的首发表现。食管、胃、肠黏膜的纤维性变致吞咽困难、恶心、呕吐、腹痛、腹泻。

心脏：病理检查 80% 患者有片状心肌纤维化。临床表现为气短、胸闷、心悸、水肿。可有充血性心力衰竭、心包肥厚或积液表现，但临床心肌炎和心包填塞不多见。

肾：硬皮病肾病变临床表现不一，部分患者有多年皮肤及其他内脏受累而无肾损害的临床表现；有些在病程中出现肾危象，即突然发生严重高血压，急进性肾衰竭，如不及时处理，常于数周内死于心力衰竭及尿毒症。

肺-胸膜表现：SSc 的肺部病变发生率高达 70%～100%（表 24-3-1），呈进行性发展，且与病程长短平行。肺部损害可出现于全身皮肤损害之前，最早可达 7 年。早期肺部可无任何症状，但肺功能测定可有弥散障碍。随着肺纤维化的加重，可出现呼吸困难、干咳，听诊肺底爆裂音。有部分病例有明显气促，但无明显胸片异常表现，肺容量相对正常，弥散功能明显降低，提示主要病变为肺血管病变。

表 24-3-1 系统性硬化症的胸膜-肺表现

肺实质病变：间质性病变：NSIP、UIP、DAD、OP、LIP 弥漫性肺泡出血
肺血管病变：肺动脉高压
气道疾病：细支气管炎
其他病变：呼吸机功能紊乱（肺萎缩综合征），纵隔淋巴结肿大
胸膜病变：胸膜炎、胸腔积液、气胸
继发病变：吸入性肺炎、肺癌等

【硬皮病分类标准】

由美国风湿病学会（ACR）1980 年制订的《系统性硬化症（SSc）分类标准》（表 24-3-2），一直沿用至今。1980 年 ACR 制订的《SSc 分类标准》对于早期 SSc 和局限性皮肤型 SSc 的诊断缺乏敏感性。

表 24-3-2 1980 年 ACR 系统性硬化（硬皮病）的分类标准[a]

A. 主要标准
近端皮肤硬化：手指及掌指关节或跖趾关节以上的任何部位皮肤对称性变厚、变紧和硬化。皮肤病变可累及全部肢体、面部、颈部和躯干（胸部和腹部）
B. 次要标准
1. 指（趾）端硬化：皮肤改变仅局限于手指
2. 指尖凹陷性瘢痕或指腹消失：缺血所致指端凹陷区或指垫组织的萎缩
3. 双侧肺底纤维化：胸部 X 线示双肺呈线性网状纹理或线性结节密度增高影，以肺底部为最明显，可呈弥漫性斑点样表现，称为"蜂窝"肺。肺部改变应除外原发性肺部疾病所致

a 用于临床试验、人口普查及其他研究中的疾病分类时，如符合一条主要标准或两条或以上次要标准就可诊断系统性硬化（硬皮病），这一标准不包括局限性硬皮病、嗜酸性筋膜炎及各种类型的假性硬皮病

由于 1980 年 SSc 分类标准敏感性不足和 SSc 相关知识的进步，2013 年美国风湿病学会（ACR）和欧洲抗风病联盟（EULAR）提出了新的 SSc 分类标准。

此标准是 1980 年 ACR 发布 SSc 分类标准以来的首次修订，不但在分类标准中增加了甲襞微血管异常和抗拓扑异构酶Ⅰ、抗 RNA 聚合酶Ⅲ自身抗体等新内容，新的 SSc 分类标准（表 24-3-3）。表中有 7 个条目及其合并计算的阈值，超过阈值则可分类为 SSc。分类标准可应用于可能诊断为 SSc 的患者或考虑纳入研究的 SSc 患者。如前所述，此标准不适用于类硬皮病样疾病可以更好解释其临床表现的患者（例如肾源性硬化纤维化、泛发性硬斑病、嗜酸性筋膜炎、硬肿病、硬化性黏液水肿、红斑肢痛症、卟啉症、苔藓硬化症、移植物抗宿主病及糖尿病手关节病变等）。有"未累及手指的皮肤增厚"的患者也不分类为 SSc。ACR/EULAR 制订的《SSc 分类标准》在敏感性和特异性方面均优于 1980 年的

ACR 诊断标准，能够使更多此类患者尽早准确的被确诊为 SSc 患者。

表 24-3-3 2013 年 ACR/EULAR SSc 分类标准

项目	子项目	权重/得分
双手手指皮肤增厚并延伸至掌指关节（足以诊断的标准）	-	9
手指皮肤硬化（仅计最高分）	手指肿胀	2
	指硬皮病（远指关节延伸至掌指关节，接近指关节）	4
指端损伤	指尖溃疡	2
	指尖凹陷性瘢痕	3
毛细血管扩张	-	2
甲襞微血管异常	-	2
肺动脉高压和（或）间质性肺病	肺动脉高压	2
	间质性肺病	2
雷诺现象	-	3
SSc 相关自身抗体	抗着丝点抗体抗拓扑异构酶Ⅰ（抗 Scl-70）抗 RNA 聚合酶Ⅲ	3

注：总得分为各项最高评分的总和，总得分 >9 分即可归类为 SSc 患者

【胸膜-肺表现】

（一）间质性肺病

以往认为 SSc 相关性间质性肺病最多见的病理类型是 UIP，但是近几年多数文献报道，NSIP 居多，并且纤维化型 NSIP 占大多数。有研究报道 SSc 相关的 NSIP 和 UIP 型或终末期肺的预后区别不大，也有报道 NSIP 较 UIP 预后较好。其他病理类型如 OP、LIP、DAD 也有报道。

SSc 伴有间质性肺病时可以很长时间无症状，有症状时主要表现为进行性呼吸困难、咳嗽、发绀等，双肺基底部可闻及爆裂音，杵状指少见。

胸部 X 线示两肺弥漫性磨玻璃阴影、纤维索条状、网状、网结节状阴影，尤以中下肺野明显，晚期出现蜂窝肺及肺动脉高压。

HRCT 可更好的显示肺纤维化。突出的改变是在肺的基底部和胸膜下，主要病变是网状影、磨玻璃影、牵拉性支气管扩张和牵拉性细支气管扩张及蜂窝肺（图 24-3-1）。磨玻璃影和不规则的网状阴影混合出现而少量或无蜂窝肺提示为 NSIP（图 24-3-1，图 24-3-2）。通常磨玻璃影最为突出，其代表的更多的是小叶内纤维化而不是真正的肺泡炎。蜂窝肺往往是提示病理类型为 UIP（图 24-3-3，图 24-3-4）。Swensen 等研究表明，HRCT 对 SSc 间质性肺疾病中 UIP 诊断的准确性可达 89%，普通 X 线胸片仅为 59%。HRCT 的病变范围是一个有意义的预后指标。在 HRCT 检查发现 80% 的 SSc 伴有间质性肺病患者有食管扩张

（图 24-3-5）；在混合性结缔组织病患者亦可有食管扩张（图 24-3-6）。

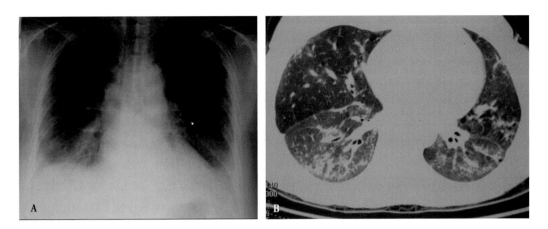

图 24-3-1 系统性硬化症并间质性肺病

A. X 线胸片示两下肺磨玻璃影；B. 胸部 CT 示两下肺网状阴影，磨玻璃影及条索状实变影

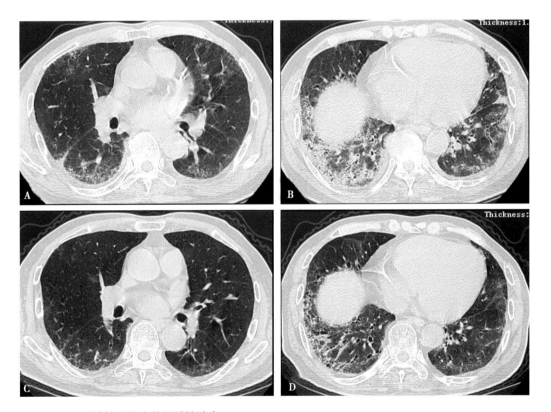

图 24-3-2 系统性硬化症并间质性肺炎

A. 胸部 HRCT 示两上肺胸膜下网状阴影及磨玻璃影；B. 胸部 HRCT 示两下肺弥漫性磨玻璃影及实变影；C. 激素治疗 2 个月，与图 A 胸部 CT 比较，磨玻璃影吸收，残留网状阴影；D. 激素治疗 2 个月，与图 B 比较，两下肺磨玻璃影及实变影明显吸收，残留网状阴影，牵拉性支气管扩张

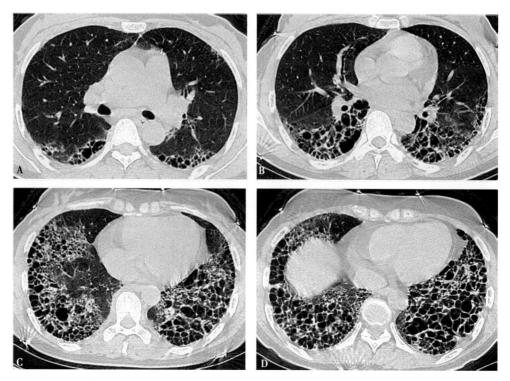

图 24-3-3 系统性硬化症并肺纤维化

患者，女性，43 岁，咳嗽、咳痰 10 年，气喘半年，肺通气功能正常，$D_L CO$ 为预计值的 42.6%。胸部 HRCT（A～D）示两肺大小不一的蜂窝影，少量网状和磨玻璃影，伴牵拉性支气管扩张，符合 UIP

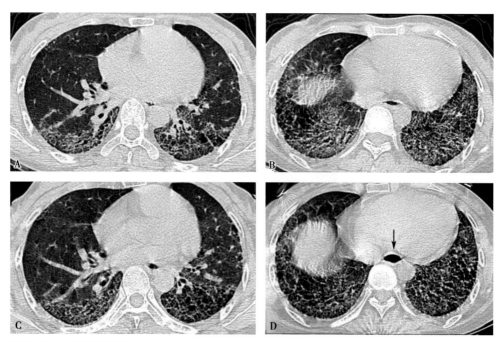

图 24-3-4 系统性硬化症

A. 胸部 HRCT 示两肺背部网状阴影及牵拉性支气管扩张；B. 胸部 HRCT 示两下肺网状阴影及牵拉性支气管扩张；C. 激素及环磷酰胺治疗 2 个月，与图 A 胸部 CT 比较，两下肺病变无变化；D. 激素及环磷酰胺治疗 2 个月与图 B 比较，两下肺病变无变化，食管扩张（黑箭）

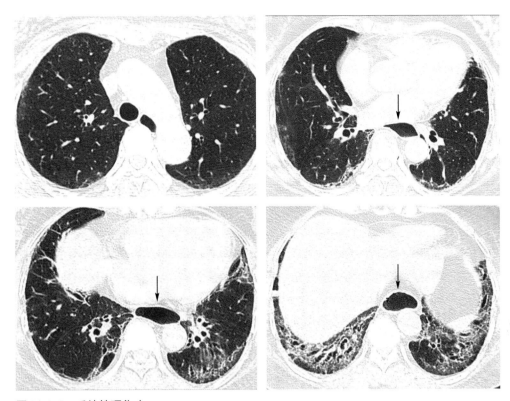

图 24-3-5　系统性硬化症

胸部 CT 肺窗示食管明显扩张（黑箭），两肺网状阴影，磨玻璃影及牵拉性支气管扩张

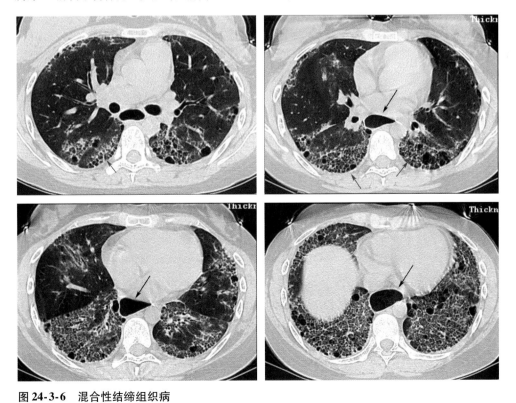

图 24-3-6　混合性结缔组织病

HRCT 见两上、下肺斑片状磨玻璃影、细网格影，局部见蜂窝（红箭），囊状阴影食管扩张（黑箭）

肺功能检查主要表现为限制性通气障碍和弥散功能障碍，包括肺活量减低、肺顺应性降低、用力呼气容积与肺活量之比增加及 D_LCO 降低；D_LCO 下降是早期发现 SSc 肺间质病变敏感的指标之一。肺功能检查可以检测疾病的进展及对治疗反应的情况，是预测预后的指标之一。

SSc 相关性间质性肺病治疗随机对照试验较少，关于最佳治疗时机决策通常是困难的，需要针对每个个体仔细权衡风险与潜在的获益。

目前推荐，在连续监测病情过程中，发现疾病进展开始治疗。对有呼吸道症状、肺功能异常和（或）下降，且无免疫抑制治疗禁忌证的 SSc 相关性 ILD 患者，选择环磷酰胺加小剂量糖皮质激素治疗（泼尼松≤10mg/d）。在环磷酰胺治疗过程中应监测白细胞计数、肾功能和尿常规。目前资料显示，环磷酰胺无论口服还是静脉给药，联合小剂量激素，可以稳定或改善肺功能和 HRCT。但在停用环磷酰胺后，多数患者肺功能下降。有环磷酰胺禁忌证或拒绝使用环磷酰胺患者可用硫唑嘌呤联合糖皮质激素，硫唑嘌呤的剂量为每天 2.5mg/kg，最大为 150mg/d。

对接受免疫抑制治疗的患者建议进行预防卡氏肺孢子菌感染，复方磺胺甲噁唑（160mg/800mg），3 次/周。对于终末期 SSc 相关性 ILD 患者，肺移植是一种可供选择的手段。

（二）肺动脉高压

SSc 的肺动脉高压发生率为 5%～33%。严重的肺动脉高压主要见于局限性 SSc，当然在弥漫性 SSc 伴有肺纤维化的患者中也可出现严重的肺动脉高压。肺动脉高压是 SSc 晚期并发症，多数出现在诊断后 7～9 年以后。病理改变为肺动脉内膜纤维化、中膜肥大及丛状动脉病，类似于特发性肺动脉高压。亦可有肺动脉扩张、肺小动脉广泛阻塞和动静脉吻合。

临床症状为呼吸困难进行性加重、发绀和肺动脉高压，最后出现右心衰竭症状，P_2 亢进，下肢水肿，肝大。对于 SSc 患者，体力劳动或怀孕不推荐，因可导致急性右心衰竭和死亡。胸部 X 线示双侧肺动脉扩张，肺野清晰，肺野外周血管减少，右心扩大，肺部无纤维化阴影。肺功能示弥散功能明显降低。

侵入性血流动力学检查（右心导管）是诊断肺动脉高压的金标准。目前在怀疑肺动脉收缩压＞35mmHg，肺一氧化碳弥散量（D_LCO）小于预计值的 50%，或是 D_LCO 1 年下降超过 20% 及有呼吸困难而没有肺纤维化表现的患者均推荐用侵入性血流动力学检查。超声心动图是非常有用的早期评估肺动脉压力的工具，但它不能排除那些有高度怀疑的患者。但是对于 SSc 患者，应每年进行超声心动图检查，评估病情的进展情况。

肺动脉高压的自然病程为进行性恶化直至死亡。最近的系列研究显示肺动脉高压诊断后 1 年、2 年、3 年生存率分别为 81%、63% 和 56%。有无合并肺纤维化并不影响其生存率。

针对肺动脉高压的治疗主要包括，有低氧的患者（PaO_2＜60mmHg）建议辅助氧疗；有水肿的患者可使用利尿剂。只有急性血管扩张药物试验结果阳性的患者才能应用钙离子拮抗剂治疗，基础心率较慢的患者选择二氢吡啶类，基础心率较快的患者则选择地尔硫䓬。硝苯地平和地尔硫䓬，剂量较大，硝苯地平 90～180mg/d，地尔硫䓬 360～720mg/d。小剂量无效。开始应用从小剂量开始。在体循环血压没有明显变化的情况下，逐渐递增剂量，争取数周内增加到最大耐受剂量，然后维持应用。应用 1 年以上者还应再次进行急性血管扩张药物试验重新评价患者是否持续敏感，只有长期敏感者才能继续使用。SSc 合并肺静脉闭塞性疾病或毛细血管瘤病，应用血管扩张剂可导致急性肺水肿，血管扩张剂属禁忌证。

前列环素类药物：目前国内只有吸入性伊洛前列素 E 上市。该药可选择性作用于肺血管。对于大部分肺动脉高压患者，该药可以较明显降低肺血管阻力，提高心排血量。半衰期为 20 ~ 25 分钟，起效迅速，但作用时间较短。每天吸入治疗次数为 6 ~ 9 次。每次剂量至少在 5 ~ 20μg，长期使用该药。可降低肺动脉压力和肺血管阻力，提高运动耐量，改善生活质量。

西地那非是一种强效、高选择性 5 型磷酸二酯酶抑制剂。西地那非在欧洲被推荐用于治疗 SSc 相关的肺动脉高压，推荐初始剂量 20mg，每日 3 次。常见不良反应包括头痛、面部潮红等，但一般可耐受。

（三）吸入性肺炎

SSc 患者食管扩张及食管蠕动减弱，常常导致吞咽困难和严重食道反流，并因而引起严重、复发性吸入性肺炎，直接危及生命。X 线胸片和 HRCT 显示小片状或大片状炎性阴影（图 24-3-7）。

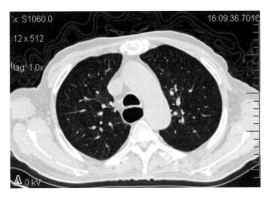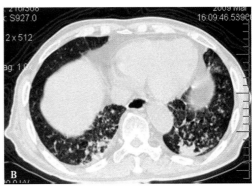

图 24-3-7 系统性硬化症合并吸入性肺炎

A. 胸部 CT 示食管明显扩张；B. 胸部 CT 示两下肺斑点状及斑片状实变影，细支气管扩张

（四）肺癌

SSc 中肺癌的发生率是普通人群的 4 ~ 16 倍，可见于 4% 的患者中。肺癌发生在有纤维化的患者中，与吸烟无明显相关性。肺泡细胞癌是最多的病理类型。两者的相关机制并不清楚。

（五）其他病变

SSc 在胸部还可表现出弥漫性肺泡出血，呼吸肌功能紊乱（肺萎缩综合征），纵隔淋巴结肿大，以及胸膜炎/胸腔积液，甚至心包积液，气胸等改变。

（苗立云）

参考文献

1. 中华医学会风湿病学分会. 系统性硬化病诊断及治疗指南. 中华风湿病学杂志，2011，15：256-259.

2. Wells AU，Denton CP. Interstitial lung disease in connective tissue disease- mechanisms and management. Nat Rev Rheumatol，2014，10：728-739.

3. Goh NS，Desai SR，Veeraraghavan S，et al. Interstitial lung disease in systemic sclerosis：a simple staging

system. Am J Respir Crit Care Med，2008，177：1248-1254.

4.　Kim EA，Lee KS，Johkoh T，et al. Interstitial lung diseases associated with collagen vascular diseases：radiologic and histopathologic findings. Radiographics，2002，22：S151-165

5.　Mayberry JP，Primack SL，Müller NL. Thoracic manifestations of systemic autoimmune diseases：radiographic and high-resolution CT findings. Radiographics，2000，20：1623-1635.

6.　Subcommittee for Scleroderma Criteria of the American Rheumatism Association Diagnostic and Therapeutic Criteria Committee. Preliminary criteria for the classification of systemic sclerosis（scleroderma）. Arthritis Rheum，1980，23：580-590.

7.　Mouthon L，Berezné A，Brauner M，et al. Interstitial lung disease in systemic sclerosis. Rev Mal Respir，2007，24：1035-1046.

8.　Wells AU，Steen V，Valentini G. Pulmonary complications：one of the most challenging complications of systemic sclerosis. Rheumatology（Oxford），2009，48：iii40-44.

9.　Au K，Khanna D，Clements PJ，et al. Current concepts in disease-modifying therapy for systemic sclerosis-associated interstitial lung disease：lessons from clinical trials. Curr Rheumatol Rep，2009，11：111-119.

10.　Fischer A，Swigris JJ，Groshong SD，et al. Clinically significant interstitial lung disease in limited scleroderma：histopathology，clinical features，and survival. Chest，2008，134：601-605.

11.　Nannini C，West CP，Erwin PJ，et al. Effects of cyclophosphamide on pulmonary function in patients with scleroderma and interstitial lung disease：a systematic review and meta-analysis of randomized controlled trials and observational prospective cohort studies. Arthritis Res Ther，2008，10：R124.

12.　McLaughlin V，Humbert M，Coghlan G，et al. Pulmonary arterial hypertension：the most devastating vascular complication of systemic sclerosis. Rheumatology（Oxford），2009，48：iii25-31

13.　Scirè CA，Caporali R，Zanierato M，et al. Shrinking lung syndrome in systemic sclerosis. Arthritis Rheum，2003，48：2999-3000.

14.　Mountantonakis SE，Sakkas LI，Papadopoulos D，et al. Systemic sclerosis with bilateral hilaradenopathy. Rheumatology（Oxford），2003，42：1007-1009.

15.　Herzog EL，Mathur A，Tager AM，et al. Review：interstitial lung disease associated with systemic sclerosis and idiopathic pulmonary fibrosis：how similar and distinct？ Arthritis Rheumatol，2014，66：1967-1678.

16.　Vij R，Strek ME. Diagnosis and treatment of connective tissue disease-associated interstitial lung disease. Chest，2013，143：814-824.

17.　Castelino FV，Varga J. Interstitial lung disease in connective tissue diseases：evolving concepts of pathogenesis and management. Arthritis Research & Therapy，2010，12：213-223.

18.　Wells AU，Denton CP. Interstitial lung disease in connective tissue disease-mechanisms and management. Nat Rev Rheumatol，2014，10：728-739.

第四节　多发性肌炎和皮肌炎

多发性肌炎和皮肌炎（polymyositis，PM and dermatomyositis，DM）包括一组横纹肌的弥漫性非化脓性炎症性和退化性疾病。其临床特点是以肢体近端肌、颈肌及咽肌等出现炎症、变性改变，导致对称性肌无力和肌萎缩，并可累及多个系统和器官，亦可伴发肿瘤。PM 指无皮肤损害的肌炎，伴皮疹的肌炎称 DM。

PM/DM 分为 7 类：①原发性多肌炎（PM）；②原发性皮肌炎（DM）；③PM/DM 合并肿瘤；④儿童 PM 或 DM；⑤PM 或 DM 伴发其他结缔组织病（重叠综合征）；⑥包涵体肌

炎；⑦其他（结节性、局灶性及眶周性肌炎、嗜酸性肌炎、肉芽肿性肌炎和增生性肌炎）。

该病属自身免疫性疾病，发病与病毒感染、免疫异常、遗传及肿瘤等因素有关。女性患者约为男性的 2 倍。在发病年龄上有两个高峰，10 岁以内和 45～70 岁，患者通常有红斑性皮肤损害。

【病理变化】

PM/DM 的肌肉、皮肤血管组织病理学改变主要有：①肌肉炎性细胞浸润（以淋巴细胞为主，其他有巨噬细胞、浆细胞、嗜酸性细胞、多形核白细胞浸润）；②肌纤维破坏变性、坏死、被吞噬，肌横纹不清；③肌细胞再生及胶原结缔组织增生，再生肌纤维嗜碱性，核大呈空泡，核仁明显；④皮肤病理改变无特异性，表现为表皮角化增厚，真皮血管增生，淋巴细胞浸润。

PM/DM 患者的间质性肺疾病病理类型主要为 NSIP（图 24-4-1）、OP（图 24-4-2）、UIP、DAD 及肺泡出血伴肺部毛细血管炎。

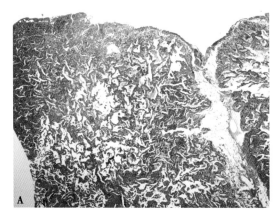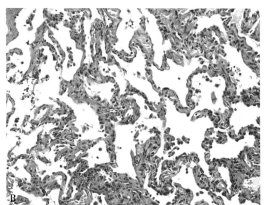

图 24-4-1　皮肌炎，混合型 NSIP

A. 肺泡隔大量慢性炎症细胞弥漫浸润，伴轻度纤维组织增生，低倍放大；B. 另一区域，肺泡隔纤维组织增生较明显，炎性细胞较少，高倍放大

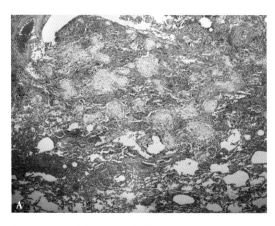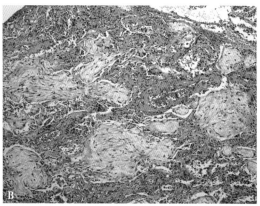

图 24-4-2　皮肌炎，机化性肺炎

A. 送检肺组织病变呈斑片状分布，肺泡腔内见不规则形状机化物沉积伴慢性炎性细胞浸润，低倍放大；
B. 肺泡腔内 Masson 小体，周围的肺泡腔及肺泡壁慢性炎性细胞浸润，Ⅱ型肺泡上皮细胞增生，高倍放大

【临床表现】

本病在成人发病隐匿，儿童发病较急，急性感染可为其前驱表现或发病的病因，早期症状为近端肌无力或皮疹、全身不适、发热、乏力、体重下降等。

1. 肌肉　本病以肢体近端肌群无力为其临床特点，常呈对称性损害，早期可有肌肉肿胀、压痛，晚期出现肌无力、肌萎缩。受累肌群包括四肢近段肌肉、颈部屈肌、脊柱旁肌肉、咽部肌肉、呼吸肌等，可表现出上肢不能平举、上举；下肢抬腿不能，坐下或下蹲后起立困难；颈屈肌受累平卧抬头困难；喉部肌肉无力造成发音困难；咽、食管、小肠受累引起吞咽困难，饮水呛咳，反酸、食管炎、吞咽困难、上腹胀痛和吸收障碍等；胸腔肌和膈肌受累出现呼吸表浅、呼吸困难，并引起急性呼吸功能不全。

2. 皮肤　皮肌炎可出现特征性皮肤表现：①向阳性紫红斑（图 24-4-3A）：眶周水肿伴暗紫红皮疹；②Gottron 征（图 24-4-3B、C）：皮疹位于关节伸面，多见于肘、掌指、近端指间关节处，表现为伴有鳞屑的红斑，皮肤萎缩、色素减退；③暴露部位皮疹：颈前、上胸部（"V"区）、颈后背上部（披肩状），在前额、颊部、耳前、上臂伸面和背部等可出现弥漫性红疹，久后局部皮肤萎缩，毛细血管扩张，色素沉着或减退（图 24-4-3D）；④技工手（图 24-4-4）：部分患者双手外侧掌面皮肤出现角化、裂纹，皮肤粗糙脱屑，如机械技术工人的手相似，故称"技工"手，在抗 Jo-1 抗体阳性的 DM/PM 患者中多见。这些特征性皮肤表现对皮肌炎诊断具有重要的诊断价值，但不时被临床医师及患者本人忽视。

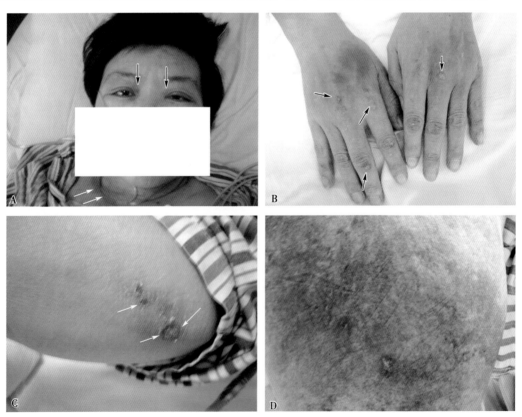

图 24-4-3　皮肌炎皮疹表现

A. 向阳性紫红斑（黑箭）；暴露部位皮疹：颈前、上胸部（白箭）；B. 近端指间关节处的 Gottron 征（黑箭）；C. 肘关节伸面的 Gottron 征（白箭）；D. 背部皮疹，局部皮肤萎缩，毛细血管扩张，色素沉着或减退

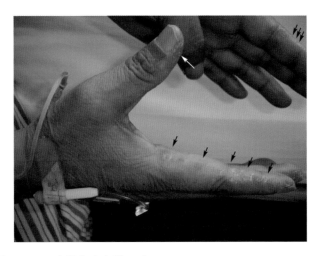

图 24-4-4 皮肌炎患者技工手

双手外侧掌面皮肤出现角化、裂纹，皮肤粗糙脱屑（黑箭、白箭）

3. 肺部以外的其他脏器 心脏受累可出现心律失常，充血性心力衰竭，亦可出现心包炎。心电图以 ST 段和 T 波异常最为常见，其次为心脏传导阻滞、心房颤动、期前收缩。关节痛和关节炎为非对称性，常波及手指关节，由于手的肌肉萎缩可引起手指屈曲畸形，但 X 线无骨关节破坏。少数患者也可累及到肾，表现为急性肾功能不全等。

【肺-胸膜表现】

呼吸系统的各个组成部分均可受累，如呼吸肌肉功能障碍，间质性肺疾病（ILD），肺癌，在咽喉肌肉受累的患者出现吸入性肺炎，以及肺动脉高压等（表 24-4-1）。肺部受累是 PM/DM 主要的死亡原因之一，主要是由于吸入性肺炎（特别是老年人），肺纤维化进行性加重，或是肺癌。

表 24-4-1 多发性肌炎和皮肌炎胸膜-肺表现

肺实质病变：间质性病变：NSIP、UIP、DAD、OP、LIP
肺泡出血伴肺部毛细血管炎
肺血管病变：肺动脉高压
其他病变：呼吸肌功能紊乱（肺萎缩综合征）
胸膜病变
继发病变：吸入性肺炎、肺癌

PM/DM 肺病变的发生率约为 40%。较多见于女性，出现症状的平均年龄为 50 岁，可先于肌肉和皮肤表现。在临床上约有 40% 患者肺部病变先于皮肤和肌肉症状 1~24 个月出现，亦可与 PM/DM 同时出现，或在 PM/DM 已被控制、糖皮质激素减量过程中发病，个别患者在 PM/DM 发病 10 年后出现肺病变。

（一）间质性肺疾病

PM/DM 相关性 ILD 发生率为 35%~40%。患者最多的病理表现是 NSIP（其中 65%~80% 为纤维化型或混合型），其次为 OP、UIP、DAD 等。ILD 可能早于、晚于或并发于皮肤和肌肉病变。ILD 与肌肉/皮肤病变出现时间、酶学高低和病变范围无相关性。

相当多的 PM/DM 患者起病初期，无皮肤和肌肉病变，或未被患者注意，也被临床医师忽略。患者发热及肺部阴影通常被临床医师误诊为社区获得性肺炎。除发热，皮肤肌肉关节等 PM/DM 症状外，PM/DM 相关性 ILD 患者最常见的临床表现为呼吸困难，伴或不伴咳嗽，听诊可以闻及爆裂音，杵状指少见，这些临床表现与社区获得性肺炎不同。

1. 临床类型　PM/DM 相关性 ILD 可呈现以下临床表现类型。

（1）缓慢进展型：为临床最常见类型，患者有呼吸困难和咳嗽，伴或不伴发热。这类患者最多的病理表现是 NSIP（其中 65% ~ 80% 为混合型或纤维化型）；其次为 OP，或 NSIP 与 OP 混合存在；HRCT 主要表现为实变影伴或不伴有磨玻璃影，病变主要集中于下肺和外周，实变影呈斑片状（图 24-4-5），小叶状实变影（图 24-4-6），长条索状实变影（图 24-4-7）。糖皮质激素有效率可达 50% ~ 70%，但有 25% 的患者在随后激素减量过程中，出现临床反复复发或恶化，或向肺纤维化过渡（图 24-4-8）；逐步进展为蜂窝肺（UIP）（图 24-4-9）；或急剧进展死于呼吸衰竭。

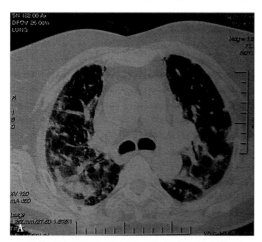
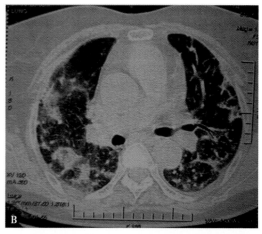
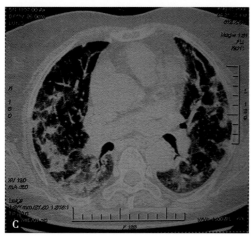
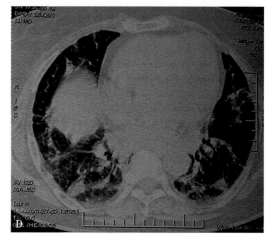

图 24-4-5　皮肌炎，继发性机化性肺炎
胸部 CT 示不同层面（A ~ D）两肺近胸膜下分布的斑片状、不规则索条状实变影，周边有磨玻璃影

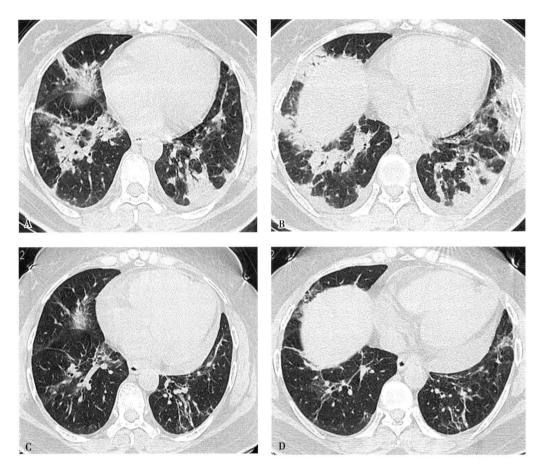

图 24-4-6 多发性肌炎，继发性机化性肺炎

A、B. HRCT 示两下肺斑片状实变阴影，肺活检病理诊断机化性肺炎；C、D. 激素治疗 8 周后，HRCT 示斑片状实变影吸收，遗留索条状影

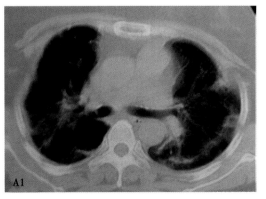 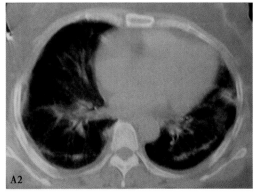

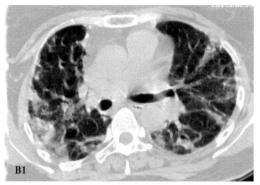
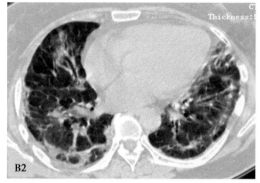

图 24-4-7 继发性间质性肺炎

A1、A2. 胸部 CT 示两肺长条索状及斑片状实变影和磨玻璃影；B1、B2. 胸部 HRCT 示两肺长条索状及斑片状实变影和磨玻璃影

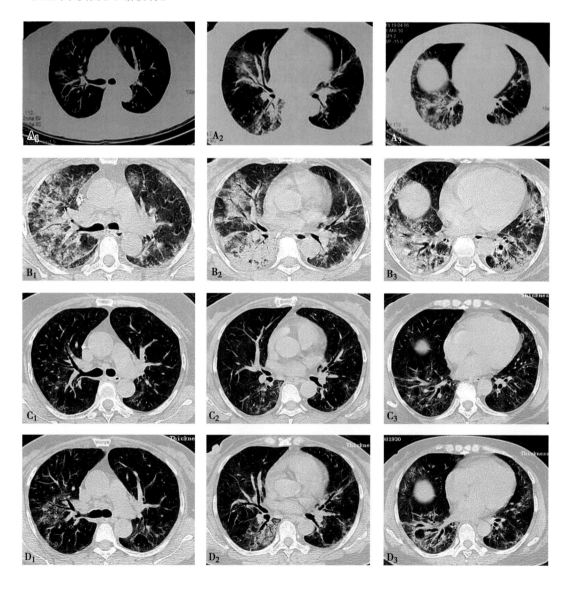

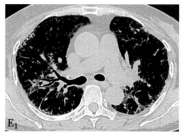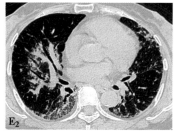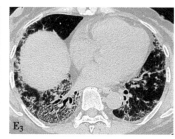

图 24-4-8　皮肌炎合并间质性肺炎

患者，女性，60 岁，发热，咳嗽 1 个月，气喘 15 天，WBC 15.4×10^9/L，N 0.78，经多种抗生素治疗无效，症状加重。体检：两下肺捻发音，手指皮肤见 Gottron 征，肌力正常。

$A_1 \sim A_3$. 胸部 CT 两肺见磨玻璃影及网状阴影；$B_1 \sim B_3$. 10 天后，胸部 HRCT 示两肺弥漫性分布的气腔实变和磨玻璃影，病变明显进展；$C_1 \sim C_3$. 激素及环磷酰胺治疗后，3 周病变明显吸收，症状缓解；$D_1 \sim D_3$. 激素减量过程中，病变复发；$E_1 \sim E_3$. 5 年后，胸部 HRCT 示网状阴影范围增加，牵拉性支气管扩张

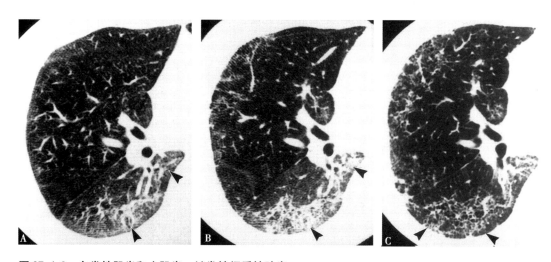

图 27-4-9　多发性肌炎和皮肌炎，继发性间质性肺炎

A. CT 扫描见磨玻璃影和胸膜下线状影（黑箭）；B. 3 年后 CT 扫描见病变进展（黑箭）；C. 8 年后 CT 扫描见原病变部位形成蜂窝肺（黑箭）

（2）急性或亚急性间质性肺炎型：此型患者的临床过程与 ARDS 类似，在发病 1 ~ 3 个月内病情急剧进展恶化（图 24-4-10）；组织病理学多数显示为 DAD，少数为 OP。此型多出现在无肌炎或肌炎不明显的 DM 患者（图 24-4-11），尽管使用大剂量激素和免疫抑制剂治疗，多数患者预后不佳。

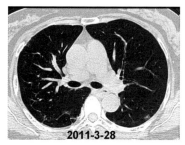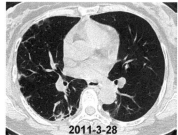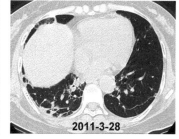

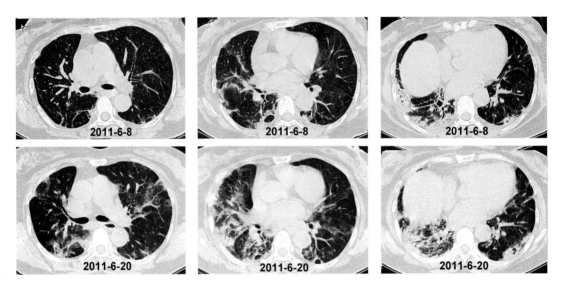

图 24-4-10　皮肌炎合并间质性肺炎

胸部 CT（2011-3-28）示两肺胸膜下斑片状及线状影，激素及免疫抑制剂治疗，复查胸部 CT 示肺内病变持续进展

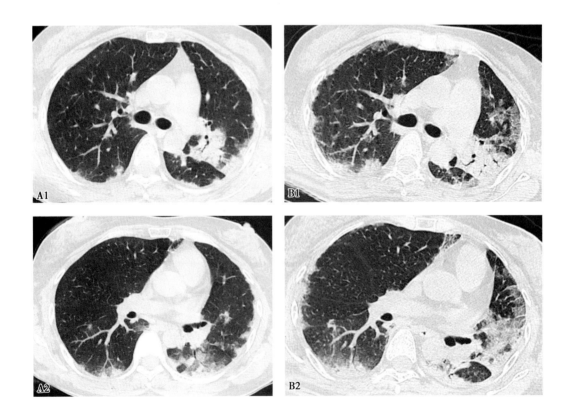

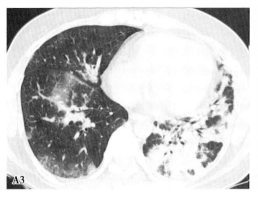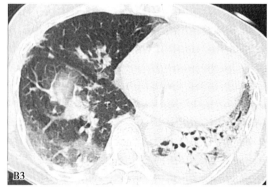

图 24-4-11　皮肌炎，间质性肺炎

患者，女性，34 岁，眼睑紫红斑，伴咳嗽 2 个月余，气喘 1 周。体检：四肢伸侧见 Gottron 丘疹；左肘关节伸侧见两枚甲盖大小红斑，中央见破溃，伴少量浆液性分泌物。胸部 HRCT（A1 ~ A3）示两肺斑片状实变影，少量磨玻璃影；激素冲击及免疫抑制剂治疗 20 天后，复查胸部 HRCT（B1 ~ B3）两肺实变影及磨玻璃影范围明显增加

（3）无症状型：患者咳嗽、咳痰、呼吸困难等临床症状不明显，但影像学检查有间质性肺病变存在。

少部分 PM/DM 患者在疾病过程中出现纵隔、皮下气肿（图 24-4-12），常提示患者预后不良。

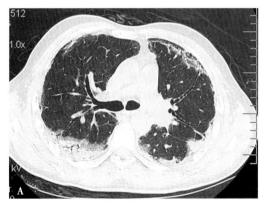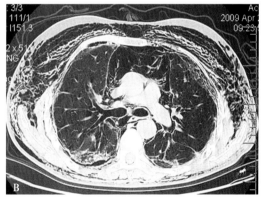

图 24-4-12　皮肌炎，继发性间质性肺炎

A. HRCT 示发病初期肺的外周实变影及磨玻璃影；B. 3 周后外周实变影吸收好转，出现纵隔、皮下气肿

（4）抗合成酶抗体综合征是 PM/DM 的特殊类型，易累及到肺（图 24-4-13，图 24-4-14）。主要表现包括 PM 或 DM（63% ~ 100%），间质性肺病（40 ~ 100%），雷诺现象（25 ~ 100%），手指端和侧面皮肤增厚并皲裂（技工手），抗合成酶抗体（Anti-Jo-1、PL7、PL12、OJ、EJ、KS、Wa）之一阳性。该综合征可出现严重的全身症状，80% 的患者出现发热、无力，以及体重下降。5% ~ 8% 的抗合成酶抗体综合征患者合并有其他类型的结缔组织病如 RA、SLE、SSc、SS。抗合成酶综合征病情严重，且间质性肺疾病对激素抵抗或撤药后复发率高（60%），因此预后也差。

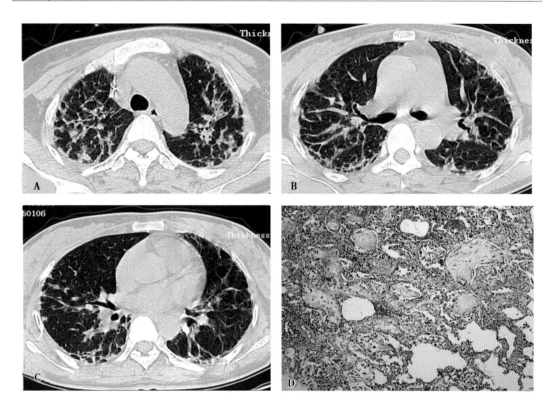

图 24-4-13 抗 Jo-1 抗体综合征，继发性机化性肺炎

胸部 HRCT 示两肺条索状及斑片状实变影（A～C），小叶间隔增厚，胸膜下线；肺活检病理示肺泡腔内 Masson 小体（D），周围的肺泡腔及肺泡壁慢性炎性细胞浸润，符合机化性肺炎

（5）无肌病性皮肌炎：皮肌炎（dermatomyo sitis，DM）是炎症性肌病常见的临床类型，患者往往同时具有皮炎和肌病两方面表现。但皮损程度与肌肉病变程度可不平行，少数患者皮疹出现在肌无力之前。近年来临床发现约 7% 的患者有皮肌炎之典型皮炎，但始终无肌无力、肌痛，肌酶谱正常，缺乏明显肌病依据，这一部分患者被称为无肌病性皮肌炎（amyopathic dermatomyositis，ADM）。无肌病性皮肌炎患者往往表现为急性肺泡损伤或暴发性机化性肺炎，病情进展快，迅速发生呼吸衰竭（见图 24-4-11），需要与急性间质性肺炎或隐原性机化性肺炎相鉴别。无肌病性皮肌炎患者表现为发热，呼吸道症状，胸部影像学异常突出，而皮炎表现患者未注意，也被临床医师忽略，被误诊肺炎。无肌病性皮肌炎对激素联合免疫抑制剂治疗效果不佳，预后差。

2. 诊断　PM/DM 相关性 ILD 的诊断需根据多项指标综合分析。

（1）症状与体征：干咳、进行性呼吸困难、杵状指、爆裂音。

（2）胸片和 CT 异常：肺泡炎、间质性肺炎、肺纤维化。

（3）肺功能检查：VC、D_LCO、PaO_2 下降。

（4）免疫学指标：抗 Jo-1 抗体阳性，红细胞沉降率增快，LDH、CPK 升高。

（5）病理学检查。

注：根据（2）+（5）条可确诊，根据第（2）条中的 1 项，除外尘肺及结核等，可以疑诊。

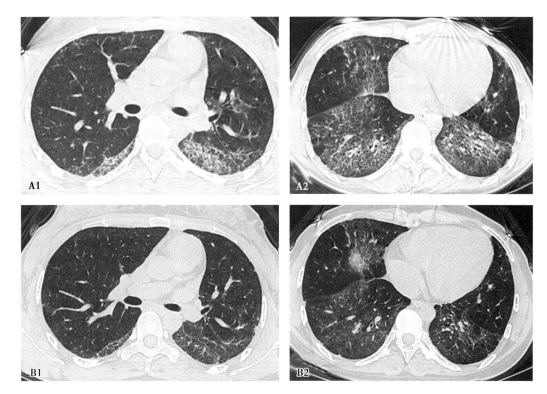

图 24-4-14　抗 Jo-1 抗体综合征，间质性肺炎

患者，女性，26 岁，咳嗽、气喘半年余。抗生素治疗无效。体检：技工手，双肺闻及 Velcro 音。心肌酶谱：LDH 466U/L，CK 1831U/L，CK-MB 71U/L；抗 Jo-1 抗体阳性。

A1、A2. 胸部 HRCT 示两肺网状阴影，磨玻璃影，牵拉性支气管扩张，符合纤维化型 NSIP；

B1、B2. 激素及免疫抑制剂治疗后，临床症状缓解，胸部 HRCT 示两肺网状阴影，磨玻璃影减少

3. 治疗　PM/DM 相关性 ILD 没有统一的治疗方案。激素、免疫抑制剂为基本治疗药物，但治疗疗程、药物的起始用量、减量、维持治疗方案等尚未达成共识。PM 或 DM 相关性 ILD 治疗的初始选择需要综合考虑患者呼吸困难程度，肺功能损害，胸部影像学累及范围，疾病进展速度，PM 或 DM 疾病本身治疗等多种因素。

（1）皮肌炎（DM）患者或多发性肌炎（PM）患者，如果有放射学 ILD 改变，但没有症状，且伴有轻度的肺容量和弥散下降，建议给予一段时间的观察、评估临床状况和随访肺功能。

（2）对于 DM 或 PM 合并有症状的 ILD 患者，应开始全身糖皮质激素治疗。通常初始治疗剂量为泼尼松始于 1mg/（kg·d），最大量可至每天 80mg；初始剂量泼尼松治疗 1 个月后，泼尼松减量至 30~40mg/d，2 个月；后依据治疗反应逐渐减量，至维持剂量泼尼松 5~10mg/d，6~12 个月。

（3）DM 或 PM 合并 ILD 患者多需要联合其他药物，用以控制 ILD 或者减少激素的用量。可从治疗起始加免疫抑制剂，另一种方法可先评估患者对单独使用糖皮质激素的反应，如果是难治性 ILD 或泼尼松减量困难时，加用免疫抑制剂。硫唑嘌呤或麦考酚酯（MMF）是最常用的免疫抑制剂。对于无肌病性皮肌炎或抗合成酶抗体综合征合并 ILD 患者，即使 ILD 轻微，免疫抑制剂也被部分专家推荐使用。

（4）对于急性和亚急性型的 PM/DM 合并 ILD 的患者，可采用激素冲击疗法，甲泼尼龙 0.5~1g/d 静脉冲击治疗 3 天，3 天后继续给予足量激素（泼尼松每天 1mg/kg）治疗，再根据临床症状改善及肌酶水平激素逐渐减量。并可联合环磷酰胺，或环孢素 A；可视患者情况给予人丙种球蛋白治疗 3~5 天（10~20g/d）。

（5）对于不严重 ILD，但对糖皮质激素与硫唑嘌呤或麦考酚酯治疗无效的患者，可用其他替代药物，如他克莫司或环孢素 A。当 ILD 对两种药物联用效果不理想时，3 种药物联用通常是下一步选择。3 种药物应用仍无反应者，应加用美罗华或者静脉使用免疫球蛋白。但相关临床试验证据有限。

（6）对接受糖皮质激素和免疫抑制治疗的患者，建议进行预防卡氏肺孢子菌感染，复方磺胺甲噁唑（160mg/800mg），3 次/周。

（二）吸入性肺炎和机会性感染

吸入性肺炎是 PM/DM 最为常见的肺部并发症之一，发病率为 15%~20%，而当患者出现吞咽困难时，其发生率可达 40%~45%。出现吸入性肺炎和吞咽困难是广泛肌肉受累的表现，提示预后不良。吸入性肺炎也使得细菌性肺炎、肺脓肿以及 ARDS 的发生率和病死率显著增加。机会性感染的发生与咳嗽呼吸肌相关的咳嗽减弱、食管功能失常所致的吸入以及激素、免疫抑制剂的应用相关，感染的病原多种多样，与死亡明显相关。

（三）呼吸肌功能异常和肺动脉高压

这类患者常有的临床症状为劳累性呼吸困难。较严重的呼吸肌功能异常导致低通气、呼吸衰竭，甚至需要机械通气。肺功能检测可以发现患者肺容量降低，最大吸气和呼气降低，限制性通气障碍，此时检测吸气和呼气过程中最大压力有助于评价呼吸肌力，影像学多无阳性发现。少数患者呼吸肌力降低较外周骨骼肌更加明显，此时 II 型呼吸衰竭或呼吸困难、气体交换异常为首发临床表现。肺动脉高压胸部影像学可以表现出中心肺动脉扩张。肺功能检查可以正常，也可以有弥散功能降低。患者可出现肺心病表现，通常预后差。前列环素类药物可改善生存。运动心肺功能测试和超声心动图可提高肺动脉高压的检出率。

（四）肺癌

大约 15% 的患者在诊断后出现癌症。肺癌是最为常见的一种类型。无论是 PM 还是 DM 均患肺癌的风险增加，DM 最高。多数患者（70%）在诊断 PM/DM 后出现，诊断后 1 年发病率最高，但这种风险在 PM 中持续 5 年，DM 甚至更长。

（苗立云　张湘燕）

参 考 文 献

1. 中华医学会风湿病学分会. 多发性肌炎和皮肌炎诊断及治疗指南. 中华风湿病学杂志，2010，14：828-831.

2. Crestani B. The respiratory system in connective tissue disorders. Allergy, 2005, 60：715-734.

3. Wells AU, Denton CP. Interstitial lung disease in connective tissue disease--mechanisms and management. Nat Rev Rheumatol, 2014, 10：728-739.

4. Kim EA, Lee KS, Johkoh T, et al. Interstitial lung diseases associated with collagen vascular diseases：radio-

logic and histopathologic findings. Radiographics，2002，22：S151-165.

5. Mayberry JP，Primack SL，Müller NL. Thoracic manifestations of systemic autoimmune diseases：radiographic and high-resolution CT findings. Radiographics，2000，20：1623-1635.

6. Daimon T，Johkoh T，Honda O，et al. Nonspecific interstitial pneumonia associated with collagen vascular disease：analysis of CT features to distinguish the various types. Intern Med，2009，48：753-761.

7. Arakawa H，Yamada H，Kurihara Y，et al. Nonspecific interstitial pneumonia associated with polymyositis and dermatomyositis：serial high-resolution CT findings and functional correlation. Chest，2003，123：1096-1103.

8. Fathi M，Vikgren J，Boijsen M，et al. Interstitial lung disease in polymyositis and dermatomyositis：longitudinal evaluation by pulmonary function and radiology. Arthritis Rheum，2008，59：677-685.

9. Akira M，Hara H，Sakatani M. Interstitial lung disease in association with polymyositis-dermatomyositis：long-term follow-up CT evaluation in seven patients. Radiology，1999，210：333-338.

10. Cordeiro AC，Isenberg DA. Treatment of inflammatory myopathies. Postgrad Med J，2006，82：417-424.

11. Yamasaki Y，Yamada H，Yamasaki M，et al. Intravenous cyclophosphamide therapy for progressive interstitial pneumonia in patients with polymyositis/dermatomyositis. Rheumatology（Oxford），2007，46：124-130.

12. Marie I，Hachulla E，Chérin P，et al. Opportunistic infections in polymyositis and dermatomyositis. Arthritis Rheum，2005，53：155-165.

13. Chinoy H，Fertig N，Oddis CV，et al. The diagnostic utility of myositis autoantibody testing for predicting the risk of cancer-associated myositis. Ann Rheum Dis，2007，66：1345-1349.

14. Mammen AL. Autoimmune myopathies：autoantibodies，phenotypes and pathogenesis. Nat Rev Neurol，2011，7：343-354.

15. Mukae H，Ishimoto H，Sakamoto N，et al. Clinical differences between interstitial lung disease associated with clinically amyopathic dermatomyositis and classic dermatomyositis. Chest，2009，136：1341-1347.

16. Keir GJ，Maher TM，Hansell DM，et al. Severe interstitial lung disease in connective tissue disease：rituximab as rescue therapy. Eur Respir J，2012，40：641-648.

17. Fischer A，Brown KK，Du Bois RM，et al. Mycophenolate mofetil improves lung function in connective tissue disease-associated interstitial lung disease. J Rheumatol，2013，40：640-646.

18. Vij R，Strek ME. Diagnosis and treatment of connective tissue disease-associated interstitial lung disease. Chest，2013，143：814-824.

19. Fischer A，du Bois R. Interstitial lung disease in connective tissue disorders. Lancet，2012，380（9842）：689-698.

第五节 干燥综合征

　　干燥综合征（Sjögren's syndrome，SS）是以眼干、口干为主要临床特征，累及外分泌腺体，尤以唾液腺和泪腺为主的慢性炎症性自身免疫性疾病。由于其免疫性炎症反应主要表现在外分泌腺体的上皮细胞，故又名自身免疫性外分泌腺体上皮细胞炎或自身免疫性外分泌病（autoimmune exocrinopathy）。它可同时累及其他器官，临床表现多样性，在受累的器官中可见到淋巴细胞增生和腺体/非腺体组织大量淋巴细胞的浸润，血清中也可出现多种自身抗体和高免疫球蛋白血症，95%患者 RF 阳性，斑点型 ANA 阳性率 80%，ENA 抗体（抗-SSA，抗-SSB）阳性。

　　临床上依据有无合并其他结缔组织疾病分为原发性和继发性两型：没有合并另一诊断

明确的结缔组织病者称为原发性干燥综合征（primary Sjögren's syndrome）；与其他已肯定的自身免疫疾病如 RA、SLE、SSc 等全身结缔组织病同时存在，称为继发性干燥综合征（secondary Sjögren's Syndrome）。当患者有相应的临床症状而没有自身抗体或缺乏腺体病变的组织病理学证据时称为眼或口干燥症。本节主要阐述原发性干燥综合征。

本病起病多隐匿，大多数患者很难说出明确起病时间。临床表现多样，病情轻重差异较大。女性与男性之比为 9:1，多数患者年龄 40 岁以上。本病预后较好，有内脏损害者经恰当治疗后大多可以控制病情达到缓解，但停止治疗又可复发。在内脏损害中，出现进行性肺纤维化，中枢神经病变，肾小球受损伴肾功能不全，恶性淋巴瘤者预后较差，其他系统损害者经恰当治疗大多病情缓解，甚至可以恢复日常生活和工作。

由于检查方法和纳入标准不同，干燥综合征肺累及的发病率估计为 9%～90%。其中相当多患者仅有 HRCT 或 BALF 异常而临床症状缺乏或轻微。原发性 SS 的常见呼吸系统病变见表 24-5-1。目前，在诊断 SS 时，在其他条件的基础上要求必须有两者之一：anti-SSA 或 SSB 抗体阳性，或腺体有典型的炎症病变（Chisholm 3～4 级）。

表 24-5-1　干燥综合征累及呼吸系统的表现

气道疾病：鼻黏膜、气管支气管干燥、滤泡性支气管炎/细支气管炎、支气管扩张、中叶综合征
肺实质病变：间质性肺病变：NSIP、OP、UIP、LIP、DAD 　　　　　　弥漫性间质淀粉样变、淋巴细胞性肺泡炎、大疱性肺病
恶性病变：肺淋巴瘤
肺血管病变：肺动脉高压
胸膜病变：胸膜炎、胸腔积液、胸膜增厚
其他病变：呼吸机功能紊乱（肺萎缩综合征）、假性淋巴瘤（结节性淋巴样组织增生）

（一）气道疾病

原发性 SS 累及气道时，其病理基础为淋巴细胞浸润支气管黏膜和黏膜下腺，可累及整个呼吸道，从鼻腔到细支气管和肺泡。上呼吸道累及表现为干燥、结痂、鼻出血、反复感染、鼻中隔穿孔、复发性中耳炎，偶尔出现鼻窦炎。下呼吸道受累表现为刺激性干咳，反复支气管和肺部感染以及气道高反应性和间歇性气道狭窄，表现为发作性咳嗽、呼吸困难和喘息。气道高反应性发生率为 40%～60%，其机制不同于支气管哮喘，主要是由于大量的中性粒细胞，肥大细胞以及淋巴细胞等炎症细胞浸润支气管黏膜下腺并导致支气管上皮损伤和上皮黏膜下的结构破坏。

滤泡性细支气管炎是 SS 累及呼吸性细支气管所导致的一种弥漫性淋巴样组织增生性小气道疾病。其与 LIP 在组织病理学的不同之处在于其淋巴细胞浸润局限在支气管周围，反应性的生发中心临近气道。通常合并淋巴细胞性支气管炎、细支气管炎。

HRCT 发现气道异常在不同的研究其发现率不同，HRCT 表现（图 24-5-1）为支气管黏膜增厚、细支气管结节、支气管扩张、空气潴留及中叶综合征。

（二）间质性肺疾病

间质性肺疾病（ILD）是 SS 患者最常见的弥漫性肺实质疾病，可以是首发症状。在原发性 SS 中，SS 相关性间质性肺疾病（SS-ILD）发生率为 8%～38%。最初的研究报道

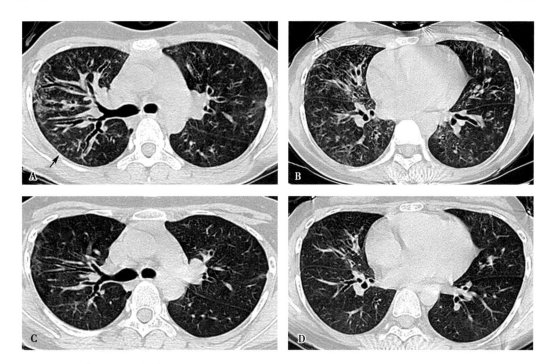

图 24-5-1 滤泡性细支气管炎

A. HRCT 示右上叶支气管壁增厚，支气管扩张，少许磨玻璃影，小结节影（黑箭）；B. HRCT 示两肺支气管壁增厚，中叶、舌叶、左下叶支气管扩张，小结节影及树芽征；C. 激素治疗 2 个月后，与 A 比较，右上叶支气管壁增厚，支气管扩张较前好转；D. 激素治疗 2 个月后，与 B 比较，网状阴影，小结节影及树芽征明显吸收

UIP 型是最常见的病理类型。按现在的间质性肺炎的病理分型和定义，发现 NSIP 型是更为常见的类型。LIP 型曾被认为是 SS 中常见的病理类型之一，但是以后大样本系列的病例研究发现，无论是原发还是继发均很少，低于 1%。不过 SS 是唯一和 LIP 相关的最为常见的疾病实体，大约 0.9% 的成人 SS 发生 LIP，约 50% 的成人 LIP 患者与 SS 有关。OP 型是继 NSIP 型之后 SS 中较多见病理类型，OP 型患者多预后良好，但也有严重的病例，极少数患者表现为 DAD 和肺泡出血。

SS 相关性间质性肺疾病（SS-ILD）患者的临床主要症状有气短、疲乏、咳嗽、反复的呼吸道感染。在原发性干燥综合征，肺功能主要表现为限制性通气障碍和弥散功能下降。

SS-ILD 患者的 HRCT 表现为磨玻璃影、实变影、囊状影及小叶中心性结节影，小叶间隔增厚，支气管血管束增厚和胸膜下结节影等。患者出现形状特殊的沿血管周围分布的薄壁囊状影，或表现为正常肺野中散在分布的囊状影是 LIP 颇具特点的影像表现之一（图 24-5-2）。NSIP 型主要为磨玻璃影，不规则网状影或线状影（图 24-5-3），也可见到牵拉性支气管扩张；OP 主要为斑片状及索条状实变影等（图 24-5-4）；UIP 型的 HRCT 表现与特发性纤维化类似，以蜂窝肺、牵拉性支气管扩张、网状影等为特征（图 24-5-5）。SS 患者的 OP 或 NSIP 型也可同时合并囊性改变（图 24-5-6 和图 24-5-7）。当在 SS 并发肺部疾病出现囊性改变时，一般认为是伴发滤泡性细支气管炎导致细支气管阻塞的结果，包括大疱性肺结构破坏。

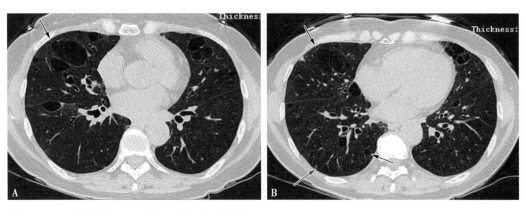

图 24-5-2 干燥综合征合并淋巴细胞间质性肺炎
A. HRCT 示两肺多个薄壁囊腔，部分融合（黑箭）；B. HRCT 示两肺散在分布薄壁囊腔，部分融合（黑箭），见小叶中心性结节（红箭）

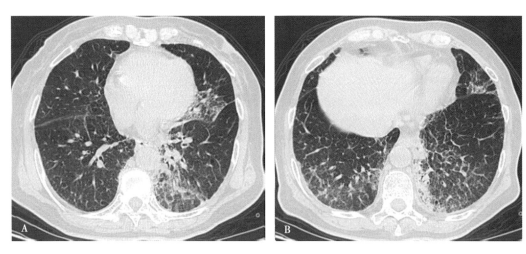

图 24-5-3 干燥综合征合并 NSIP
A. HRCT 示左肺网状阴影及磨玻璃影；B. HRCT 示两下肺网状影及磨玻璃影，近胸膜下斑片状实变影

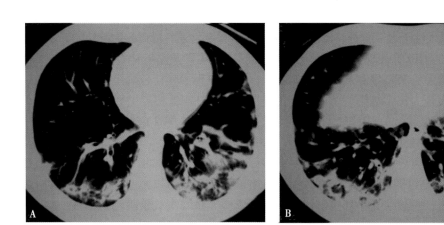

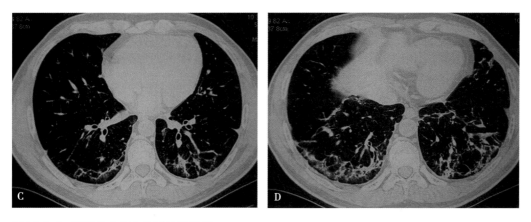

图 24-5-4 干燥综合征合并机化性肺炎

A、B. 胸部 CT 示两下肺胸膜下分布的斑片状及条索状实变影，肺活检病理符合机化性肺炎；C、D. 同一患者，HRCT 示激素治疗后两下肺胸膜下分布的实变影部分吸收

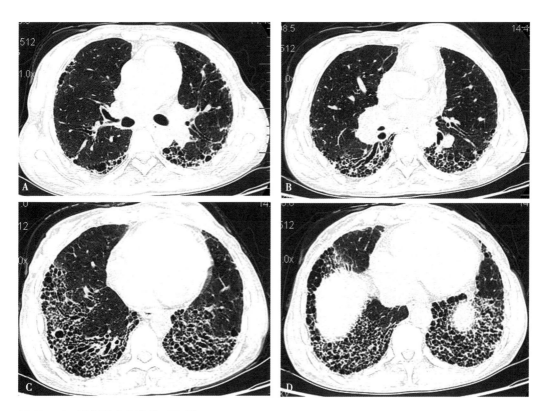

图 24-5-5 干燥综合征合并 UIP 型

A. HRCT 示胸膜下少量蜂窝、小叶间隔增厚、牵拉性支气管扩张；B. HRCT 示胸膜下蜂窝影、牵拉性支气管扩张；C. HRCT 示两下肺蜂窝影及牵拉性支气管扩张；D. HRCT 示两下肺弥漫性蜂窝及牵拉性支气管扩张

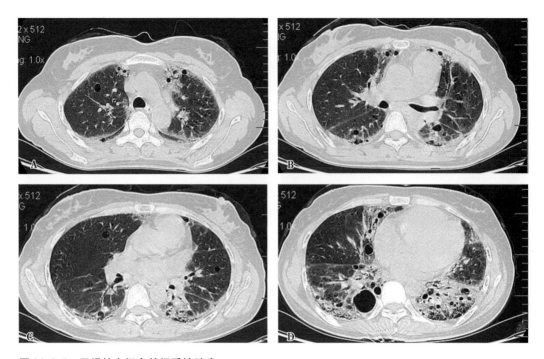

图 24-5-6 干燥综合征合并间质性肺炎
胸部 HRCT 示两肺近胸膜下磨玻璃影及实变影，内有大小不一囊腔，部分囊腔影散在分布在正常肺野中

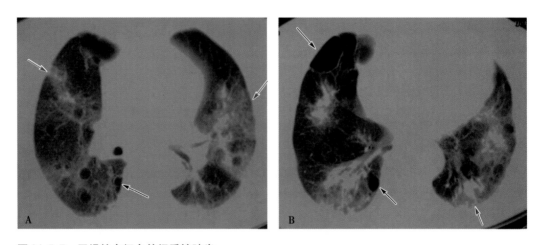

图 24-5-7 干燥综合征合并间质性肺炎
A. 胸部 CT 示两肺磨玻璃影及实变影（红箭），内有囊腔（黑箭）；B. 两肺磨玻璃影及实变影（红箭），内有囊腔（黑箭）

（三）肺淋巴瘤和假性淋巴瘤

肺部淋巴瘤和假性淋巴瘤（也称为结节性淋巴样组织增生）均包含在 SS 伴发肺部淋巴细胞增生紊乱的疾病谱范围之内。

SS 有较高的患淋巴瘤的风险。SS 相关的淋巴瘤通常是非霍奇 B 细胞淋巴瘤，它多起源于黏膜相关淋巴组织，多为低度恶性结外边缘区 B 细胞淋巴瘤，少数可以进展为高度恶性的淋巴瘤。在 SS 相关的淋巴瘤中，肺部发生率为 20%，是 SS 患者重要的死亡原因之一。

临床表现是非特异的，可以包括咳嗽、气短、体重减轻和疲乏；这些症状对于区分淋巴瘤和其他肺部疾病无帮助。影像学上，SS 相关的淋巴瘤其肺部病变分布呈随机性，但有下叶更多见的倾向，其影像学表现多种多样：如支气管周围分布的融合性实变影伴或不伴空气支气管征；弥漫性结节影和肿块影（图 24-5-8）；磨玻璃影；薄壁囊性变以及胸腔积液伴或不伴纵隔病变。

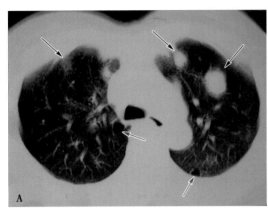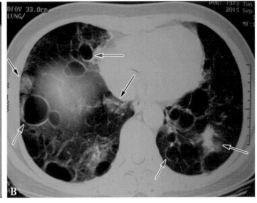

图 24-5-8　干燥综合征合并淋巴瘤

A. 胸部 CT 示两上肺见结节状实变影及磨玻璃影（黑箭），胸膜下可见囊状影（红箭）；B. 胸部 CT 示两下肺见多个囊状影（红箭），囊状影周边见实变影及磨玻璃影（黑箭）

　　假性淋巴瘤也称之为结节性淋巴样组织增生，是指在一个或更多个肺结节或浸润影中出现反应性淋巴细胞。由于其并不常见，其与 SS 的确切关系还不清楚。可能在一些无症状的影像学有异常的患者中偶然发现，也可以在有气短或胸痛症状的患者中发现。最为常见的影像学表现为孤立的结节影或肿块影，实变影伴有支气管空气征。多灶性改变也有报道。

（四）其他

　　胸膜增厚和胸腔积液在 SS 中不常见，应注意排除特异性病因如淋巴瘤、结核等。肺动脉高压、肺淀粉样变（图 24-5-9）、SS 和结节病共存，以及呼吸肌功能障碍等均有文献报道。

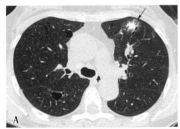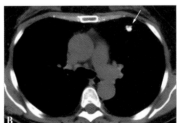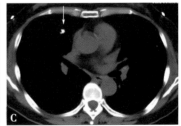

图 24-5-9　干燥综合征合并肺淀粉样变

A. 胸部 HRCT 肺窗右肺见囊状影，左上肺见结节状密度增高影（黑箭）；B. 胸部 HRCT 与图 A 同层面，纵隔窗左上肺见结节状钙化影（白箭）；C. 胸部 HRCT 纵隔窗右中肺见结节状钙化影（白箭）

（五）治疗

　　SS 疾病发展缓慢，但有时也可快速进展，特别是合并有腺体外疾病或淋巴瘤。SS 的治疗定位在干燥症状的控制。一般均为对症和替代疗法。鼻窦炎存在可给予抗生素治疗，必要时外科引流。干咳可以应用生理盐水雾化吸入，大剂量的溴己新也被试用，但其疗效仍有争议。

SS-ILD 治疗决策需要综合考虑 SS-ILD 的病理类型，症状严重程度，肺功能损害程度和胸部影像学累及范围，以及合并疾病等因素。

对于无临床症状，肺功能正常或轻度异常的 SS-NSIP，应每隔 6～12 个月监测临床症状定期观察临床，肺功能和影像学变化，而非积极治疗。

对有症状且伴有症状恶化，肺功能检查和影像学异常的 SS-NSIP 患者，开始口服糖皮质激素治疗。通常使用泼尼松的剂量为每天 1mg/kg 理想体重。随后的治疗管理依据患者对激素治疗的反应。

SS-LIP 或 SS-OP 处理可参考特发性 LIP 或 COP 治疗（见相关章节）。

滤泡性毛细支气管炎的最佳治疗仍未知。对于症状轻微或无症状和无相关 ILD 的患者，可观察而非积极治疗。对有症状的肺功能损害证据的患者，应开始口服糖皮质激素治疗；通常每日泼尼松 40mg。当滤泡性细支气管炎合并 NSIP、LIP 或 OP，此时主要针对 ILD 治疗。

肺部淋巴瘤在局限性病例中，常采用单独外科手术或合并化疗。而对于病变广泛的患者，可选择单药或多药联合方案。

（苗立云）

参考文献

1. 中华医学会风湿病学分会. 干燥综合征诊断及治疗指南. 中华风湿病学杂志，2010，14：766-768.

2. Fischer A，du Bois R. Interstitial lung disease in connective tissue disorders. Lancet，2012，380：689-698.

3. Kim EA，Lee KS，Johkoh T，et al. Interstitial lung diseases associated with collagen vascular diseases：radiologic and histopathologic findings. Radiographics，2002，22：S151-165.

4. Mayberry JP，Primack SL，Müller NL. Thoracic manifestations of systemic autoimmune diseases：radiographic and high-resolution CT findings. Radiographics，2000，20：1623-1635.

5. Wright SA，Convery RP，Liggett N. Pulmonary involvement in Sjögren's syndrome. Rheumatology（Oxford），2003，42：697-698.

6. Franquet T，Giménez A，Monill JM，et al. Primary Sjögren's syndrome and associated lung disease：CT findings in 50 patients. Am J Roentgenol，1997，169：655-658.

7. Parambil JG，Myers JL，Lindell RM，et al. Interstitial lung disease in primary Sjögren syndrome. Chest，2006，130：1489-1495.

8. Ito I，Nagai S，Kitaichi M，et al. Pulmonary manifestations of primary Sjögren's syndrome：a clinical，radiologic，and pathologic study. Am J Respir Crit Care Med，2005，171：632-638.

9. Song MK，Seol YM，Park YE，et al. Pulmonary nodular lymphoid hyperplasia associated with Sjögren's syndrome. Korean J Intern Med，2007，22：192-196.

10. Vij R，Strek ME. Diagnosis and treatment of connective tissue disease-associated interstitial lung disease. Chest，2013，143：814-824.

11. Wells AU，Denton CP. Interstitial lung disease in connective tissue disease-mechanisms and management. Nat Rev Rheumatol，2014，10：728-739.

12. Brito-Zerón P，Ramos-Casals M，EULAR-SS task force group. Advances in the understanding and treatment of systemic complications in Sjögren's syndrome. Curr Opin Rheumatol，2014，26：520-527.

第二十五章

淋巴管肌瘤病

淋巴管肌瘤病（又称淋巴管平滑肌瘤病，lymphangioleiomyomatosis，LAM）是一种主要发生于育龄期女性的罕见多系统疾病，以慢性进展的双肺弥漫性薄壁囊性病变为特征。LAM 的平均诊断年龄在 40 岁左右，早期症状轻微，病程中可出现反复发生的气胸和乳糜胸，可合并肾血管肌脂瘤（angiomyolipoma，AML）等肺外表现，随着疾病的进展，肺功能进行性恶化，晚期可出现呼吸衰竭。近年来，对 LAM 的基础和临床研究均有重要进展，为该病的诊治带来了希望。

【流行病学】

全球 LAM 的发病率没有准确数据，文献推测的女性平均患病率为 4.9/100 万。据此推断，中国的 LAM 患者数为 3000~4000 人，目前注册登记的患者人数不到 400 人。LAM分为两型，散发的 LAM（S-LAM）占大多数，另外一型发生于遗传性疾病结节性硬化症（tuberous sclerosis complex，TSC）的女性患者。虽然 TSC 的患者人数相对比较多，按照TSC 成年女性患者约 30% 的 LAM 发生率推断，中国的 TSC-LAM 就有大约 1.5 万人。影像学诊断的 LAM 在 TSC 成年女性患者中远高于 30%。尽管如此，由于很多 TSC-LAM 症状轻微，大量 TSC-LAM 未被诊断，也没有进行 LAM 的筛查，所以临床上还是以 S-LAM 为多见。所有的 LAM 病例均为女性，而且以育龄期女性为主。文献中仅有个别男性 LAM 病例报道。

S-LAM 和 TSC-LAM 在临床上有很多相似之处，但后者有 TSC 的多系统表现，如神经精神系统和皮肤病变。TSC 是一种常染色体显性遗传性疾病，基因突变发生在 *TSC1*（位于染色体 9q34）或 *TSC2*（16p13）。S-LAM 同样有 *TSC2* 的突变，发生于 LAM 病变组织，属于体细胞突变，没有遗传性特征。

【发病机制】

LAM 的发病机制研究在过去 20 多年中取得了很多重要进展。LAM 的病理表现为异常增生的平滑肌样细胞，细胞内 *TSC2* 基因突变，这些病变的细胞又称 LAM 细胞。TSC1 和TSC2 蛋白在体内以复合体的方式对雷帕霉素靶蛋白（mTOR）起抑制作用，当 TSC1/TSC2因基因突变发生功能缺陷时，mTOR 过度活化，导致细胞过度增生。这一重要发现为 LAM寻找到了第一个有效的分子靶向治疗药物西罗莫司，也称为雷帕霉素。LAM 细胞的起源至今是一个谜，目前推测 LAM 细胞并非在肺部产生，而是来源于肺外，特别是肾血管肌脂瘤或子宫。源自子宫或许可以更好地解释 LAM 为何仅发生于女性，但目前的支持资料仅来自动物实验。雌激素在 LAM 细胞的增生、存活、转移和浸润过程等多个环节发挥重要作用。LAM 病变组织表达雌激素受体和孕激素受体。临床也观察到 LAM 在月经期、妊娠或服用雌激素药物后症状会加重。虽然目前的抗雌激素治疗策略在 LAM 并未取得满意疗效，但未来依然是需要加强研究的领域之一。LAM 细胞经淋巴管，然后通过血液循环向肺部转移，形成全肺弥漫分布的 LAM 病灶。LAM 细胞表面表达血管内皮生长因子 C 和 D（VEGF-C 和 VEGF-D），两者与淋巴管的新生和功能相关。VEGF-D 在患者血液中水平增高，被作为 LAM 的血液生物标志物，有望用于临床诊断，该指标的水平与疾病严重度相关。

【病理特点】

肺部病理标本的采集途径包括经支气管镜肺活检（TBLB）及外科肺活检（胸腔镜下肺活检）。临床大体标本可显示肺部弥漫性囊状改变。LAM 的镜下病理改变有两个特征，肺部囊状改变（图 25-1）及成簇分布的增生平滑肌样细胞（又称 LAM 细胞）。镜下见不同成熟度的平滑肌样细胞在细支气管壁、肺泡壁、淋巴管壁和血管壁周围增生，排列呈束状或结节状（图 25-2）；围绕淋巴管、小气道、小血管，增生的上皮样平滑肌细胞呈结节状可凸入小气道，导致终末小气道和肺泡囊性变和破裂，形成大小不等囊腔病变。LAM 细胞呈短梭形、卵圆形或呈上皮样细胞；胞质丰富，部分较肥大、细胞核清晰，未见核分裂象（图 25-3）。LAM 细胞分布于肺间质、小气道、肺泡间隔、小动脉或小静脉、淋巴管和胸膜等部位。游离的 LAM 细胞也可在血液、胸腔积液和尿液中检查到。LAM 细胞免疫组化特征为 α- 平滑肌肌动蛋白（α-SMA）抗原阳性（图 25-4），黑色素瘤相关抗原 HMB45 阳性（图 25-5），有的可出现 desmin 阳性。LAM 患者的孕激素（图 25-6）和雌激素受体常阳性（图 25-7），其临床意义尚不明确。

LAM 可以出现肺外表现。肾血管平滑肌脂肪瘤、淋巴结病、肺外淋巴管平滑肌瘤等病理标本可以显示相似的异常平滑肌细胞增生。

根据 WHO 肿瘤分类和诊断标准，LAM 作为一种恶性肿瘤列于恶性上皮性肿瘤的间叶性肿瘤中的一种。目前 LAM 被认为是一种低度恶性、具有转移特征和破坏性的肿瘤。

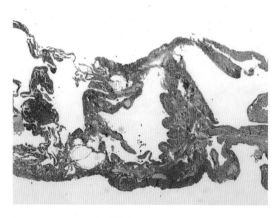

图 25-1　LAM 肺活检病理
病理示肺组织正常结构消失，呈囊状改变，囊壁为增生的平滑肌和纤维间质，低倍放大

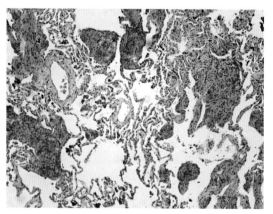

图 25-2　LAM 肺活检病理
病理示肺组织内见异常的梭形细胞结节状增生及正常的肺泡结构，部分肺泡腔内见含铁血黄素颗粒巨噬细胞沉积，低倍放大

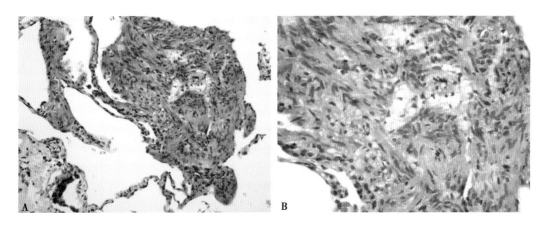

图 25-3 LAM 肺病理

A. 病理示增生梭形细胞胞质丰富红染，核呈卵圆形或棒状，似平滑肌细胞，高倍放大；B. 图 A 局部放大示增生梭形细胞

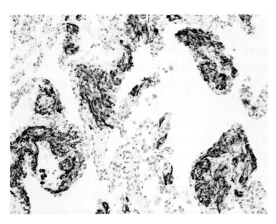

图 25-4 病理示平滑肌样细胞 α-平滑肌抗原（α-SMA）阳性表达

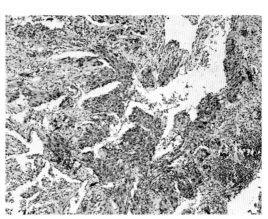

图 25-5 病理示平滑肌样细胞的黑色素瘤相关抗原（HMB45）阳性表达

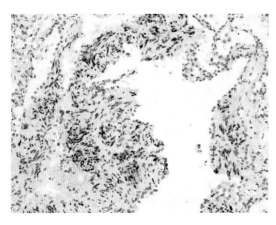

图 25-6 病理示平滑肌样细胞孕激素受体（PR）阳性

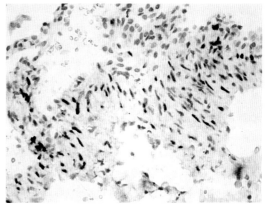

图 25-7 病理示平滑肌样细胞雌激素受体（ER）阳性表达

【临床表现】

1. 症状　LAM 是一种罕见疾病，但临床症状都是很常见的，在日常工作中需要提高诊断意识。常见的呼吸系统症状包括呼吸困难、咯血、胸痛、自发性气胸和乳糜胸等。通常起病隐匿，在临床出现症状前可能已经有活动耐力差等表现，随疾病发展呼吸困难逐渐明显并进行性加重。气胸和乳糜胸常为 LAM 的首发症状，并可反复发生。在整个病程中，有 60% ~ 70% 的患者会出现气胸，30% 的患者会出现乳糜胸。

目前为止，对于 LAM 的临床特征，最大系列的报道来自美国心肺血液研究所 1998—2001 年 230 例 LAM 患者的注册临床研究。这些病例不包括已经做过肺移植治疗的患者。所有患者均为女性，年龄在 18 ~ 76 岁，平均（44.5 ± 0.65）岁，平均发病年龄和诊断年龄分别为（38.9 ± 0.73）岁和（41.0 ± 0.65）岁，约 15% 的患者同时患有 TSC。

LAM 可有肺外受累，可出现腹胀和腹痛等症状。腹部和盆腔 CT 检查可发现淋巴结肿大、腹膜后淋巴管肌瘤、肾血管肌脂瘤。部分患者可出现乳糜腹水。

S-LAM 和 TSC-LAM 在临床特征上有相似之处，但各自有自己的表型特点。胸腔积液和肾血管肌脂瘤在 S-LAM 和 TSC-LAM 的发生率有很大差异（表 25-1）。合并 TSC 的患者，还可以出现 TSC 的其他临床特征如神经系统改变（癫痫、神经发育迟缓和自闭症）、皮肤改变（面部血管纤维瘤、皮肤鲨革斑、色素脱色和甲周纤维瘤）。

表 25-1　S-LAM 和 TSC-LAM 部分临床特征比较

	S-LAM（$n = 196$）	**TSC-LAM**（$n = 34$）
气胸	56.9%	47.1%
胸腔积液	23.5%	3.9%
肾血管肌脂瘤	29.1%	88.2%

资料来源：美国 230 例 LAM 患者注册基线资料；Ryu，JH，Moss J，Beck CJ，et al. The NHLBI lymphangioleiomyomatosis registry：characteristics of 230 patients at enrollment. Am J Respir Crit Care Med，2006，173：105-111.

2. 体征　LAM 患者通常没有特殊体征。少见的体征包括肺部干湿啰音、气胸、胸腔积液、腹水、淋巴水肿等。如果在 TSC 的基础上发生，还有 TSC 的症状和体征。

3. 辅助检查　常规的实验室辅助检查没有特殊发现。

VEGF-D 的检测有助于诊断 LAM。以 800 ~ 850pg/ml 作为诊断截点，VEGF-D 诊断 LAM 具有较高的诊断敏感性和特异性，可以作为一个无创诊断的方法用于临床。

肺功能检查在初期无明显异常，随病情进展出现阻塞性或混合性通气功能障碍、残气量增加及弥散功能下降。随着疾病进展，六分钟步行距离减少。动脉血气可显示低氧血症。部分患者可出现肺动脉高压。

【胸部影像学表现】

1. X 线胸片　LAM 患者的 X 线胸片改变与病变的严重度有关。早期肺体积正常，双肺可没有异常改变，仅可显示透亮度增加，肺纹理增多，肺野呈网织状（图 25-8）。晚期肺体积增大明显，呈肺气肿改变，双肺野可见模糊不清的囊状改变（图 25-9），一般囊肿直径 > 1cm 时胸片才能显示。有咯血的患者，其胸片表现为局部或弥漫性磨玻璃影（图 25-10），网结节状阴影。出现胸膜并发症时可显示气胸和胸腔积液（图 25-11）。胸片对 LAM 诊断的敏感性较低，对可疑病例需提高诊断意识，进一步检查胸部高分辨 CT

（HRCT）是明确诊断的关键。

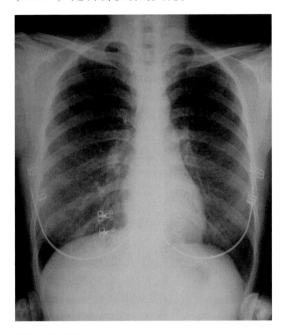

图 25-8 LAM

X 线胸片示两上肺透亮度增加，两下肺纹理增多

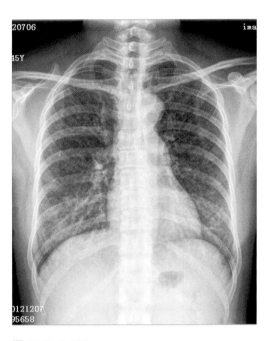

图 25-9 LAM

X 线胸片示两肺肺纹理增多，网结节状阴影，隐约可见囊状改变

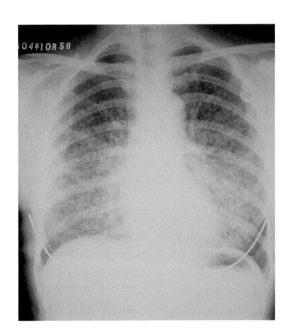

图 25-10 LAM

患者，女性，42 岁，咯血和活动后气喘就诊，X 线胸片示弥漫性磨玻璃影及网结节状阴影

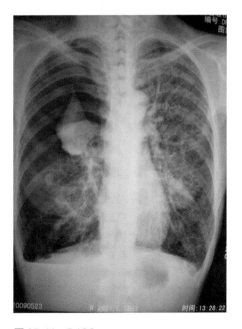

图 25-11 LAM

X 线胸片示双肺野模糊不清的囊状改变，右侧气胸和胸腔积液

2. 胸部 HRCT 胸部 HRCT 对于 LAM 有较高的诊断价值，典型的影像改变具有诊断意义。LAM 的典型改变包括双肺弥漫性薄壁囊性改变（图 25-12，图 25-13），伴或不伴有气胸或乳糜胸。囊性病变的直径在数毫米至数厘米。病变可呈散在的多发囊性改变，病变分布于全肺（图 25-13，图 25-14）；典型改变时双侧肺部均被弥漫相连的薄壁囊性结构所替代。LAM 也可以表现为磨玻璃影和多发肺部小结节。需要注意的是，普通胸部 CT 在

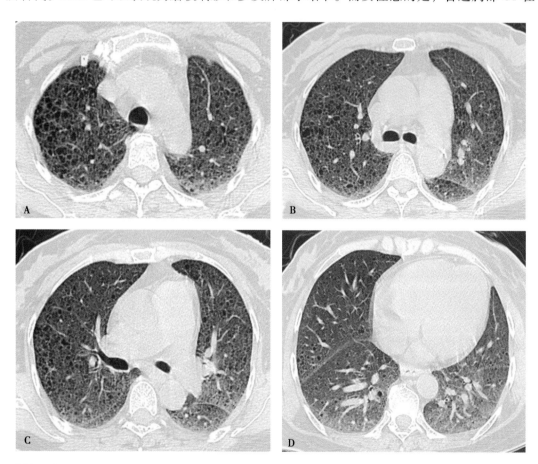

图 25-12　LAM
HRCT 示两肺散在的多发囊性改变（A、B），囊性病变之间肺组织正常（C、D）

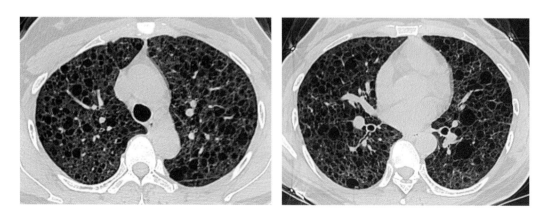

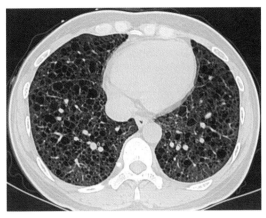
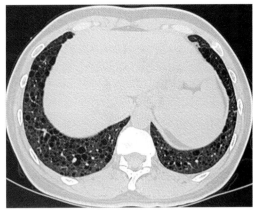

图 25-13 LAM

HRCT 示双侧肺上、中、下肺野弥漫大小不一的薄壁囊状阴影

显示 LAM 肺部改变时敏感性不如 HRCT（图 25-15）。即使为典型的 LAM 病例，普通 CT 检查如果不仔细阅片，LAM 的薄壁囊性改变容易被误读为肺纹理增加或肺气肿而被漏诊（图 25-15）。如果有气胸、乳糜胸（图 25-16）、淋巴结肿大及心包积液等，在 CT 上也会呈现相应表现。

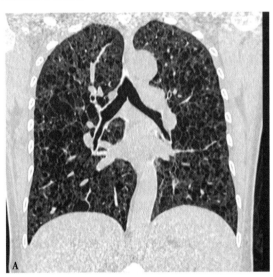
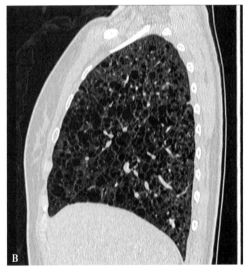

图 25-14 HRCT 冠状位（A）矢状位（B）示双侧肺上、中、下肺野弥漫相连大小不一的薄壁囊状影

3. 腹盆部影像检查　腹盆部 CT、B 超或磁共振检查可以了解有无腹盆部肿瘤。最常见的为肾血管肌脂瘤（angiomyolipoma，AML），在 S-LAM 中发生率约为 30%（图 25-17），在 TSC-LAM 大部分患者中均可以发现（图 25-18）。腹膜后淋巴管平滑肌瘤也很常见，可以出现大小不等的肿瘤。在下腹部常可见到不规则囊实性肿块和淋巴结肿大，含有扩张的淋巴管。TSC 患者在其他部位的血管肌脂瘤也常发现，如肝。临床或病理诊断的肾 AML 可以作为重要的辅助诊断依据来确定 LAM 的诊断。

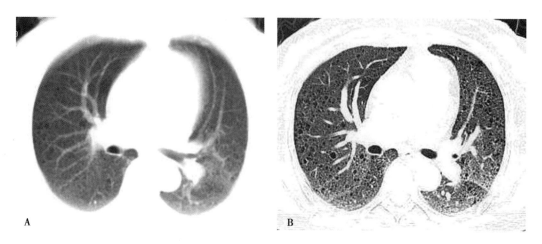

图 25-15　普通 CT（A）及 HRCT（B）显示 LAM 薄壁囊性改变的差异

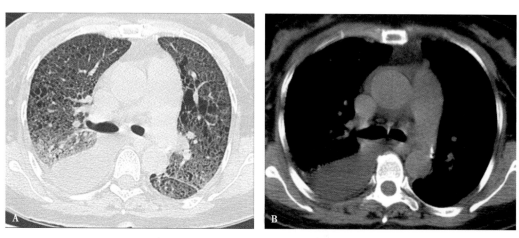

图 25-16　LAM

A. HRCT 肺窗示双侧肺大小不一的薄壁囊状影，右侧胸腔积液；B. CT 纵隔窗示右侧胸腔积液

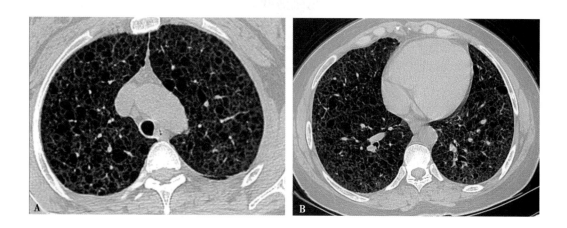

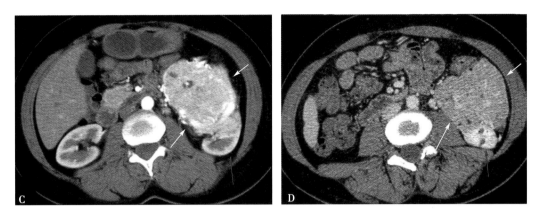

图 25-17　LAM 的胸部和腹部 CT 特点

A、B. 胸部 CT 示 LAM 典型的双肺弥慢性薄壁囊状改变；C、D. 腹部增强 CT 示左肾血管肌脂瘤（白箭）

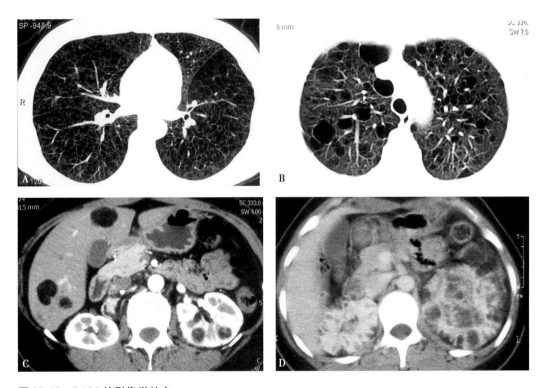

图 25-18　LAM 的影像学特点

A. 胸部 CT 示 LAM 的典型双肺弥慢性薄壁囊状改变；B. 胸部 CT 示 LAM 患者可以出现较大的囊状病变；C. 腹部 CT 示左肾两个血管肌脂瘤，另外在肝有性质未确定的多发低密度改变；D. 腹部 CT 示 TSC 患者双肾血管肌脂瘤

【诊断和鉴别诊断】

1. 诊断　在临床工作中，如果一位女性患者，特别是育龄期女性，发生自发性气胸或乳糜胸（两者可以反复发生），或者在年轻女性出现慢性进展的呼吸困难或低氧血症，需要考虑到 LAM 的可能。特别是气胸、或乳糜胸与双肺弥漫性囊性病变在女性患者同时出现时（图 25-19），需要高度怀疑 LAM。2010 年，LAM 有了第一个国际指南，由欧洲呼

吸学会制定并颁布。这项诊断标准把 LAM 分为确诊、拟诊和可能诊断 3 组（表 25-2）。

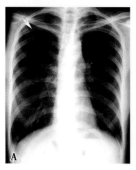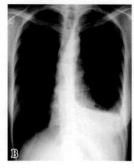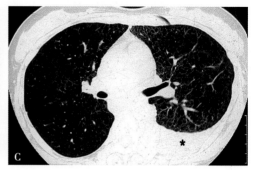

图 25-19　患者的胸部影像

A. 胸片示右侧自发性气胸（白箭），同时双肺有过度通气的改变；B. 胸片示左侧胸腔积液（乳糜胸）；C. 胸部 HRCT 示显示肺部弥漫分布的薄壁囊性改变，左侧有胸腔积液（星号）

表 25-2　欧洲呼吸学会 LAM 诊断标准（2010）

确诊 LAM
1）具有特征性或符合 LAM 的肺部 HRCT 表现，肺病理符合 LAM 的诊断标准，或 2）具有特征性的肺部 HRCT 表现，以及以下条件之一：血管肌脂瘤（肾）；乳糜胸或乳糜腹水；淋巴管平滑肌瘤或淋巴结侵犯；以及确诊或拟诊的结节性硬化症（TSC）
拟诊 LAM
1）具有特征性的肺部 HRCT 表现和符合 LAM 的临床病史，或 2）肺部 HRCT 符合 LAM 和以下之一：血管肌脂瘤（肾）；乳糜胸或乳糜腹水
疑诊 LAM
具有特征性或符合 LAM 的肺部 HRCT 表现

缩写：LAM：淋巴管肌瘤病；HRCT：高分辨 CT；TSC：结节性硬化症；引自：Johnson SR，Cordier JF，Lazor R，et al. European Respiratory Society guidelines for the diagnosis and management of lymphangioleiomyomatosis. Eur Respir J，2010，35：14-26.

　　如果具有相应的临床特征，并有病理检查结果支持，LAM 的诊断可以确立。如果胸部 HRCT 出现典型的弥漫性囊性改变，在以下 3 种情况下也可不做病理检查而在临床确立诊断：伴有乳糜胸或乳糜腹水、或血管肌脂瘤，或合并 TSC。对于一位女性患者，肺部出现弥漫性囊性改变，临床高度怀疑 LAM，但缺乏其他支持或病理证据，可以做出拟诊或疑诊诊断。

　　新的诊断方法包括血清 VEGF-D，VEGF-D 超过 800pg/ml 具有较高的诊断敏感性和特异性。根据我们的数据，如果将 VEGF-D 纳入诊断标准，90% 的拟诊病例可以成为确诊病例。这一点非常重要。一方面大量减少了患者的有创诊断检查，另外一方面可以让患者在诊断明确后更快得到相应的治疗。VEGF-D 的使用将有创检查的需求减少到 10% 以下。在有创检查方面，有研究发现，TBLB 简单安全，诊断率在 60% 左右，气胸和出血的风险在 6% 和 4%，已有大量 TBLB 经验的中心可以考虑首先选用 TBLB。但 TBLB 还不能作为常规推荐的方法。TBLB 获得的肺部病理标本由于标本量小，需要通过免疫组化（HMB45）检查确认 LAM 的诊断（图 25-20）。假如 TBLB 不能确定诊断，通过胸腔镜下肺活检可以最终获得病理上的确诊。诊断流程参考图 25-21。

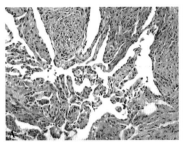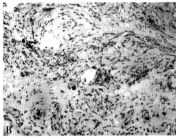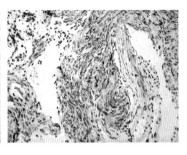

图 25-20 淋巴管肌瘤病患者经支气管镜肺活检病理图

A. 病理示肺泡间隔增生的平滑肌束，中倍放大；B. HMB45 染色阳性，中倍放大；C. Desmin 染色阳性，中倍放大

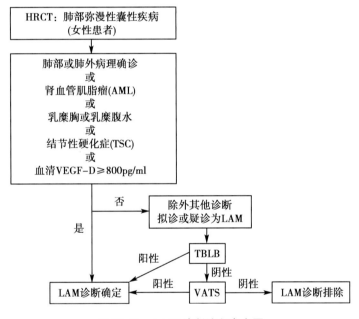

图 25-21 LAM 诊断流程参考图

2. 鉴别诊断 LAM 最典型的特征是双肺弥漫性薄壁囊状改变，其主要的鉴别诊断见表 25-3。常见的鉴别诊断包括 LAM、肺朗格汉斯细胞组织细胞增生症（PLCH）、Birt-Hogg-Dubé 综合征（BHD）、淋巴细胞间质性肺炎（LIP）和淀粉样变性。弥漫性薄壁囊性改变在干燥综合征中常可见到，其病变基础包括了表 25-3 中列举的 LIP、淀粉样变、轻链沉积病和滤泡性细支气管炎。所以干燥综合征应作为弥漫性肺部囊性病变的鉴别诊断，并需要进一步探讨其病理基础。

（1）病史和体征：详细的病史询问和查体时鉴别诊断的关键，在 LAM 也不例外。其中的关键信息包括性别和年龄、肺部症状及皮肤和肾改变。

LAM 发生在女性，这句话并非绝对，因为有男性 LAM 的个别报道，但 LAM 确实主要发生在女性，30～40 岁高发。如果是男性患者，LAM 基本上不大可能，应该考虑 LAM 之外的其他诊断。在 TSC，虽然男女均可发生，但绝大部分 LAM 出现于成年女性患者。HRCT 可以在一些男性 TSC 患者发现肺部囊性改变，但确定为 LAM 的极其罕见。PLCH 没有性别差异。PLCH 在本书有专门章节介绍。BHD 综合征也没有明显的性别差异，这是一个常染色体显性遗传的遗传性的疾病。

表 25-3　弥漫性薄壁囊状肺疾病的鉴别诊断

淋巴管肌瘤病（LAM）
散发 LAM
结节性硬化症相关 LAM
肺朗格汉斯细胞组织细胞增生症（PLCH）
Birt- Hogg- Dubé 综合征（BHD）
淋巴细胞间质性肺炎（LIP）*（特发性或继发性）
淀粉样变性*
轻链沉积病*
滤泡性细支气管炎*
转移性恶性肿瘤
如肉瘤、脑膜瘤、膀胱癌，膀胱癌
其他

引自：Xu KF, Lo BH. Lymphangioleiomyomatosis: differential diagnosis and optimal management. Ther Clin Risk Manag, 2014, 10: 691-700.

*均可见于干燥综合征（Sjögren's syndrome）

气胸在 LAM 非常常见，且容易反复发生。PLCH 和 BHD 的气胸发生率为 10%～25%，低于 LAM。在 LIP 和淀粉样变患者，气胸发生率更低。乳糜胸是 LAM 的典型表现，对诊断有极大的提示意义。在 LAM，少量的咯血也是很常见的症状。呼吸困难症状在 LAM 和 PLCH 中常见，但在 BHD 常不严重。

在肺部弥漫性囊性病变患者，仔细检查皮肤和肾对鉴别诊断有帮助。散发的 LAM 出现肾血管肌脂瘤对确定诊断意义重要。TSC-LAM 和 BHD 常出现皮肤和肾受累。TSC 的皮肤表现包括面部血管纤维瘤、色素脱色斑、鲨革斑和甲周纤维瘤。TSC 或散发的 LAM 均可出现肾肿瘤，通常是良性的血管肌脂瘤。BHD 患者容易在面颈部毛囊纤维瘤，同时是肾癌的高发人群。

其他肺外表现也需要仔细关注。比如 TSC 患者，TSC 是一种多系统遗传疾病，特别是脑部肿瘤、癫痫和智力发育残障等。在 PLCH，骨骼病变与尿崩症具有提示意义。在干燥综合征相关的 LIP，口眼干燥症状的询问和检查是很重要的。LIP 可以为特发性，也见于干燥综合征、AIDS、自身免疫性甲状腺疾病和其他淋巴细胞增殖性疾病。系统性淀粉样变性除了肺部以外，也有身体其他部位的改变。

PLCH 的发生与吸烟密切相关（图 25-22），并在戒烟后可获得明显缓解。吸烟与其他肺部囊状病变的疾病关系不密切。

家族史方面，TSC 和 BHD 是遗传性疾病。散发的 LAM 并不具有遗传性。如果家族中有气胸和肺大泡病史，首先需要考虑遗传性疾病，如 BHD 综合征。

（2）实验室和遗传检查：有多项实验室检查可以帮助肺部弥漫性囊性病变的鉴别诊断。血清 VEGF-D 可以用于 LAM 的诊断、严重度评估和预测对西罗莫司的治疗反应。抗核抗体、抗 SSA 和 SSB 抗体可用于筛查干燥综合征。血液中出现轻链免疫球蛋白提示淀粉样变性或轻链沉积症。*TSC1* 和 *TSC2* 的基因突变检测用于 TSC 的诊断。BHD 可以通过 *FLCN* 基因突变确定诊断。

（3）影像诊断：HRCT 是肺部弥漫性囊性病变必须推荐的影像检查方法。LAM 的囊性病变是薄壁圆形囊状改变，壁厚小于 3mm，直径大部分在 2~5mm，但常有更大的囊状病灶，可以散在或累及整个肺。这种囊状改变与厚壁囊腔、空洞、肺气肿、支气管扩张和蜂窝肺等囊腔样病变是不一样的。LAM 的病变分布是均匀的，没有发现单侧肺的 LAM，上下分布也没有不同。但 PLCH 的分布主要在中上肺野而在下肺部很轻（图 25-22），并且囊状病灶常不规则，囊壁厚于 LAM，同时可以看到结节样病灶。BHD 的特征性改变（图 25-23）是可以不对称地出现于纵隔周围和胸膜下，囊的大小明显大于 LAM 和 PLCH 的囊泡。TSC 的女性患者可以出现 LAM 改变，大部分比散发的 LAM 要轻，这也是漏诊多的原因，需要注意对成年 TSC 女性的筛查。TSC 患者除肺部 LAM，可以出现多发或弥漫微小结节影（图 25-24），病理组织学特点是肺泡上皮多灶、小结节状增生，伴有结节内肺泡隔弹力纤维增多；文献称为多灶微结节性肺泡上皮增生（multifocal micronodular pneumocyte hyperplasia，MMPH）。LIP 表现为网状影、网状结节影或磨玻璃影。部分患者出现形状特殊的沿血管周围分布的薄壁囊状影或表现为正常肺野中散在分布的囊状影。淀粉样变性可表现为结节、小叶间隔增厚和磨玻璃影。

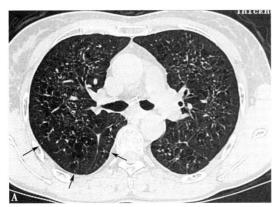 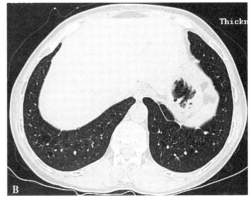

图 25-22 PLCH

患者，女性，56 岁，活动后气喘 2 年，有吸烟史 10 年余。

A. 胸部 HRCT 示双上肺多发性囊腔影和微小结节影（黑箭）；B. 胸部 HRCT 示双下肺囊腔影和小结节影较上肺明显少

（4）病理检查：手术肺活检固然是诊断 LAM 的金标准，但《欧洲呼吸学会的指南》也明确表示病理并非确诊 LAM 所必须，LAM 诊断的确定可以通过其他临床证据来确立。需要注意的是，TBLB 标本由于标本量小，常规组织病理检查后，无剩余组织标本进行其他免疫组织化学检查，而 HMB45 的免疫组织化学染色对确定诊断很重要，必须包含在病理检查之中，以免误诊。

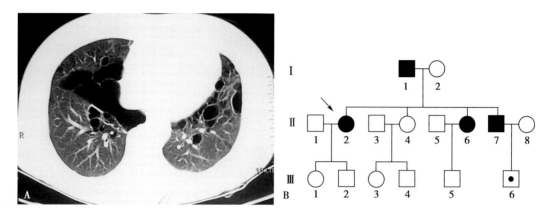

图 25-23 Birt-Hogg-Dubé 综合征

A. 患者，女性，44 岁。因为气胸，发现肺部囊性病变就诊。家族中有多人有气胸和肺部囊性病变史，通过基因检查确认为 Birt-Hogg-Dubé 综合征，该家族成员未发现有皮肤和肾受累。B. 家系图，实心表示有肺部囊状病变和自发性气胸史，空心表示没有肺部受累或气胸史，箭头表示先证者，框中有点的表示带有基因突变但无症状

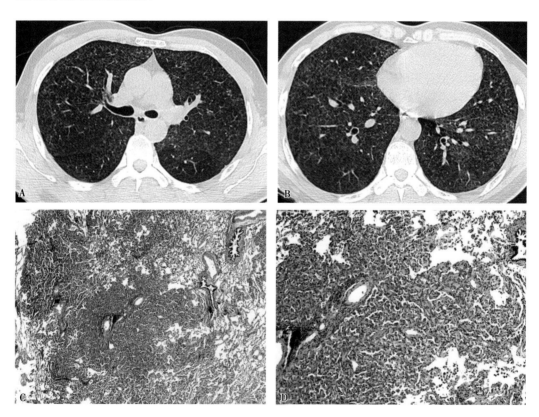

图 25-24 结节性硬化症（TSC）

A. 胸部 HRCT 示两上肺微-小结节影，随机分布；B. 胸部 HRCT 示两下肺微-小结节影，随机分布；C. 肺组织病理示增生的肺泡上皮形成小结节，境界欠清，HE，低倍放大；D. 肺泡上皮细胞弥漫增生，细胞胞质丰富，没有明显异型性，肺泡隔增宽，弹力纤维增多

【治疗】

1. 基本建议　LAM 是一种慢性疾病，又是一种罕见病，因此向患者详细介绍疾病的基本信息有助于患者更好地面对疾病。LAM 患者在疾病的进展过程中呼吸困难症状也会逐渐加重。有一部分患者对支气管扩张剂有治疗反应，应推荐使用。如果出现明显的低氧血症，应给予氧疗。为了预防感染，患者应该建议注射流感病毒疫苗和肺炎疫苗。应该鼓励患者参加肺部康复计划。

2. 抗雌激素治疗　长期以来，抗雌激素治疗被用于 LAM 的治疗，但并没有确切的有效证据。常用的方法如使用孕激素、促性腺激素释放激素的类似物（曲普瑞林）、他莫昔芬（三苯氧胺）、卵巢放射治疗和卵巢切除等。总的来说，根据目前的研究，对于 LAM 患者，应建议避免使用含有雌激素的药物和食物。有些患者在妊娠期呼吸困难加重，肺部并发症增加，通常建议 LAM 患者避免妊娠。但是否妊娠需要结合患者本人的意愿和病情作出个体化的建议。

3. 并发症的处理　LAM 最常见的并发症包括气胸、乳糜胸和肾血管肌脂瘤。由于气胸容易反复发生，应考虑胸膜粘连术。乳糜胸如果有手术治疗的指征，需在术前评估患者的淋巴循环系统、明确渗漏部位，再采取相应的治疗，以避免盲目的胸导管结扎术。血管肌脂瘤直径如果 >4cm，除了药物治疗外，可考虑栓塞或手术治疗。

4. 肺移植　随着我国肺移植工作的日趋成熟，肺移植成为治疗重症 LAM 的一个选择。欧洲报道的 1 年和 3 年移植后生存率分别为 79% 和 73%；法国报道的 5 年和 10 年生存率分别为 64.7% 和 52.4%。个别患者的移植后肺可出现新的 LAM 病变。

5. 西罗莫司　LAM 发病的重要机制之一是 mTOR 的过度活化，西罗莫司（雷帕霉素）由于能够特异性抑制 mTOR 活性，被列为 LAM 治疗药物的首选。2008 年，西罗莫司治疗 LAM 和 TSC 的第一个研究发表，该研究以 TSC 相关和散发 LAM 相关的肾 AML 大小的观察终点，在 12 个月的观察期中，西罗莫司使肿瘤体积缩小约 50%。对其中的 10 例 LAM 患者的肺功能也有明显的改善作用。在随后的一项专门针对 LAM 的随机双盲安慰剂对照的临床研究中，西罗莫司有效延缓了肺功能的下降。治疗组在 12 个月后 FEV_1 增加了 $(19±124)$ ml，而安慰剂组则下降了 $(139±182)$ ml。VEGF-D 在西罗莫司治疗后也显著下降。在此之后，西罗莫司得到了广泛的临床使用。2014 年 7 月，日本首先批准了西罗莫司用于治疗 LAM 的适应证。关于西罗莫司的使用时机、合适剂量和长期安全性等问题，还有待进一步研究。与西罗莫司同类的依维莫司已经成功适用于 TSC 患者的室管膜下巨细胞星型细胞瘤和肾血管肌脂瘤，在 LAM 的初步研究也显示出改善肺功能的疗效，未来也可能会被批准用于治疗 LAM。

【预后】

LAM 呈慢性病程，即使病变程度严重的患者，静息或氧疗状态下患者可无明显的呼吸困难表现。LAM 的平均诊断年龄在 40 岁左右，肺功能指标第一秒用力呼出气量（FEV_1）平均每年下降 75~118ml。约 10% 的患者接受肺移植手术。从出现症状开始计算，10 年生存率为 80%~90%，从肺活检确诊日期开始计算，10 年生存率约为 70%。根据美国 LAM 基金会的追踪数据，LAM 的中位生存达到 29 年。正在研究的新的实验性治疗方案如果证明有效，将有可能进一步改善患者的预后。

（徐凯峰）

参 考 文 献

1. 徐凯峰, 朱元珏. 淋巴管肌瘤病诊断和治疗进展. 中华结核和呼吸杂志, 2008, 31: 690-691.

2. 胡晓文, 朱建荣, 徐凯峰. 1981 年至 2009 年中国淋巴管肌瘤病文献资料汇总分析. 中国呼吸和危重监护杂志, 2010, 9: 508-511.

3. Xu KF, Lo BH. Lymphangioleiomyomatosis: differential diagnosis and optimal management. Ther Clin Risk Manag, 2014, 10: 691-700.

4. Xu KF, Zhang P, Tian X, et al. The role of vascular endothelial growth factor-D in diagnosis of lymphangioleiomyomatosis (LAM). Respir Med, 2013, 107: 263-268.

5. Xu KF, Wang L, Tian X, et al. The St. George's Respiratory Questionnaire in lymphangioleiomyomatosis. Chin Med Sci J, 2010, 25: 140-145.

6. Xu KF, Liu H, Zhang W. Miliary pulmonary lymphangioleiomyomatosis. Am J Respir Crit Care Med, 2013, 187: e15.

7. Liu Z, Xu KF, Hu C, et al. Use of whole-exome sequencing for the diagnosis of atypical Birt-Hogg-Dube syndrome. J Genet Genomics, 2014, 41: 449-451.

8. Ryu JH, Tian X, Baqir M, et al. Diffuse cystic lung diseases. Front Med, 2013, 7: 316-327.

9. Johnson SR, Cordier JF, Lazor R, et al. European Respiratory Society guidelines for the diagnosis and management of lymphangioleiomyomatosis. Eur Respir J, 2010, 35: 14-26.

10. Northrup H, Krueger DA. Tuberous sclerosis complex diagnostic criteria update: recommendations of the 2012 International Tuberous Sclerosis Complex Consensus Conference. Pediatr Neurol, 2013, 49: 243-254.

11. Krueger DA, Northrup H. Tuberous sclerosis complex surveillance and management: recommendations of the 2012 International Tuberous Sclerosis Complex Consensus Conference. Pediatr Neurol, 2013, 49: 255-265.

12. Ryu JH, Moss J, Beck CJ, et al. The NHLBI lymphangioleiomyomatosis registry: characteristics of 230 patients at enrollment. Am J Respir Crit Care Med, 2006, 173: 105-111.

13. Bissler JJ, McCormack FX, Young LR, et al. Sirolimus for angiomyolipoma in tuberous sclerosis complex or lymphangioleiomyomatosis. N Engl J Med, 2008, 358: 140-151.

14. McCormack FX, Inoue Y, Moss J, et al. Efficacy and safety of sirolimus in lymphangioleiomyomatosis. N Engl J Med, 2011, 364: 1595-1606.

15. Popper HH, Juettner-Smolle FM, Pongratz MG, et al. Micronodular hyperplasia of type II pneumocytes--a new lung lesion associated with tuberous sclerosis. Histopathology, 1991, 18: 347-354.

第二十六章

肺朗格汉斯细胞组织细胞增生症

    成人肺朗格汉斯细胞组织细胞增生症（pulmonary Langerhans'cell histiocytosis，PLCH）是以朗格汉斯细胞增生浸润为特征，形成双肺多发的细支气管旁间质结节和囊腔，慢性、进行性肺疾病。本病为罕见病，通常在中青年人群中发病，与吸烟密切相关，被认为是一种吸烟相关性肺疾病，其发展经过和预后与多个系统受累的朗格汉斯细胞组织细胞增生症不同。

【分类】

    组织细胞增生症（histiocytosis）代表了一大类异质性的组织细胞增生性疾病，其中既包括侵袭性恶性肿瘤，如组织细胞淋巴瘤，也包淋巴结的单纯性反应性组织细胞增生。

    1868 年德国的医学生 Paul Langerhans 偶然发现了人类皮肤中的朗格汉斯细胞。朗格汉斯细胞是一种特殊的组织细胞，分化于单核巨噬细胞系，作为抗原递呈细胞发挥作用。以朗格汉斯细胞增生和浸润，造成器官功能障碍为特征的一组疾病称为朗格汉斯细胞组织细胞增生症（Langerhans'cell histiocytosis，LCH）。1941 年 Farber 发现 3 种疾病，即累-赛病（Letterer-Siwe disease），汉-许-克综合征（Hand-Schüller-Christian disease）和骨骼或肺嗜酸性粒细胞肉芽肿，有着相似的朗格汉斯细胞组织细胞增生和浸润的组织病理表现。累-赛病是一种致死性的系统性疾病，多发生于 3 岁以下的幼儿，成人罕见，累及皮肤、淋巴结、骨骼、肝和脾。气胸是常见的肺并发症。汉-许-克综合征是一种多灶性疾病，多于儿童发病，成人罕见，通常累及肺和骨骼，常见的三联征包括骨质破坏、眼球突出和尿崩症。嗜酸性粒细胞肉芽肿指单个器官受累的 LCH。1951 年，Friedman 首次报道了 2 例以肺受累为主要表现的 LCH。1953 年 Lichtenstein 将上述 3 种疾病命名为"组织细胞增多症X"，"X"意为该病的病因和发病机制不清楚。

    为了阐明朗格汉斯细胞在此类疾病中的核心作用，1997 年世界卫生组织组织细胞/网状组织细胞增生委员会（WHO committee on histiocytic/reticulum cell proliferations）提出用"朗格汉斯细胞组织细胞增生症"一词替代"组织细胞增多症 X"。LCH 通常累及的器官包括骨骼（特别是颅骨和中轴骨）、肺、中枢神经系统（特别是下丘脑区域）及皮肤（表 26-1）。

【流行病学】

    PLCH 是一类罕见病，目前没有发病率和患病率的准确资料。1980 年 Caensler 和 Carrington 分析了 502 例弥漫性肺疾病开胸肺活检的肺脏组织病理，其中嗜酸粒细胞肉芽肿 17例，占 3.4%，提示 PLCH 是一类较为罕见的疾病。由于研究的选择性偏倚，对一些患者可能根据影像学表现做出临床诊断而非采取开胸肺活检；终末期 PLCH 病例的肺组织病理表现为非特异性肺纤维化，可能无法做出病理诊断。这项研究的结果可能低估了 PLCH 发病率。比利时的一项回顾性研究，总结了 5 年间 20 个肺科中心的间质性肺疾病 360 例，其中 PLCH 占 3%。日本流行病学估计男性和女性 PLCH 的患病率分别为 0.27/10 万和 0.07/10 万。

表 26-1　朗格汉斯细胞组织细胞增生症的简单分类*

单器官受累	多系统疾病
肺（占肺脏受累病例的 85% 以上）	多器官疾病伴肺受累（占肺受累病例的 5% ~ 15%）
骨骼	多器官疾病不伴肺受累
皮肤	多器官组织细胞疾病
垂体	
淋巴结	
其他部位：甲状腺，肝，脾，脑	

*引自：Favara BE，Feller AC，Pauli M，et al. Contemporary classification of histiocytic disorders. The WHO committee on histiocytic/reticulum cell proliferations. Reclassification working group of the histiocyte society. Med Pediatr Oncol，1997，29：157-166.

本病通常在 30 ~ 50 岁发病，男性多于女性，近年来女性发病呈上升趋势，这可能反映了女性吸烟者的增加。PLCH 发病与吸烟密切相关，绝大多数 PLCH 发生于吸烟者，戒烟后 PLCH 患者的胸部影像可以好转，终末期 PLCH 接受肺移植的患者，如果吸烟，PLCH 可能再发。多数 PLCH 患者是重度吸烟者，吸烟史较短的患者也可以发生 PLCH。尽管 PLCH 发病与烟草吸入有关，吸烟量与 PLCH 疾病的严重程度没有相关性。绝大多数成人 PLCH 是散发病例，其发病是否与基因有关，尚不清楚。多数 PLCH 在高加索人发病，非洲裔美国人和其他种族的发病相对较少。

目前全球有 11 亿吸烟者，每年导致近 500 万人死于吸烟相关的疾病。我国是世界上最大的烟草生产国和消费国，烟草生产量占世界总量的 1/3，吸烟者 3.5 亿，占全球吸烟总人数的 1/3。这些庞大的吸烟人群是患吸烟相关肺疾病的潜在人群。随着胸部高分辨率 CT 的应用和诊断意识的增强，我国陆续报道了成人 PLCH 病例，其中北京协和医院 10 年间诊断成人 PLCH 7 例，北京朝阳医院报道 5 例经肺组织病理证实的成人 PLCH。由于早期 PLCH 患者往往症状轻微，疾病有自限倾向，有可能漏诊，发病率和患病率会被低估。

【病理改变】

PLCH 肺大体标本表现为双侧多发结节伴不同程度的囊腔。单结节病变罕见，也可见支气管内的肿块。双上肺叶受累显著，肺底部不受累。结节的形状不规则，边缘呈星状。终末期表现为致密的纤维化和囊腔改变，呈蜂窝肺。

低倍镜下，肺组织中散在的以细支气管为中心的星状间质性结节是 PLCH 主要的组织病理学特征（图 26-1），病变时相不均一，结节、囊腔和纤维斑痕同时存在。结节和囊腔也可以沿着胸膜和小叶间隔分布。多数病例可见直径为 1 ~ 5mm 结节的典型表现（图 26-2），结节由混合的细胞群（图 26-3）构成，不同数量的朗格汉斯细胞、嗜酸性粒细胞、淋巴细胞、浆细胞、成纤维细胞和胞质含有烟尘颗粒的吸烟者巨噬细胞（图 26-4）。少数病例结节不明显。

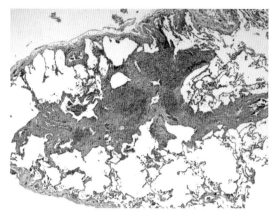

图 26-1　PLCH

病理示病变位于细支气管周围，呈片状分布，伴周围肺组织肺气肿改变，低倍放大

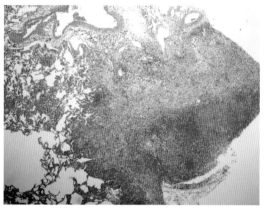

图 26-2　PLCH

组织病理示细支气管周围见富于细胞的结节，低倍放大

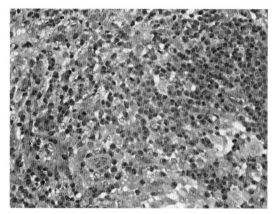

图 26-3　PLCH

肺组织病理显示结节中见大量的嗜酸性粒细胞、少量淋巴细胞及朗格汉斯组织细胞浸润，高倍放大

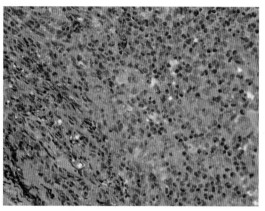

图 26-4　PLCH

肺组织病理示朗格汉斯组织细胞核呈卵圆形、肾形，可见明显的核沟，大量的嗜酸性粒细胞浸润，高倍放大

　　终末期 PLCH 以显著的纤维瘢痕为特征，有不同直径的囊腔样改变，形成蜂窝肺和瘢痕旁肺气肿，病变以双上叶为著。胸部影像中的结节影，对应的组织病理改变为星状间质性结节，囊腔影为扩张的细支气管。结节和囊腔周围的肺可见吸烟所致的呼吸性细支气管炎和"DIP 样反应"，即肺泡腔内吸烟者肺泡巨噬细胞的聚集。肺气肿也比较常见（见图 26-1），呈气腔扩大伴纤维化。当患者发生气胸时，胸膜可以表现为反应性嗜酸性粒细胞胸膜炎，以间皮细胞增生、慢性炎症和嗜酸粒细胞浸润为主，为非特异性病理表现。

　　朗格汉斯细胞外观均一，细胞质呈弱嗜伊红染色，有明显的沟状核膜（见图 26-4，图 26-5）。在甲醛固定石蜡包埋的组织切片中，朗格汉斯细胞细胞质 S-100（图 26-6）和细胞表面 CD1a 抗原呈阳性（图 26-7）。电子显微镜下，朗格汉斯细胞内可见 5 层棒状的特殊结构，称为 Birbeck 颗粒。

　　终末期患者可以伴有肺动脉高压，主要与肺小动脉和肺小静脉受累有关，血管壁可见中膜增厚和内膜增生，肺朗格汉斯细胞可能通过产生细胞因子和生长因子参与肺血管的重建。

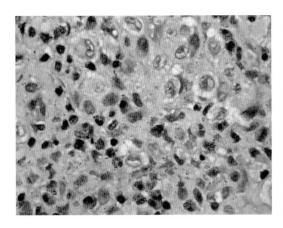

图 26-5 PLCH

肺组织病理示高倍镜下，朗格汉斯细胞胞质丰富，核呈圆形、卵圆形和肾形，核膜清楚，可见明显的核沟，并伴有嗜酸性粒细胞浸润

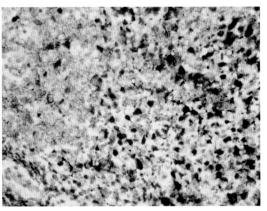

图 26-6 免疫组化示朗格汉斯组织细胞 S-100 阳性表达

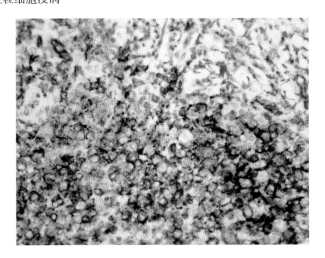

图 26-7 免疫组化示朗格汉斯组织细胞胞膜 CD1a 阳性表达

【临床表现】

临床表现有差异，10%～25%的患者没有呼吸道症状，因而容易漏诊，或在病情较重出现干咳和活动后呼吸困难时才被发现。15%～30%的患者伴有全身症状，如消瘦、乏力、发热、盗汗和食欲缺乏。患者出现全身症状时，应注意检查是否存在潜在的肿瘤。10%～15%患者由于胸膜下囊腔破裂导致自发性气胸，可以是本病的首发症状。在疾病发展过程中，20%～25%患者出现胸痛和反复发作的气胸。咯血少见，仅见于5%的PLCH患者。少数患者合并肺动脉高压，可见肺心病的临床表现。

除呼吸道症状外，5%～15%患者有其他器官受累的症状，包括骨骼受累引起的疼痛，髋关节受累时出现的跛行；下丘脑受累引起尿崩症，出现多尿、烦渴；皮肤LCH引起的皮疹；浅表淋巴结受累引起淋巴结肿大；甲状腺受累引起甲状腺肿大及功能异常；肝和脾受累引起腹部不适。

体格检查肺部多无异常发现，杵状指少见。

【辅助检查】

1. 常规实验室检查没有特异性，对诊断缺乏帮助。外周血嗜酸性粒细胞、血清血管紧张素转换酶在正常范围。部分患者红细胞沉降率轻度增快。

2. 肺功能最突出的改变是 $D_L CO$ 显著下降，发生于60%～90%的患者。肺总量和呼气流速通常在正常范围。随着病情进展，一些患者表现为限制性通气障碍，肺总量降低，与肺纤维化相关。少数患者出现气流受限和肺过度充气，可能与气道高反应有关。

3. 动脉血气分析与肺受累的程度有关，但不是诊断疾病的敏感指标。

4. 支气管肺泡灌洗液（BALF）可以帮助诊断，BALF 中细胞免疫化学 CD1a 阳性的朗格汉斯细胞大于5%（正常小于1%），提示 PLCH 的诊断。大约50%患者的 CD1a 阳性细胞比例增高，因此 CD1a 比例正常不能除外 PLCH。支气管镜下气管、支气管无异常发现。由于 PLCH 病变呈灶状分布，经支气管镜肺活检（TBLB）诊断率较低（10%～40%）。

【胸部影像学】

（一）X 线胸片

PLCH 早期，胸片表现为双肺对称性边界不清的微结节或网结节间质浸润，以双中上肺为著，肋膈角通常不受累，囊状改变是疾病特征性的改变，既可以是主要病变，也可以与小结节影同时存在（图 26-8）。疾病晚期，小结节影减少，囊状改变逐渐占优势（图 26-9，图 26-10）。PLCH 终末期可见多个直径在 2cm 以上相邻的囊腔，不易与肺气肿或淋巴管肌瘤病相鉴别（LAM）。胸片可见直径在 5～10mm 多发的环形阴影，表现为蜂窝肺。与多数间质性肺疾病导致肺容积缩小不同，PLCH 患者胸片示肺间质改变，但肺容积正常或扩大。极少数 PLCH 胸片显示孤立性肺结节。胸腔积液罕见。合并肺动脉高压的患者，胸片示右下肺动脉干增宽，肺动脉段膨隆，以及右心扩大表现。极少数早期患者，胸片正常。

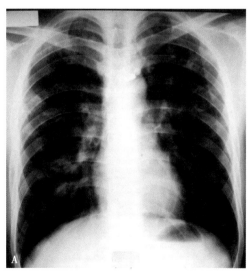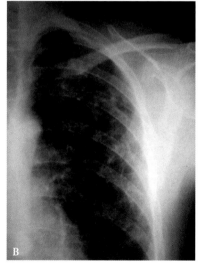

图 26-8　PLCH

A. X 线胸片示双肺多发囊腔和散在小结节影，以双中上肺为著，肋膈角不受累；B. X 线胸片局部放大示左上肺野多个囊腔影

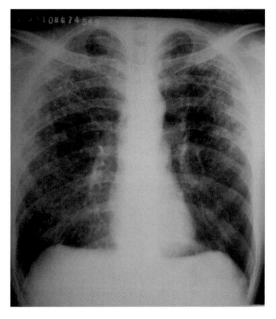

图 26-9 PLCH

X 线胸片示两上肺及右下肺囊状阴影，散在小结节影，病变上肺多于下肺

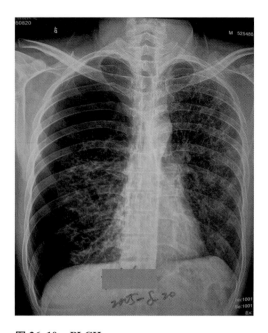

图 26-10 PLCH

X 线胸片见两肺弥漫性囊状阴影，右侧气胸

（二）胸部 HRCT

胸部 HRCT 可以更好地显示 PLCH 的病变形态和分布特点，是临床诊断 PLCH 的重要依据。PLCH 的 HRCT 主要病变形态有囊腔改变和小结节影（图 26-11，图 26-12）。早期病变以小叶中心性结节为主，多数是直径为 1～5mm 的微结节（图 26-13），也可以见到直径 >1cm 较大的结节（图 26-14），伴少量囊腔改变。随着疾病进展，囊腔改变逐步增多（图 26-15），以后出现纤维化肺和蜂窝肺。

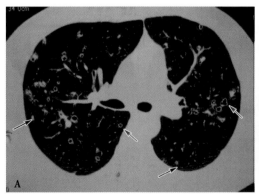
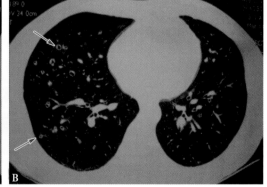

图 26-11 PLCH

A. 胸部 HRCT 示双上肺小结节影（黑箭）和多发囊腔影（红箭）；B. 胸部 HRCT 示散在分布囊腔影（红箭），右肺多于左肺

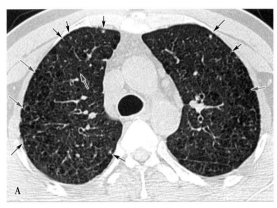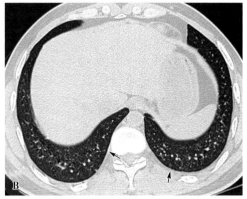

图 26-12　PLCH

A. 胸部 HRCT 示双上肺多发性微-小结节影（黑箭）和囊腔影（红箭）；B. 胸部 HRCT 示双下肺小结节影（黑箭）和囊腔影较上肺明显少

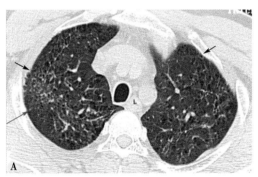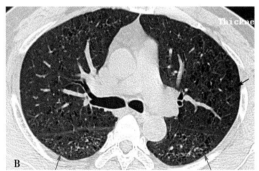

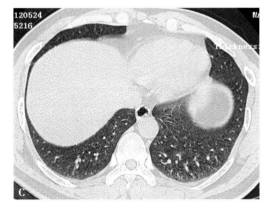

图 26-13　PLCH

A. 胸部 HRCT 示两上肺见有壁囊状影（黑箭）及少量微-小结节影（红箭）；B. 胸部 HRCT 示两肺见囊状影（黑箭）及少量微-小结节影（红箭）；C. 胸部 HRCT 示两下肺病变比上肺（A、B）少

　　囊腔改变是相对较晚的病变，随着疾病进展，囊腔改变越来越明显，这些囊腔大小不等，可孤立存在，也可相互融合（见图 26-15），形成奇异形态（图 26-16）。囊壁厚薄不规则、直径大小不一，呈弥漫性分布（见图 26-15），以中上肺野为著（图 26-16），不累及肋膈角（见图 26-12）；部分患者的囊腔改变沿支气管血管束分布。晚期可以出现均匀遍布全肺的囊腔影（图 26-17），类似于全小叶型的肺气肿（图 26-17）。其他的 HRCT 改变包括磨玻璃样渗出影、线状影，偶见胸腔积液和肺门淋巴结增大。

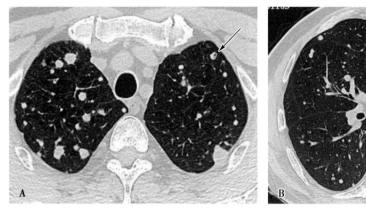
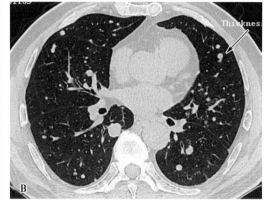

图 26-14 PLCH

A. 胸部 HRCT 示双上肺多发大小不一结节影，左上肺个别结节影隐见囊腔改变（黑箭）；B. 胸部 HRCT 示双肺多发大小不一结节影，左舌叶结节影隐见囊腔改变（黑箭）；似转移性肺肿瘤，胸腔镜肺活检为 PLCH

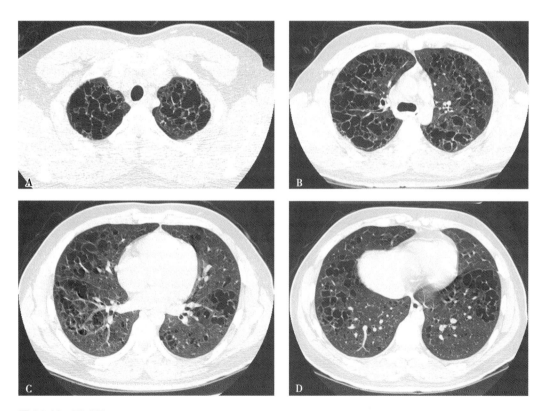

图 26-15 PLCH

HRCT 示两肺见多个大小及形状不一的囊状影，部分融合，囊状影形态奇异；双上肺（A、B）明显多于双下肺（C、D）

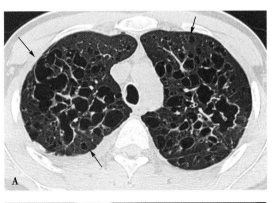

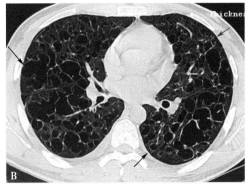

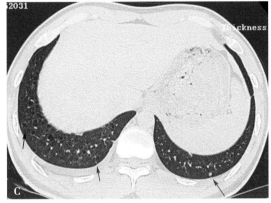

图 26-16　PLCH

A. 胸部 HRCT 示双上肺孤立囊腔及相互融合的怪异形态囊腔阴影（黑箭）；B. 胸部 HRCT 示中肺野孤立及融合囊腔阴影（黑箭），可见小结节影（红箭）；C. 胸部 HRCT 示下肺囊腔阴影（黑箭）明显少于中上肺（A、B），小结节影（红箭）

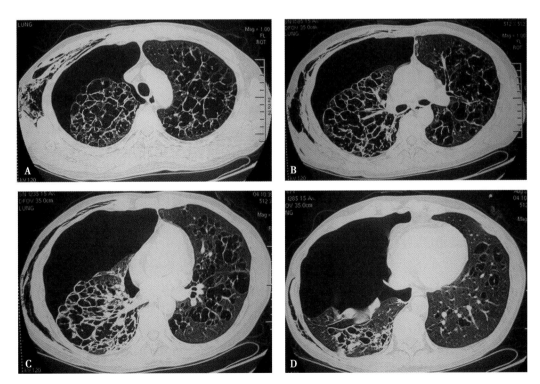

图 26-17　晚期 PLCH

胸部 HRCT 示双上肺遍布囊腔阴影（A、B），右侧气胸，皮下气肿；双下肺病变（C、D）明显少于双上肺（A、B）

胸部 HRCT 动态观察发现，在一定时间内，小结节影逐渐出现空洞，并向囊性变进展。也有部分患者戒烟后，囊腔改变和结节影，能吸收好转（图 26-18）。

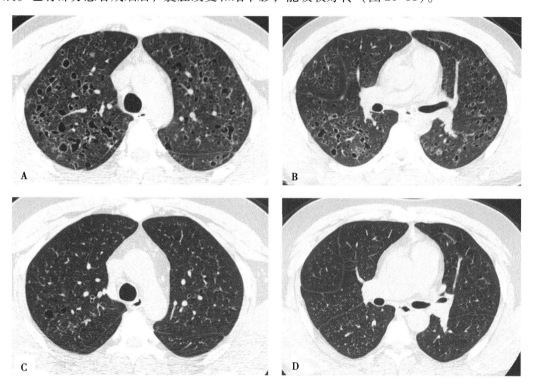

图 26-18　戒烟前后胸部 HRCT 比较
A、B. HRCT 示双肺弥漫分布的多发囊腔及小结节阴影；C、D. 戒烟后，HRCT 示原肺部多发囊腔及小结节阴影（A、B）明显减少

（三）正电子发射计算机断层显像（PET-CT）

临床上氟脱氧葡萄糖 PET-CT 用于肿瘤的诊断和分期。45%（5/11 例）PLCH 患者经 PET-CT 检查为阳性，肺可见显著的炎症性结节。其中 3 例为多器官受累，包括肺、骨骼和肝。PLCH 早期肺炎症性结节病变和厚壁囊腔在 PET-CT 显像呈阳性，标准摄取值（SUV）为 2.0～18.2；肺多发薄壁囊性病变在 PET-CT 显像呈阴性。PET-CT 显像不是 PLCH 患者的常规检查手段，无法鉴别 PLCH 肺的良性结节和恶性肿瘤。

【诊断和鉴别诊断】

中青年吸烟者，胸部 HRCT 显示双侧对称性的小结节影和囊腔影，以双上中肺野为著，不累及肋膈角，结合 BALF 中 CD1a 阳性的朗格汉斯细胞 >5%，可以临床诊断为 PLCH。由于 TBLB 取得的组织块小，诊断阳性率低，对于临床不能明确诊断的病例，通常需要采取外科肺活检。组织病理显示典型的以细支气管为中心的星状间质性结节和囊腔，肺朗格汉斯细胞 CD1a 和 S-100 染色阳性，可以诊断。诊断 PLCH 的患者，还需要检查肺外器官受累情况，如髂骨、皮肤、垂体、淋巴结、甲状腺、肝和脾等。

在诊断时应注意与其他表现为囊状阴影的疾病鉴别如肺气肿（图 26-19）、肺淋巴管肌瘤（LAM）、支气管扩张、结节病等疾病鉴别。

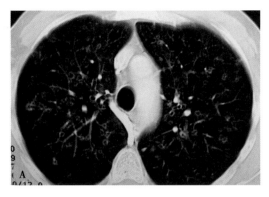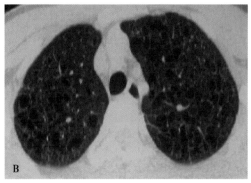

图 26-19　PLCH 囊腔影

A. 胸部 HRCT 示双上肺弥漫分布厚壁囊腔影；B. 胸部 HRCT 示双上肺弥漫分布薄壁多发囊腔阴影，与肺气肿鉴别困难

　　PLCH 是吸烟相关的肺疾病，首先应当与肺气肿相鉴别。肺气肿的早期，胸部 HRCT 表现为多发圆形低密度区，没有壁，称为多发的密度减低区，周围的肺组织相对正常。组织病理证实这种低密度区是肺小叶中心的破坏区。当病变进展为重度肺气肿时，破坏区融合，出现肺血管纹理稀疏。值得注意到是，PLCH 的征象与肺气肿征常常合并存在。

　　其次需要与 LAM 相鉴别。LAM 是发生于育龄妇女的一种异常的平滑肌细胞增生性疾病，主要累及肺、淋巴结和肾等器官和系统。胸部 HRCT 表现为均匀弥漫分布的薄壁囊腔阴影，绝大多数患者囊腔影分布无上中下肺的差别，也无内带与外带的分布差异，肺底和肋膈角也可以受累。囊腔大小较为均匀一致。

　　此外，还需要与支气管扩张相鉴别。支气管扩张的胸部 HRCT 呈多发囊状阴影，有明确的壁，囊状影沿支气管树分布，囊壁较厚，较少分布于肺外周，支气管扩张呈轨道征支气管扩张纤曲呈分支状、环状影，合并感染时囊状影可见气液平面，可与 PLCH 相鉴别。约 1/3 PLCH 患者可见纵隔或支气管旁淋巴结轻度肿大，应与结节病鉴别，并且文献报道过极少数的肺结节病患者的胸部 HRCT 表现多发囊状阴影。

【治疗与预后】

　　目前尚无 PLCH 治疗的随机对照临床研究。吸烟与疾病的进展和复发关系密切（图 26-20），患者必须戒烟。PLCH 病程具有异质性，75% 患者在戒烟后 6～24 个月自然缓解或病情稳定（见图 26-18），少数患者持续进展。值得注意的是，X 线胸片对肺部病变诊断的敏感性低于胸部 HRCT，可能低估肺囊性变的范围和程度，早期文献报道的"自然缓解"，可能与采用胸片诊断有一定关系。

　　对于症状严重，影像学或肺功能恶化者，可以口服糖皮质激素，强的松的初始剂量为每天 0.5～1.0mg/（kg·d），之后逐渐减量，连续服用 6～12 个月。但激素的疗效尚未得到随机对照临床试验证实。

　　PLCH 是一种克隆增生性疾病，28%～40% PLCH 肺组织检测到 *BRAF* V600E 基因突变，这组患者累计烟草暴露量高于基因突变阴性的患者。*BRAF* 基因编码蛋白属于一种细胞内 Ras-Raf 丝裂原活化蛋白激酶。BRAF 激酶活化导致细胞外信号调节激酶磷酸化，使 MAPK 信号转导通路持续活化，影响细胞生长和增殖。*BRAF* 基因突变见于增殖性恶性肿

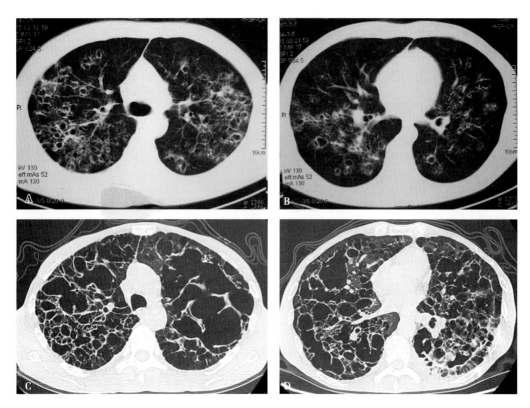

图 26-20　PLCH 进展

A. 胸部 CT 示两上肺见多个厚壁囊状影及少量小结节影；B. 胸部 CT 示两下肺见多个大小不一厚壁囊状影；C. 患者未戒烟，与 A 比较，9 年后胸部 CT 示两上肺囊状影扩大，融合；D. 患者未戒烟，与 B 比较，9 年后胸部 CT 示两下肺囊状影扩大，融合

瘤，包括恶性黑色素瘤、结肠腺癌、乳头状甲状腺癌和肺腺癌，40% ~ 60% LCH 也发现 *BRAF* 基因突变。威罗非尼（vemurafenib）是一种 BRAF 丝氨酸-苏氨酸激酶（包括 *BRAF* V600E）突变抑制剂，目前用于治疗晚期转移性或不能切除的黑色素瘤。威罗非尼有可能成为 *BRAF* V600E 基因突变阳性、戒烟后病情仍进展的 PLCH 患者的治疗选择。

克拉屈滨是一种嘌呤核苷类似物，用于治疗毛细胞白血病和巨球蛋白症。3 例病情进展的 PLCH 患者接受皮下注射克拉屈滨 0.1mg/（kg·d）治疗，每月 5 天，连续 4 ~ 5 个月，能够明显地改善呼吸症状和胸部影像的囊腔样改变。一些化疗药物如长春新碱、甲氨蝶呤、环磷酰胺和依托泊苷也用于对激素治疗没有反应的多器官受累者。放疗可以减轻骨骼受累的症状，对肺症状无效。

PLCH 合并肺动脉高压可以应用内皮素受体拮抗剂、磷酸二酯酶 5 抑制剂或联合治疗，少数患者吸入伊洛前列素，可以稳定病情。一组 29 例 PLCH 合并肺动脉高压患者经右心导管测定肺动脉平均压为（45 ± 14）mmHg，估计 1 年、3 年和 5 年生存率分别为 96%、92% 和 73%。

PLCH 伴有呼吸衰竭或肺动脉高压是肺移植的适应证，1 年、2 年和 5 年的生存率分别为 63.6%、57.2% 和 53.7%，移植肺中 20%（8/29 例）再发 PLCH。

（叶　俏）

参 考 文 献

1. Vassallo R，Ryu JH，Colby TV，et al. Pulmonary Langerhans's cell histiocytosis. N Engl J Med，2000，342：1969-1978.

2. Tazi A. Adult pulmonary Langerhans' cell histiocytosis. Eur Respir J，2006，27：1272-1285.

3. Favara BE，Feller AC，Pauli M，et al. Contemporary classification of histiocytic disorders. The WHO committee on histiocytic/reticulum cell proliferations. Reclassification working group of the histiocyte society. Med Pediatr Oncol，1997，29：157-166.

4. Gaensler EA，Carrington CB. Open biopsy for chronic diffuse infiltrative lung disease：clinical, roentgenographic, and physiological correlations in 502 patients. Ann Thorac Surg，1980，30：411-426.

5. Mogulkoc N，Veral A，Bishop PW，et al. Pulmonary Langerhans' cell histiocytosis：radiologic resolution following smoking cessation. Chest，1999，115：1452-1455.

6. Etienne B，Bertocchi M，Gamondes JP，et al. Relapsing pulmonary Langerhans cell histiocytosis after lung transplantation. Am J Respir Crit Care Med，1998，157：288-291.

7. 叶俏，代华平，李雪，等. 成人肺朗格汉斯细胞组织细胞增多症五例临床分析. 中华结核和呼吸杂志，2008，31：492-496.

8. Le Pavec J，Lorillon G，Jaïs X，et al. Pulmonary Langerhans cell histiocytosis-associated pulmonary hypertension：clinical characteristics and impact of pulmonary arterial hypertension therapies. Chest，2012，142：1150-1157.

9. Leatherwood DL，Heitkamp DE，Emerson RE. Best cases from the AFIP：Pulmonary Langerhans cell histiocytosis. Radiographics，2007，27：265-268.

10. Krajicek BJ，Ryu JH，Hartman TE，et al. Abnormal fluorodeoxyglucose PET in pulmonary Langerhans cell histiocytosis. Chest，2009，135：1542-1549.

11. Vassallo R. Diffuse lung diseases in cigarette smokers. Semin Respir Crit Care Med，2012，33：533-542.

12. Roden AC，Hu X，Kip S，et al. BRAF V600E expression in Langerhans cell histiocytosis：clinical and immunohistochemical study on 25 pulmonary and 54 extrapulmonary cases. Am J Surg Pathol，2014，38：548-551.

13. Lorillon G，Bergeron A，Detourmignies L，et al. Cladribine is effective against cystic pulmonary Langerhans cell histiocytosis. Am J Respir Crit Care Med，2012，186：930-932.

14. Yousem SA，Dacic S，Nikiforov YE，et al. Pulmonary Langerhans cell histiocytosis：profiling of multifocal tumors using next-generation sequencing identifies concordant occurrence of BRAF V600E mutations. Chest，2013，143：1679-1684.

第二十七章

职业相关性间质性肺疾病

职业性肺病包括一大类由于吸入职业环境中的粉尘颗粒或化学烟雾导致的肺部疾病，主要包括各种尘肺、石棉肺、化学性肺炎、职业性肺部感染和过敏性肺炎等，其中多数影像学表现为肺部弥漫性病变，容易与其他弥漫性间质性肺疾病相混淆。本节主要介绍较常见影像学上表现为弥漫性肺间质性改变的职业性肺病的临床、影像学及病理学特征。

第一节　矽　肺

矽肺（silicosis）是最常见的职业相关性尘肺类型，是由于长期反复吸入微小的游离二氧化硅晶体颗粒导致的以肺部弥漫性纤维化为主的疾病。石英是最常见的游离二氧化硅存在形式，可广泛存在于诸如采矿、建筑、机械及材料制造等职业环境中。矽肺根据临床、病理和影像学特征的不同分为急性矽肺和典型矽肺两类。

一、急性矽肺

急性矽肺（acute silicosis）又称硅性肺泡蛋白沉着症（silicoproteinosis），在矽肺中是较少见的类型，主要见于暴露在高浓度高分散度二氧化硅粉尘环境中作业（如喷砂工），与典型矽肺相比，急性矽肺患者是在相对较短时间矽尘暴露后发病，可在数月到 3 年内发病。多数病人发病后 2 年内死于呼吸衰竭和肺心病。

【发病机制】

真正发病机制尚不清楚，目前研究显示高浓度二氧化硅刺激了 II 型肺泡上皮细胞，导致其异常增生，分泌过多的肺泡表面活性物质；肺泡巨噬细胞分解代谢功能降低，清除肺泡表面活性物质的能力降低，最终形成肺泡腔内过多脂蛋白沉积。

【病理改变】

急性矽肺病理改变与特发性肺泡蛋白沉着症相似，肺泡腔充填颗粒样 PAS 染色阳性脂蛋白质物质、巨噬细胞和胆固醇裂隙，但与特发性肺泡蛋白沉着症相比，肺间质内有较多的淋巴细胞浸润（图 27-1-1，图 27-1-2）。与典型矽肺病理不同的是，急性矽肺肺部较少胶原沉积和纤维化。可发现少许的矽结节，部分病例甚至缺乏典型的矽结节，偏光显微镜显示肺组织中有或无双折射二氧化硅晶体。急性矽肺患者支气管镜肺泡灌洗液外观可显示为乳白色混浊样，灌洗液沉积物 PAS 染色阳性，可见大量泡沫样巨噬细胞，与典型的特发性肺泡蛋白沉着症患者的肺泡灌洗液特征相似。

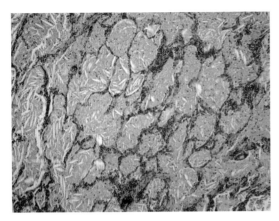

图 27-1-1　急性矽肺
组织病理示肺泡腔内大量嗜伊红物质沉积，大量胆固醇裂隙，肺间质炎症细胞浸润，低倍放大

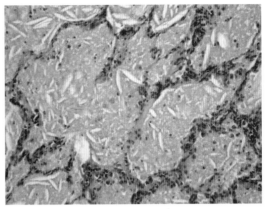

图 27-1-2　急性矽肺
组织病理示肺泡腔内大量嗜伊红物质沉积，胆固醇裂隙，肺间质炎症细胞浸润，高倍放大

【临床表现】

临床表现为急性起病，进行性呼吸困难、咳嗽、消瘦，部分有发热，合并感染时可高热，进展到后期出现明显发绀、端坐呼吸和呼吸衰竭。

【胸部影像学】

胸部 X 线表现为双肺野磨玻璃影和实变影，围绕肺门分布（图 27-1-3）。大部分急性矽肺胸部 HRCT 显示双肺多发实变影，以双下肺后段等重力依赖区域为主，部分实变影中可见钙化灶。部分患者的胸部 HRCT 显示双肺弥漫性小叶中央性微结节影（图 27-1-4）、片状磨玻璃影、小叶间隔增厚和少许实变影（图 27-1-5），可见"铺路石征"（图 27-1-6）。

急性矽肺的胸部 HRCT 与典型的特发性肺泡蛋白沉着症不同的是存在较多实变影和小叶中央性微结节影。

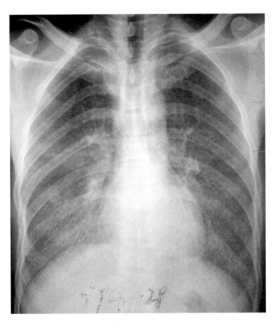

图 27-1-3　急性矽肺
X 线胸片示双肺弥漫性微结节影和磨玻璃影，肺门周围较明显

【肺功能及实验室检查】

急性矽肺患者肺功能检查显示早期轻度限制性通气障碍和弥散功能下降，晚期可严重下降。呼吸衰竭时患者出现明显的氧合障碍，血气分析显示严重的低氧血症。实验室检查多无特异性改变。

【诊断和鉴别诊断】

急性矽肺的诊断主要根据患者职业性硅尘接触暴露史，胸部影像学特征及肺部组织病理证据，职业接触暴露史是诊断前提，胸部影像学表现类似于肺泡蛋白沉着症是诊断线索，而肺组织病理学是确诊的依据。绝大部分病例可以通过经支气管镜肺活检和肺泡灌洗的灌洗液病理特征诊断，少部分病例需要进行外科肺活检明确诊断。

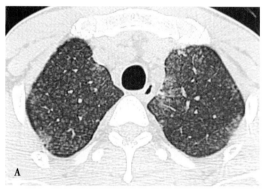

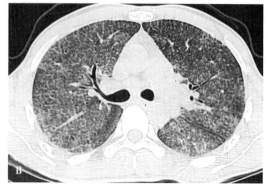

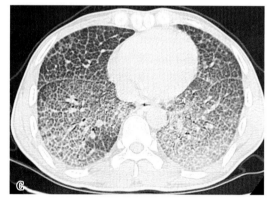

图 27-1-4 急性矽肺

A. 胸部 HRCT 示上肺野弥漫分布边缘不清的微结节影；B. HRCT 隆突分叉水平肺野见弥漫磨玻璃影和网结节影；C. HRCT 心室层，见磨玻璃影和弥漫性小叶间隔增厚，形成典型铺路石征

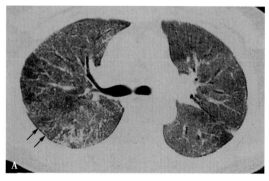

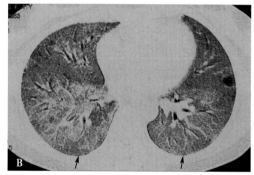

图 27-1-5 急性矽肺

A. 胸部 CT 示两上肺弥漫分布的微结节影，部分区域见实变影，胸膜下线影（黑箭）；B. 胸部 CT 两肺野见弥漫微结节影，磨玻璃影，轻度牵拉性支气管扩张

急性矽肺的鉴别诊断主要与特发性肺泡蛋白沉着症，其他各种原因引起的尘肺、间质性肺炎等疾病相鉴别。职业接触史是重要的鉴别诊断资料，患者短时间内暴露于高浓度的硅尘和缺乏正确有效的职业防护措施是发病的重要原因，也是诊断的重要线索。特发性肺泡蛋白沉着症患者一般无特殊职业接触史，胸部 CT 多见典型的地图样分布的磨玻璃影和铺路石征，一般无明显的微结节影，肺组织病理显示肺泡腔内广泛颗粒样 PAS 染色阳性物

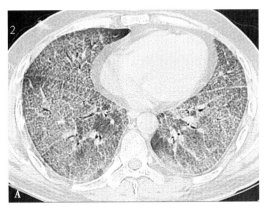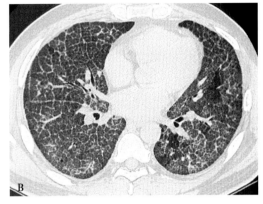

图 27-1-6　急性矽肺与特发性肺泡蛋白沉着症
A. 急性矽肺患者，HRCT 心室层，见磨玻璃影，小叶间隔增厚影，弥漫性微结节影；B. 特发性肺泡蛋白沉着症患者，HRCT 见明显小叶间隔增厚及磨玻璃影；血清抗 GM-CSF 抗体 135.7mg/L

质，但肺泡间隔多数显示正常，间隔内多无明显的淋巴细胞浸润。急性矽肺肺组织病理与其他尘肺和间质性肺炎的病理特征有显著的不同，因此，取得肺活检病理学及肺泡灌洗液细胞病理资料是鉴别诊断的根本。

【治疗】

急性矽肺进展快速，不治疗多数在 2 年内死于呼吸衰竭和肺心病。由于急性矽肺病理上与特发性肺泡蛋白沉着症相似，故治疗上可以采用全肺灌洗术以清除肺泡腔过多的脂蛋白物质及肺泡腔内沉积的粉尘颗粒，可以有效改善患者氧合，延缓肺动脉高压和肺心病的发生。但全肺灌洗术对急性矽肺的疗效不如特发性肺泡蛋白沉着症，不能清除肺间质中沉积的二氧化硅，因此患者往往需反复全肺灌洗治疗。由于急性矽肺肺间质存在明显炎症，有报道采用糖皮质激素治疗并取得一定疗效，但尚缺乏大样本研究报道证实。

（二）典型矽肺

典型矽肺（classic silicosis）多见于长时间接触高游离二氧化硅（含量 >40%）的粉尘作业的工人中，大多有 10~20 年的接尘史，是矽肺中最常见的类型。

【发病机制】

微小的二氧化硅尘粒（尤其是 1~5μm 直径颗粒）吸入肺泡后被巨噬细胞吞噬、破裂和再吞噬，释放致纤维化因子，二氧化硅颗粒本身亦对 I 型肺泡上皮刺激，使其功能障碍，产生大量胶原纤维。总之，矽肺纤维化是机体对吸入的二氧化硅颗粒产生的一系列复杂的炎症和免疫反应的结果。

【病理改变】

矽肺病变主要有 3 种：矽结节、弥漫性间质纤维化和矽肺团块。矽肺早期病理可表现为细支气管及周围的肺泡腔内多量尘细胞（图 27-1-7，图 27-1-8），逐步形成矽结节和纤维化及斑块。矽结节是矽肺特有的病理改变，显微镜下见矽结节呈圆形或星芒状，中央由已发生玻璃样变性的胶原纤维组成，胶原纤维呈同心圆排列（图 27-1-8）。结节周围有不同比例的网状纤维、巨噬细胞、成纤维细胞和浆细胞包绕。早期矽结节的胶原纤维细，排列松，随着矽结节的成熟，胶原纤维粗大，甚至透明变。矽结节增大过程中，相邻的矽结节可以融合，中央小血管受压狭窄甚至闭塞，导致供血不足而出现中心坏死和钙化。肺间质纤维化一般出现在胸膜下、肺小叶间隔、小血管周围、小支气管周围和肺泡间隔。胶原纤维呈片状、网状分布，也可包绕在小血管和小支气管周围。矽肺团块显微镜下可由大量矽结节融合或者由少量矽结节与大量胶原纤维束组成。典型的矽肺患者肺组织通过偏光显微镜观察可以发现双折光晶体，对晶体进行原位能谱分析提示是由二氧化硅组成。

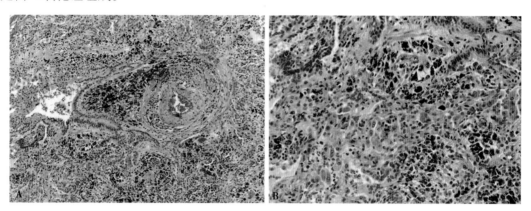

图 27-1-7　矽肺组织病理
A. 病理示肺泡腔及小气道周围多量吞噬碳沫的尘细胞沉积；B. 为图 A 左下部分的局部放大，见小气道周围的间质多量尘细胞沉积

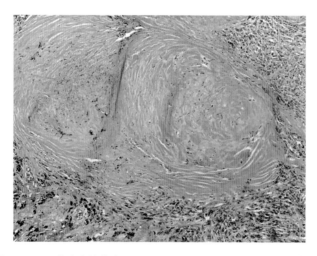

图 27-1-8　矽肺矽结节病理
显微镜下见矽结节呈圆形胶原结节，胶原纤维呈层状同心圆排列

【临床表现】

　　发病后相当长时间内患者可以没有或仅有少量症状。病情加重后可有咳嗽、咳痰、针刺样胸痛及胸闷，个别患者有血性痰。气短的严重程度一般和病变程度有关。还可伴心悸、头昏、乏力、失眠和食欲缺乏等全身症状。若合并肺结核，可有相应症状。患者早期可无阳性体征。三期矽肺者由于肺部有大块纤维化收缩，导致气管移位。肺部叩诊呈浊音，听诊呼吸音粗糙。合并感染、结核、气胸和肺心病时可有相应体征。

【胸部影像学特征】

根据影像学特征，典型矽肺的影像学改变分 3 种类型：单纯型、复杂型和纤维化型矽肺。

单纯型的 X 线胸片主要表现为多发的、边界较清晰的微结节影，直径为 1 ~ 10mm。结节可分布于各个区域，但以上肺叶和下叶背段较多见（图 27-1-9，图 27-1-10）。少部分患者可出现结节样钙化灶。

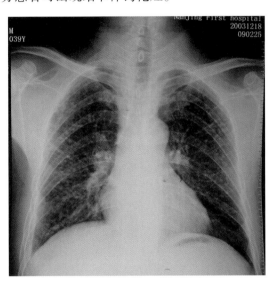
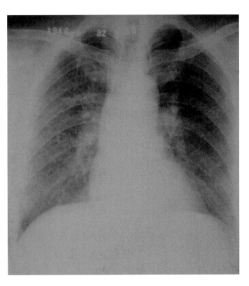

图 27-1-9 单纯性矽肺
X 线胸片示双肺多发性小结节影矽肺

图 27-1-10 单纯性矽肺
X 线胸片显示双肺多发性小结节影，右肺多于左肺

胸部 CT 可以更清楚地观察到双肺多发微结节影（图 27-1-11），以上肺分布为主，部分钙化。HRCT 上可以分辨出结节多为小叶中央、间隔周围和胸膜下分布（图 27-1-12，图 27-1-13），可表现为淋巴管周围分布特征。肺门和纵隔淋巴结可以增大，并常常在肺部出现病变之前。淋巴结可以形成典型的"蛋壳样"钙化。

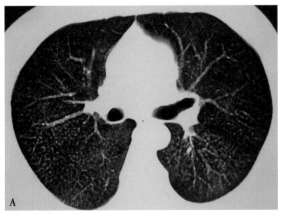
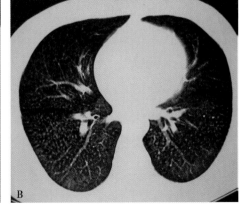

图 27-1-11 单纯性矽肺
胸部 HRCT 示双上肺多发微结节影，后段区域较前部更多

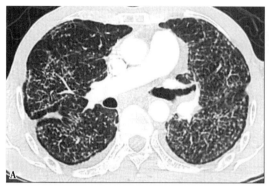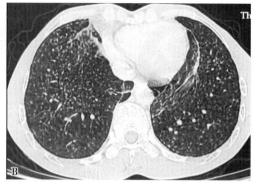

图 27-1-12 单纯性矽肺

A. 胸部 HRCT 示双上肺多发小结节影，结节影的边界清晰，在胸膜下连成线；B. 胸部 HRCT 示双下肺多发小结节影，病变较双上肺少

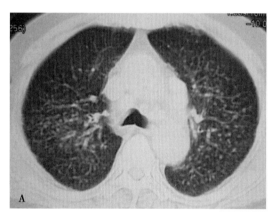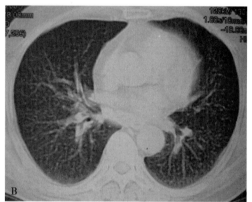

图 27-1-13 单纯性矽肺

胸部 CT 示双肺多发小结节影，上肺多于下肺

复杂型矽肺是胸片上通常表现为双侧对称性肿块样高密度影，直径多达 1cm 以上，边缘常不规则，以双上肺野的外 1/3 区域多见。其由多个小结节相互融合成团块状大阴影（图 27-1-14），形成进行性大块纤维化（图 27-1-15，图 27-1-16），伴条索阴影与肺门或胸膜相连，周围形成肺大疱。

复杂型矽肺的胸部 CT 表现为边缘不整的大块影（图 27-1-17，图 27-1-18），其中可见钙化灶（图 27-1-19，图 27-1-20），块影周围有肺气肿和肺大疱改变，典型的复杂矽肺块影外侧缘与胸壁呈平行。部分斑块中间因为缺血而坏死形成空洞。此表

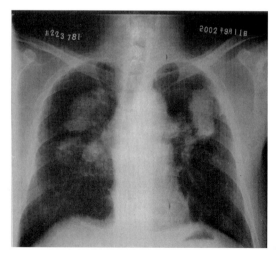

图 27-1-14 复杂型矽肺

X 线胸片见两中上肺多个肿块样高密度影

现与肺结核的空洞类似，矽肺合并肺结核的可能性也较高。

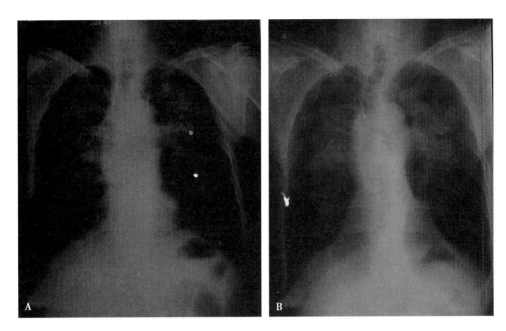

图 27-1-15　复杂型矽肺

A. X 线胸片见两上肺非对称性斑片状高密度影，肺门上移，下肺过度通气；B. 同一患者，2 年后，X 线胸片见两上肺对称性肿块样高密度影，周围见条索状阴影，下肺过度通气

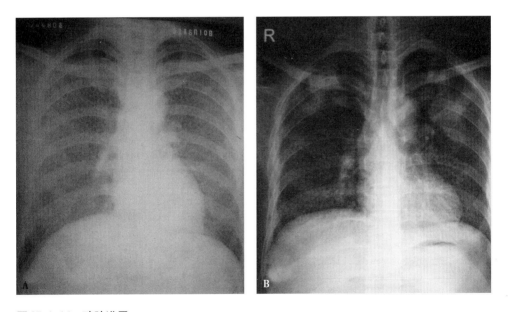

图 27-1-16　矽肺进展

A. 单纯性矽肺，X 线胸片示双肺弥漫性小结节影；B. 6 年后进展为复杂型矽肺，X 线胸片见两上肺外侧对称性肿块样高密度影

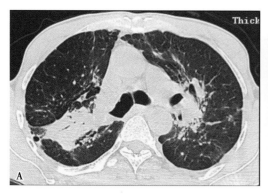
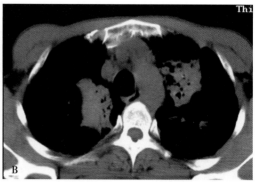

图 27-1-17 复杂型矽肺

A. 胸部 CT 肺窗示双上肺对称性纤维块影，周围有小结节影，小叶间隔增厚；B. 胸部 CT 纵隔窗示双上肺肿块影

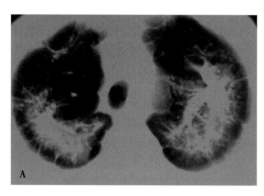
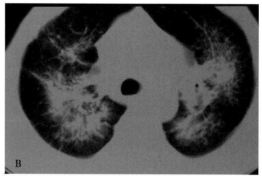

图 27-1-18 复杂型矽肺

A. 胸部 CT 示双上肺纤维化块影，外侧缘与胸壁平行，见垂直于胸膜的长毛刺；B. 胸部 CT 示双上肺纤维化块影，边缘不规则，左上肺块影周围小结节灶

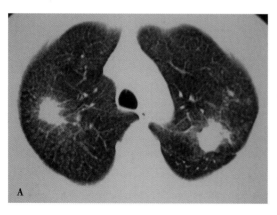
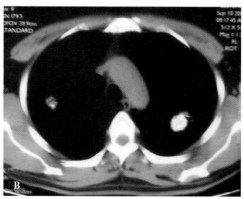

图 27-1-19 复杂型矽肺

A. 胸部 HRCT 示双上肺纤维化块影，边缘不规则，周围有小结节影，见小叶间隔增厚；B. 胸部 HRCT 纵隔窗双上肺块影，大部分钙化

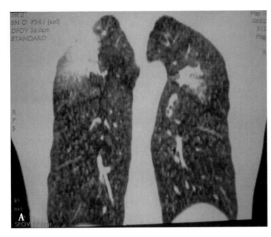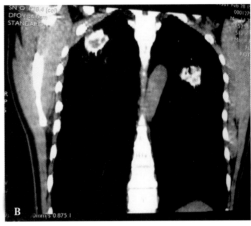

图 27-1-20　复杂型矽肺

A. 为图 27-1-19 同一患者，胸部 CT 冠状位重建示双上肺块影，肺内弥漫性小结节阴影；B. 纵隔窗
冠状位重建显示双上肺块影，大部分钙化

【肺功能及实验室检查】

典型矽肺的肺功能变化与患者肺部纤维化程度和肺气肿的程度有关，早期患者肺功能变化小，随着病程的延长，患者肺功能逐步显示明显的阻塞性或阻塞性为主的混合性通气障碍和弥散功能下降的改变。晚期矽肺患者肺功能严重受损，可以出现低氧血症，部分患者可出现 $PaCO_2$ 升高。患者常规实验室检查多无特异性改变。

【诊断和鉴别诊断】

典型矽肺的诊断主要根据患者职业接触暴露史、临床症状体征、影像学特征和肺功能等实验室检查，一般可做出明确诊断，如有困难可进行肺活检，病理组织见到矽结节或微量分析有硅沉积及必要的流行病学调查资料可做出诊断。典型矽肺主要需与肺结核、其他尘肺和其他肺部肉芽肿类疾病鉴别。矽肺与肺结核的鉴别是重要的，有时也是困难的。矽肺合并肺结核的可能性也较高。肺结核多有结核中毒症状，痰检到结核菌和 PPD 强阳性有助于诊断。矽肺与其他尘肺的影像学特征有相当大的重叠，详细的职业接触史、流行病学资料及肺组织活检有助鉴别。

【治疗】

1. 药物治疗

（1）克矽平：1% 克矽平水溶液 30ml 雾化吸入，每日 1 次，每周 6 次，3~6 个月为 1 个疗程，停药 3 个月，再继续下一个疗程。

（2）哌喹：口服，每次 0.5g，每周 1 次，3~6 个月为 1 个疗程，停药 2 个月再进行下一个疗程。

（3）羟基哌喹：口服，每次 0.25g，每周 2 次，3~6 个月为 1 个疗程，停药 2 个月再进行下一个疗程。

（4）粉防己碱：200mg，每天 1 次，口服，每周 6 次，3 个月为 1 个疗程，停药 1 个月。

2. 全肺灌洗治疗　全肺灌洗治疗矽肺可用生理盐水，也可以用 0.04% 克矽平生理盐水，灌洗回收液中可测到游离二氧化硅，对于慢性矽肺治疗后可以部分改善呼吸系统症状，但对已经形成的肺部纤维化病变无治疗作用。对于急性矽肺，灌洗可以直接去除肺泡腔内大量的脂蛋白和尘粒，可以有效改善患者呼吸功能，延长患者生存期。

第二节　煤 工 尘 肺

煤工尘肺（coal worker's pneumoconiosis，CWP）是指煤矿工人肺内以煤为主粉尘的沉积及其所引起的组织反应。是较常见的一种尘肺，按照 X 线的特点分单纯性和复杂性煤工尘肺两种类型。

【发病机制】

机体吸入煤尘进入肺泡后被肺泡巨噬细胞吞噬并聚集在细支气管周围，导致细支气管扩张。部分吞噬煤尘颗粒的巨噬细胞破裂溶解，释放酶和炎性因子刺激成纤维细胞增殖，产生过多的胶原纤维。呼吸性细支气管及肺泡陷入由坏死巨噬细胞、煤尘和成纤维细胞构成的网状物，导致煤斑的形成。煤斑形成过程中可压迫呼吸性细支气管致呼气不畅，最终导致小叶中央性肺气肿。

【病理变化】

煤工尘肺的组织病理改变分煤斑和进行性大块纤维化两种。显微镜下可见吸入的煤尘大部分沉积在次级肺小叶内形成所谓煤斑，其间有网织纤维、胶原纤维和粉尘混杂，病灶与纤维化间质相连呈星状，伴有小叶中央性肺气肿。晚期患者多个煤块融合成进行性大块纤维化，镜下显示不规则的纤维组织、粉尘和坏死区，肉眼下可见直径超过 2cm 的黑色纤维性团块。

【临床表现】

早期单纯性煤工尘肺患者可无临床症状，中晚期可出现咳嗽、气短和黑痰。晚期可有明显的呼吸困难。约有半数以上的患者有胸痛和胸闷不适。晚期体征可闻及干湿啰音，杵状指。严重肺气肿者可有桶状胸，并发肺心病者可有相应的体征。

【影像学特征】

典型的单纯性煤工尘肺 X 线胸片表现为多发类圆形小结节样影（图 27-2-1），可伴有网状或网结节影，结节影直径一般为 1～5mm，与矽肺的结节影相比，煤工尘肺的结节边缘略显模糊，结节中更多见钙化灶。复杂性煤工尘肺影像学特征与复杂性尘肺的表现相似，双上肺可见由多个小结节病变融合成不透明的进行性大块纤维化阴影（图 27-2-2）。

胸部 CT 表现为双肺弥漫性小结节影，多为小叶中央性和淋巴管周围分布，以双上肺多见（图 27-2-3）。部分煤工尘肺 HRCT 可见弥漫性磨玻璃影和局灶性实变影，约 30% 患者 CT 可见结节中钙化灶，有 30% 可发现肺门和纵隔淋巴结肿大。

复杂性煤工尘肺影像学特征与复杂性矽肺的表现相似，双上肺可见进行性大块纤维化阴影，团块周围有肺气肿或肺大疱（图 27-2-4，图 27-2-5）。晚期煤工尘肺胸部 HRCT 可表现为弥漫性网状影和蜂窝样改变。

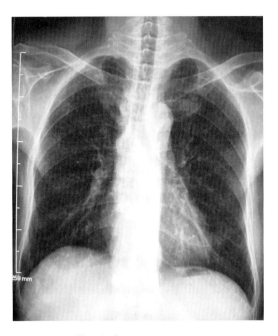

图 27-2-1 煤工尘肺
X 线胸片示双上肺散在分布的小结节影，两肺纹理增加

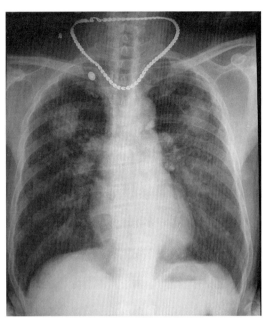

图 27-2-2 煤工尘肺
X 线胸片示双上肺见进行性大块纤维化阴影，肺门周围见小结节影

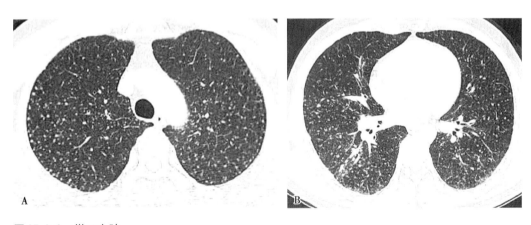

图 27-2-3 煤工尘肺
胸部 HRCT 见双肺多发微结节影，部分为小叶中央型，部分为胸膜下

【肺功能及实验室检查】

单纯性煤工尘肺患者肺功能可以正常或轻度异常，合并肺气肿的患者表现为阻塞性为主的通气障碍和弥散功能下降，随着病变的加重，肺功能损害加重，进行性大块纤维化患者肺功能可表现为限制性通气障碍和弥散功能明显下降，可有低氧血症。临床常规实验室检查结果多无特异性改变。

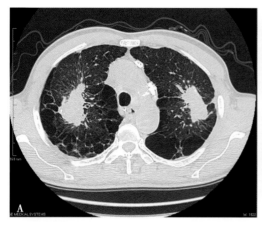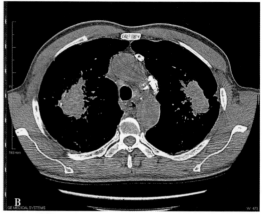

图 27-2-4　复杂性煤工尘肺
A. HRCT 肺窗示双上肺野纤维化块影，块影周边有散在小结节病灶，胸膜下多发肺大疱；B. HRCT
纵隔窗示双上肺野纤维化块影中散在钙化灶，纵隔淋巴结钙化

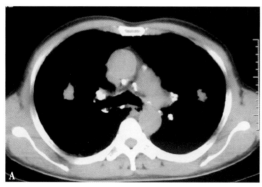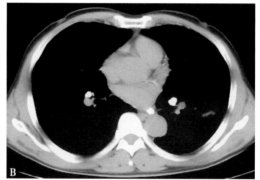

图 27-2-5　煤工尘肺
A. 胸部 CT 纵隔窗示纵隔多个淋巴结钙化，对称性双上肺纤维化块影；B. 胸部 CT 纵隔窗示肺门淋巴
结钙化

【诊断和鉴别诊断】

煤工尘肺的诊断必须有可靠的职业接触粉尘史以及必要的流行病学资料，结合典型的
影像学特征、临床表现和肺功能等可以做出诊断。对于复杂的病例需要进行肺组织活检，
通过病理得到诊断。主要需要鉴别诊断的疾病包括其他类型尘肺、间质性肺炎及其他肺部
肉芽肿类病变。详细的职业接触史是鉴别诊断的关键，影像学上尽管有差别，但非特异
性，复杂病例需肺组织病理确诊。

【治疗】

治疗方法与矽肺相似，主要包括药物和全肺灌洗治疗，总体上治疗效果不如矽肺。因
此，煤工尘肺重在预防。

第三节　石　棉　肺

石棉肺（asbestosis）是继发于吸入石棉纤维导致的弥漫性肺间质纤维化。石棉肺有着与其他类型弥漫性肺间质纤维化一样的临床、组织病理学和影像学特征，按照美国胸科学会建议的标准，石棉肺的诊断可以在没有病理组织学证据的前提下作出，主要包括石棉接触史、下肺后基底段部位爆裂音、限制性通气障碍和弥散功能下降及典型的弥漫性肺间质纤维化的影像学改变。

【发病机制】

石棉中主要致病物质为石棉纤维，分长纤维和短纤维两种，短纤维容易被呼吸道清除，长纤维难以排出而被肺泡巨噬细胞不完全吞噬，巨噬细胞分泌蛋白酶发生损害作用，成纤维细胞增生，胶原纤维等细胞外基质的沉积，最终导致肺纤维化。

【病理变化】

早期石棉肺表现为周围细支气管纤维化，中重度石棉肺时，肺泡壁广泛受损，肺泡腔广泛渗出呈肺泡炎改变，然后肺泡管和肺泡壁纤维化，进而累及小叶间隔、血管、支气管周围和脏层胸膜，表现为弥漫性间质纤维化，病变在双下肺最显著。石棉纤维被吸入并沉积于肺内，一段时间后被含铁蛋白包裹而形成石棉小体（图 27-3-1），$10 \sim 110 \mu m$ 长，病理发现石棉小体是诊断石棉肺的重要依据。

【临床表现】

石棉肺早期可无任何临床症状，中晚期可有咳嗽，通常为干咳或少许白黏痰，较显著的症状是活动后呼吸困难，少数患者可有咯血，应警惕并发肺癌。合并广泛胸膜肥厚时有胸痛。晚期可有杵状指。肺部捻发音是重要体征，早期主要在下肺后基底部位，晚期弥漫性纤维化患者可闻及广泛的捻发音。并发肺心病时可有颈静脉怒张和右心肥厚的体征。

【影像学特征】

相对于其他原因的弥漫性肺间质纤维化，石棉肺的影像学表现并没有什么特征性表现。胸片上可发现不规则的细小网状影（图 27-3-2），可有胸膜增厚的改变。早期患者胸片上可以无异常发现，而 HRCT 对发现患者早期病变有帮助。

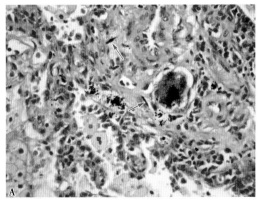
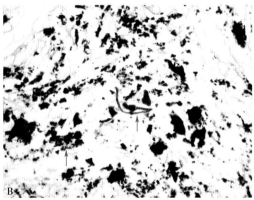

图 27-3-1　石棉肺病理

A. 病理示肺泡隔增宽，慢性炎性细胞，泡沫细胞，见石棉小体（蓝箭）；B. 肺组织普鲁士兰特殊染色阳性（红箭），见石棉小体（蓝箭）

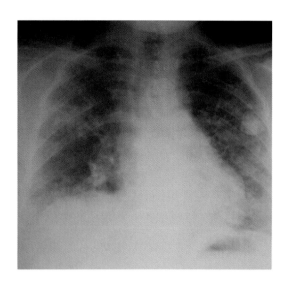

图 27-3-2 石棉肺
胸片示双肺外周分布为主的磨玻璃影
及网结节状影，右下肺及左上肺见点
片状高密度阴影

石棉肺患者的胸部 CT 特点为增厚的小叶间隔影和小叶内线状影，胸膜下线，后基底段分布不规则的小结节影，小片状、条带状实变影和小囊状影（图 27-3-3，图 27-3-4）。胸部俯卧位 CT 可以有效减少由于平躺位 CT 时重力因素造成的下肺后部的高密度影与早期石棉肺的病变的混淆。

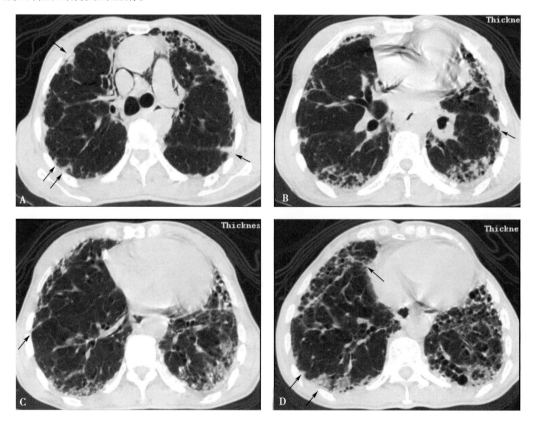

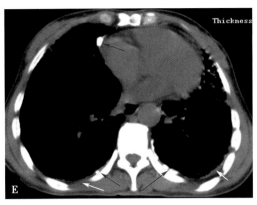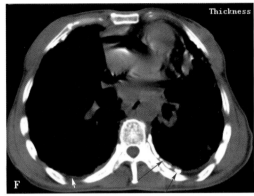

图 27-3-3　石棉肺

A ~ D. 胸部 HRCT 肺窗示胸膜下小片状实变影（黑箭），肺内不规则条带状实变影（B），弥漫性网状影，蜂窝状改变，牵拉性支气管扩张，纵隔气肿；E、F. 胸部 CT 纵隔窗示双下肺带状胸膜肥厚（白箭），带状钙化斑（红箭）。纵隔胸膜见点片状钙化斑

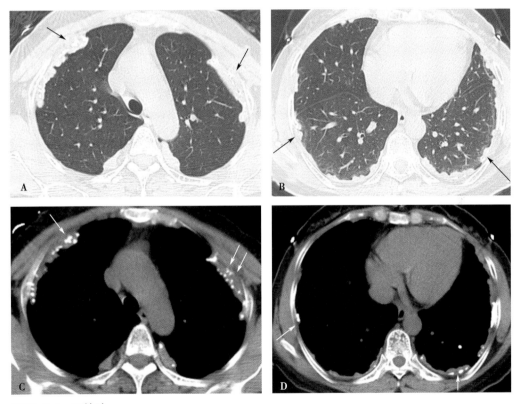

图 27-3-4　石棉肺

A. 胸部 HRCT 肺窗示双上肺带状胸膜肥厚（黑箭）；B：胸部 HRCT 肺窗示双下肺结节状胸膜肥厚（黑箭）；C、D. 胸部 HRCT 纵隔窗示双肺带状胸膜肥厚，见点状钙化斑（白箭）

晚期患者 HRCT 表现为主要分布于后基底段胸膜下的蜂窝样改变。石棉肺的胸部 CT 改变与特发性肺纤维化非常相似，后者病变更倾向于分布在下肺后部，但发现明显的胸膜肥厚及钙化斑是石棉肺患者区别于 IPF 的重要特征（图 27-3-3），其次，石棉肺患者肺内的小片状、不规则条带状实变影（图 27-3-3）也明显多于 IPF。

【肺功能和实验室检查】

石棉肺患者的肺功能最早改变是肺顺应性降低，肺活量进行性降低是早期发现石棉肺的最敏感的常规测定指标。随着肺纤维化的进展，肺功能表现为明显的限制性通气障碍和弥散功能降低。后期可出现低氧血症甚至呼吸衰竭。目前尚无针对石棉肺的特异性实验室检测指标应用到临床。

【诊断和鉴别诊断】

石棉肺的诊断主要依据详细的职业接触史、伴有胸膜肥厚及钙化斑的肺间质纤维化的影像学特征、限制性通气障碍等。对于不典型病例，肺活检是必要的，肺组织中发现石棉小体是具有诊断意义的特征。石棉肺的鉴别诊断主要是与其他类型的肺间质纤维化相鉴别，石棉职业接触史和明显的胸膜增厚及钙化斑提示石棉肺的可能性大。

【治疗】

石棉肺本身目前尚无有效的治疗方法，由于石棉肺的病理改变主要是肺纤维化，有试图采用秋水仙碱和糖皮质激素治疗，但未取得满意疗效。目前针对石棉肺的治疗主要是对症性的，改善咳嗽和呼吸困难，延缓肺心病的发生。

第四节　铁　尘　肺

铁尘肺（siderosis）是由于肺内巨噬细胞积聚三氧化二铁颗粒形成的，通常是吸入过多的焊工烟雾造成的，故也称电焊工尘肺病（welder's pneumoconiosis）。绝大部分铁尘肺不引起肺纤维化和肺功能的损害，可以无任何临床症状而在体检时发现。

【发病机制】

电焊烟尘中主要是各种金属氧化物，由于焊条和金属母材的成分不同，烟雾中成分不尽相同，但多数含有 Fe、Mn、Cr、Al、Mg、Ca、Ni 和 Si 等的氧化物。铁末肺沉积本身并不产生明显的纤维化和炎症反应，但氧化铁和其他金属 Cr、Ni、Mn 和 Al 氧化物等成分可以造成肺组织局部炎症反应和纤维化改变，但与硅尘相比它们的致纤维化作用较弱。

【病理变化】

铁尘肺患者肺组织标本显微镜下观察到肺泡腔和胸膜内有大量粉尘沉着，肺泡壁、间质及血管周围有少量沉着。尘粒经普鲁士染色阳性，肺泡和间质中粉尘聚集成大小不等的尘灶，见吞噬棕色颗粒的巨噬细胞和少量淋巴细胞浸润（图 27-4-1，图 27-4-2），局部可有少量胶原纤维形成，间质内有纤维化改变，但无典型的胶原结节。末梢细支气管和肺泡壁有程度不等的慢性炎症。

【临床表现】

铁尘肺的临床表现无特异性，早期症状较轻微，甚至无自觉症状。晚期可有气短、咳嗽、咳痰、胸闷和胸痛，偶有痰血，部分患者可有诸如轻度乏力、食欲缺乏、头昏和失眠等全身症状。肺部体检多无特殊体征。

【影像学特征】

典型的铁尘肺患者胸部 X 线片表现为主要分布于围绕肺门区域的中 1/3 肺野的多发性小圆结节影（图 27-4-3，图 27-4-4），结节影是由吞噬氧化铁颗粒的巨噬细胞在支气管血管周围的淋巴管中形成的。脱离铁尘环境后结节影可完全消失。

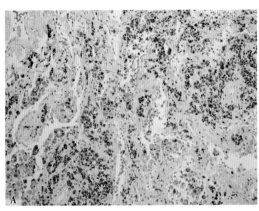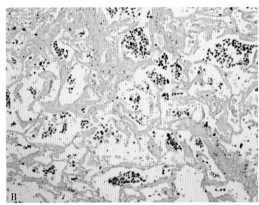

图 27-4-1 焊工尘肺病理

A. 肺组织活检病理示肺泡腔内多量吞噬棕色颗粒的巨噬细胞沉积，HE，中倍放大；B. 肺泡腔内颗粒物质沉积普鲁士兰染色阳性，中倍放大

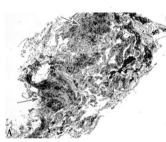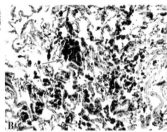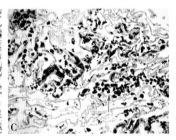

图 27-4-2 焊工尘肺病理

A. 支气管镜肺活检组织示细支气管周围及肺间质内棕色颗粒物质沉积（红箭），HE，低倍放大；B. 肺活检组织示肺泡腔内棕色颗粒物质沉积（红箭），HE，中倍放大；C. 肺泡腔内颗粒物质沉积普鲁士兰染色阳性，中倍放大

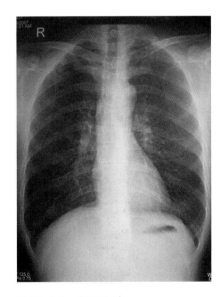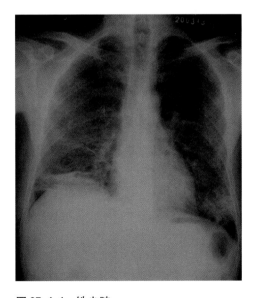

图 27-4-3 焊工尘肺

X 线胸片见心缘周围见多发性小圆结节影

图 27-4-4 铁尘肺

X 线胸片见两肺弥漫性微结节影，两下肺见斑片状实变样影

胸部HRCT可以发现患者双肺多发性边界不清的小叶中央性小结节影（图27-4-5，图27-4-6）。小结节影是基本的CT表现（图27-4-5~图27-4-7），部分患者可合并线状影（图27-4-7）及类树芽状影；少数患者合并斑片状实变影（图27-4-8）。部分电焊工尘肺病患者HRCT表现为斑片状磨玻璃影，病变多以细小支气管、血管为中心，多呈类圆形，部分形态不规则，直径不等，中心密度略高，周边与正常肺实质无明确界限，类似稀淡的墨水滴于宣纸上逐渐向外渗散的现象（图27-4-9），有学者将此表现称为"淡墨征"。

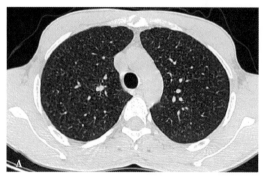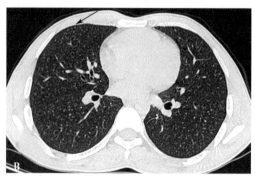

图 27-4-5 焊工尘肺

胸部 HRCT 示双肺弥漫性小叶中央型微结节影（箭头）

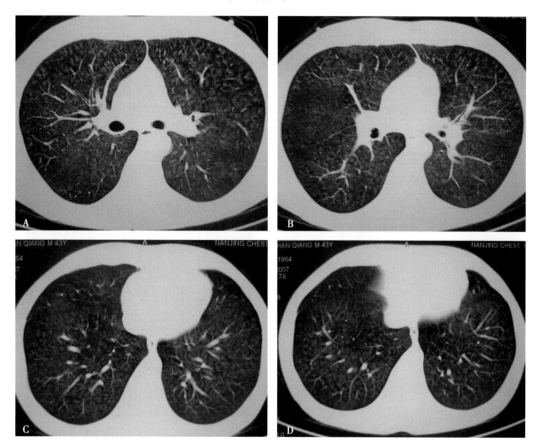

图 27-4-6 焊工尘肺

胸部 CT 示广泛的磨玻璃样小叶中央型结节影，部分树芽状改变

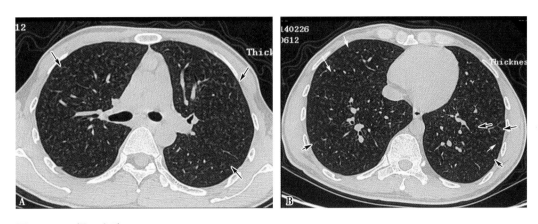

图 27-4-7　焊工尘肺

胸部 HRCT 示双上肺（A）及下肺（B）弥漫性小叶中央型结节影，结节影边缘清（白箭），见线状影（黑箭）

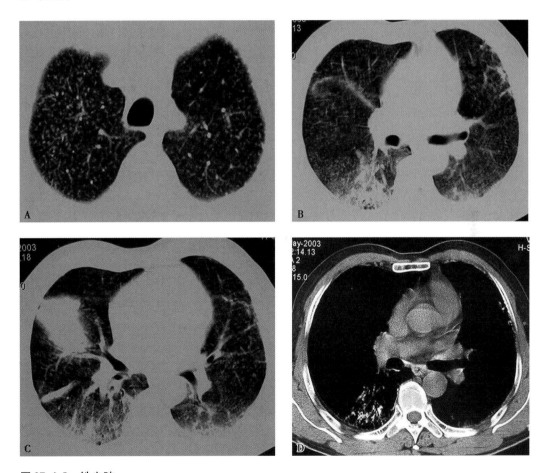

图 27-4-8　铁尘肺

A. 双上肺多发微结节影，部分结节为小叶中央型，边缘欠清；B. 两肺弥漫性微结节影，条索状影，背部部分融合成斑片实变影；C. 两下肺见斑片状实变样影及弥漫性微结节影；D. CT 纵隔窗示右下肺局部钙化样高密度影，胸膜肥厚

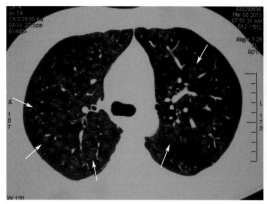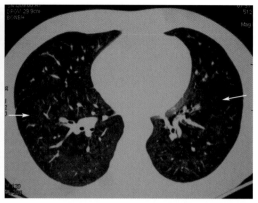

图 27-4-9　焊工尘肺

胸部 CT 示斑片状磨玻璃影，部分呈类圆形，以细小支气管、血管为中心（白箭），即"淡墨征"

【肺功能及实验室检查】

电焊工尘肺病患者较少引起纤维化，对肺功能的影响小，患者肺功能多无明显改变，个别重症患者可有限制性通气障碍。患者血清铁蛋白明显升高，可能与患者体内铁负荷明显增加有关。

【诊断及鉴别诊断】

电焊工尘肺病诊断主要依据详细的职业接触史和影像学特征，多数可以做出诊断，少数患者需行肺活检病理证实。主要需与其他尘肺和肺结核相鉴别。

【治疗方法】

铁尘肺目前尚无特效治疗方法，主要是尽早发现，及时脱离接尘环境。呼吸系统症状明显者可行对症治疗。

第五节　滑　石　肺

滑石是一种被广泛应用于制药、皮革、造纸、化妆品、橡胶和纺织业的含水硅酸盐。导致滑石有关的肺病主要有两种形式：吸入单纯的滑石粉和静脉注射含滑石的药物导致的滑石肺。

【发病机制】

滑石粉尘颗粒通过吸入途径进入肺泡，肺泡巨噬细胞吞噬粉尘颗粒，部分吞噬细胞裂解释放炎症因子，淋巴细胞浸润，成纤维细胞增殖，病灶局部可形成围绕吞噬滑石颗粒多核巨细胞的肉芽肿改变，可见肺间质纤维化改变。而静脉注射含滑石成分的药物后，这些晶体颗粒随血流进入肺动脉，在肺动脉末梢沉积，异物性颗粒在肺小动脉导致异物炎症反应。

【病理变化】

吸入性滑石肺患者肺组织病理改变为存在不同程度的肺纤维化改变，结节样纤维灶主要分布于血管和支气管周围。病灶局部可形成围绕吞噬滑石颗粒多核巨细胞的肉芽肿改变（图 27-5-1），肉芽肿内见多发卵圆形、杆状和不规则形结晶体及多核巨细胞（图 27-5-2），偏光显微镜可观察到病灶中有双折光晶体（图 27-5-3），淋巴结中也可发现双折光晶体。

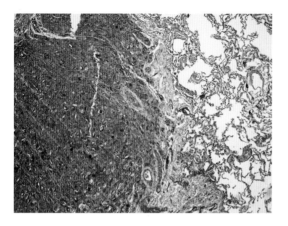

图 27-5-1 滑石尘肺病理

病理示肺组织内滑石粉异物肉芽肿结节形成，肉芽肿内见多发卵圆形、杆状和不规则形结晶体，尘细胞及多核巨细胞沉积（低倍放大）

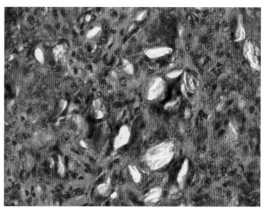

图 27-5-2 吸入性滑石肺

病理示肺组织内多发卵圆形、杆状和不规则形结晶体，高倍放大

图 27-5-3 偏光显微镜示双折光晶体，中倍放大

静脉注射含滑石成分的药物后，在肺动脉末梢沉积，异物性颗粒在肺小动脉导致异物炎症反应。病理观察显示肺充血，见片状分布的伴有轻度肺泡炎的间质纤维化，肺动脉内见血栓形成，可以见到血管周围分布的异物性肉芽肿改变。用偏光显微镜观察可以见到肉芽肿内有针尖样颗粒物（见图 27-5-3），这些颗粒在肺动脉内及局灶性肺间质内也可以见到。

【临床表现】

临床表现早期可无明显症状，随着肺部病变的增加可出现缓慢进展性劳力性呼吸困难、干咳、食欲缺乏、消瘦、发热和盗汗。肺部听诊可以无异常或肺基底部位爆裂音。终末期可出现气胸，但很少以气胸为首发改变。

【影像学特征】

吸入性滑石肺 X 线胸片表现为双肺弥漫性小结节影（图 27-5-4A），可进展融合成块状影（图 27-5-4B）。胸部 CT 表现为多发小叶中央性小结节影和胸膜下结节影，部分小结节影可融合成块状高密度影，可有纵隔淋巴结肿大。

　　静脉型滑石肺常规 X 线胸片主要表现为肺气肿、磨玻璃影和结节影。胸部 HRCT 发现弥漫性由微结节组成的针尖样颗粒影，形成类似磨玻璃高密度影，分布于除肺气肿病灶以外部位，肺气肿可以是小叶中央性，也可以是全小叶性的（图 27-5-5）。

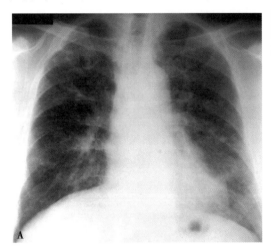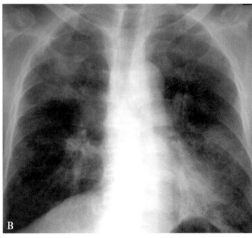

图 27-5-4　吸入性滑石肺

A. 胸片示双肺弥漫性小结节影；B. 同一患者 15 年后随访胸片显示右上肺和左中肺野大块影及散在小结节影（引自：Akira M，Kozuka T，Yamamoto S，et al. Inhalational talc pneumoconiosis：Radiographic and CT finding in 14 patients. Am J Roentgenol，2007，188：326-333）

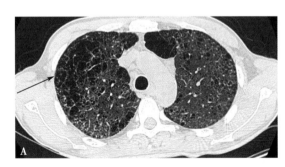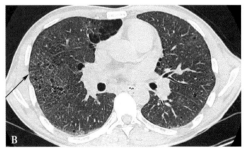

图 27-5-5　静脉型滑石肺

A. HRCT 示双上肺小叶中央性肺气肿（黑箭）；B. HRCT 示右中肺野外带网状影（黑箭）和囊状阴影

【肺功能及实验室检查】

　　滑石肺患者肺功能在早期可正常或轻度通气障碍，当出现明显的肺气肿改变时，肺功能显示以阻塞性为主的混合性通气障碍，晚期可有弥散功能下降。严重患者可出现呼吸衰竭。

【诊断和鉴别诊断】

　　吸入性滑石肺的诊断依据详细的职业接触史、胸部影像学改变及肺组织病理特征。而明确的反复静脉注射成瘾性药物对静脉型滑石肺的诊断至关重要。鉴别诊断主要需与其他尘肺及慢性阻塞性肺气肿相鉴别。

【治疗方法】

静脉型滑石肺的自然病程和治疗方法的报道是很少的，Pare 等对 6 例患者进行 10 年随访，结果显示，患者的影像学病变呈不可逆性进展。出现明显肺动脉高压者需进行相关对症治疗，停止继续静脉注射口服用药片对于减少病变的进一步恶化是关键性的。Smith 等报道 1 例患者经泼尼松治疗效果显著，给予泼尼松 60mg/d，5 天以后，胸片显示改善，肺功能正常，PaO_2 从治疗前的吸氧 5L/min 鼻导管时的 59mmHg 到 101mmHg（吸空气时），门诊随访，泼尼松减量后仍得到很好控制。有关糖皮质激素治疗尚缺乏大样本对照研究，真正疗效尚待证实。

第六节　硬金属肺病

长期暴露于硬金属工业粉尘可导致各种硬金属相关性肺病，硬金属是具有极高物理硬度并耐热、耐磨及抗腐蚀特性的合金，主要是指碳化钨和碳化钴。暴露硬金属粉尘可导致各种呼吸系统疾病，表现为上呼吸道刺激性症状，支气管哮喘和间质性肺病等。由于吸入过多硬金属粉尘导致的间质性肺病又称硬金属尘肺（hard metal pneumoconiosis），早期硬金属尘肺是可逆性，但肺间质纤维化常可进行性进展到终末期蜂窝肺。我国 2013 版职业病分类和目录，已将硬金属粉尘导致的各种呼吸系统疾病表现，统称为硬金属肺病列入其中。

【发病机制】

动物实验研究显示，气管内灌注碳化钴颗粒后导致肺实质炎性损伤，可见肺泡腔内巨噬细胞和多核巨细胞增生，肺组织中氧自由基等反映氧化应激反应的因子明显增多，而碳化钨却很少产生以上反应。研究还显示碳化钴和碳化钨联合气管内灌注对肺组织的损伤更明显。

【病理变化】

硬金属肺病的组织病理学改变可以是从支气管炎到亚急性致纤维化肺泡炎甚至肺间质纤维化（图 27-6-1 至图 27-6-4）。闭塞性细支气管炎是硬金属肺病最早的组织学表现；在 20 世纪 90 年代前，文献用间质性肺泡炎、脱屑性间质性肺炎、普通型间质性肺炎或巨细胞间质肺炎（GIP）等描述硬金属肺病组织病理变化；现已认同硬金属肺病的特征性病理改变为 GIP，其特点为脱屑性间质性肺炎样反应，即在肺泡腔内有巨噬细胞和大量的多核巨细胞聚集（图 27-6-1，图 27-6-2）；多核巨细胞位于肺泡腔内，内见被吞噬炎症细胞（图 27-6-1，图 27-6-3）。病变以围绕支气管周围的间质最明显。随着粉尘暴露时间的延长和病情的进展，肺组织中出现间质纤维化和蜂窝肺改变。采用扫描

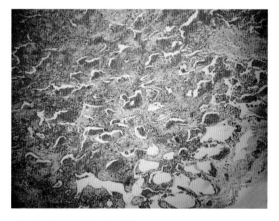

图 27-6-1　硬金属尘肺
肺组织病理示肺泡腔内大量多核巨细胞沉积和间质性肺炎改变

电镜能谱分析对肺组织切片中微量分析可发现硬金属成分，对诊断具有决定性意义。

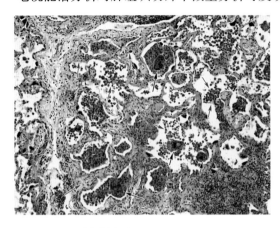

图 27-6-2 硬金属尘肺
病理示脱屑性间质肺炎样反应（红箭），肺泡腔内见巨噬细胞和大量的多核巨细胞肺泡腔内（黑箭），肺泡隔增宽，HE，中倍放大

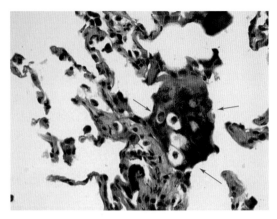

图 27-6-3 多核巨细胞位于肺泡腔内，内见被吞噬炎症细胞

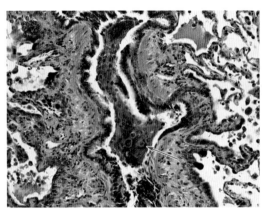

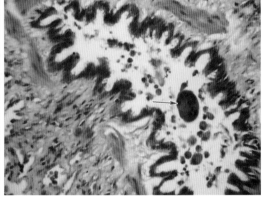

图 27-6-4 硬金属尘肺
病理示细支气管炎症，腔内见多核巨细胞（蓝箭）

【临床表现】

本病一般潜伏期较长，病程进展缓慢，症状较轻微，可有干咳、气短、胸闷、胸痛和乏力等症状。肺部体检多无特别阳性体征。晚期部分患者出现明显肺间质纤维化时，肺部可听到捻发音，发展到肺心病时可有相应的体征。

【影像学特征】

硬金属肺病的 X 胸片表现为弥漫性小结节影、网状影和小囊状影（图 27-6-5）。胸部 HRCT 表现为弥漫性小结节影（图 27-6-6 至图 27-6-8）、磨玻璃影（图 27-6-9）、大小不等的实变影（图 27-6-10）、网状影和牵拉性支气管扩张改变。晚期患者可见肺部广泛的结构扭曲和蜂窝样改变（图 27-6-11）。由于硬金属肺病 HRCT 改变与特发性肺纤维化、非特异性间质性肺炎、慢性过敏性肺泡炎等相似，因此，最终诊断硬金属肺病应该包括职业接触史、影像学特征和病理学证据。

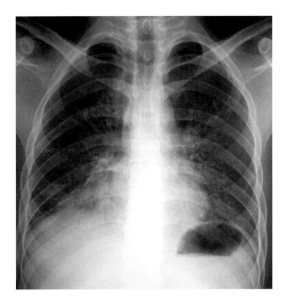

图 27-6-5 硬金属肺病

X 线胸片示双下肺野网结节状影
和多发的小结节影，边缘不清

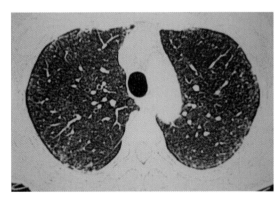
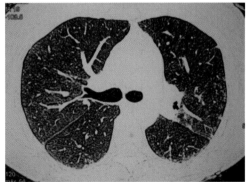

图 27-6-6 硬金属肺病

胸部 CT 示双肺弥漫性小结节影，部分小结节影相连，形成胸膜下线影

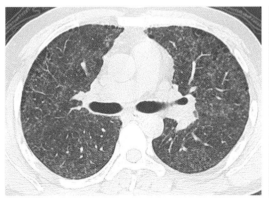
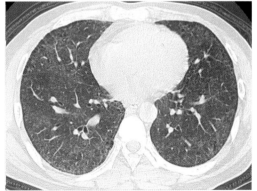

图 27-6-7 硬金属肺病

胸部 CT 示双肺弥漫性小结节影，部分小结节影相连，形成胸膜下线影，胸膜下囊状影

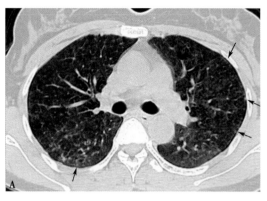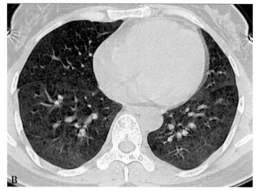

图 27-6-8 硬金属肺病

A. 胸部 HRCT 示双上肺近胸膜下分布小结节影，胸膜下细线阴影（黑箭）；B. 胸部 HRCT 示双肺弥漫性磨玻璃影，背景中微结节影，肺活检病理见图 27-6-2

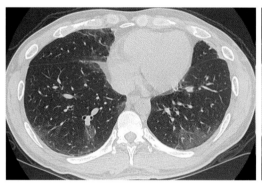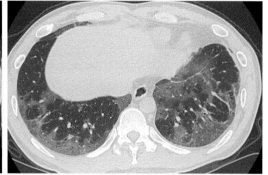

图 27-6-9 硬金属肺病

胸部 HRCT 示双下肺磨玻璃影，近胸膜分布

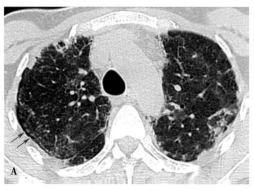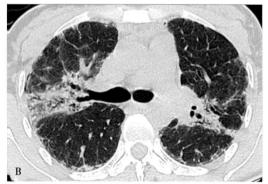

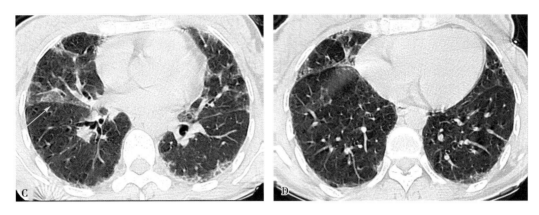

图 27-6-10 硬金属肺病

A. 胸部 HRCT 示双上肺近胸膜下分布斑片状实变影，小结节影（红箭）；B. 胸部 HRCT 示双上肺斑片状实变影，胸膜下分布线状影（黄箭）；C. 胸部 HRCT 示双肺磨玻璃影（黄箭），胸膜下网状阴影；D. 胸部 HRCT 示近胸膜下见网状阴影

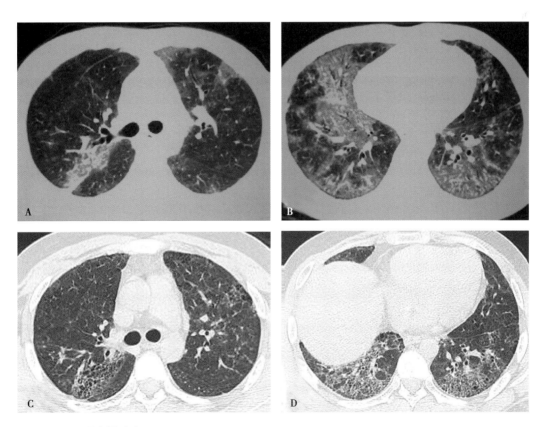

图 27-6-11 硬金属肺病

A、B. 胸部 CT 示双肺散在片状磨玻璃影，小结节影，片状实变影，牵拉性细支气管扩张，肺活检病理见图 27-6-1；C、D. 7 年后，胸部 HRCT 示双肺网状影和蜂窝样改变，牵拉性细支气管扩张

【肺功能及实验室检查】

早期肺功能可以正常或轻度限制性通气障碍，中晚期患者肺部出现明显的纤维化改变时，患者肺功能可出现严重损害，表现为严重的限制性通气障碍和弥散功能降低。可出现低氧血症，最终呼吸衰竭。硬金属肺病患者常规实验室检查多无特征性异常改变。

【诊断和鉴别诊断】

硬金属肺病的诊断依据详细可靠的职业粉尘暴露史、胸部影像学改变、临床表现及肺组织病理学证据。Ohori 等提出的硬金属尘肺诊断标准包括：①硬金属粉尘接触史；②慢性咳嗽、气短和劳力性呼吸困难；③间质性肺病的影像学特征；④间质性肺炎或巨细胞间质肺炎（肺泡腔内充填大量多核巨细胞）的病理学改变；⑤肺组织中检测到硬金属成分。复杂不典型病例的诊断有赖于肺组织病理微量分析发现与职业接触粉尘相符的硬金属成分。鉴别诊断主要需与其他类型间质性肺炎和其他类型尘肺相鉴别。

【治疗】

治疗主要包括脱离接触金属粉尘工作和（或）使用糖皮质激素，虽然没有随机对照临床研究证实口服糖皮质激素效果，但多数个案报道，糖皮质激素治疗后患者的临床症状缓解和胸部影像学异常的改善甚至完全吸收；但也观察到部分患者脱离职业接触及激素治疗，影像学向肺纤维化，晚期蜂窝肺演变。

（肖永龙）

参考文献

1. Kelleher P, Pacheco K, Newman LS. Inorganic dust pneumonias: the metal-related parenchymal disorders. Environ Health Perspect, 2000, 108: 685-696.

2. Chong S, Lee KS, Chung MJ. Pneumoconiosis: Comparison of imaging and pathologic findings. Radio Graphics, 2006, 26: 59-77.

3. Kim K-I, Kim CW, Lee MK. Imaging of occupational lung disease. Radio Graphics, 2001, 21: 1371-1391.

4. Marchiori E, Souza CA, Barbassa TG. Silicoproteinosis: High-resolution CT findings in 13 patients. Am J Roentgenol, 2007, 189: 1402-1406.

5. Ooi GC, Tsang KWT, Cheung TF. Silicosis in 76 Men: Qualitative and quantitative CT evaluation—clinical-radiologicc orrelation study. Radiology, 2003, 228: 816.

6. Ohori NP, Sciurba FC, Owens GR, et al. Giant-cell interstitial pneumonia and hard-metal pneumoconiosis: A clinicopathologic study of four cases and review of the literature. Am J Surg Pathol, 1989, 13: 581-587.

7. Naqvi AH, Hunt A, Burnett BR, et al. Pathologic spectrum and lung dust burden in giant cell interstitial pneumonia (hard metal disease/cobalt pneumonitis): review of 100 cases. Arch Environ Occup Health, 2008, 63: 51-70.

8. Demedts M, Gheysens B, Nagels J, et al. Cobalt lung in diamond polishers. Am Rev Respir Dis, 1984, 130: 130-135.

9. Lison D, Lauwerys R, Demedts M, et al. Experimental research into the pathogenesis of cobalt/hard metal lung disease. Eur Respir J, 1996, 9: 1024-1028.

10. Choi JW, Lee KS, Chung MP, et al. Giant cell interstitial pneumonia: high-resolution CT and pathologic findings in four adult patients. Am J Roentgenol, 2005, 184: 268-272.

11. Buerke U，Schneider J，Rosler J，et al. Interstitial pulmonary fibrosis after severe exposure to welding fumes. Am J Indust Med，2002，47：259-268.

12. Akira M，Kozuka T，Yamamoto S. Inhalational talc pneumoconiosis：Radiographic and CT findings in 14 patients. Am J Roentgenol，2007，188：326-333.

13. Ward S，Heyneman LE，Reittner P，et al. Talcosis associated with Ⅳ abuse of oral medications：CT findings. Am J Roentgenol，2000，174：789-793.

14. Smith RH，Graf MS，Silverman JF. Successful management of drug-induced talc granulomatosis with corticosteroids. Chest，1978，73：552-554.

15. 蔡后荣，曹敏，孟凡青，等. 巨细胞间质性肺炎一例报道及文献复习. 中华结核和呼吸杂志，2006，29：313-316.

16. 代静泓，苗立云，肖永龙，等. 硬金属致巨细胞间质性肺炎一例报道及文献复习. 中华结核和呼吸杂志，2009，32：493-496.

第二十八章

肺淋巴组织增生性疾病

肺淋巴组织增生性疾病（pulmonary lymphoproliferative disorders）包括一大类涉及胸部淋巴组织异常的疾病。肺淋巴组织增生性病变可为继发性或原发性，也可为良性或恶性。当这些疾病表现为两肺弥漫性阴影，需要和弥漫性间质性肺疾病相鉴别。

肺淋巴组织增生性疾病可分为以下 3 类（表 28-1）：反应性肺淋巴组织增生性疾病、原发性肺淋巴瘤及继发性肺淋巴瘤。

表 28-1 肺淋巴组织增生性疾病分类

一、反应性肺淋巴组织增生性疾病
1. 肺内淋巴结
2. 反应性肺淋巴组织增生
（1）滤泡性支气管/细支气管炎
（2）淋巴细胞性间质性肺炎
（3）结节状淋巴组织增生（假性淋巴瘤）
（4）巨淋巴结增生症（Castlemans 病）
二、原发性肺淋巴瘤
1. B 细胞非霍奇金淋巴瘤
（1）黏膜组织相关性淋巴瘤
（2）滤泡性淋巴瘤
（3）高度恶性大 B 细胞淋巴瘤
（4）肺浆细胞淋巴瘤
（5）淋巴瘤样肉芽肿病
2. T 细胞非霍奇金淋巴瘤
（1）结外 NK/T 细胞淋巴瘤，鼻型
（2）间变性大 T 细胞淋巴瘤
（3）真菌样综合征
（4）外周 T 细胞淋巴瘤（非特异型）
3. 霍奇金淋巴瘤
4. 移植后淋巴组织增生性病
三、继发性肺淋巴瘤

第一节　肺淋巴组织良性增生性疾病

肺恶性淋巴组织增生性病变主要有恶性淋巴瘤，而肺淋巴组织良性增生性疾病主要有肺内淋巴结、滤泡性支气管/细支气管炎、淋巴细胞性间质性肺炎、结节状淋巴组织增生及巨淋巴结增生症等。这些疾病临床少见，即使有外科肺活检标本，其病理改变与感染性疾病或其他反应性增生经常交叉重叠，诊断也是困难的，需要与临床及影像学结合。近20年来免疫组织化学和分子生物学技术在淋巴组织良性或恶性增生性病变病理鉴别诊断起了重要的作用，也提高了临床医师对淋巴组织良性或恶性增生性病变认识。

一、肺内淋巴结

淋巴结分布在肺门，偶尔在邻近胸膜处见淋巴结。在肺内是没有淋巴结，但反复的炎症刺激，人体的自身免疫而形成获得性淋巴组织，局部淋巴组织的反应性增生，形成肺内淋巴结。镜下肺组织中可见局灶分布的淋巴组织，部分可见淋巴滤泡，常见炭末沉积，淋巴组织边缘可见较丰富的血管、淋巴管。

肺内淋巴结临床特点：①男女发病相当；②发病年龄偏高；③无症状者偏多。肺内淋巴结的影像学表现具有一般良性肿瘤的特点，为孤立圆形或类圆形的小结节靠近肺叶边缘，直径为 0.4～0.8cm，密度均匀，过界清楚。一般无肺门及纵隔淋巴结肿大。多数患者的诊断需要手术切除病变进行病理诊断，切除后不会复发。

二、滤泡性支气管炎/细支气管炎

滤泡性支气管炎/细支气管炎（follicular bronchitis/bronchiolitis，FB）指外细支气管周围淋巴细胞的浸润，并伴有生发中心的存在。如仅限于气道，称之为滤泡性支气管炎/细支气管炎，如有肺实质受累则为淋巴细胞性间质性肺炎。

滤泡性支气管炎/细支气管炎发生通常与过敏性疾病、免疫缺陷性疾病（如人类免疫缺陷病毒感染、普通免疫缺陷综合征）及胶原血管性疾病有关。Yousem 等报道经外科开胸肺活检诊断的滤泡性支气管炎/细支气管炎 19 例病例，其中 7 例为自身免疫性病（主要类风湿关节炎），4 例有不同的免疫功能缺陷症，8 例与过敏反应有关，其中 7 例有外周血嗜酸性粒细胞数增加。滤泡性支气管炎/细支气管炎通常是支气管黏膜相关淋巴组织（bronchus associated lymphoid tissue，BALT）对各种不同损伤非特异性增生反应，主要细胞有 B 淋巴细胞和（或）T 淋巴细胞。

滤泡性支气管炎/细支气管炎主要病理表现为淋巴样组织过度增生，伴有生发中心淋巴滤泡的形成，仅限小支气管炎或细支气管炎和气管周围的结缔组织（图 28-1-1，图 28-1-2）。

多数患者主要有活动后呼吸困难、咳嗽等症状，偶尔有发热，或者无任何临床症状。患者的临床表现与原有的基础疾病有关，如类风湿关节炎有关节痛，免疫功能缺陷症出现反复的呼吸道感染和发热等。肺通气功能检查表现为阻塞性或限制性通气障碍。血气分析示低氧血症和低碳酸血症。

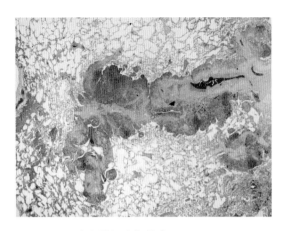

图 28-1-1 滤泡性细支气管炎
肺组织标本示细支气管周围分布丰富的淋巴滤泡，
周围肺组织大致正常

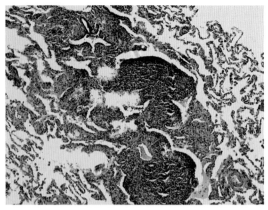

图 28-1-2 滤泡性支气管/细支气管炎
细支气管壁大量淋巴细胞、浆细胞浸润伴淋巴滤泡
形成

X 线胸片表现为两肺弥漫性小结节状或网结节状阴影（图 28-1-3）。胸部 CT 常见表现为双肺多发性小结节影（图 28-1-4），散在囊状影；结节影呈小叶中央型或沿支气管血管束分布，结节直径为 3～10mm；细支气管扩张，呈树芽征和马赛克样灌注。其他 CT 表现有小叶间隔增厚，散在分布小片状磨玻璃影（图 28-1-5）。

在排除支气管扩张或慢性气道阻塞性疾病后，确定的诊断通常需要外科肺活检组织病理学支持。

糖皮质激素及大环内酯类药物可用于滤泡性支气管炎/细支气管炎的治疗。Yousem 等报道病例中，7 例自身免疫性病（主要为类风湿关节炎），6 例用糖皮质激素治疗；8 例与过敏反应有关，其中 3 例用肾上腺皮质激素治疗。滤泡性支气管炎/细支气管炎本身是否采用糖皮质激素治疗，有待探讨。

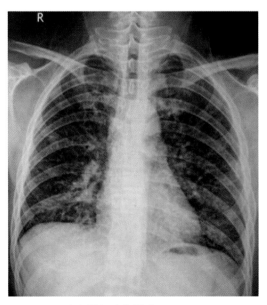

图 28-1-3 滤泡性细支气管炎
X 线胸片见双肺多发网结节影及大小不等的囊状影

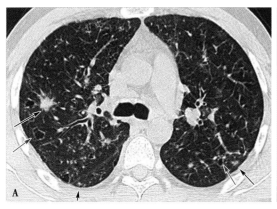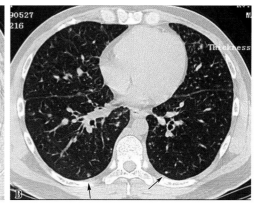

图 28-1-4　滤泡性细支气管炎

A. HRCT 示两上肺见多个囊状阴影（红箭），散在大小不一结节影（黑箭），小叶间隔增厚；

B. HRCT 示双肺多发小结节影（黑箭），小叶中央型分布，小叶间隔增厚

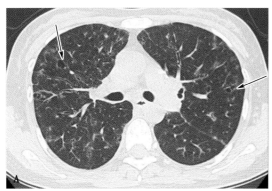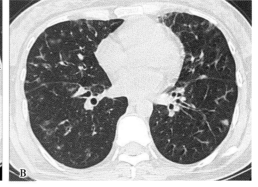

图 28-1-5　滤泡性细支气管炎

A. 胸部 HRCT 示两上肺见多个囊状阴影（黑箭），磨玻璃密度小结节影，小叶间隔增厚；B. 胸部 HRCT 示双肺多发类小结节状及斑片状磨玻璃影，小叶间隔增厚，左下叶见结节影

三、淋巴细胞性间质性肺炎

淋巴细胞性间质性肺炎（lymphocytic interstitial pneumonia，LIP）罕见，其特点是在肺泡隔内淋巴细胞聚集。LIP 与获得性或先天性免疫反应异常有关或合并存在，如结缔组织病中的干燥综合征、骨髓移植及原发性胆汁性肝硬化等。

病理特点为肺泡隔内弥漫性小淋巴细胞细胞浸润，有淋巴组织生发中心的形成。免疫组织化学证明小淋巴细胞是 B 淋巴细胞，多克隆性增殖，同时伴 T 细胞浸润，特别是 CD_4^+ T 淋巴细胞。

LIP 主要发生在成人，女性多见，平均年龄 55 岁。咳嗽和呼吸困难是患者最常见主诉，体重减轻、关节疼痛，部分患者有发热、发绀、杵状指、双肺爆裂音。

X 线表现为两下肺野结节状、网结节状阴影及间质性浸润影。胸部 CT 见磨玻璃影，边界不清楚小叶中央性或胸膜下分布的小结节影，多双肺分布；也可表现为薄壁囊状影、支气管血管束增粗、淋巴结增大、小叶间隔增厚及斑片状实变影。

治疗主要使用糖皮质激素和免疫抑制剂。泼尼松起始剂量多推荐 0.75 ~ 1mg/（kg·d），部分病例临床症状改善，X 线病灶吸收。有的病例用药后肺部浸润病变改善，但不久恶化，由于治疗和观察的病例有限，很难做出客观的评价；用糖皮质激素疗效不佳的病例，可选用环磷酰胺、长春新碱等抗肿瘤药物治疗，效果不确切。平均生存期为 11.5 年。预后有 4 种可能：①对激素治疗反应良好；②进展为肺纤维化；③继发感染死亡；④转化为恶性淋巴瘤。

四、结节状淋巴组织增生

一般认为，肺结节状淋巴组织增生（nodular lymphoid hyperplasia，NLH）是一种炎性淋巴细胞增生性的良性病变，也称为假性淋巴瘤。有文献报道少数患者进展为弥漫性淋巴瘤或慢性淋巴细胞性白血病。有学者认为是低度恶性淋巴瘤，但多数学者仍沿用肺结节状淋巴组织增生。肺 NLH 病因尚不清楚，可能与免疫反应的异常有关，属于自身免疫性疾病，也有认为与感染有关，特别是病毒性感染。

病理表现为反应性滤泡增生、滤泡间见小细胞和浆细胞及滤泡间为可见 Russell 小体。部分滤泡间有纤维组织。免疫组织化学提示，T、B 淋巴细胞均有且基因重排轻链为多克隆，重链基因重排无阳性。

Abbondanzo 等于 2000 年收集并报道了目前最多病例系列，总结了肺结节状淋巴组织增生的临床特点如下：①男∶女比例为 3∶4；②年龄 19 ~ 80 岁，中位数年龄 65 岁；③71% 为例行体检中无意发现；④少数患者有发热。X 线检查病变呈实质性肿块，类似肺癌；64% 病变为孤立病变，其余为 2 个或 2 个以上，表现为双肺多灶性片状浸润阴影，边缘模糊不清，内见支气管充气征。5/14 有区域淋巴结肿大；单个肿块病变手术切除可治愈。

该病变主要应与弥漫性淋巴组织增生的淋巴细胞间质性肺炎（两者均为弥漫性病变，而 NLH 均为结节性病变）、滤泡性支气管炎（影像学上无病变发现，镜下局限于细支气管周围）和 B 细胞性淋巴瘤鉴别，尤其与后者中的 MALT 淋巴瘤的鉴别是难点也是关键点。

五、血管滤泡性淋巴组织增生

血管滤泡性淋巴组织增生，由 Castleman 等于 1956 年发现，其特征是淋巴组织的良性增生，表现为颈部或纵隔的孤立性局部软组织肿块或全身多中心的淋巴结肿大，又称 Castleman 病（CD）。以后文献多有报道，并分别命名为巨淋巴结增生症、血管瘤样淋巴结增生症和淋巴样错钩瘤等，CD 是一种少见的慢性淋巴组织增生疾病。

CD 病因不明，可能与慢性炎症反应，服用某些药物或免疫功能异常等因素有关。近年来的研究表明，病毒感染可能在本病的发生起重要作用，其中人类免疫缺陷病毒（HIV）和人类 8 型疱疹病毒（HHV-8）的感染与 CD 关系较为密切。

临床上 Castleman 病分为单中心型和多中心型。按组织病理学标准分为 3 型：透明血管型（Ⅰ型）、浆细胞型（Ⅱ型）和混合型（Ⅲ型）。Ⅰ型以淋巴滤泡增生和大量管壁透明样变的毛细血管存在为特征，发育异常的滤泡可见外套层淋巴细胞呈同心圆样围绕生发中心排列，显示出洋葱皮样外观，约占全部病例的 91%。Ⅱ型表现为淋巴滤泡增生及滤泡间成片浆细胞浸润为特征，缺乏或少量存在管壁透明变的毛细血管，约占全部病例的 9%。Ⅲ型即中间型，混有Ⅰ型、Ⅱ型成分，最少见。镜下共同的病理特征为：①淋巴结基本结构保持完整；②滤泡增生明显；③血管增生明显（浆细胞型除外）。

在免疫功能正常的宿主，常见单中心型的透明血管型，主要表现为无症状的纵隔肿块。少数有发热等症状。多中心型的患者其组织学类型为混合型，常有表现为全身多区域或深部淋巴结肿大，多数除了伴有上述发热、皮疹、盗汗、疲劳等全身症状，还有肝脾大、贫血、红细胞沉降率增快、多克隆的高球蛋白血症及低白蛋白血症及骨髓中浆细胞增多等实验室异常。

X线表现为两下肺野结节状或网结节状阴影，通常伴有纵隔淋巴结肿大。胸部CT常表现纵隔淋巴结肿大，有边界模糊的小叶中央性结节影，支气管血管束增粗和小叶间隔增厚，薄壁囊性病变。少见的表现有磨玻璃影，实变影。

确诊有赖于组织病理检查，主要外周的淋巴结活检。肺部病变需要经纤维支气管镜或外科肺活检明确诊断。

手术切除是治疗单中心型CD的最佳方法，疗效满意，不易复发。肺内单个孤立病灶行肿块摘除术。多中心型CD无特效治疗，可单用糖皮质激素或合用小剂量美法仑（2mg/d）治疗。严重病例也可试用CHOP等淋巴瘤治疗方案化疗，部分患者可取得明显的临床疗效。有文献报道可应用干扰素-a、更昔洛韦、沙利度胺（反应停）和全反式维A酸（ATRA）等药物，通过免疫调节和抗病毒、抗血管增生和减少IL-6依赖的细胞信号转导作用，对混合型CD的治疗具有一定的作用。抗CD20单抗（rituximab）通过补体激活途径或细胞毒作用溶解浆细胞，可达到治疗作用。人源化抗IL-6R单抗（tocilizum-ab）对缓解患者慢性炎症的症状和消耗有一定的作用。

本病预后不良，中位存活期5年，因疾病复发，合并严重感染，进展为恶性淋巴瘤而死亡。

参 考 文 献

1. Yousem SA，Colby TV，Carrington CB. Follicular bronchitis/bronchiolitis. Hum Pathol，1985，16：700-707.

2. Bragg DG，Chor PJ，Murray KA，et al. Lymphoproliferative disorders of the lung：histopathology，clinical manifestations，and imaging features. Am J Roentgenol，1994，163：273-281.

3. Koss MN，Hochholzer L，Langloss JM，et al. Lymphoid interstitial pneumonia：Clinicopathological and immunopathological findings in 18 cases. Pathology，1987，19：178-185.

4. Nicholson AG，Wotherspoon AC，Diss TC，et al. Reactive pulmonary lymphoid disorders. Histopathology，1995，26：405-412.

5. Honda O，Johkoh J，Ichikado L，et al. Differential diagnosis of lymphocytic interstitial pneumonia and malignant lymphoma on high resolution CT. Am J Roentgenol，1999，173：71-74.

6. Isaacson P，Wright D. Malignant lymphoma of mucosa associated lymphoid tissue. Cancer，1983，52：1410-1418.

7. Sarah J. Howling MB，David M，et al. Follicular bronchiolitis：Thin-section CT and histologic findings. Radiology，1999，212：637-642.

8. Takeshi J，Nestor LM，Kazuya I，et al. Intrathoracic multicentric Castleman disease：CT Findings in 12 patients. Radiology，1998，209：477-481.

9. McAdams HP，Christenson MR，Fishback NF，et al. Castleman disease of the thorax：Radiologic features

with clinical and histopathologic correlation. Radiology, 1998, 209: 221-228.

10. Abbondanzo SL, Rush W, Bijwaard KE, et al. Nodular lymphoid hyperplasia of the lung: a clinicopathologic study of 14 cases. Am J Surg Pathol, 2000, 24: 587-597.

11. Cha SI, Fessler MB, Cool CD, et al. Lymphoid interstitial pneumonia: clinical features, associations and prognosis. Eur Respir J, 2006, 28: 364-369.

12. Matsubara M, Koizumi T, Wakamatsu T, et al. Lymphoid interstitial pneumonia associated with common variable immunoglobulin deficiency. Inter Med, 2008, 47: 763-767.

13. Kradin RL, Spirn PW, Mark EJ. Intrapulmonary lymph nodes: Clinical, radiologic, and pathologic features. Chest, 1985, 87: 662-667.

14. Miyake H, Yamada Y, Kawagoe T, et al. Intrapulmonarylymph nodes: CT and pathological features. Clin Radiol, 1999, 54: 640-643.

第二节　肺原发性恶性淋巴瘤

恶性淋巴瘤是一组淋巴组织的恶性增殖疾病，通常分为霍奇金病（Hodgkin's disease, HD）和非霍奇金淋巴瘤（non-Hodgkin's Lymphoma, NHL）两大类，主要原发于淋巴结及脾。结内恶性淋巴瘤病变累及肺部并不少见，尤其是中、高度恶性 NHL，20%～50% 恶性淋巴瘤在其病程中发生肺部受侵。但原发性肺淋巴瘤是结外淋巴瘤，比较少见。Freemam 等统计的 1457 例淋巴瘤中结外淋巴瘤中占 53 例（3.6%）；肺原发性淋巴瘤仅占原发性肺恶性肿瘤的仅占 0.5%～1%。绝大多数为肺非霍奇金淋巴瘤，其发病率不及结外淋巴瘤的 10%。原发性肺淋巴瘤的诊断除病理组织学符合外，还需要符合以下条件：①影像学显示肺、支气管受累，但未见纵隔淋巴结肿大；②既往没有胸外淋巴瘤诊断的病史；③无肺及支气管外其他部位的淋巴瘤或淋巴细胞性白血病的证据；④随诊 3 个月无胸外淋巴瘤的征象。在实际临床工作中，原发于肺的恶性淋巴瘤明显少于淋巴瘤肺累及。

一、B 细胞非霍奇金淋巴瘤

B 细胞非霍奇金淋巴瘤（B cell non-Hodgkin lymphomas）是最常见肺原发性恶性淋巴瘤特别是黏膜相关淋巴组织（mucosa associated lymphoid tissue, MALT）B 细胞淋巴瘤，其次是 B 细胞高度恶性原发性恶性淋巴瘤，其他类型的肺原发性 B 细胞非霍奇金淋巴瘤如滤泡性淋巴瘤、血管内大 B 细胞淋巴瘤、肺浆细胞淋巴瘤及淋巴瘤样肉芽肿病等相当罕见。

（一）肺黏膜相关淋巴组织型淋巴瘤

肺黏膜相关淋巴组织（mucosa associated lymphoid tissue, MALT）型淋巴瘤为低度恶性 B 细胞 NHL，占原发性肺淋巴瘤的大多数为 50%～90%。在非胃肠的 MALT 淋巴瘤中，肺最多见，常起源于支气管黏膜相关淋巴组织（bronchus-associated lymphoid tissue, BALT）。其发生与肺部长期慢性感染、结缔组织病、类风湿关节炎、系统性红斑狼疮及干燥综合征等有关。细菌、病毒等抗原长期刺激支气管黏膜，发生免疫应答及局部炎症，使正常散在分布于静止的支气管黏膜上皮下 BALT 中的淋巴细胞不断增殖，出现异常克隆，再发展为 MALT 型淋巴瘤。

肺 MALT 型淋巴瘤组织学见肺组织结构被异形淋巴瘤细胞替代（图 28-2-1a），主要位于支气管血管束、小叶间隔及脏层胸膜。淋巴瘤细胞形态上类似正常的边缘区淋巴细胞，可表现小圆形细胞、中心细胞样细胞、单核样细胞，其特点核小和不规则或卵圆，细胞质丰富。瘤样的淋巴细胞聚集在原有的非肿瘤滤泡周围，在边缘区周围形成边界不清的条带区，向肺实质延伸，破坏肺组织结构。常可见淋巴瘤细胞浸润支气管上皮，破坏上皮细胞，形成具有特征性淋巴上皮病变（图 28-2-1b）。

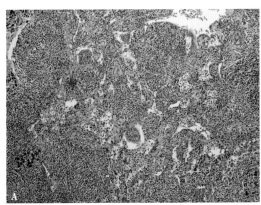
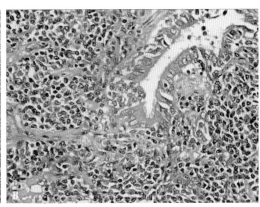

图 28-2-1　低度恶性 MALT 型淋巴瘤
A. 形态均一的小圆形淋巴细胞弥漫性浸润肺实质；B. 小淋巴细胞浸润到细支气管上皮细胞中，形成的淋巴上皮病变

　　异形淋巴瘤细胞的免疫表型呈现边缘区 B 细胞特征，表达所有 B 细胞抗原如 CD_{19}、CD_{20}（图 28-2-2）、CD_{22}、CD_{79a}（图 28-2-3）。常限制性表达胞膜或胞质免疫球蛋白轻链，免疫球蛋白重链的表达也高于其他低度恶性 B 细胞，最常见的是膜表面 IgM，其次 IgD、IgA 和 IgG 等。

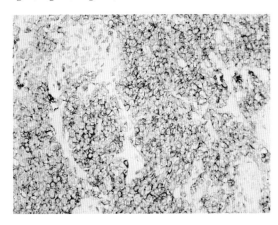
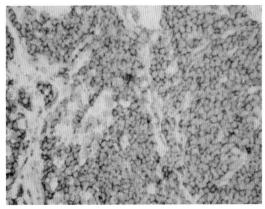

图 28-2-2　低度恶性 MALT 型淋巴瘤
免疫组化染色示小淋巴细胞 CD20 弥漫阳性

图 28-2-3　低度恶性 MALT 型淋巴瘤
免疫组化染色示小淋巴细胞 CD79a 弥漫阳性

　　患者的发病年龄为 25～85 岁，发病高峰年龄为 60 岁，男女性别无差异。临床症状与病变部位和侵犯程度有关。大约一半患者常无症状，常规胸部 X 线发现，患者症状也无特异性，患者常有咳嗽、不同程度呼吸困难和气短，很少有患者出现咯血和（或）胸痛或全身症状如发热、体重减轻、盗汗等。

实验室检查可出现血清乳酸脱氢酶（LDH）升高和（或）β_2 微球蛋白增加，但血清免疫电泳很少出现单克隆条带，约 25% 的病例可出现血清单克隆免疫球蛋白峰，约 25% 的病例有 IgM 异常，部分病例血清中发现轻链蛋白。

胸部 X 线表现为孤立性软组织密度肿块影伴气管空气征（图 28-2-4），可以单发，亦可以多发，可以发生于一侧肺叶，亦可以累及多叶，也可表现类似大叶性肺炎（图 28-2-5）。无肺门、纵隔淋巴结肿大。

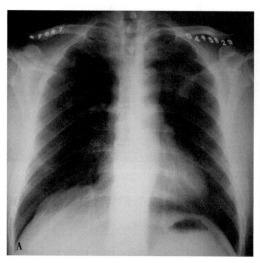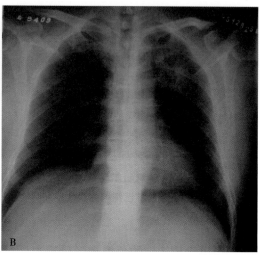

图 28-2-4　低度恶性 MALT 型淋巴瘤

A. X 线胸片见左上肺软组织密度的片状密度增高影；B. 10 个月后，X 线胸片见左上肺片状阴影的密度增加，范围扩大，见气管空气征

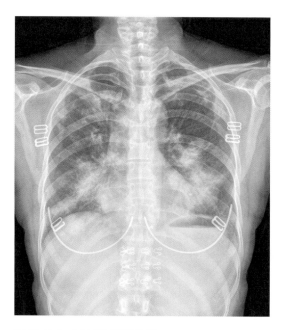

图 28-2-5　MALT 型淋巴瘤

X 线胸片见两肺心缘旁斑片状密度增高影

胸部 CT 表现为结节影、肿块影（图 28-2-6）、斑片状实变影（图 28-2-7 至图 28-2-9）或大叶性实变影（图 28-2-10）；同时也可出现磨玻璃影（图 28-2-8），类"晕轮"征，支气管血管束周围结节影（图 28-2-7）、支气管血管束及小叶间隔影增厚等。70% 以上病例表现为两肺多发性实变影（图 28-2-7，图 28-2-8），需注意与特殊病原体感染（如结核、隐球菌等）、隐原性机化性肺炎等肺疾病鉴别。

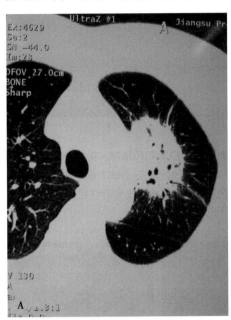
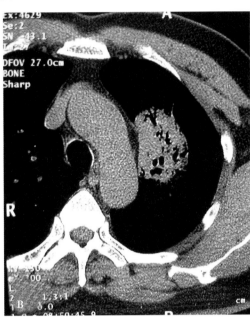

图 28-2-6　低度恶性 MALT 型淋巴瘤

A. 胸部 CT 肺窗示肿块实变影，空泡样改变，边缘有长短不一的毛刺；B. 胸部 CT 纵隔窗示肿块样实变影中见多个空泡样改变

由于大多数类型的淋巴瘤对[18]氟标记脱氧葡萄糖（[18]F-FDG）具有高度的亲和力，淋巴瘤病灶的[18]F-FDG 摄取明显增高（图 28-2-11），即使低分化淋巴瘤的病灶，其周围正常组织与病变部位的 FDG 摄取也能产生足够的对比度。[18]F-FDG 正电子发射计算机断层摄影术（PET/CT）可以较准确地发现淋巴瘤对肺的侵犯，显示病灶大小、形态和分布及肿瘤活性为淋巴瘤的诊断和准确分期提供帮助。

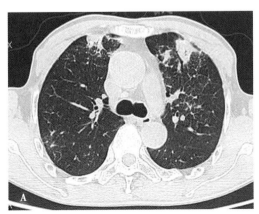
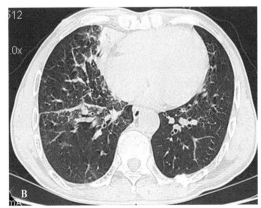

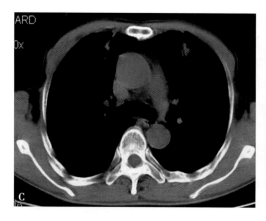
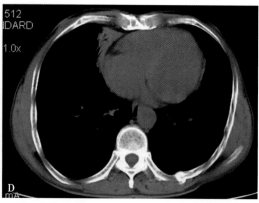

图 28-2-7 低度恶性 MALT 型淋巴瘤

A. HRCT 肺窗示两肺上叶斑片状实变影，散在小结节影，局部小叶间隔增厚；B. HRCT 肺窗示中叶斑片状实变影，小叶间隔增厚，周围见散在小结节影，叶间裂增厚；C. HRCT 纵隔窗示两肺上叶斑片状实变阴影；D. HRCT 纵隔窗示右中叶心缘旁斑片状实变阴影，内见支气管空气征

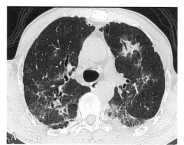
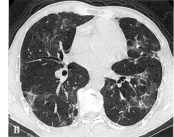
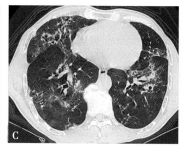

图 28-2-8 MALT 型淋巴瘤

HRCT 肺窗示两肺小结节影伴磨玻璃影，局部条索状及斑片状实变影，边缘模糊

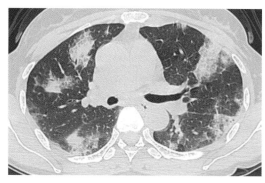
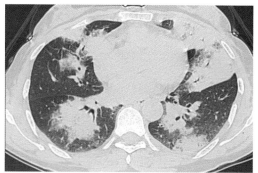

图 28-2-9 MALT 型淋巴瘤

HRCT 肺窗示两肺多发斑片状实变影，边缘模糊，部分病灶呈磨玻璃影

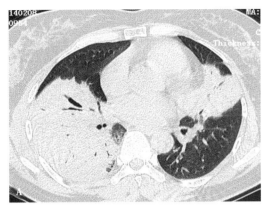
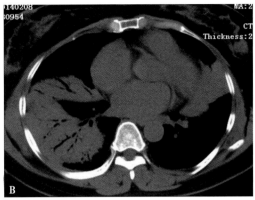

图 28-2-10　MALT 型淋巴瘤
A. HRCT 肺窗示两肺大叶性实变影，内见支气管空气征；B. 纵隔窗示两肺大叶性实变影，内见支气管空气征

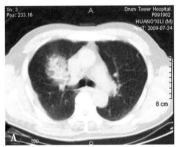
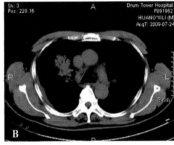
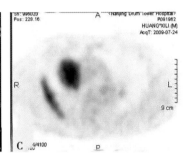

图 28-2-11　低度恶性 MALT 型淋巴瘤
A. CT 平扫示右上肺见团块状软组织密度影，密度欠均匀，边缘见磨玻璃影；B. 右邻近胸壁外侧见弧形胸膜增厚影，右上肺见团块状软组织密度影；C. PET/CT 示右上肺及胸壁胸膜见代谢明显增高，SUV 值早期像最大约为 7.7

　　低度恶性 B 细胞淋巴瘤主要的治疗方法有手术切除病变、单药或联合化疗、放射治疗或生物治疗（干扰素）等方法。相当部分的肺原发低度恶性 B 细胞淋巴瘤为了获得病理诊断需要开胸探查，因此，对单发或一侧肺可切除多发结节，手术不仅是诊断还可以是治疗性的，之后可以根据病理诊断结果及恶性程度决定进一步治疗。如手术已彻底切除，无淋巴结受侵者，无需采取积极化疗或放射治疗，可定期观察。低度恶性 B 细胞淋巴瘤，若病变侵及一个肺叶可完全切除者，预后良好，多数可长期生存。多发结节手术不能切除可进行放射治疗和或单药或联合化疗，可选用 MOPP（氮芥、长春新碱、丙卡巴肼与泼尼松）、COPP（环磷酰胺、长春新碱、丙卡巴肼与泼尼松）等联合化疗方案。

　　肺原发性低度恶性 B 细胞淋巴瘤一般病程缓慢，多数为肺孤立结节，10 年生存率超过 80%。但 46% 患者在病程中出现播散性病变，少数低度恶性淋巴瘤转化成大细胞淋巴瘤，因此要定期随访观察。

（二）其他肺原发性 B 细胞淋巴瘤

　　其他肺原发性 B 细胞淋巴瘤少见，主要包括高度恶性大 B 细胞淋巴瘤、滤泡性 B 细胞淋巴瘤、血管内大 B 细胞淋巴瘤及淋巴瘤样肉芽肿病等，预后较肺 MALT 型淋巴瘤差。

1. 肺原发性高度恶性大 B 细胞淋巴瘤 肺原发性高度恶性大 B 细胞淋巴瘤占肺原发性 B 细胞淋巴瘤的 11%～19%。常出现在有潜在免疫功能紊乱的患者，如实体器官移植术后、HIV 感染和干燥综合征等患者。

大 B 细胞淋巴瘤组织学上的肿瘤细胞多为大淋巴细胞，核含空泡，有成簇染色质，含多个核仁，核分裂象常见（图 28-2-12）。肿瘤细胞常表现为异质性，有中心母细胞、间变性细胞的特点。肿瘤细胞可表达 B 细胞标记（图 28-2-12），或用分子生物学技术可到检测大 B 细胞淋巴瘤肺组织 EB 病毒存在。

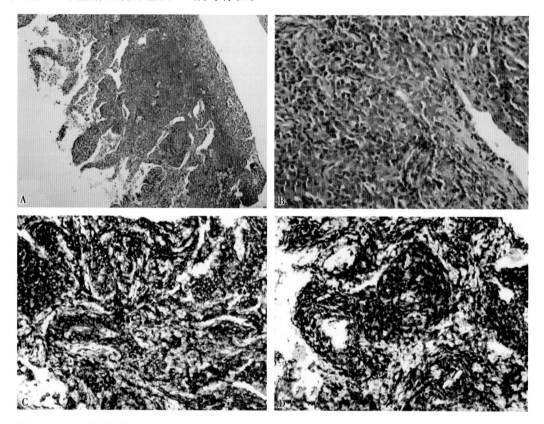

图 28-2-12 弥漫性大 B 细胞型淋巴瘤
A. 淋巴细胞弥漫浸润肺实质和胸膜下，HE，低倍放大；B. 弥漫浸润的淋巴细胞具有明显的异型性，HE，高倍放大；C. 免疫组化示 CD20 弥漫强阳性；D. 免疫组化示 CD79a 弥漫强阳性

该病男女的发病率相似，平均年龄 54 岁。高度恶性患者几乎都有呼吸道症状如咳嗽、胸痛、痰血及不同程度呼吸困难等。全身症状有发热、体重减轻。胸片（图 28-2-13）和 CT 检查表现为单个或多个肺结节影（图 28-2-14）或肿块阴影，肿物直径常大于 3cm。也可表现为有空气支气管征的弥漫性肺炎样浸润（图 28-2-15）。在 HIV 或免疫功能抑制的患者可出现多发性空洞阴影。

由于肺原发性高度恶性淋巴瘤病例报道不多，其治疗和预后有待进一步探讨和总结。可采用 CHOP 治疗方案。原发性肺大 B 细胞淋巴瘤中位生存期为 8～10 年，但较早发生复发和进展病例，生存期受到影响，尤其在免疫功能低下如 AIDS 和移植的患者生存期较之差。

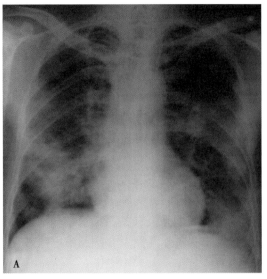
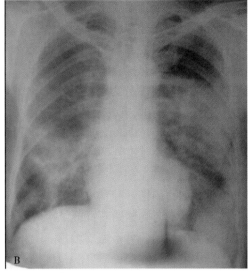

图 28-2-13 弥漫性大 B 细胞型淋巴瘤

A. 胸片示双肺多发性斑片状浸润影；B. 同一患者，2 个月后左肺病灶明显增多

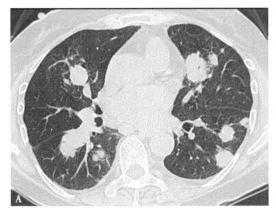
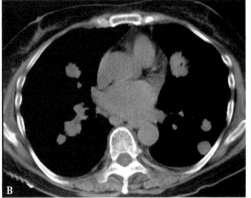

图 28-2-14 弥漫性大 B 细胞型淋巴瘤

A. 胸部 CT 肺窗示双肺多发大小不一的结节影，边缘清楚；B. 胸部 CT 纵隔窗示双肺多发大小不一的结节

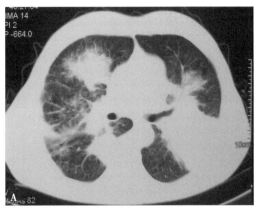
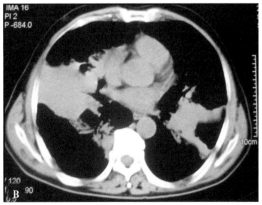

图 28-2-15 弥漫性大 B 细胞型淋巴瘤

A. 胸部 CT 肺窗示双肺多发斑片状和大片实变影，边缘不清，小叶间隔增厚；B. 胸部 CT 纵隔窗示斑片状和大片实变影见支气管充气征

2. 滤泡性 B 细胞淋巴瘤　来源于成熟 B 细胞滤泡生发中心细胞，瘤细胞呈滤泡状分布，部分可以弥漫分布；肿瘤性滤泡比正常滤泡稍大，缺乏外套层。瘤细胞由中心细胞和中心母细胞混合组成，小和中等大小细胞核不规则，有裂沟，胞质少而淡染，大细胞核可呈泡状。欧洲-美国分类和 2001 年 WHO 分类在不同的滤泡内观察 10 个不同的高倍视野，滤泡性 B 细胞淋巴瘤分为 I 级（小细胞为主，即中心母细胞数每高倍视野 0～5 个）、II 级（大小细胞混合，中心母细胞数每高倍视野 6～15 个）和 III 级（大细胞为主，中心母细胞数每高倍视野 >15 个）。I 级和 II 级属低度恶性肿瘤；III 级具有向弥漫性大 B 细胞淋巴瘤转化的倾向，属中度恶性肿瘤。

滤泡性淋巴瘤主要影响到成人，中位年龄为 59 岁，女性多于男性，发生在淋巴结，结外少见，如胃肠道、肺、皮肤等。原发于肺的滤泡性淋巴瘤常无临床症状，影像学表现为磨玻璃影，有时为铺路石征或结节阴影。其预后与组织学分级有关。组织学分级 I 级和 II 级通常为惰性的，可不需要治疗。组织学分级 III 级具有向弥漫性大 B 细胞淋巴瘤转化的倾向，属中度恶性肿瘤，需要积极的治疗，并可能治愈。

3. 血管内大 B 细胞淋巴瘤　血管内大 B 细胞淋巴瘤是 B 细胞淋巴瘤罕见的类型，病理特征为肿瘤细胞几乎均位于血管（小动脉、小静脉和毛细血管）腔内（图 28-2-16），患者的外周血和骨髓中一般查不到肿瘤细胞，也不伴有淋巴结的肿大。

血管内大 B 细胞淋巴瘤多发生在成人，主要累及中枢神经系统、肺、肾、皮肤。累及肺部时，呼吸系统症状和体征主要表现为气短、咳嗽、不明原因的发热。血清的 LDH、ESR 和可溶性白介素-2 受体等升高。

X 线胸片检查可以正常或网结节状阴影、胸腔积液。胸部 CT 示为网状阴影、网结节状阴影及磨玻璃影（图 28-2-16，图 28-2-17）；胸膜下楔形阴影，胸腔积液，常伴有肺支气管血管束增粗（图 28-2-16）。其影像表现可能与肿瘤细胞的生长方式密切相关，由于肿瘤细胞位于肺的血管内，沿支气管血管束有丰富的血管淋巴管网，患者的胸部 CT 常显示支气管血管束增粗。当肿瘤细胞阻塞血管腔，可引起肺梗死，呈楔形影像改变。

肺组织学表现为肺小血管和扩张的毛细血管腔内见中等大小，核卵圆，核染深色的肿瘤细胞浸润（见图 28-2-16），血管壁未见增厚和细胞浸润。肿瘤细胞表达白细胞共同抗原和 B 细胞标记（见图 28-2-16）。与非肿瘤白细胞相比，大的恶性淋巴细胞的白细胞表面糖蛋白 CD18 表达阴性或仅弱表达。

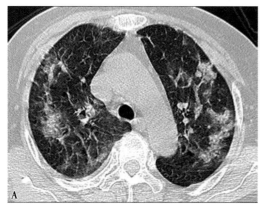
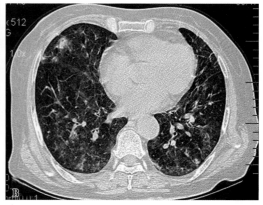

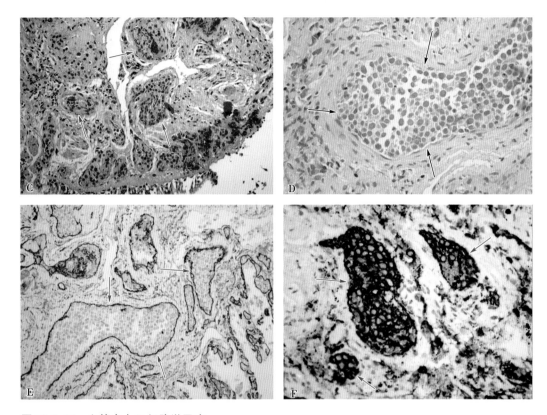

图 28-2-16 血管内大 B 细胞淋巴瘤

A. 胸部 HRCT 肺窗示双肺多发斑片状实变影，磨玻璃影，小叶间隔增厚；B. 胸部 HRCT 肺窗示双肺弥漫磨玻璃影，斑片状实变影，小叶间隔增厚；C. 气管镜肺活检病理，黏膜下多个血管内见异型淋巴细胞浸润（红箭），HE，低倍放大；D. 血管内见异型淋巴细胞浸润（黑箭），血管壁无异型淋巴细胞浸润，HE，高倍放大；E. 免疫组化示血管内皮细胞 CD34 表达阳性，其内见异型淋巴细胞，中倍放大；F. 免疫组化示血管内异型淋巴细胞 CD20 表达强阳性（红箭），高倍放大

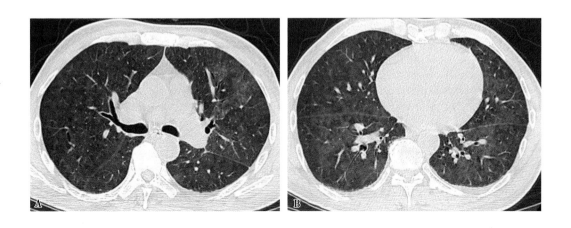

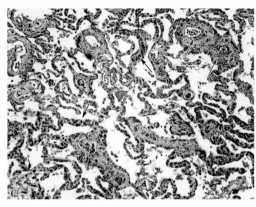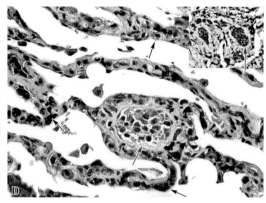

图 28-2-17 血管内大 B 细胞淋巴瘤

A. 胸部 HRCT 肺窗示双上肺弥漫磨玻璃影，叶间裂见微小结节影；B. 胸部 HRCT 肺窗示双中下肺弥漫磨玻璃影，叶间裂见微小结节影；C. 胸腔镜肺活检病理示血管内异型淋巴细胞浸润（红箭），增宽的肺泡壁内见异型淋巴细胞（黑箭），HE，低倍放大；D. 血管内见异型淋巴细胞浸润（红箭），肺泡壁增宽，异型淋巴细胞浸润（黑箭），HE，高倍放大；免疫组化示异型淋巴细胞 CD20 表达强阳性（右上角，红箭）

虽然血管内淋巴瘤病是一个全身性疾病，但肿瘤细胞主要累及中枢神经系统、肺、肾、皮肤，因此，患者通常表现为皮肤和中枢神经系统的症状，晚期可累及全身小血管，而有多器官的病变。虽然尸检患者病理组织学检查 90% 可见肺部累及，但以肺部及呼吸系统症状和体征为主要表现，而不伴有皮肤和神经系统临床表现的血管内淋巴瘤病非常少见，常常引起误诊，特别是这些患者常表现为弥漫性肺部阴影，需要和弥漫性间质性肺疾病相鉴别。

4. 淋巴瘤样肉芽肿病 淋巴瘤样肉芽肿病（lymphomatoid granulomatosis，LYG）系著名病理学家 Liebow 于 1972 年首先描述，认为是一种少见的淋巴增生性疾病，本病可侵犯全身多种脏器，组织病理学上以血管中心性和血管破坏性肉芽肿病变为特征。

本病的病因不明，可能与免疫损害有关，有不少的证据表明，此类患者的免疫功能明显受损，绝大多数 LYG 中肿瘤性 B 细胞与 Epstein-Barr 病毒（EB 病毒 EBV）相关。机体感染 EBV 后，首先导致 B 细胞多克隆性过度增殖，当患者有缺陷时，机体不能借助 T 细胞的免疫杀伤机制消灭病毒而导致感染的 B 细胞单克隆性肿瘤性增生。而有学者认为 LYG 并非单一的淋巴瘤，它是由与 EBV 存在有关的特殊的 B 细胞淋巴瘤及由与 EBV 无关的 T 细胞淋巴瘤两种成分所组成（故又称 T-cell rich B-cell lymphoma），富含 T 细胞的 B 细胞淋巴瘤，为弥漫性大 B 细胞淋巴瘤亚型。

该病原发于肺者罕见，起源于支气管黏膜相关淋巴组织，在病理学上以血管中心性和血管破坏性肉芽肿病变为特征。肺部病理特点为肺实质内大量异形的细胞浸润，主要包括大量的 T 淋巴细胞及不同数量被 EBV 感染的 B 细胞，表达 CD20 和 CD79a。EBV 感染的标志物潜在膜蛋白-1（latent membrane protein-1，LMP-1）和 EBV 编码的小 RNA1/2（EBER1/2）探针原位杂交检测阳性（EBER）。淋巴细胞浸润主要位于肌性肺动脉和静脉周围，典型表现为血管壁浸润。坏死病灶常见也是其特点之一。

该病病理病变表现异质性，以往通常依据肿瘤 B 细胞、周围反应性 T 细胞、异型的淋巴样细胞的比例进行分级。现将 EBV 感染细胞作为 LYG 组织学分级依据，LYG 组织学分为 3 级：1 级时不典型大 B 细胞少或无 EBV 感染细胞，常无坏死，多形态的细胞浸润（<5 个/HPF），呈良性病程，证实单克隆性很困难；2 级时，散在分布的 EBV 感染细胞，不典型大 B 细胞数量增多，为 5~20 个/HPF，局灶性坏死，仍然有多形态的细胞浸润，为交界性病变；3 级时，表现为富含 T 细胞的 B 细胞淋巴瘤组织学特点，坏死灶明显，不典型大 B 细胞（类似免疫母细胞或双核的李-斯二氏细胞）显著增多呈片状分布，以血管为中心的方式浸润肺实质。

患者发病年龄多为中年，常伴发热、血痰、胸痛、呼吸困难及低氧血症，中枢神经系统、皮肤、肝肾等处病变常见。

实验室检查一般无特殊发现，有贫血及红细胞沉降率增快。外周血白细胞减少，淋巴细胞减少，CD4 淋巴细胞计数下降。

胸片表现主要与疾病范围和分期有关，典型的 X 线表现双肺多发性结节影，20% 的患者见含厚壁空洞结节，胸腔渗液见于 10%~25% 的患者。胸部 CT 常表现为多发性肺结节影，边界清楚但不规则，结节沿支气管血管束和叶间隔分布，其分布的特点与以血管为中心的病理表现符合。也可出现小的薄壁囊状，与依赖生长的肺动脉血管腔闭塞有关。约 1/3 患者出现胸腔积液；25% 患者出现肺门淋巴结肿大。胸部 CT 表现为单个肺结节阴影，腺泡实变，弥漫性网结节状阴影等少见。

淋巴瘤样肉芽肿病临床诊断及鉴别诊断困难；鉴别诊断主要包括肉芽肿性多血管炎（Wegener 肉芽肿）、其他坏死性血管炎、坏死性结节状结节病、感染性肉芽肿（结核性、真菌性等）、肺泡细胞癌和转移性肿瘤。从组织学考虑，淋巴瘤样肉芽肿病需要与病理表现以多形性淋巴细胞浸润为特点的其他疾病鉴别，如 T 细胞淋巴瘤、EB 病毒感染、肉芽肿性多血管炎、炎症性癌肉瘤及其他伴或不伴凝固性坏死和血管病变为主的恶性淋巴瘤，特别是肠病相关 T 细胞淋巴瘤和急性 T 淋巴母细胞性白血病。

本病变应按分级选择治疗的药物和方案，以往报道激素和（或）环磷酰胺治疗对患者有益。现在Ⅰ级和Ⅱ级常用 interferon-2β 治疗；Ⅲ级治疗应视为中、高度恶性淋巴瘤，以联合化疗为主，必要时辅以放射治疗，可选用 MOPP 和 COPP 等联合化疗方案。有报道利妥昔单抗（rituximab）对Ⅲ级也有效。LYG 的预后差异很大，主要原因其临床过程变异很大，Ⅰ级的患者可表现为病变此消彼长，病变局限于肺时，27% 患者可自然缓解。1/3 患者会进展到恶性淋巴瘤；2/3 的患者 2 级病变发展为淋巴瘤。进展的患者在 2 年内死亡。

》 二、肺原发性 T 细胞淋巴瘤

从肿瘤的免疫表型提示外周 T 细胞淋巴瘤（PTCL）来源于胸腺后（或成熟）T 细胞。因为与 NK 细胞紧密相关和分享 T 细胞、成熟 T 细胞和 NK 细胞新生物的某些免疫表型和功能特性，通常并作一起考虑。该组疾病是全部淋巴样新生物最具侵袭性的类型，仅 3 种例外，即蕈样真菌病（MF）、原发性皮肤间变性大细胞淋巴瘤（ALCL）和大颗粒淋巴细胞性白血病，它们通常表现较惰性的过程。成熟 T 细胞和 NK 细胞新生物的分类由 WHO 提议。采用形态学、免疫表型、遗传学和临床（结或结外）特征综合的评价。不同类型的结外 T 细胞淋巴瘤可原发于肺，均罕见，包括：①结外鼻型 NK/T 细胞淋巴瘤；②间变性大 T 细胞淋巴瘤；③真菌样综合征；④外周 T 细胞淋巴瘤。

（一）结外 NK/T 细胞淋巴瘤

鼻型结外 NK/T 细胞淋巴瘤（extranodal NK/T cell lymphoma，nasal type）主要发生于结外，占全部恶性淋巴瘤的 2%~10%。其发病通常和 EB 病毒感染有关。

肺部原发性结外鼻型 NK/T 细胞淋巴瘤罕见，具有特殊的免疫表型与病理特点。组织学表现为肺组织内弥漫性异型样淋巴细胞浸润（图 28-2-18，图 28-2-19），形态常不单一，易侵犯血管，引起局部缺血性坏死（图 28-2-19）。肺泡腔内除异形淋巴样细胞浸润外，可见大量凝固性坏死及炎性细胞混合浸润（图 28-2-18）。异型淋巴样细胞免疫表型的特点：CD2$^+$、CD3$^+$、CD56$^+$、CD4$^+$ 或 CD8$^+$。异型淋巴样细胞表达细胞毒蛋白，包括穿孔素、颗粒酶（granzyme-B）和 T 细胞限制细胞内抗原（TIA-1）（图 28-2-19），CD20 阴性。基因表型：TCR 或 Ig 基因均无重组。异型淋巴样细胞原位杂交 EBER 阳性（图 28-2-19d）。

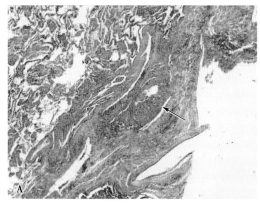
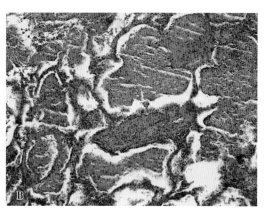
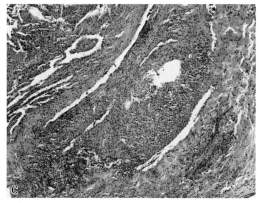

图 28-2-18　结外 NK/T 细胞淋巴瘤
A. 部分肺泡腔内见凝固性坏死，异型淋巴细胞浸润和破坏血管（黑箭），HE，低倍放大；B. 肺泡腔内凝固性坏死见异型淋巴细胞，HE，高倍放大；C. 异型淋巴细胞浸润和破坏血管，HE，中倍放大

临床表现为弛张热或持续高热、体重减少、呼吸困难、咳嗽及咯血等。胸部 X 线及胸部 CT 示多发性结节状影（图 28-2-20）、肿块状影（图 28-2-21）或气腔实变影（图 28-2-22，图 28-2-23），可见支气管空气征，空洞；双侧胸腔积液。

本病罕见，因发热伴肺部阴影的出现，几乎所有病例发病初期均误诊为社区获得性肺炎，而反复使用抗生素的治疗。即使有肺组织活检标本，有时诊断也很困难，需经多次切片，配合免疫组化标记，结合临床方可确诊。

当临床表现为发热伴肺部阴影且疑诊肺炎的患者，若同时合并白细胞减少伴乳酸脱氢酶明显升高，在鉴别诊断时应考虑肺淋巴瘤包括罕见的原发性肺 NK/T 细胞淋巴瘤。

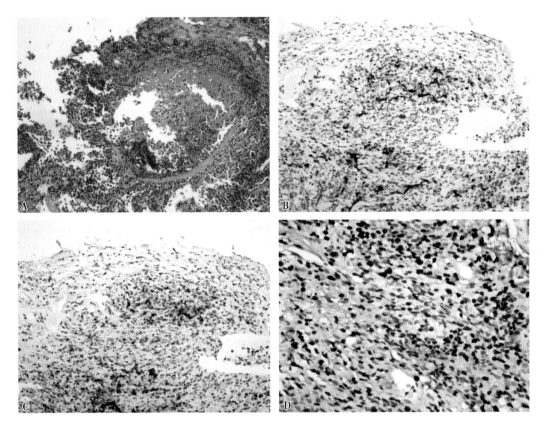

图 28-2-19 结外 NK/T 细胞淋巴瘤

A. 肺穿刺组织病理示肺组织内弥漫的异型淋巴细胞浸润，血管壁坏死，HE，中倍放大；B. 异型淋巴细胞穿孔素阳性表达；C. 异型淋巴细胞 TIA 阳性表达；D. 原位杂交示大量异型淋巴细胞 EBER 阳性

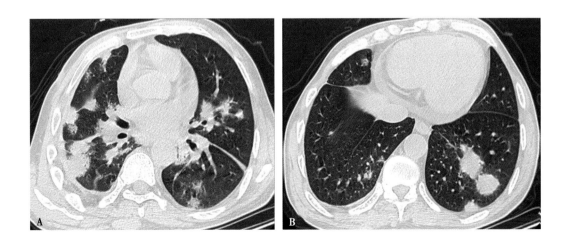

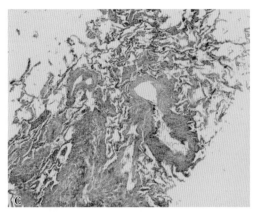
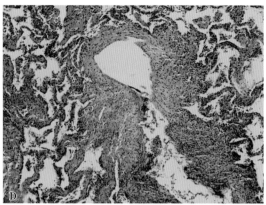

图 28-2-20　结外 NK/T 细胞淋巴瘤

患者，男性，42 岁，间断发热 5 个月。A. 胸部 CT 肺窗示双肺多发大小不一的结节影及斑片状实变影，胸膜肥厚，叶间裂增粗；B. 胸部 CT 肺窗示左下肺结节影；C. 部分肺泡腔内见凝固性坏死，异型淋巴细胞浸润和破坏血管，HE，低倍放大；D. 异型淋巴细胞浸润和破坏血管，周围肺间质内见异型淋巴细胞浸润，HE，中倍放大

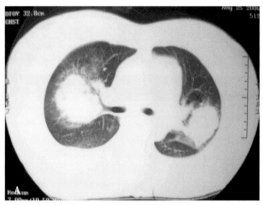
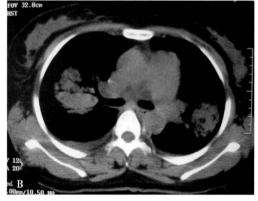

图 28-2-21　结外 NK/T 细胞淋巴瘤

A. 胸部 CT 肺窗见两上肺肿块阴影，周围有磨玻璃影；B. 胸部 CT 纵隔窗见两上肺肿块影，空气支气管征，两侧少量胸腔积液

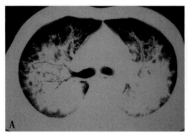
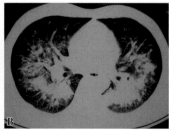
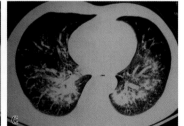

图 28-2-22　结外 NK/T 细胞淋巴瘤

间歇性发热 4 个月，胸部 CT 肺窗见上肺（A）、中肺（B）、下肺（C）以肺门为中心气腔实变影，支气管血管束增粗

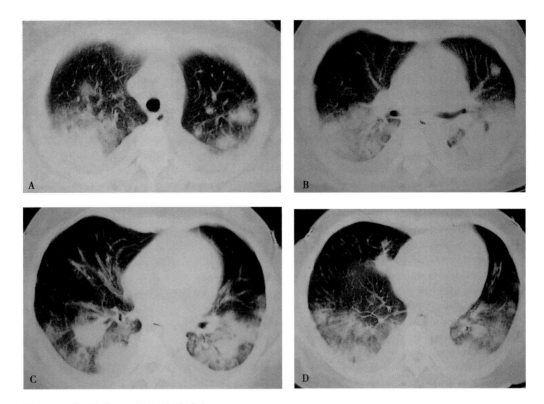

图 28-2-23 结外 NK/T 细胞淋巴瘤
胸部 CT 肺窗示多发性结节状、团块状及斑片状气腔实变影，见支气管充气征，双侧胸腔积液

NK/T 细胞淋巴瘤恶性程度很高，疾病进展快，缺少有效治疗方法，预后极差。糖皮质激素作为一种暂时性的措施，暂时控制体温，使患者病情稍稳定，以便有充足的时间进行肺组织活检来明确诊断，糖皮质激素的使用并不能阻止病情的继续进展。

（二）外周 T 细胞淋巴瘤

T 细胞淋巴瘤是一种来源于 T 淋巴细胞的恶性克隆增殖性疾病，生物学行为及临床表现有明显异质性的一类恶性淋巴肿瘤。其病因不清，可能与 EB 病毒和人类 T 细胞白血病/淋巴瘤病毒- I 有关。外周 T 细胞淋巴瘤起病多以淋巴结肿大为主，可累及皮肤、皮下组织、肝、脾和骨髓等。原发性肺外周 T 淋巴瘤十分罕见，临床中肺外周 T 淋巴瘤多为外周 T 淋巴瘤累及肺。

肺外周 T 细胞淋巴瘤的形态学以淋巴瘤细胞浸润支气管黏膜和肺实质为特征，多数病例淋巴瘤瘤细胞核大、圆，呈母细胞样，可见核分裂象、细胞凋亡和核碎裂，有的核呈多形性，核形不规则，核仁明显；少数病例瘤细胞小至中等大小；罕见血管中心性浸润或血管破坏。瘤细胞呈 T 淋巴细胞免疫表型，可有 T 细胞抗原（如 CD5）表达缺失，细胞毒标志物阳性表达，但 NK 细胞相关标记 CD56 阴性表达。基因重排检测可发现 T 细胞受体基因重排。

多数患者表现发热、咳嗽、呼吸困难、盗汗、消瘦等症状；仅少数患者无症状，于胸部 X 线检查时发现异常。最常见的影像学表现是双肺多发结节影，其他影像学表现包括肿块样实变影、机化性肺炎样改变和胸膜渗出。

原发性肺外周 T 细胞淋巴瘤非常罕见，临床上诊断困难，明确诊断需要足够、可靠的组织，以进行组织形态学、免疫组化和分子生物学研究。诊断需结合临床、细胞形态、免疫及遗传学特征。需要与肺部原发癌或转移癌、其他类型的原发或继发性淋巴瘤和反应性淋巴组织增生鉴别。

目前外周 T 细胞淋巴瘤尚无标准治疗方案，已报道的治疗包括以 CHOP 方案为基础的化疗和外科手术。该肿瘤侵袭性强，多数患者在确诊后 1 年内死亡，比侵袭性 B 细胞淋巴瘤预后差。

（三）间变性大 T 细胞淋巴瘤

间变性大 T 细胞淋巴瘤属于非霍奇金淋巴瘤中外周 T 细胞淋巴瘤的一个类型，较少见，该肿瘤以高度异型呈未分化形态的大细胞增生为特征，而这些细胞几乎都显示 Ki-1（即 CD30）抗原免疫组化阳性，因此也曾称作 Ki-1 淋巴瘤。

肺原发性间变大 T 细胞性淋巴瘤组织学表现可见正常肺组织结构被破坏，瘤组织呈弥漫分布，瘤细胞以大细胞为主，并以相互黏附的方式排列，其细胞形态多样，有圆形、卵圆形及多形，可见类似 R-S 细胞的双核瘤细胞；核多呈圆形、卵圆形或不规则形，染色质呈粗块状、胞质丰富、核分裂常见，细胞核常呈马蹄形及排列成花环状的多核巨细胞。免疫表型标记：瘤细胞显示 CD30（＋）、CD45RO（＋）、EMA（＋）。与淋巴结的间变性大 T 细胞淋巴瘤不同，本病通常不表达间变性淋巴瘤相关性酪氨酸激酶（anaplastic lymphoma kinase，ALK）。

临床表现有发热、体重减少等；其胸部 X 及 CT 示单个或多发结节状阴影或肿块状阴影。

本病为罕见的内脏型恶性淋巴瘤，国内外仅有少量个案报道。预后较差，治疗仍可参考 T 细胞淋巴瘤的治疗，以多药联合化疗为主，但未有统一的标准方案。目前多采用 CHOP 或中高度恶性 B 细胞淋巴瘤的治疗方案，辅以大剂量化疗联合干细胞移植。即使采用以上综合的治疗，2 年的死亡率在 50% 以上。

》 三、肺原发性霍奇金病

肺原发性 HD 极少见，1964 年 Kern 等报道 4 例并收集文献已报道的 14 例肺原发性 HD，总结和分析临床和病理特点，提出肺原发性 HD 的诊断标准，到 2000 年统计英文文献中报道的肺原发性 HD 不到 100 例。

霍奇金淋巴瘤的肿瘤结节由异质的细胞组成，包括多种炎症细胞如巨噬细胞、T 淋巴细胞及中性粒细胞等，其特征性细胞为 Reed-Sternberg 细胞（R-S 细胞）。R-S 细胞可单核及多核，细胞形态较大，丰富的嗜伊红性细胞质，核周常有空晕，核内有较大的嗜酸性的包涵体样核仁，核膜较厚，边缘清楚，核质淡染。R-S 细胞呈双核的镜影细胞，多核或分叶状核的 R-S 细胞，突出的特点是各个核均有嗜伊红性巨大的核仁。这些典型的 R-S 细胞，称为诊断性 R-S 细胞，对诊断 HD 有重要意义。

近来研究已确定这些细胞分子结构的特征，R-S 细胞实际上是 B 细胞，不能产生免疫球蛋白，B 细胞相关标志物（如 Bob-1、Oct-2、CD79a）缺乏或低水平表达；强表达 CD30、CD15、MDC 和 fascin 等标志物。在霍奇金淋巴瘤肿瘤增生性结节的邻近肺实质可间有不同类型的病理表现，如局灶性机化性肺炎、肺泡内泡沫样巨噬细胞积聚及间质性淋巴细胞浸润。

发病年龄的中位数是 50 岁，发病年龄呈双高峰（＜35 岁和＞50 岁），男女性别比为 1:2。绝大多数患者有包括呼吸道和全身的临床症状。主要表现为持续性干咳、呼吸困难、喘鸣、痰带血及胸痛，发热和盗汗等症状。查体多属正常或非特异性改变。约半数患者有血沉增快，部分患者可有白细胞增多及轻至中度贫血。

胸部 X 线表现多种多样，多数为肺内单发或多发结节，双肺受累机会一致，少数患者表现为肺炎样浸润性病变、网状结节浸润、空洞性结节（图 28-2-24，图 28-2-25）及胸腔积液。结节和浸润性病变可此消彼长。

肺原发性 HD 临床表现无特异性，X 线表现也多种多样，从临床很难诊断肺原发性 HD，往往需病理诊断。Yousem 等提出原发肺 HD 诊断标准为：①组织学有典型 HD 表现；②病变局限于肺，无肺门淋巴结；③临床和病理排除其他部位 HD 的可能。

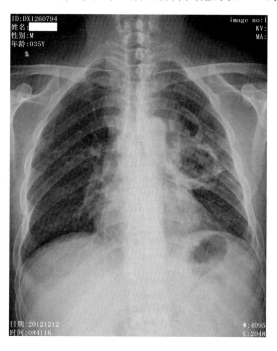

图 28-2-24　霍奇金病胸部 X 线片见厚壁空洞

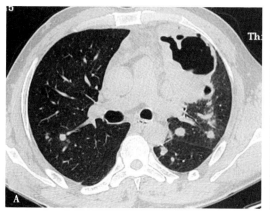
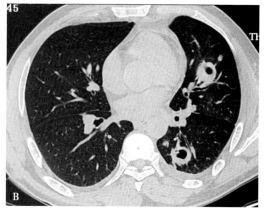

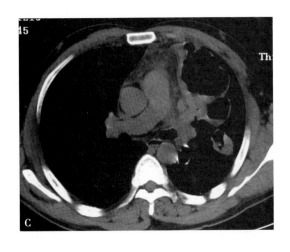

图 28-2-25 霍奇金病
A. 胸部 CT 肺窗示左上肺见空洞性病变，两肺多发结节影；B. 胸部 CT 肺窗示左肺舌叶及下叶见厚壁空洞性结节；C. 胸部 CT 纵隔示左上肺见空洞性病变，纵隔淋巴结肿大

经支气管镜检查获得病理诊断可能性较小，绝大多数病例需外科活检病理才能确定诊断。即使有外科活检标本，有的患者的病理诊断仍然相当困难，病理上易被误诊的疾病有非霍奇金淋巴瘤、淋巴瘤样肉芽肿、肉芽肿性多血管炎、机化性肺炎、嗜酸细胞性肉芽肿、感染性肉芽肿（结核、真菌等）及血管免疫母细胞淋巴结病等良性和恶性疾病。

需特别注意的是与良性疾病鉴别诊断。与肉芽肿性多血管炎鉴别时，两者在病理上均有广泛坏死区域、炎性肉芽肿及多种反应性细胞浸润血管等改变，但肉芽肿性多血管炎临床表现有鼻咽部侵犯、肾病变、组织学上病变无沿淋巴管分布的特点及无 R-S 细胞和非典型的变异的单核 R-S 细胞可确定诊断。与感染性肉芽肿鉴别时，注意有否干酪样坏死，缺乏 R-S 细胞和非典型的变异的单核 R-S 细胞，通过特殊染色和培养鉴别病原体来帮助鉴别诊断。机化性肺炎有不同程度的硬化胶原，形成结节状改变，伴有类似 HD 细胞浸润背景，但机化性肺炎结节病变无沿淋巴管分布的特点及 R-S 细胞，应特别注意的是不要把机化性肺炎中反应性增生的 II 型肺泡上皮细胞误认为 R-S 细胞。

肺原发性 HD 的治疗以联合化疗为主，由于肺原发性 HD 的病例有限，对其治疗的临床经验非常有限，故尚无统一的治疗方案。预后不良，治疗 2 年内复发，死亡率高。提示预后不良的因素有年龄 60 岁以上，肺内多发病变，肿瘤空洞形成，胸膜受侵及有 B 症状。

（曹孟淑 蔡后荣）

参考文献

1. Cordier JF，Chailleux E，Lauque D，et al. Primary pulmonary lymphomas. A clinical study of 70 cases in non-immunocompromised patients. Chest，1993，103：201-208.

2. Fiche M，Capron F，Berger F，et al. Primary non-Hodgkin's pulmonary lymphomas. Histopathology，1995，26：529-537.

3. Harris NL，Jaffe ES，Stein H，et al. A revised European-American classification of lymphoid neoplasms：A proposal from the international lymphoma study group. Blood，1994，84：1361-1392.

4. Li G，Hansmann ML，Zwingers T，et al. Primary lymphomas of the lung：Morphological immunohistochemical and clinical features. Histopathology，1990，16：519-531.

5. Liford EH Jr，Margolick JB，Longo DL，et al. Angiocetric immunoproliferative lesions：A clinicopathologic

spectrum of post thymic T-cell proliferations. Blood, 1988, 82: 1630-1636.

6. Nicholson AG, Wotherspoon AC, Diss TC, et al. Pulmonary B cell non-Hodgkin's pulmonary lymphomas: The values of immunohistochemistry and gene analysis in diagnosis. Histopathology, 1995, 26: 395-403.

7. Isaacson P, Wright D: Extranodal malignant lymphoma arising from mucosa associated lymphoid tissue. Cancer, 1984, 53: 2515-2520.

8. Radin AI. Primary pulmonary Hodgkin's disease. Cancer, 1990, 65: 289-292.

9. Saltzstein SL. Pulmonary malignant lymphomas and pseudolymphomas: Classification, therapy and prognosis. Cancer, 1983, 16: 928-955.

10. Salhany KE, Pietra GG. Extranodal lymphoid disorders. Am J Clin Pathol, 1993, 99: 472-485.

11. Boshnakova TZ, Michalova V, Koss M, et al. Primary pulmonary Hodgkin's disease-report of two cases. Respir Med, 2000, 94: 830-831.

12. L'hoste JR, Filippa A, Bretsky S. Primary pulmonary lymphomas. A clinicopathologic analysis of 36 cases. Cancer, 1984, 54: 1397-1406.

13. 曹孟淑, 蔡后荣, 印洪林, 等. 原发性肺 NK/T 细胞淋巴瘤 2 例临床分析. 中华结核和呼吸杂志, 2008, 31: 120-124.

14. Lantuejoul S, Moulai N, Quetant S, et al. Unusual cystic presentation of pulmonary nodular amyloidosis associated with MALT-type lymphoma. Eur Respir J, 2007, 30: 589-592.

15. Nambu A, Kurihara Y, Chikawal T, et al. Lung Involvement in Angiotropic Lymphoma: CT Findings. Am J Roentgenol, 1998, 170: 940-942.

16. Rodriguez J, Tirabosco R, Pizzolitto S, et al. Hodgkin lymphoma presenting with exclusive or preponderant pulmonary involvement: a clinicopathologic study of 5 new cases. Annals of Diagnostic Pathology, 2006, 10: 83-88.

17. Rodriguez-Abreu D, Filho VB, Zucca E. Peripheral T-cell lymphomas, unspecified (or not otherwise specified): a review. Hematol Oncol, 2008, 26: 8-20.

18. Hare SS, Souza CA, Bain G, et al. The radiological spectrum of pulmonary lymphoproliferative disease. The British Journal of Radiology, 2012, 85: 848-864.

第二十九章

药物导致的间质性肺疾病

药物导致的肺损伤（drug-induced lung injury，DLI）是药物不良反应的一种，是指因使用药物直接或间接引起的肺损伤，这些药物不仅包括处方药，还包括非处方药、中草药、保健品及毒麻药。药物导致肺损伤的部位包括气道、肺实质、纵隔、胸膜、肺血管和（或）神经肌肉系统，而药物导致的间质性肺疾病（drug induced interstitial lung disease，DILD）是药物性肺损伤最主要的一种表现形式。药物的肺毒性可能是由于患者的特应体质、也可能是因为药物的毒副作用或者是由于药物作用机体的某个代谢位点而引发；有些化学物质并不能直接引起细胞毒性，通常需要通过生物转化作用以增加药物的毒性或者产生反应性代谢产物，如果这些代谢产物不能被清除，那么它们可引起细胞的损伤和死亡。

【流行病学】

在美国，平均每年约有 200 万的患者会出现药物的毒副作用，包括 10 万死亡的患者。根据药品和医疗器械安全信息的资料显示，DLI 的发生率自 2000 年开始在不断地增加，目前已知的能够诱导肺损伤的药物超过 380 种，但真正的数量并不明确，而随着治疗药物的持续更新，引起肺损伤的药物也会不断地增加。目前世界上 2.5% ~ 3% 的间质性肺疾病是由于药物诱导引发的，因此临床医师应熟悉造成肺损伤的常见药物及其临床和影像学表现，避免延误诊断。

【DILD 的常见药物】

引起 DILD 的药物主要包括细胞毒性药物、心血管药物、抗炎药物、抗微生物药物、生物制剂及一些混杂药物（表 29-1）。

表 29-1　引起 DILD 的常见药物

药物分类	常见药物
抗生素	两性霉素 B、异烟肼、呋喃妥英、柳氮磺胺吡啶
抗炎药	阿司匹林、依那西普、金盐、英夫利昔、氨甲蝶呤、非甾体抗炎药、青霉胺
生物制剂	阿达木单抗、阿来组单抗、贝伐单抗、西妥昔单抗、利妥昔单抗、曲妥珠单抗、肿瘤坏死因子
心血管药物	血管紧张素转换酶抑制剂、胺碘酮、抗凝血药物、β-受体阻滞剂、氟卡尼、氢氯噻嗪、普鲁卡因胺、他汀类、尼可刹米

药物分类	常见药物
化疗药物	咪唑硫嘌呤、博莱霉素、硼替佐米、白消安、卡莫司汀、苯丁酸氮芥、集落刺激因子、环磷酰胺、阿糖胞苷、去铁胺、多西他赛、阿霉素、厄洛替尼、足叶乙苷、氟达拉滨、氟他胺片、吉非替尼、吉西他滨、羟基脲、伊马替尼、干扰素、洛莫司汀、左旋苯丙氨酸氮芥、氨甲蝶呤、甲基环己亚硝脲、丝裂霉素 C、亚硝基脲、紫杉醇、丙卡巴肼、萨力多胺、长春碱、净司他丁
其他	溴隐亭、卡马西平、卡麦角林、二甲麦角新碱、苯妥英钠、西罗莫司、滑石粉、中药等

化疗药物：化疗药物分为抗肿瘤药（非分子靶向药物）及分子靶向药物。抗肿瘤药包括博莱霉素、紫杉醇、白消安、卡莫司汀及环磷酰胺等。其中发生率最高的是博莱霉素，患者出现症状的时间可在 4 周以内也可在 10 周以后，该药物的主要毒副作用是致纤维化作用（图 29-1）。博莱霉素诱导鼠肺纤维化模型是研究肺间质纤维化的经典动物模型。引起博莱霉素肺毒性的危险因素有累积剂量 >400U，高龄、肾功能不全、高浓度氧吸入、放射治疗，合用其他细胞毒药物等对肺纤维化有促进作用。如持续使用白消安 3～4 年后可诱发 ILD，而环磷酰胺在使用初期便可引发 ILD，当然它也可对肺部造成远期损害。近年来，分子靶向药物已成为抗癌治疗的主流方式，但分子靶向药物的肺毒性亦成为目前抗癌治疗的隐患。与非分子靶向抗癌药物相比，分子靶向药物（EGFR-TKIs）导致的 ILD 在用药后的 4 周内发生率更高。目前在日本已有 20 余种分子靶向药物，经上市后大规模的人群试验观察结果显示，DILD 的组织类型不尽相同，不同的药物可以导致相同的病理类型，相同的药物也可以导致不同病理类型，其发生概率和转归也不尽相同。

抗风湿药：约 1/3 类风湿关节炎（rheumatoid arthritis，RA）的患者可合并慢性间质性肺疾病，而某些抗风湿药物也能引起间质性肺疾病。因此临床医师对于 RA 患者的间质性肺疾病（ILD）需进行鉴别诊断，是本身存在的 ILD 发生急性加重，还是与 RA 相关的新发病灶，抑或是由于使用抗风湿药物所诱发，且需要与肺部感染（尤其是 PCP）进行鉴别，但这种鉴别诊断通常都比较困难。因此，临床医师在使用抗风湿药物之前需对患者的肺部情况进行评估，并在治疗的同时监测患者的症状、体征及影像学检查。氨甲蝶呤（methotrexate，MTX）是目前使用最为广泛的抗风湿药，60%～80% 的 RA 患者使用其治疗，MTX 诱导的 ILD 呈现剂量依赖性；男性、吸烟、ILD 病史是其高危因素。在日本，通过对高危因素的控制，尤其是对于本身存在 ILD 的患者限制 MTX 使用后，MTX 诱导 ILD 的发生率从 1990 年的 1%～5% 已经降至 0.4% 或更少。至 2011 年 9 月，在日本已经有 6 种生物制剂用来治疗 RA，因使用生物制剂治疗 RA 引发 ILD 或使患者本身 ILD 急性加重的发生率为 0.1%～1%，但区分是 DILD、PCP 还是 RA 相关的肺疾病还是十分复杂的。

干扰素（interferon，IFN）：IFN 有多种生物活性作用，包括抗病毒、抑菌和免疫调节功能等，目前将其分为 α、β、γ 3 种亚型。因 IFN 具有一定的免疫调节作用，临床上常见其不良反应。IFN 诱导的间质性肺炎较为常见，个别可表现为结节病灶。根据大规模临床试验的相关数据，使用 IFN-α-2a 和 Peg-IFN-α-2b 后 DILD 的发病率分别为 0.29% 和 0.08%。因此在 2008 年 8 月，对于本身存在 ILD 的患者已经禁止使用 IFN-α-2a 以减少新发 DILD 和基础 ILD 急性加重所带来的生命威胁。

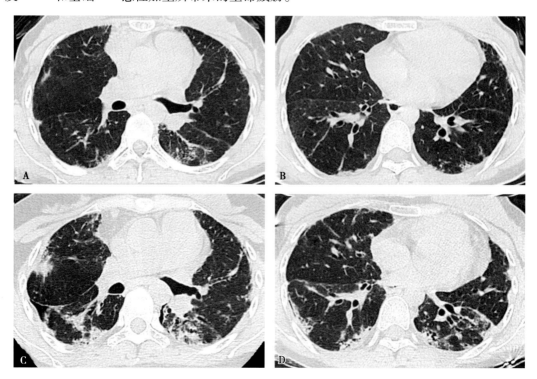

图 29-1 博莱霉素导致间质性肺炎

患者，女性，24 岁，卵巢癌手术切除后，博莱霉素 + 顺铂 + 长春新碱化疗 6 个疗程后，出现咳嗽，咳痰伴气喘。A、B. 胸部 HRCT 示两肺胸膜下网状阴影，局部牵拉性支气管扩张；C、D. 激素治疗 1 年，两肺病变进展，出现与胸膜相连的斑片状实变影

免疫抑制剂：免疫抑制剂一方面可诱发机会性感染（尤其是 PCP），一方面可诱导 ILD 的发生，临床治疗时也需引起高度重视。如环磷酰胺相关的 ILD 包括 DAD、OP、PF 和非心源性肺水肿，胸腔积液、支气管痉挛和过敏等。环孢菌素可诱导 DAD、急性间质性肺炎、非心源性肺水肿、DAH 和肺动脉高压等。但另一方面，免疫抑制剂对于某些间质性疾病（如细胞型非特异性间质性肺炎、机化性肺炎和结节病、结缔组织相关的 ILD 等）能够减少糖皮质激素用量，减少相关的副作用，增加药物的疗效。因此，如何有效地使用免疫抑制剂，如何有效监测免疫抑制剂的治疗效果，还需要大规模的临床试验的进一步研究。

抗菌药：抗菌药物主要是通过过敏反应引起肺损伤。呋喃妥英、两性霉素 B、磺胺类和柳氮磺胺吡啶等较为常见。呋喃妥英引起肺损伤的急性期表现为过敏反应，慢性期表现为肺纤维化和机化性肺炎，其治疗主要为停药，皮质类固醇对于病变的吸收效果甚微，且胸部影像学表现存在时间持久，甚至在症状消失后仍然可见。

心血管药物：心血管药物中引起 ILD 的最常见药物是胺碘酮（图 29-2），它的发病率能达到 6%，且胺碘酮肺炎患者的病死率能达到 10% ~ 20%。目前认为胺碘酮诱发肺损伤的机制如下：①对肺泡上皮细胞、血管内皮细胞和成纤维细胞的毒性作用；②Th1 和 Th2 的平衡失调；③肺泡巨噬细胞产生的肿瘤坏死因子-α 和转化生长因子-β；④血管紧张素 Ⅱ 诱导的肺泡上皮细胞的凋亡。

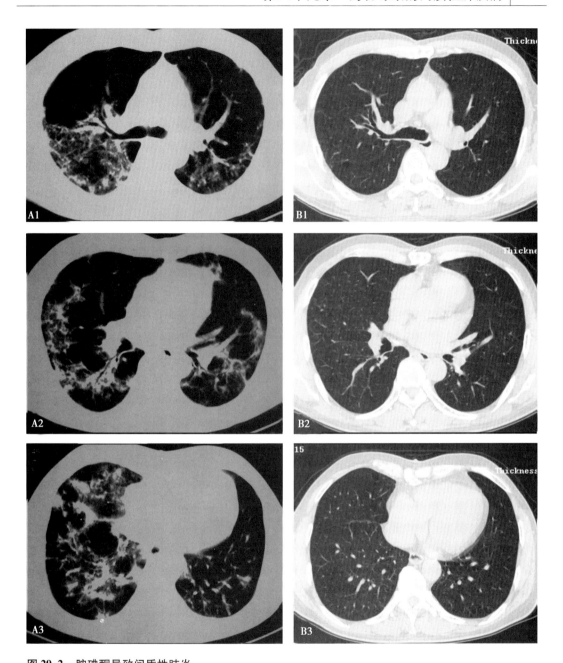

图 29-2　胺碘酮导致间质性肺炎

A1 ~ A3：服用胺碘酮，胸部 CT 示两肺条索状和斑片状实变影，磨玻璃影；B1 ~ B3：停胺碘酮，加用激素治疗，后复查胸部 HRCT 示病灶吸收好转

　　其他：引起间质性肺疾病的不止是西药，中草药也可诱发（图 29-3）。1996 年日本卫生福利部发布了由小柴胡汤引发的致死性间质性肺炎的报道，100 例小柴胡汤诱发的 DILD 患者中，12 例停止服药后康复，29 例给予口服糖皮质激素治疗，54 例给予糖皮质激素冲击治疗；尽管 90 例患者很快康复，但是有 10 例患者死亡，这一结果引起了人们对中草药引起 DILD 广泛的注意。但是中草药引起 DILD 的发病机制目前尚不清楚。选择性 5-HT 再

摄取抑制剂是一种抗抑郁药，其对肺部的损伤主要表现为肺出血，Antonello 等报道了 1 例由帕罗西汀（抗抑郁药）引起反复发生弥漫性肺泡出血的病例。引起间质性肺疾病的药物多种多样，随着新药的不断上市，引起肺损伤的药物也会不断增加。

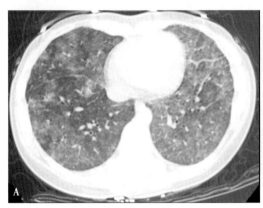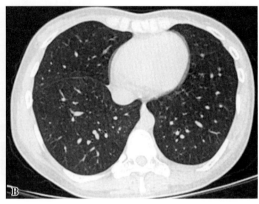

图 29-3　口服中药导致过敏性肺炎
A. 胸部 CT 示双肺弥漫性磨玻璃影，隐约可见小结节影；B. 治疗 11 天，胸部 HRCT 示病变明显吸收

【发病机制】

药物诱导肺损伤的发病机制尚未明确，目前较为推崇的两种基本发病机制如下：第一，细胞毒性药物可能对 I 型肺泡上皮细胞、气道上皮细胞或者血管内皮细胞起直接的毒性作用。化疗药物是细胞毒性药物导致肺损伤最具代表性的药物，在用药期间或用药后的短期内便可出现药物的肺毒性。对于某些药物特异性的肺毒性，目前有以下解释：①相比于其他器官，呼吸道和肺泡表面积大，毒性物质到达肺组织的浓度更高；②肺组织中特殊类型或更为广泛的生物活性作用；③肺组织特异性生物活性作用的结果。另外，某些药物成分可能更容易在肺组织沉积。第二，药物可能作为抗原或者模拟抗原激活免疫细胞，引起免疫介导的肺毒性。胺碘酮是免疫介导 DILD 最常见的药物之一，对于胺碘酮的肺毒性认为有 3 种作用机制：直接的毒性作用、免疫介导机制和血管紧张素酶系统的激活。就免疫介导机制而言，Kuruma 等认为 Th1/Th2 的平衡失调引起胺碘酮代谢的紊乱进而诱导肺损伤。以上两种作用机制受宿主和环境因素的影响，包括基因易感性、免疫相关的基因、年龄、肺组织的基本病理情况（尤其是肺纤维化或慢性炎症性肺疾病的患者）及与其他药物的相互作用等。

【病理改变】

药物导致的间质性肺疾病其病理表现几乎包括所有类型的特发性间质性肺炎病理类型：弥漫性肺泡损伤（DAD）、非特异性间质性肺炎（NSIP）、普通型间质性肺炎（UIP）、脱屑性间质性肺炎（DIP）、机化性肺炎（OP）、嗜酸性粒细胞性肺炎（EP）、过敏性肺炎（HP）及肉芽肿性肺疾病等。DILD 的病理表现不具有特异性，同一种药物可以引起多种不同的病理表现，即使在同一个患者体内，某种药物也可引起不同的病理学表现，不同药物亦可引起相同的病理表现。但也有一小部分药物能够诱发特征性的病理学表现，例如甲氨蝶呤可以导致一种急性肉芽肿性 ILD，这有助于对甲氨蝶呤诱导间质性肺疾病的诊断。

【临床表现】

DILD 并无特征性临床表现，用药史的重要性首当其冲，当患者应用某种药物后出现发热和呼吸道症状时应引起注意，但对于许多慢性疾病、应用多种药物、隐匿起病者，用药史往往容易忽略。对于临床医师来说，必须重视患者的临床症状和体征。基本的呼吸系统症状包括咳嗽、气短、呼吸困难、胸痛（胸膜炎或胸腔积液）、喘息和痰中带血。体格检查重要体征包括皮疹、淋巴结肿大、爆裂音等。ILD 的鉴别诊断中，必须重视用药史的询问。

【影像学表现】

　　HRCT 是当前诊断 DILD 最好的无创检查方法，早在 1979 年 Douglass 等就将 DILD 的影像学表现分为 5 类：①弥漫性间质性（网结节影）表现；②弥漫性气腔实变的表现；③胸腔积液或纤维化；④肺门增大或纵隔增宽；⑤局灶性实变。其 HRCT 的表现类型主要包括：①非心源性肺水肿；②机化性肺炎（图 29-4）；③非特异性间质性肺炎；④寻常型间质性肺炎；⑤过敏性肺炎（见图 29-3）；⑥类脂性肺炎；⑦肺泡出血（图 29-5）。尽管如此，且有文献报道某些药物如吉西他滨造成肺损伤后 HRCT 主要表现为 NSIP 样或 HP 样 ILD，但上述表现依然不具有特异性，Cleverly 等指出 HRCT 对于 DILD 病理学推测的准确性只有 45%。虽然其诊断价值有限，但其仍具有一定提示作用。在影像学上，DILD 的早期表现为线状阴影，小叶间或小叶内间隔增厚影及磨玻璃影或粟粒样改变，Philippe 等将其总结为表 29-2。另外，Keish 等还概括了 HRCT 在 DILD 的诊断中的作用：①对于无症状患者的早期诊断；②对于是否发生 DILD 提供重要的客观证据，例如在服药前患者的影像学表现就已经存在异常的阴影，此时便可除外 DILD 的诊断；③可以为危险因素的评估提供重要的信息，慢性纤维化性间质性肺炎和肺气肿是 DILD 重要的危险因素，慢性纤维

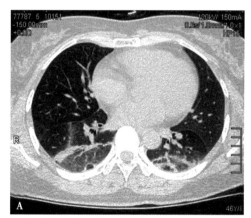
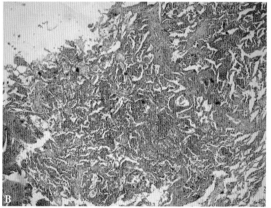
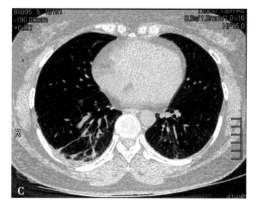

图 29-4　帕罗西汀导致机化性肺炎

患者，女性，46 岁。A. CT 示两下肺反晕征；B. 肺活检病理示慢性炎性细胞浸润，肺泡隔增宽，部分肺泡腔内见机化物，HE 低倍放大；C. 治疗 7 个月余双下肺病变明显吸收

化性间质性肺炎的严重程度也是 DILD 的危险因素，对具有危险因素患者，需定期行影像学检查以尽早发现 DLI 的发生；④为鉴别诊断提供帮助；⑤显示肺部异常阴影的进展情况，协助评估疾病的危险程度；⑥区分是 DAD 型的还是非 DAD 型 DILD；⑦对可能的病理学类型具有一定的提示作用；⑧可以评估的治疗效果及疾病的转归。

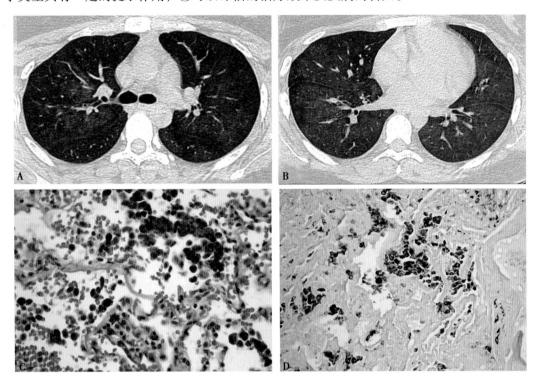

图 29-5　丙硫氧嘧啶导致弥漫性肺泡出血

患者，女性，21 岁，甲亢服用丙硫氧嘧啶 3 个月后，咯血伴气喘 15 天；胸部 HRCT（A、B）示两肺磨玻璃影。右中叶灌洗液细胞分类：肺泡巨噬细胞 60%，红细胞 40%；肺活检病理示肺泡间隔轻度增宽伴慢性炎性细胞浸润，肺泡腔内见吞噬含铁血黄素的肺泡巨噬细胞沉积（C）；普鲁士蓝特殊染色显示肺泡内有蓝染的颗粒沉着（D）

表 29-2　DILD 的早期 HRCT 表现及其常见诱发药物和相关病理学表现

HRCT 表现	常见的药物	相关的病理学表现
小叶内间质增厚	化疗药物，引起肺水肿的胺碘酮类药物	间质性肺水肿，DAD
光滑的小叶间隔增厚	化疗药物，诱发肺浸润伴嗜酸性粒细胞增多（pulmonary infiltrates and eosinophilia，PIE）的药物，引起肺水肿的药物	间质性肺水肿，DAD 嗜酸性粒细胞性肺炎
不规则小叶间隔增厚	诱导肺纤维化的药物	肺纤维化
小结节影	卡介苗，甲氨蝶呤	肉芽肿性疾病
大结节影	胺碘酮，博莱霉素	胺碘酮肺炎，OP
毛玻璃影	诱导细胞型间质性肺炎的药物	细胞型非特异性间质性肺炎（肺泡炎）

续表

HRCT 表现	常见的药物	相关的病理学表现
均匀的马赛克肺灌注	诱导弥漫性肺泡出血（diffuse alveolar hemorrhage，DAH）的药物	肺泡出血伴或不伴毛细血管炎
边界清楚的马赛克低灌注伴肺衰减	呋喃妥英；矿物油（石蜡）	脱屑性间质性肺炎类脂性肺炎
弥漫性肺泡影伴或不伴蝙蝠样改变	引起肺水肿的药物；DAD；肺泡出血；或者细胞型间质性肺炎	肺水肿；DAH，富细胞型间质性肺炎或 DAD
影像学阴性的肺水肿或者可逆的蝙蝠样改变	诱导 PIE 的药物	嗜酸性粒细胞性肺炎
片状或弥漫性阴影伴密度增加	胺碘酮	胺碘酮肺炎
片状影伴支气管血管束增粗	呋喃妥英；尼鲁米特	OP
局灶性实变	诱导 OP 或 PIE 的药物	OP 或嗜酸性粒细胞性肺炎
游走性阴影	诱导 OP 或 PIE 的药物	OP 或嗜酸性粒细胞性肺炎
局灶性蜂窝肺	放疗，胺碘酮	局灶性肺纤维化和蜂窝肺
弥漫性蜂窝肺	化疗药物，胺碘酮	弥漫性肺纤维化和蜂窝肺
树芽征	吸入药物（如聚苯乙烯磺酸钠）	支气管炎

【支气管肺泡灌洗检查】

用诊断性支气管肺泡灌洗（BAL）检查，可以为肺活检组织病理学提供更多的补充信息，其优点在于安全、几乎不会导致死亡，因此可反复操作以观察支气管肺泡灌洗液（BALF）中细胞学的动态变化；而且，灌洗得到的样本比经支气管肺活检的小块标本覆盖的范围更大，更能代表病变部位的炎症和免疫学改变。Costabel 等将 BALF 结果与药物导致肺损伤分为以下几种类型：①过敏性肺炎：是 DILD 中最常见的类型，BALF 中淋巴细胞显著增加，甚至可高达 50%，有时可伴有中性粒细胞或其他细胞的中度升高，通常情况下 CD4、CD8 比例降低；②嗜酸粒细胞性肺炎或者肺损伤伴有嗜酸性粒细胞增多；③机化性肺炎：许多药物都可引起 OP，通常表现为淋巴细胞、中性粒细胞、嗜酸性粒细胞和肥大细胞的混合增加。有时也可见泡沫样肺泡巨噬细胞和少量的浆细胞；④细胞毒性反应：化疗药物相关的肺毒性组织病理学改变可见到透明膜、异形和增生 Ⅱ 型肺泡上皮细胞以及弥漫性成纤维细胞增生（与 DAD 相似），BALF 可显示成簇的非典型的 Ⅱ 型肺泡上皮细胞和明显增多的中性粒细胞；⑤弥漫性肺泡出血：BALF 中可见含铁血黄素巨噬细胞，另外可出现一些游离红细胞。虽然 BALF 对于 DILD 的诊断不具有特异性，但是能够缩小鉴别诊断的范围。如甲氨蝶呤、免疫抑制剂等既可诱发 DILD，也可引起细菌、真菌、寄生虫（包括肺孢子菌）等机会性感染，而 BALF 对于肺孢子菌肺炎诊断的敏感性和特异性都很高，对于细菌、真菌感染等也有一定的敏感性，因此有助于鉴别诊断。有时，心血管药物诱导的间质性肺炎与患者本身的急性左心衰竭很难区别，此时 BALF 中弥漫的红细胞可为鉴别诊断提供重要的线索，因为除抗凝药物外，目前尚未有心血管药物引起肺泡出血的报道。

【诊断】

DILD 是一种排除性诊断，需认真排除所有其他的可能。但是导致 DILD 的药物很多都是用来治疗疾病的，所以有时很难区分肺部病变是原发疾病的表现还是药物引起的。Lrey 拟定了药物不良反应的诊断标准：①首先明确患者是否使用药物，药物的疗程及剂量；②除外其他原发或继发性肺部疾病，如感染、结缔组织病等；③明确用药到发病的时间，即潜伏期；④停用药物后症状是否可缓解，理论上应再次给药，看是否出现相同症状，但再次给药实施起来较为困难，且危险性很大，所以临床上基本不这样做；⑤患者是否只使用一种药物？如果患者同时使用多种药物，那么很难明确是哪一种药物引起的肺毒性，除非当中的某种药物已被证实可导致肺部病变，而同时服用的其他药物目前没有这种不良反应；⑥某些药物可导致特殊类型的肺损伤，如果在使用某种药物过程中出现该药物引起的特征性肺部病变，那么会支持该药肺毒性的诊断，而如果肺损伤的类型不典型，那么药物肺毒性的判断就不准确了；⑦某些药物的用量，尤其当药物过量时可引起肺毒性。最后根据以上标准可将药物导致的肺损伤分为 3 个等级：明确、可能性很大、可能。对于 DILD 的诊断，用药史的重要性无可争议，但也要重视患者的临床症状和体征，特别不容忽视皮疹、淋巴结肿大、肺部爆裂音等。当然，血液检查、血气分析及肺功能、支气管镜、影像学检查、肺活检等的辅助检查也为 DILD 的诊断和鉴别诊断提供一定的价值。

【治疗】

治疗 DILD 的目的是抑制炎症和胶原纤维的沉积。一旦怀疑是 DILD，需立即停止使用可疑药物，并进行对症处理，且在肺部损害缓解前，不宜再次使用该可疑药物。对于严重的或处于进展期的 DILD 可进行经验性激素治疗。对于 OP、EP 和 HP，糖皮质激素可以加快症状的好转。中度以上的 DILD，起始剂量可给予泼尼松龙 $0.5 \sim 1.0$ mg/（kg·d），持续 $2 \sim 4$ 周后逐渐减量；对于严重的患者，可给予甲泼尼龙 $500 \sim 1000$ mg/d 冲击治疗，3 天后给予泼尼松龙 $0.5 \sim 1.0$ mg/（kg·d），持续 $2 \sim 4$ 周后逐渐减量，如果肺损伤和低氧血症迅速改善，激素治疗可于 $1 \sim 2$ 个月停止。

对于需要继续治疗的化疗药物引起的 DILD，应根据病情需要选择未报道有肺毒性的药物进行继续治疗。在没有可替代治疗药物时，可考虑在继续使用该药的同时，联合使用糖皮质激素治疗，当然，药物的治疗剂量需斟酌。在日本，一位 70 岁进展型肺腺癌患者对分子靶向药物克唑替尼反应良好，但是在使用该药 25 天后诱发了间质性肺炎，中断治疗后肺癌再次生长，鉴于没有可替代药物，在 ILD 缓解后，医师在患者家属的要求下继续给予克唑替尼抗肿瘤治疗，结果联合一定剂量的糖皮质激素，肿瘤控制良好，间质性肺炎也没有加重，6 个月后患者的肿瘤没有进展，也没有再发 ILD。

总之，DILD 是一种排除性诊断，与药物史及用药时间密切相关，临床医师在排除其他可能性后需考虑到药物的肺毒性。病理学表现、HRCT 和支气管肺泡灌洗等辅助检查对于 DILD 的诊断虽不具有特异性，但可为其提供重要的信息，使用药物前的影像学表现可作为用药后影像学表现的参照，评估患者的肺部基础疾病，评估治疗的效果及疾病的转归。对于 DILD 的治疗，需做到及时停用可疑药物，并对症处理，必要时行糖皮质激素治疗，对于必须继续使用的肺毒性药物，如分子靶向药物，可根据病情，评估利弊后，尝试在继续用药的同时联合使用糖皮质激素辅助治疗（图 29-6）。

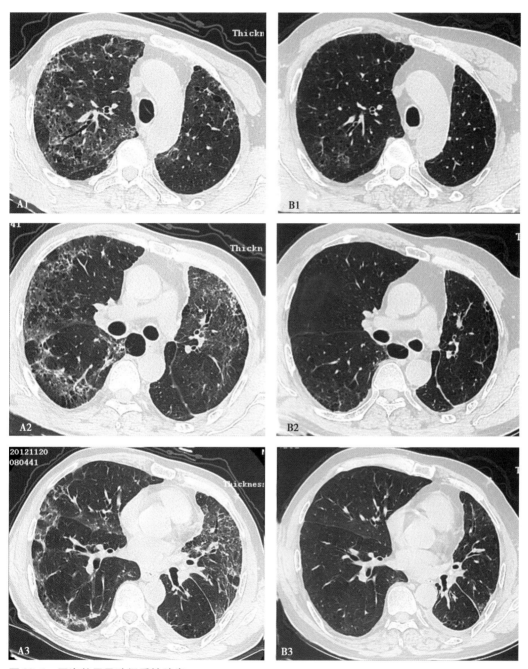

图 29-6 厄洛替尼导致间质性肺炎

A1 ~ A3：肺腺癌使用厄洛替尼治疗 4 个月后，肺肿瘤病变明显缩小，胸部 HRCT 示两肺磨玻璃影，条索状实变阴影，局部牵拉性支气管扩张；B1 ~ B3：继续厄洛替尼口服，加用激素治疗，3 个月后复查胸部 HRCT 原病灶大部分完全吸收

（魏路清）

参 考 文 献

1. Bressler R. Grapefruit juice and drug interactions. Exploring mechanisms of this interaction and potential toxicity for certain drugs. Geriatrics, 2006, 61: 12-18.

2. Beijer HJ, de Blaey CJ. Hospitalisations caused by adverse drug reactions (ADR): a meta-analysis of observational studies. Pharm World Sci, 2002, 24: 46-54.

3. Kubo K, Azuma A, Kanazawa M, et al. Consensus statement for the diagnosis and treatment of drug-induced lung injuries. Respir Investig, 2013, 51: 260-277.

4. Schwaiblmair M, Behr W, Haeckel T, et al. Drug induced interstitial lung disease. Open Respir Med J, 2012, 6: 63-74.

5. Saito Y, Gemma A. Current status of DILD in molecular targeted therapies. Int J Clin Oncol, 2012, 17: 534-541.

6. Sakurada T, Kakiuchi S, Tajima S, et al. Characteristics of and risk factors for interstitial lung disease induced by chemotherapy for lung cancer. Ann Pharmacother, 2015, 49: 398-404.

7. Kudoh S, Kato H, Nishiwaki Y, et al. Interstitial lung disease in Japanese patients with lung cancer: a cohort and nested case-control study. Am J Respir Crit Care Med, 2008, 177: 1348-1357.

8. Hotta K, Kiura K, Takigawa N, et al. Comparison of the incidence and pattern of interstitial lung disease during erlotinib and gefitinib treatment in Japanese Patients with non-small cell lung cancer: the Okayama Lung Cancer Study Group experience. J Thorac Oncol, 2010, 5: 179-184.

9. Alarcon GS, Kremer JM, Macaluso M, et al. Risk factors for methotrexate-induced lung injury in patients with rheumatoid arthritis. A multicenter, case-control study. Methotrexate-Lung Study Group. Ann Intern Med, 1997, 127: 356-364.

10. Meyer KC. Immunosuppressive agents and interstitial lung disease: what are the risks? Expert Rev Respir Med, 2014, 8: 263-266.

11. Bhullar S, Lele SM, and Kraman S. Severe nitrofurantoin lung disease resolving without the use of steroids. J Postgrad Med, 2007, 53: 111-113.

12. Schwaiblmair M, Berghaus T, Haeckel T, et al. Amiodarone-induced pulmonary toxicity: an under-recognized and severe adverse effect? Clin Res Cardiol, 2010, 99: 693-700.

13. Ohtake N, Suzuki R, Daikuhara H, et al. Modulation of lung local immune responses by oral administration of a herbal medicine Sho-saiko-to. Int J Immunopharmacol, 2000, 22: 419-430.

14. Antonello N, Sergio L, Andrea T, et al. Pulmonary drug toxicity: presentation of a case of recurrent diffuse alveolar damage caused by paroxetine. Am J Ther, 2015, 22: e43-e47.

15. Vahid B and Marik PE. Pulmonary complications of novel antineoplastic agents for solid tumors. Chest, 2008, 133: 528-538.

16. Papiris SA, Triantafillidou C, Kolilekas L, et al. Amiodarone: review of pulmonary effects and toxicity. Drug Saf, 2010, 33: 539-558.

17. Kuruma T, Maruyama T, Hiramatsu S, et al. Relationship between amiodarone-induced subclinical lung toxicity and Th1/Th2 balance. Int J Cardiol, 2009, 134: 224-230.

18. Cleverley JR, Screaton NJ, Hiorns MP, et al. Drug-induced lung disease: high-resolution CT and histological findings. Clin Radiol, 2002, 57: 292-299.

19. Piciucchi S, Romagnoli M, Chilosi M, et al. Prospective evaluation of drug-induced lung toxicity with high-resolution CT and transbronchial biopsy. Radiol Med, 2011, 116: 246-263.

20. Tamura M, Saraya T, Fujiwara M, et al. High-resolution computed tomography findings for patients with drug-induced pulmonary toxicity, with special reference to hypersensitivity pneumonitis-like patterns in gemcitabine-induced cases. Oncologist, 2013, 18: 454-459.

21. Erasmus JJ, McAdams HP, and Rossi SE. High-resolution CT of drug-induced lung disease. Radiol Clin North Am, 2002, 40: 61-72.

22. Akira M, Ishikawa H, and Yamamoto S. Drug-induced pneumonitis: thin-section CT findings in 60 patients. Radiology, 2002, 224: 852-860.

23. Lindell RM and Hartman TE. Chest imaging in iatrogenic respiratory disease. Clin Chest Med, 2004, 25: 15-24.

24. Costabel U, Uzaslan E, and Guzman J. Bronchoalveolar lavage in drug-induced lung disease. Clin Chest Med, 2004, 25: 25-35.

25. Irey NS. Teaching monograph. Tissue reactions to drugs. Am J Pathol, 1976, 82: 613-647.

26. Tachihara M, Kobayashi K, Ishikawa Y, et al. Successful crizotinib rechallenge after crizotinib-induced interstitial lung disease. Jpn J Clin Oncol, 2014, 44: 762-764.

第三十章

肺移植治疗肺纤维化

　　肺移植经过漫长的实验与临床摸索，已在实验成功的基础上逐步发展成为临床治疗终末期肺疾病的唯一方法，使越来越多的终末期肺疾病患者获得了新生。根据国际心肺移植协会的最新统计，目前肺移植适应证主要为慢性阻塞性肺疾病、间质性肺疾病（interstitial lung disease，ILD）、囊性纤维化及 α_1-抗胰蛋白酶缺乏等。限于篇幅，本文主要介绍肺移植治疗特发性肺纤维化相关问题。

第一节　肺移植国内外进展

》 一、国外肺移植的历史

　　肺移植的实验研究开始于1946年的前苏联，此后在动物实验的基础上，1963年6月11日，美国密西西比大学医学中心 James Hardy 等为一位58岁左侧肺门部鳞癌、对侧肺气肿的患者进行了首例人类肺移植，术后第18天死于肾衰竭。1971年比利时 Derome 为23岁的终末期矽肺患者做了右肺移植，术后出现支气管吻合口狭窄、慢性感染和排斥，住院8个月，出院后只活了很短时间，但此患者是1963—1983年40多例肺移植受者中存活时间最长的一个，其余病例都于术后短时间内死于支气管吻合口漏、排斥、感染及肺水肿等并发症。

　　Veith 等认识到支气管吻合口并发症是肺移植后死亡的主要原因，供肺支气管的长度与支气管吻合口并发症有直接关系，缩短供肺支气管长度可以减少合并症的发生。进而又证实套入式支气管吻合可以减少缺血性支气管合并症。同期斯坦福大学的 Reitz 等成功完成心肺移植术，大大促进了临床肺移植工作。此时新的抗排斥反应抑制剂环孢霉素A（CsA）也开始应用于临床。同时应用带蒂大网膜包绕支气管吻合口改善支气管血运供应，促进吻合口愈合。

　　1983年11月7日 Cooper 为一位58岁男性终末期肺纤维化患者行右单肺移植，6周后患者出院恢复全日工作，参加旅游，并不知疲倦地进行肺移植的供、受体组织工作，6年半后死于肾衰竭。1983—1985年 Cooper 领导的多伦多肺移植组共报告了7例单肺移植，5例存活，更进一步促进了肺移植工作的开展。1988年法国巴黎 BealIon 医院的 Mal 和 Andteassian 成功地为2例肺气肿患者做了单肺移植，术后患者恢复良好，V/Q 比例无明显失调，患者术后基本恢复了正常生活。打破了慢性阻塞性肺疾病（COPD）不适合单肺移植的说法，他的文章报道后很短时间内 COPD 就成为单肺移植的适应证。

随着单肺移植经验的积累，1990 年开始双侧序贯式肺移植。通过横断胸骨的双侧开胸，相继切除和植入每一侧肺，将单肺移植技术分别用于每一侧肺移植，使双肺移植变得简单而安全。多数情况下不需要体外循环，需要体外循环时也只是短时间的部分转流，不需要心脏停搏。目前序贯式双肺移植技术已被普遍采用，在 2000 年后全世界单、双肺移植的数量已经持平。只有一两个中心仍然使用整块肺移植技术，并在移植时用血管吻合直接重建支气管循环。

近年来另一个新进展是应用肺移植治疗特发性肺动脉高压或艾森曼格综合征同时修补心内畸形，肺移植减轻右心室后负荷后可以促进心室功能的恢复。单肺移植术后肺灌注扫描，发现移植肺接受超过 80% 的血流灌注而没有不利影响，这些都支持新移植肺能够耐受绝大部分（如果不是全部）心输出量的观点，肺动脉高压单肺移植术后心功能恢复良好。

在整个 20 世纪 90 年代，肺移植在世界各地广泛开展，在南北美、欧洲和澳洲都取得了巨大成功，在欧美国家，肺移植已经相当成熟，截至 2013 年底，全球已完成 47 000 多例肺移植手术，肺移植术后 3 个月、1 年、3 年、5 年、10 年的生存率分别为 88%、80%、65%、53% 和 32%，所有肺移植患者的中位生存期为 5.7 年。

亚洲地区肺移植相对落后。1996 年 Takagi 调查了亚洲 11 个国家及地区肺移植状况，泰国 1993 年 2 月完成双肺移植，至 1995 年行肺移植 22 例，香港 3 例，沙特阿拉伯报道至 1994 年行单肺移植 4 例，韩国曾行 2 例肺移植未成功。此外，还有以色列做过。近 10 年来中国台湾肺移植工作发展很快，1991 年 7 月 10 日首先为 1 例矽肺患者行单肺移植，术后半年因感染死亡，1995—1999 年共做 29 例次。1999 年 5 月在日本东京召开的亚洲肺移植研讨会上，日本、韩国、泰国、菲律宾及中国台湾、香港和大陆都报道了肺移植手术病例。2003 年日本报道活体肺叶肺移植治疗小儿终末期肺病 10 多例。

》 二、我国肺移植的历史

我国大陆肺移植起步很早，1979 年北京结核病研究所辛育龄教授就为 2 例肺结核患者行单肺移植术，因急性排斥及感染无法控制，分别于术后 7 天及 12 天将移植肺切除。经过长期停顿后，1995 年 2 月 23 日首都医科大学附属北京安贞医院陈玉平教授为 1 名终末期结节病肺纤维化患者行左单肺移植，术后存活 5 年 10 个月，成为我国首例成功的单肺移植。1998 年 1 月 20 日北京安贞医院又为 1 名原发性肺动脉高压患者在体外循环下行双侧序贯式肺移植，术后存活 4 年 3 个月，成为我国首例成功的双肺移植。1994 年 1 月-1998 年 1 月间我国共做了近 20 例肺移植，只有北京安贞医院的这 2 例肺移植患者术后长期生存，其余患者均在术后短期内死亡，以后肺移植工作在我国停滞了近 5 年时间。

2002 年 9 月，陈静瑜为首的无锡肺移植中心成功完成了国内第 1 例单肺移植治疗肺气肿，使得停滞 5 年的临床肺移植工作在中国大陆再一次燃起生机，再次启动了我国的临床肺移植。近年来，在无锡市相继召开了七届全国心肺移植研讨会议，对我国的肺移植工作起到很大的推动作用。目前根据 2006 年 5 月起实施的《人体器官移植条例》和《人体器官移植技术临床应用管理暂行规定》，全国共有 167 家医院通过国家卫生和计生委人体器官移植技术临床应用委员会审核，成为第一批获得施行人体器官移植资质的单位，但其中具有开展肺移植资质的医院仅有 20 多家。据统计，自 2002 年以来，全国至少有 10 多家医院开展了肺移植手术，除了亲属活体捐赠肺叶移植没有长期存活的受者外，其他肺移植术式，如单肺、双肺及肺叶移植手术等均已成功开展，而且大部分受者长期存活，至 2014 年底全国肺移植总数为 523 例（图 30-1-1），2014 年全国肺移植数是 147 例，无锡市人民医院 104 例，进入全世界五大肺移植中心行列，全国每年仅有无锡市人民医院的肺移植数量超过 100 例，与肝、肾移植相比，我国肺移植的数量和质量还有待提高。

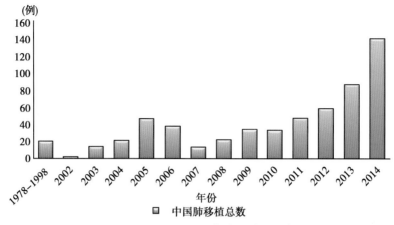

图 30-1-1　1978—2014 年全国肺移植统计

2002—2014 年底无锡市人民医院完成肺移植 344 例（图 30-1-2），历经 10 余年探索，积累了较多术后管理经验，肺移植技术以及术前、术后管理等得到极大的改善和提高，在受者年龄偏大、身体条件较差的情况下，无锡市人民医院的肺移植受者 1、3、5、10 年存活率达到了 78%、62%、53% 和 38%，接近国际先进水平。目前，无锡市人民医院成为国家卫生和计生委负责肺移植的注册单位，2010 年肺移植项目获得了中华医学奖。肺移植受者术后生活质量得到了极大的提高，许多肺移植术后多年的受者先后参加了 6 次全国移植受者运动会，与肝、肾移植受者同场竞技，毫不逊色。

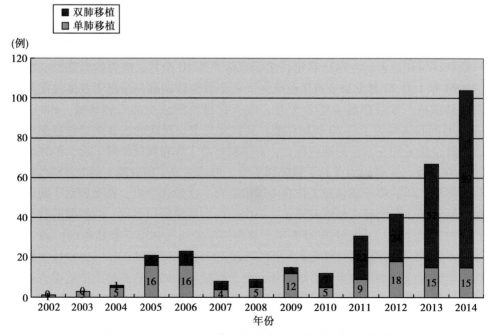

图 30-1-2　2002—2014 年无锡市人民医院历年肺移植例数

从 2015 年 1 月 1 日起，我国全面停止使用死囚器官作为移植供体来源，公民逝世后自愿器官捐献将成为器官移植使用的唯一渠道。随着此大背景的推出，公民脑死亡和心脏死亡供体成为肺移植供肺主要来源，但由于中国器官捐献相对于欧美国家，仍处于初级阶段，许多潜在供肺缺乏足够的维护，导致捐献失败，或供肺质量一般，获取后无法达到理想供肺标准，作为边缘性供肺应用于临床，给临床移植带来了巨大的压力，但随着移植团队的不懈努力，在以后的移植中，要争取利用每一个可用的供肺为更多的终末期肺病患者进行移植，挽救更多人生命，发展壮大中国的肺移植事业。

第二节　肺移植治疗特发性肺纤维化

特发性肺纤维化（idiopathic pulmonary fibrosis，IPF）是致死性的缺乏有效治疗药物的慢性肺疾病。由于既往缺乏对此疾病的认识，没有大规模流行病学资料。根据现有数据显示，美国新墨西哥州 IPF 发病率为男性 10.7/10 万，女性 7.4/10 万，而英国 IPF 总的发病率仅为 4.6/10 万，但 1991—2003 年间 IPF 的发病率估计每年增长 11%，而且这种增长似乎与人口老龄化或者轻症患者确诊率增加无关。在我国尚无明确相关的流行病学资料数据报道，但随着近年来临床上对 IPF 诊断和治疗的重视，国内诊断的 IPF 患者数量呈明显增加的趋势。

IPF 的预后极差，中位生存时间仅为 2.5~3.5 年，5 年生存率不到 30%，与多种癌症相似。临床特点为渐进性呼吸困难、干咳，肺功能的进行性降低，低氧血症，最终呼吸衰竭而死亡。近年来，针对 IPF 的临床试验药物包括糖皮质激素、秋水仙碱、环孢素 A、乙酰半胱氨酸、IFN-γ、波生坦、依那西普、抗凝剂、西地那非及伊马替尼等，均无明确疗效。美国 FDA 批准用于 IPF 治疗的药物吡啡尼酮和尼达尼布，可延缓 FVC 下降速度，并不能阻止病情进展，更不能逆转病情。2011 年由美国胸科学会（ATS）等发表《IPF 指南》中指出，唯一值得推荐的治疗方式为肺移植术。

1983 年多伦多肺移植中心的 Cooper 教授成功地为 1 例特发性肺纤维化患者实施了单肺移植。此后的 25 年，肺移植在全世界范围内得到迅猛发展，目前每年手术量 3700 例左右。纵观 1995—2009 年的数据显示，肺移植的主要适应者为慢性阻塞性肺疾病（COPD）、特发性肺纤维化（22%）和囊性肺纤维化（16%）。值得注意的是，全世界范围内 IPF 所占的比重逐年递增，在某些国家，如美国，IPF 已经成为位居榜首的肺移植适应证（达 52%）。

》 一、肺移植治疗特发性肺纤维化适应证

为了帮助全世界的医师更好地选择具有潜力的肺移植受体，国际心肺移植协会于 1998 年初步制订了《肺移植指南》，2006 年又在此基础上进行了修订。历经将近 10 年的发展之后，心肺移植协会再次进行了指南的更新。

特发性肺纤维化是实施肺移植术总量中位居第二位的疾病。目前尚无有效 IPF 治疗方法，预后极差，中位生存率仅为 2.5~3.5 年。因此将 IPF 从其他间质性肺疾病中区分出来非常重要。IPF 患者在等待移植期间具有非常高的死亡率，故 IPF 患者一经诊断，就应进入肺移植评估体系。世界范围内等待肺移植术的 IPF 患者存活率都非常低，因此倡议在

分配供体器官时更应优先考虑 IPF 患者。

2015 年国际心肺协会制订的《间质性肺病患者肺移植候选标准》见表 30-2-1。

表 30-2-1　2015 年国际心肺协会制订的间质性肺病患者肺移植候选标准

间质性肺疾病患者评估时机

无论肺功能如何，只要有寻常型间质性肺炎（UIP）或者非特异性间质性肺炎（NSIP）的组织病理学或者影像学证据

1）异常的肺功能：用力肺活量（FVC）小于预计值的 80% 或者一氧化碳弥散小于预计值的 40%

2）由肺病引起的任何呼吸困难或者肺功能受限

3）任何氧需求，即便只是活动时需氧

4）对于其他间质性肺病，如果经过积极的临床治疗无法有效改善呼吸困难、氧需求和（或）肺功能。

间质性肺疾病患者移植时机

1）FVC 在 6 个月内下降超过 10%

2）D_LCO 在 6 个月内下降 15%

3）6 分钟步行试验中氧饱和度下降至 88% 以下或者步行距离小于 250m 或者在随访的 6 个月内行走距离下降超过 50m

4）右心导管检查或者二维超声心动图检查发现肺动脉高压

5）因为呼吸困难、气胸或者急性发作需住院治疗

最近供体肺分配的新变化，包括肺分配评分（LAS）在美国和欧洲的应用，使得 ILD 患者移植率明显升高。尽管如此，ILD 患者在等待的过程中死亡率仍然居高不下。IPF 是 ILD 中缺乏有效治疗，生命最受威胁的一类，因此最新的美国胸科学会指南仅推荐 IPF 患者进行肺移植和吸氧。

二、肺移植治疗特发性肺纤维化禁忌证

肺移植手术禁忌证包括绝对禁忌证和相对禁忌证，主要如活动性恶性肿瘤、滥用成瘾药物、不遵守医嘱服药及没有社会经济支持等。但是由于当前外科手术、麻醉技术、重症医学、呼吸治疗、免疫抑制药物等方面的快速发展，关于肺移植禁忌证出现越来越多的争议，使得许多先前所谓禁忌证需要重新评价。

1. 绝对禁忌证

（1）近 2 年之内的恶性肿瘤，表皮鳞癌和基底细胞癌除外。

（2）难以纠正的心、肝、肾等重要脏器功能不全；冠心病不能通过介入治疗或冠脉旁路移植手术治疗缓解或伴有严重的左心功能不全是肺移植的绝对禁忌证，但是部分患者经过严格选择后可以考虑心肺联合移植。

（3）无法治愈的肺外感染，如慢性活动性病毒性肝炎（乙肝或丙肝）和艾滋病感染者。

（4）显著的胸壁或脊柱畸形者。

（5）患者的依从性差，不能配合医师治疗或定期随访。

（6）未治疗的精神病或心理状况无法配合治疗者。

（7）没有家庭支持或社会保障的患者。

（8）近 6 个月内仍然持续的严重不良嗜好，如对酒精、烟草或麻醉药等。

2. 相对禁忌证

（1）患者的年龄是受体选择的一项参考条件，虽然对于年龄的上限并无绝对的标准，但是随着相对禁忌证的出现将会增加患者的风险，《指南》中推荐年龄不超过 65 岁，但由于我国肺移植受者的现实情况，结合我国肺移植中心经验，经评估无其他手术且全身情况良好者可适当放宽，目前我国成功的肺移植受者年龄最大为 78 岁。

（2）病情危重或通气、血流动力学不稳定［休克、需要机械通气或体外膜氧合（ECMO）］。

（3）严重的运动功能障碍，不能进行康复训练。

（4）存在着高致病性的感染，如细菌、真菌或者分枝杆菌。

（5）重度肥胖（BMI > 30kg/m²）

（6）严重的骨质疏松。

（7）机械通气：对于移植前使用机械通气支持的患者需要谨慎对待，要排除其他重要脏器急性或慢性功能不全并且要积极的让其参与康复锻炼以提高肺移植术的成功率。

（8）其他情况：如果同时伴有其他未达到终末期的脏器功能不全的，例如糖尿病、高血压、消化性溃疡或胃食管反流症等，可以在移植前先予治疗。冠心病应在肺移植术前先经介入治疗或旁路移植术。

》 三、肺移植治疗特发性肺纤维化术前评估与肺器官分配评分

特发性肺纤维化诊断一旦确立，即便患者情况良好，也应该及早进行肺移植评估，以便一旦病情急骤恶化时能及时列入等待名单。对于已经列入等待名单的患者，每 3 ~ 6 个月必须复查，更新临床资料和肺器官分配评分（lung allocation score，LAS），以便于患者在必要时能够加快肺移植步伐。

肺移植评估是一个繁琐的过程，首先要确定肺移植候选人的疾病诊断和治疗，其次还要确定影响预后的风险因子。患者需做全面的实验室检查、超声心动图、放射学检查和心导管检查，另外，患者还必须做相应年龄段的高发肿瘤筛查（表 30-2-2）。除了呼吸内科、肺移植科会诊，还需要做精神心理疾患方面的筛查。

表 30-2-2 肺移植术前评估内容

会诊
移植肺科医师-移植候选，风险因子评估和修正，术前处理
移植外科医师-移植候选，风险因子评估和修正
社会工作者-社会经济评估，必要时协商资金募集
精神病科医师-精神健康评估，药瘾筛查，药物依从性评估
实验室检查
生化代谢检查，全血细胞计数，凝血高凝筛选
病原学血清检查（人类免疫缺陷病毒、肝炎病毒、巨细胞病毒及单纯疱疹病毒等）
ABO 血型和筛选人类白细胞抗原、群体反应性抗体

续表

影像学检查		
胸部放射学		
高分辨 CT 扫描		
通气/血流灌注扫描		
钡餐检查		
心血管检查		
超声心动图		
心电图		
六分钟步行试验		
心导管检查		
相应年龄段恶性肿瘤筛查		
肠镜检查		
乳房钼靶检查/子宫颈涂片检查		
前列腺癌筛查		
健康教育		
患者、家庭成员、相关人员健康教育		

2005 年之前，肺移植候选者的移植优先顺序取决于列入移植等待名单的时间。由于肺器官短缺、平均等待时间长及等待者死亡率较高等诸多因素，因而导致大量病情并不严重的候选者被过早地列入等待名单中，人为造成肺器官资源的不合理分配。

2005 年 5 月美国创立了肺器官分配评分 LAS，其根据候选者的一般资料和临床特点，评估患者移植的紧迫性和术后生存率。LAS 的目标：①降低肺移植等待者的死亡率；②优先满足紧急候选者，避免低效率移植；③不再强调等待时间的重要性以及缺血时间限制范围内的地理距离。LAS 范围为 0 ~ 100，病情越重，往往评分越高。最大移植优先权一般给予最高的 LAS 评分。

四、重症特发性肺纤维化的肺移植过渡

由于肺部疾病本身的进展或者出现严重并发症，列入移植等待名单的患者经常会出现病情急剧恶化而危及生命的情形，并且由于供体获取时间的不确定性，因此往往需要采取一些能够维持生命的临时措施，如 ECMO、Novalung®等，以争取时间过渡到肺移植。

1. 体外膜肺氧合（extracorporeal membrane oxygenation，ECMO） 体外膜肺氧合出现于 1972 年，作为一种高级生命支持手段，用于常规机械通气失败的急性呼吸衰竭，目前发展较快。ECMO 能够提供较长时间的生命支持、有效地改善低氧血症、有效地循环支持，避免长期高浓度氧吸入，避免机械通气相关性肺损伤。ECMO 的本质是一种改良的人工心肺机，最核心的部分是膜肺和血泵，分别起人工肺和人工心的作用。ECMO 运转时，血液从静脉引出，通过膜肺吸收氧，排出二氧化碳，经过气体交换的血，在血泵的推动下

可回到静脉（V-V 通路），也可回到动脉（V-A 通路），前者主要用于体外呼吸支持，后者因血泵可以代替心脏的泵血功能，既可用于体外呼吸支持，又可用于心脏支持。当患者的肺功能严重受损，对常规治疗无效时，ECMO 可以承担气体交换任务，使肺处于休息状态，为患者的康复获得宝贵时间。同样患者的心功能严重受损时，血泵可以代替心脏输血功能，维持血液循环。所以 ECMO 被认为是严重肺动脉高压患者过渡到肺移植的理想辅助装置。ECMO 应用的严重并发症，包括溶血、置管部位的出血、脓毒症、脑血管意外、多器官功能衰竭等。

2. Novalung® 无泵肺辅助装置应用　对于严重肺动脉高压患者，发生高碳酸呼吸衰竭，常规机械通气失败时可应用无泵分流肺辅助装置 Novalung®。另外，在患者发生心功能急剧恶化、心输出量降低及心源性休克时，亦可选用。Novalung® 肺辅助装置的原理是应用低阻力的房间隔造口术样的肺血管分流装置，连接肺动脉主干和左心房（PA-LA），而不需要体外循环泵，其低阻力的肺血管分流装置膜具有气体交换作用，能改善患者血流动力学，减少右心室负荷。实际应用中可延长心肺支持时间超过数周到数月，在部分患者甚至可拔除气管插管，进行一定程度的身体康复运动，有利于右心室功能恢复，使得单纯肺移植成为可能，而不再需要做心肺移植，优化了器官资源的分配。

五、肺移植治疗特发性肺纤维化术式选择和术中管理

特发性肺纤维化患者接受肺移植手术有 3 种潜在的手术方式，包括心肺联合移植、单肺移植和双侧肺移植。从最初心肺联合移植式获得成功后的连续 10 年，人们一直沿用这种手术方式。后来人们逐渐认识到，成功的肺移植可以使扩大的右心室重塑，甚至恢复正常大小，导致心肺联合移植数量骤减。2008 年世界范围内仅实施了 73 例心肺联合移植。现在，心肺联合移植仅被用于明显左心衰或者不能手术治疗的先天性心脏病患者。

至于说决定单肺移植还是双肺移植至今仍有争议，但是可以达成共识的是感染性肺病必须双肺移植。这是由于术后必须接受免疫抑制治疗，感染的自体肺很容易污染移植肺。此外，无论是特发性肺动脉高压还是纤维化继发的乏氧性肺动脉高压患者，术后移植物失功和急性肺损伤的风险增加，因此更倾向于双肺移植。几项最近的研究显示双肺移植术后并发症发生率似乎高一些，但是与此同时有较长期的潜在生存获益。一项评估受者等待死亡率的研究显示，只愿意接受双肺移植的受者具有更高的死亡风险。

但是，迄今未见随机对照试验评价 IPF 患者两种术式的选择利弊。目前大多数报道仅仅反映了各单中心的经验，实际上也就是决定于外科医师的个人实践。心肺移植、单肺移植、双肺移植手术优缺点比较见表 30-2-3。

表 30-2-3　心肺、单、双肺移植手术方式比较

单肺移植

+ 麻醉时间缩短，有利于老年和有合并症的患者

+ 考虑到术后 PGD，自体肺可能有助于度过早期移植物失功

+ 允许更多利用稀缺器官资源（两个患者共享一个供体）

- 自体肺，如果术前有病原体定植，可能是术后感染来源

- 对于有气流阻塞患者，术后呼吸功能监测困难

双肺移植
+对于某些疾病可能增加生存率（比如 COPD 和 PAH）
+无自体肺的干扰，术后监护相对简单
-手术时间延长，增加手术并发症

心肺移植
+对于严重右心室或左心室功能不全，有时是唯一选择
-增加手术死亡率
-器官资源利用率低，等待时间长

注："+"表示优点，"-"表示缺点

病例 1（双肺移植）：患者，男性，61 岁，因"体检发现肺间质纤维化 10 年，气喘 1 年"入院。患者 10 年前体检时发现"两肺间质病变"，当时无咳嗽、气喘等症状，经纤维支气管镜肺活检诊断为"特发性肺纤维化"，经泼尼松治疗后胸部 CT 无明显改善。此后患者逐渐出现胸闷、气喘症状，4 年前开始家庭氧疗，并开始口服吡非尼酮、硫唑嘌呤治疗，后因"效果不佳"停用。1 个月前再次症状加重经吡非尼酮、甲泼尼龙、抗生素等药物治疗后效果不明显。患者肺移植术前肺功能检查示 D_LCO 20.2%，FEV_1 48%，肺动脉收缩压 49mmHg。经肺移植术评估接受序贯式双肺移植术，手术过程顺利，术后恢复良好，术后 1 个月出院，随访 2 年多（图 30-2-1），生活完全自理，生活质量良好。

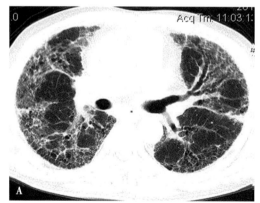 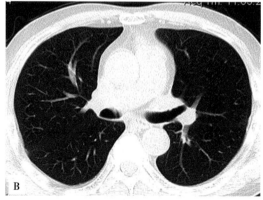

图 30-2-1 双肺移植前（A）与肺移植后（B）胸部 CT 比较

病例 2（术前 ECMO 支持 + 双肺移植）：患者，男性，49 岁，因"咳嗽伴进行性胸闷气喘 6 年，加重 4 个月"入院。患者 6 年前出现干咳，进行性加重伴气喘，多次于外院就诊，诊断为"特发性肺纤维化"，长期口服乙酰半胱氨酸，并口服泼尼松 30mg/d×10 天，后减量为 20mg 长期服用，近 4 个月来病情加重明显，需要持续高流量面罩吸氧（20L/min）维持，血氧饱和度 88%~90%，稍动则喘憋，血氧饱和度下降至 80% 左右。患者入院后完善各项检查，其中肺功能不能完成，动脉血气分析 pH 7.44，PO_2 52mmHg，PCO_2 44.4mmHg。心脏超声示三尖瓣轻度反流，肺动脉压力中度增高，估测肺动脉收缩压 66mmHg。患者病情危重，转运至 ICU 困难，随时有死亡可能，且为肺间质纤维化，预计呼吸机应用效果不佳，为了延缓患者生命，立即行床旁右侧股静脉右侧颈静脉 ECMO 植入术（V-V）。术后患者血氧饱和度得以改善至 95% 左右。ECMO 支持第 6 天恰好匹配肺移植供体，立即行 ECMO 辅助下双肺移植术，手术过程顺利，术后循环稳定，氧合满意，术中撤除 ECMO，术后第 2 天脱机拔管，术后第 4 天转入普通病房。经生命体征监测、免疫抑制、预防感染、保护脏器功能、减轻再灌注损伤、营养支持等治疗后，患者肺功能逐渐恢复，并于术后第 15 天出院，门诊随访（图 30-2-2）3 年生活质量良好。

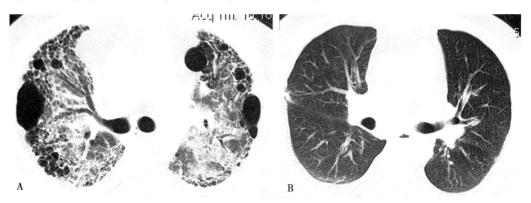

图 30-2-2 双肺移植前（A）与肺移植后（B）胸部 CT 比较

病例 3（单肺移植）：患者，男性，56 岁，因"咳嗽 5 年，伴进行性胸闷气喘 4 年"入院。患者于 2003 年起无明显诱因下出现咳嗽，以干咳为主，2005 年出现活动后胸闷、气喘，并进行性加重。稍动喘憋，不吸氧时血氧饱和度下降明显，动脉血气分析 pH 7.42，PO_2 42mmHg，PCO_2 42.3mmHg。患者经肺移植术评估，全麻下在 2005 年体外循环下行右单肺移植术，手术过程顺利，术后第 2 天脱机拔管，术后第 4 天转入普通病房，术后第 26 天出院（图 30-2-3），随访 10 年，生活质量良好。

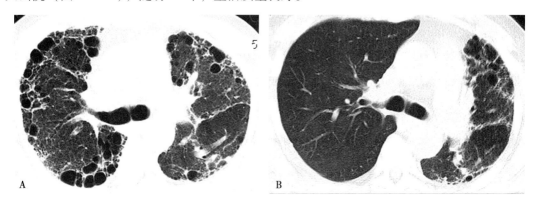

图 30-2-3 右单肺移植前（A）与移植后（B）胸部 CT 比较

六、肺移植治疗特发性肺纤维化术后并发症处理

1. 原发性移植物失功（primary graft dysfunction，PGD） PGD 是肺移植术后早期存活率的最大阻碍。原发性移植物失功定义为术后 72 小时内发生的急性肺损伤。PGD 是一种

严重的肺缺血/再灌注所致急性肺损伤的形式，临床特点类似于成人呼吸窘迫综合征，是肺移植患者术后早期最主要的发病和死亡原因，并且可能影响到长期的移植物功能。确切病因不明，移植肺在术中再灌注期间，高肺动脉压力相关剪切力的增加可能起一定作用。有几项研究表面，术前肺间质纤维化以及肺动脉高压和 PGD 密切相关。UNOS/ISHLT 登记已经将 IPAH、继发性 PAH 或肺动脉收缩压 >60mmHg 确定为 PGD 显著和独立的风险因子，PGD 的其他风险因子还包括心肺旁路和血液制品的使用。

PGD 的治疗主要是支持治疗，包括避免气压伤、避免液体过负荷等。术后早期需要积极处理缺血再灌注损伤，一般应用保护性肺通气策略，对于单肺移植者亦可采用移植物和自体肺分侧肺机械通气，还可选用侧卧位通气等。对于严重 PGD，发生顽固性低氧血症，血流动力学不稳定，可考虑早期应用体外膜肺氧合（ECMO）。对于术中和术后是否吸入一氧化氮（nitric oxide，NO）问题，理论上，缺血/再灌注损伤发生时 NO 功能相对缺乏已经被证实，作为一个选择性的血管扩张剂，吸入 NO 有潜在的好处，能够改善通气/血流失衡和降低肺动脉压力。但是，有随机对照试验证明，术后预防性吸入 NO 无疗效，不改变患者生存率。因此，现在已经不推荐常规预防性吸入 NO 治疗，但是在急性肺损伤形成后，仍建议可选择的使用。另外，还可应用外源性肺泡表面活性物质治疗肺移植术后急性肺损伤。

2. **急性排异反应** 急性排异常见于移植后，因此需要终生免疫抑制药物治疗。免疫抑制治疗的原则：①分阶段治疗：早期强力免疫抑制剂诱导治疗，然后逐步降低免疫抑制强度，维持在恰好能预防排异的较低水平；②联合治疗：阻断排异反应的多个环节，小剂量多药联合，可以避免药物毒性叠加；③避免免疫抑制过度：减少病原体机会感染、恶性肿瘤。免疫诱导方案包括术中术后早期使用 T 淋巴细胞毒药物，如抗胸腺细胞球蛋白、巴利昔单抗、阿伦单抗等。维持免疫抑制治疗方案，大多采用三联免疫抑制方案，一般包括环孢素 A 或他克莫司，联合硫唑嘌呤或吗替麦考酚酯，皮质类固醇激素泼尼松或甲泼尼龙，迄今无随机对照试验比较各个方案之间的差异。纤维支气管镜在鉴别诊断可疑急性排异或感染时起重要作用。急性排异的常规治疗：先大剂量激素冲击治疗（甲泼尼龙，500~1000mg/d，连续 3~5 天），后改泼尼松口服，迅速减至维持量。

3. **巨细胞病毒感染** 巨细胞病毒（cytomegalovirus，CMV）感染对于实体器官移植受体是一个重要的问题，肺移植受体也不例外。针对性的 CMV 预防和 PCR 监测方案，包括临床应用静滴更昔洛韦或 CMV 高效价免疫球蛋白，口服更昔洛韦等，虽然改善了预后，但是并没有减少 CMV 病毒的感染发病率。

4. **非巨细胞病毒感染** 非巨细胞病毒（non-CMV）感染并发症是引起肺移植受体术后发病死亡的重要原因之一。肺移植术后，移植肺是最容易感染的部位，尤其早期感染风险增加。易感因素包括肺持续与大气相通，直接暴露于各种病原微生物；移植肺去神经支配，咳嗽反射受损，纤毛清除运动异常；肺淋巴回流受损；支气管吻合口并发症；供肺来源的感染；单肺移植受者自体肺来源的感染；移植后免疫抑制治疗。常见病原体包括细菌（金黄色葡萄球菌或 G⁻ 菌等）、病毒感染（疱疹病毒、社区获得性呼吸道病毒等）和真菌感染（曲霉、肺孢子菌等）。其中曲霉、肺孢子菌术后均需要常规采用特殊预防策略。

5. **慢性肺移植物失功** 肺移植术后慢性肺移植物失功的主要原因是闭塞性细支气管炎（obliterative bronchiolitis，OB），组织学表现为小气道上皮细胞损伤、上皮基底膜增厚、气道炎性细胞浸润、进行性纤维化和胶原组织沉积导致小气道闭塞。因 OB 诊断需要病理学结果，临床上往往难以取得。因此 ISHLT 提出了相应的闭塞性细支气管炎综合征（BOS）的概念，并于 1993 年制订了《临床诊断分级标准》，2002 年又作了部分修订，依据 FEV_1 和 $FEF_{25\%\sim75\%}$ 的测定值将 BOS 分为 0、0-P、1、2、3 级（表 30-4）。

表 30-2-4　BOS 分类系统（2002 分级）

BOS 分级	分级标准
BOS 0	$FEV_1 > 80\%$ 基线和 $FEF_{25\%\sim75\%} > 75\%$ 基线
BOS 0-P	FEV_1 81%~90% 基线和或 $FEF_{25\%\sim75\%} \leqslant 75\%$ 基线
BOS 1	FEV_1 66%~80% 基线
BOS 2	FEV_1 51%~65% 基线
BOS 3	$FEV_1 \leqslant 50\%$ 基线

BOS 是肺移植术后的主要并发症，发病隐袭，临床可表现为逐渐加重的活动后呼吸困难、慢性咳嗽和乏力，也有患者仅仅表现为无症状的 FEV_1 下降。早期体检仅有肺充气过度，晚期肺部可闻及湿啰音及哮鸣音。临床表现个体差异大，自然病程变异也大。主要有 3 种不同形式的疾病过程：①突然发病，FEV_1 迅速地下降，很快出现呼吸衰竭和死亡；②发病隐袭，FEV_1 缓慢进行性下降；③突然发病，在发病初期 FEV_1 迅速下降，随后出现一个较长时间的平台期。

BOS 目前确切的发病机制尚不十分清楚，其风险因子包括急性细胞排异、淋巴细胞性细支气管炎、存在抗-HLA 抗体（特别是供者特异性抗体）、V 型胶原蛋白抗体自身免疫、供受体 HLA 错配、胃食管反流/隐匿性误吸、CMV 肺炎、社区获得性呼吸道病毒感染、假单胞菌气道定植、曲霉气道定植、PGD 及气道缺血等。

BOS 一旦诊断，治疗困难，很难逆转。当前的治疗策略包括增强免疫抑制治疗、他克莫司切换环孢素 A、全淋巴照射/体外光化学疗法、吸入大剂量皮质类固醇及口服低剂量阿奇霉素等。再移植是当前治疗 BOS 的最后手段。

6. 免疫抑制剂并发症　含钙调神经磷酸酶抑制剂（calcineurin inhibitor，CNI）和激素的维持免疫抑制治疗方案，有较多内科并发症，包括高血压、糖尿病、高脂血症、骨质疏松症等，常需要相应的预防措施，比如应用 HMG-CoA 还原酶抑制剂（他汀类药物）降低血脂水平，骨质疏松症的常规药物预防等。

7. 肾功能不全　肾功能不全是免疫抑制剂相关的重要并发症，特别是环孢素 A 和他克莫司，一部分可能与围术期心肺旁路相关的血流动力学改变关系密切，有时需要长期肾替代或肾移植。

8. 恶性肿瘤　恶性肿瘤发生率在肺移植受体显著升高，移植术后淋巴增殖性疾病（posttransplant lymphoproliferative disorder，PTLD）是最常见的恶性肿瘤。PTLD 早期可表现为 EB 病毒引发的多克隆良性淋巴细胞增生，减少免疫抑制水平可能对其有效；而有些 PTLD，特别表现为移植后期顽固的恶性单克隆淋巴瘤者，常需要做特殊治疗，如利妥昔单抗或联合化疗。对于移植后长期存活患者，皮肤癌是其最常见的恶性肿瘤。

七、特发性肺纤维化的危险因素

逐年递增的发病率以及对疾病的逐渐认识，导致接受肺移植的 IPF 患者越来越多。据 2010 年美国器官共享网统计，肺纤维化占 52%，已经成为美国肺移植术中位居榜首的适应证。全世界范围内，IPF 在 2000 年占所有适应证的 16%，而 2008 年占 29%。无锡人民医院肺移植中心 2014 年肺移植 104 例，IPF 占了 68%。

手术时机的选择，必须考虑潜在的生存受益。在过去的 10 年中，大部分研究关注术前如何界定 IPF 进展的危险因素。虽然缺乏前瞻性研究，但下列临床指标往往和疾病迅速恶化相关，预示着需要肺移植，特发性肺纤维化恶化高危险因素包括：①HRCT 广泛的网状或蜂窝状改变；②肺功能检查 FVC 从基线下降大于 10%；③六分钟步行实验测试过程中血氧饱和度 <89%，行走距离 <212m，行走距离从基线下降 >50m；④发病急性进展。

肺纤维化的 CT 评分与死亡风险密切相关。在一些研究中，肺纤维化程度是预测预后的一个独立指标。CT 评分依据蜂窝状和网格状改变的范围在肺实质中所占的比例，但由于临床影像科医师往往缺乏认识，导致临床应用受限制。不管怎样，出现大量的蜂窝和（或）网格预示着预后不良。

与 CT 检查肺纤维化评分不同，肺功能基线检查，前瞻性和回顾性研究都得到证明。Martinez 和同事表明参与临床实验的不同基础肺功能的 IPF 患者具有相同的恶化风险。与此一致的研究显示，FVC 的下降预示着糟糕的后果。有几项研究都使用 10% 来定义 FVC 的显著下降和高风险患者。然而，最近研究发现，即便是很小的 FVC 下降，也可以很明显的临床症状。因此，单纯以 FVC 来界定高风险患者是不够的。但是任何 FVC 下降都应该谨慎对待，需要再次评价患者的临床状态。

分析患者的活动耐力也具有独立价值。几项研究都证明，六分钟步行实验中血氧饱和度下降的证据与预后不良密切相关。这些研究显示六分钟步行实验中不吸氧下氧饱和度低于 89% 具有高风险。此外，行走的距离似乎也与预后相关。

然而，很不幸的是，有一部分患者毫无预兆地出现急性呼吸衰竭，原因不明，被称为 IPF 急性加重，因此，IPF 患者一经诊断，只要不存在手术禁忌证，即可列入肺移植候选名单。

世界范围内的数据显示，65 岁以上老龄患者肺移植例数显著增加，2008 年占到了 5%。国际心肺移植协会数据显示 65 岁以上老龄患者（中位生存期 3.3 年）肺移植术后远期存活率较 50 岁以下者（中位生存期 6.3 年）更低。以上数据因为未经校正，存在诸多影响因素，但是能看出 IPF 患者因为年龄较大，远期生存情况确实不如总体平均水平。但这并不影响生存获益或者生活质量改善。

八、肺移植治疗特发性肺纤维化的长期生存率

肺移植术后生存期在过去 30 年内缓慢但平稳升高。特发性肺纤维化肺移植术后 5 年生存率为 50%～56%，然后 10 年生存率降至 30%。相比其他疾病的肺移植受体，特发性肺纤维化患者肺移植术后远期生存率相对低，主要与大多数受者年龄高有关。关于单肺移植和双肺移植的争论仍是当今热点。双肺移植术后早期死亡率高但提高了远期生存率。但另一方面，想要接受双肺移植的患者等待肺源时间长这个缺点也许远远超出了任何远期收

益，总之肺移植为该病提供了一个改善生存质量、延长生命的机会，鼓励提倡器官捐献仍是当前一个需要解决的重要问题。

第三节　肺移植发展与展望

随着医学的进步，国内肺移植近年来发展迅速，但同样遇到许多问题。

一、肺移植技术待成熟

目前制约心肺移植发展的主要技术障碍是受者死亡率高，术后早期移植肺无功能，慢性排斥反应导致受者长期存活率低等，这也是目前国际上肺移植研究的重点。肺不同于肝、肾等实体器官，它是一个空腔脏器，安全的冷缺血保存时限只有 4～6 小时，而且易发生严重的缺血再灌注损伤，可能导致早期移植肺水肿和肺功能丧失。因此，移植过程中对供肺的获取、保存、植入、再灌注的要求较高。目前我国正在开展脑死亡/心死亡供者捐赠器官移植的工作，目前临床供肺来源均为公民死后捐献，预示着我国肺移植与国际的接轨。

由于肺是对外开放的器官，肺移植后的早期感染（包括细菌、病毒和真菌 3 大感染）极为常见，并且是导致受者死亡的主要原因之一。同时，国内的肺移植受者术前身体条件普遍较差，多数曾大量使用过抗生素，耐药现象严重，这反过来加大了肺移植后感染控制的难度。此外，急性排斥反应作为肺移植后的常见并发症，也是影响肺移植发展的重要因素。尽管肺移植受者免疫抑制剂的用量和血药浓度水平均高于其他实体器官移植，但肺移植后的急性排斥反应要多于肝、肾移植。因此，肺移植受者的长期存活与拥有一个多学科合作团队，包括外科医师、呼吸内科医师、麻醉科医师、重症监护医师、物理治疗师和护士等的配合及围术期管理是密切相关的。

二、对待肺移植的观念待更新

除了技术原因之外，导致肺移植在我国发展相对滞后的一个重要原因在于患者对肺移植的认识不够。由于文化和理念的差异，我国的患者不到万不得已不选择肺移植。目前我国每年肝移植总数为 2000 例，肾移植 4000 例左右，而肺移植平均每年 150 例，仅利用了 1% 的供肺资源，这和国外发达国家完全不同。在美国，因为供者缺乏，能得到供肺进行肺移植的患者控制在 65 岁以下，也就是说超过 65 岁的患者就无法进行肺移植了，法律规定要将有限的肺源给相对年轻的患者，当患者的预计存活期为 2 年时就开始排队等待肺源，以进行肺移植。但尽管如此，每年还是有 28% 列入肺移植等候名单的患者因没有等到肺源而死亡。相比我国大量的肺源都浪费了，但为什么还有患者因等不到肺源而死亡呢，关键是我们的患者目前几乎到了濒死状态才来寻求肺移植，不要说等 2 年，就是等 1、2 周有时都不行，而目前对于终末期肺病患者，我们除了呼吸机支持外，没有其他有效办法。反观尿毒症患者，即使不做移植也能依靠血液透析长期生存。目前我们用人工心肺机（ECMO）将其用于等待肺移植的患者支持，但此技术最多也只能维持数周，而且时间长了，移植成功率低。因此，我们目前不缺肺源，缺的是观念。

据统计，来无锡市行肺移植术前评估的患者绝大部分均是终末期肺病患者，甚至是高龄患者，全身情况较差，其中不少经救护车转运来，在等待供肺的过程中死亡。更有甚者，生命垂危濒临死亡时，才考虑紧急行肺移植术抢救治疗。10 多年来，无锡市人民医院的 400 例肺移植受者中，许多是长期呼吸机依赖，最长的患者在气管切开呼吸机维持了20 个月才做肺移植。而在美国，呼吸机依赖患者接受肺移植者仅占 1.2%。我国目前接受肺移植的患者年龄偏大，基础条件差，高危因素多，很多患者直到呼吸机依赖才要求实施肺移植。国外的患者接受肺移植是为了改善生存质量，而在我国是为了救命。

此外，还有部分医务人员对肺移植尚不理解，认为肺移植尚不成熟，不愿建议患者接受肺移植。1998 年美国和欧洲已经有了统一的"肺移植的选择标准"，如果按照此标准选择肺移植受者的话，在我国至少有数万人是肺移植潜在的受者。

三、医疗制度待完善

曾有统计，在美国做 1 例肺移植手术本身要支付 30 万美元，是几种大器官移植中费用最高的，其中还不包括术后随访、长期应用免疫抑制剂的费用。而目前我国的肺移植受者病情重，体质弱，术后恢复慢，在精打细算的情况下开展这项工作，也需 30 万 ~ 50 万元人民币。

在我国，肝、肾移植手术均已经列入国家医疗保险，而肺移植在我国大部分省市却没有列入医疗保险。30 万 ~ 50 万元人民币的肺移植费用对大部分普通居民来讲，确实昂贵，不易承受。目前，在江苏省肺移植已列入二类医疗保险报销范围，患者个人仅需支付 40% 的费用，而且术后免疫抑制剂的费用个人仅需支付 10%，其余列入医疗保险报销范围，由国家补贴，大大减轻了患者的负担。希望今后我国其他地区也能将肺移植列入医疗保险报销范围。

四、加强供肺的维护利用及分配

有供肺才有移植，2015 年上半年 1200 例的捐献，5% 的供肺都没有利用，许多协调员不了解供肺如何评估、如何维护，我们要加大这方面的培训，另外国家心肺网络分配系统没有完善，许多能用的肺源浪费，今年希望国家供受体网络分配系统尽快上线。

五、进一步宣传及鼓励全社会支持我国器官捐献及移植事业

目前心肺移植的冷缺血时间较短，供肺取下必须在 6 ~ 8 小时到达移植医院，必须得到民航、高速、高铁转运的支持，开通快速快捷的绿色通道，及时转运器官。

六、肺移植准入医院适当放开

目前全国能够独立自主完成肺移植的医院不到 10 家，我国肺移植的发展和肝肾移植的发展不同，肝肾移植是在全国非常普及，有 500 多家医院能开展的基础上最后国家根据区域规划准入了 100 多家医院；而肺移植一开始国家就准入了 20 多家，许多准入的医院目前都不开展，而没有准入的医院，目前都是有肝、肾移植资格的医院，为了使捐献的器官不浪费，爱心扩大，他们有较强的意愿想开展心、肺移植，因此国家为了器官捐献事业的发展，应适当放开准入。

为了推动人体器官移植事业健康发展，国家要加快心肺移植培训基地的确认和建设工

作，规范移植医师的资格准入，国家要制订进一步加强器官移植的管理办法，目前没有移植资格的医院为了临床开展器官捐献肺移植工作的需要，报省级卫生和计生委行政部门申请同意，非移植医院可以邀请有移植资格的医院团队合作开展。

总之，尽管肺移植已是一项成熟的技术，但是鉴于以上因素，肺移植在我国推广尚需时日，但相信只要不断努力，随着社会的进步，人们观念的改变，相关制度的不断完善，肺移植一定会恩泽广大患者。

（张　稷　谷　月　陈静瑜）

参考文献

1. Hardy JD, Webb WR, Dalton ML Jr, et al. Lung homotransplantation in man. JAMA, 1963, 186: 1065-1074.

2. Kistler KD, Nalysnyk L, Rotella P et al. Lung transplantation in idiopathic pulmonary fibrosis: a systematic review of the literature. BMC Pulm Med, 2014, 14: 139.

3. Weill D, Benden C, Corris PA, et al. A consensus document for the selection of lung transplant candidates: 2014—An update from the Pulmonary Transplantation Council of the International Society for Heart and Lung Transplantation. J Heart Lung Transplant, 2015, 34: 1-15.

4. Whitson BA, Hayes D Jr. Indications and outcomes in adult lung transplantation. J Thorac Dis, 2014, 6: 1018-1023.

5. Schaffer JM, Singh SK, Reitz BA, et al. Single-vs double-lung transplantation in patients with chronic obstructive pulmonary disease and idiopathic pulmonary fibrosis since the implementation of lung allocation based on medical need. JAMA, 2015, 313: 936-948.

6. Weiss ES, Allen JG, Merlo CA, et al. Lung allocation score predicts survival in lung transplantation patients with pulmonary fibrosis. Ann Thorac Surg, 2009, 88: 1757-1764.

7. Mason DP, Brizzio ME, Alster JM, et al. Lung transplantation for idiopathic pulmonary fibrosis. Ann Thorac Surg, 2007, 84: 1121-1128.

8. Lyu DM, Zamora MR. Medical complications of lung transplantation. Pro Am Thorac Soc, 2009, 6: 101-107.

9. Lee JC, Christie JD. Primary graft dysfunction. Proc Am Thorac Soc, 2009, 6: 39-46.

10. Lee JC, Christie JD, Keshavjee S. Primary graft dysfunction: definition, risk factors, short-and long-term outcomes. Semin Respir Crit Care Med, 2010, 31: 161-171.

11. Song JW, Hong SB, Lim CM, et al. Acute exacerbation of idiopathic pulmonary fibrosis: incidence, risk factors and outcome. Eur Respir J, 2011, 37: 356-363.

12. Chen H, Shiboski SC, Golden JA, et al. Impact of the lung allocation score on lung transplantation for pulmonary arterial hypertension. Am J Respir Crit Care Med, 2009, 180: 468-474.

13. King TE Jr, Bradford WZ, Castro-Bernardini S, et al. A phase 3 trial of pirfenidone in patients with idiopathic pulmonary fibrosis. N Engl J Med, 2014, 370: 2083-2092.

14. Flaherty KR, Andrei AC, Murray S, et al. Idiopathic pulmonary fibrosis: prognostic value of changes in physiology and six-minute-walk test. Am J Respir Crit Care Med, 2006, 174: 803-809.

15. Eberlein M, Garrity ER, Orens JB. Lung allocation in the United States. Clin Chest Med, 2011, 32: 213-222.

16. Fuehner T, Kuehn C, Hadem J, et al. Extracorporeal membrane oxygenation in awake patients as bridge to lung transplantation. Am J Respir Crit Care Med, 2012, 185: 763-768.

17. Cypel M，Yeung JC，Liu M，et al. Normothermic ex vivo lung perfusion in clinical lung transplantation. N Engl J Med，2011，364：1431-1440.

18. Algar FJ，Espinosa D，Moreno P，et al. Results of lung transplantation in idiopathic pulmonary fibrosis patients. Transplant Proc，2010，42：3211-3213.

19. Neurohr C，Huppmann P，Thum D，et al. Potential functional and survival benefit of double over single lung transplantation for selected patients with idiopathic pulmonary fibrosis. Transpl Int，2010，23：887-896.

20. Raghu G，Collard HR，Egan JJ，et al. An official ATS/ERS/JRS/ALAT statement：idiopathic pulmonary fibrosis：evidence-based guidelines for diagnosis and management. Am J Respir Crit Care Med，2011，183：788-824.